国家卫生和计划生育委员会"十三五"规划教材
全国高等医药教材建设研究会"十三五"规划教材
全国高等学校教材

供法医学类专业用

刑事科学技术

第4版

主　编　李生斌

副主编　张幼芳　李剑波

编　者（以姓氏笔画为序）

万立华（重庆医科大学）　　　　张保华（广东华大法医物证司法鉴定所）

王江峰（苏州大学）　　　　　　陈维娜（中国人民公安大学）

白艳平（公安部物证鉴定中心）　畅　斌（中国人民解放军西安政治学院）

吕云平（浙江警察学院）　　　　高树辉（中国人民公安大学）

李生斌（西安交通大学）　　　　陶陆阳（苏州大学）

李春宇（中国人民公安大学）　　梁　晋（西安交通大学）

李剑波（重庆医科大学）　　　　曾晓锋（昆明医科大学）

沈忆文（复旦大学）　　　　　　赖　跃（广东省深圳市公安局）

张玉荣（上海市公安局）　　　　魏曙光（西安交通大学）

张幼芳（浙江警察学院）

秘　书　魏曙光（西安交通大学）

人民卫生出版社

图书在版编目（CIP）数据

刑事科学技术/李生斌主编. —4 版. —北京：人民卫生出版社,2016

ISBN 978-7-117-22813-8

Ⅰ.①刑…　Ⅱ.①李…　Ⅲ.①刑事侦查-技术-高等学校-教材　Ⅳ.①R918.2

中国版本图书馆 CIP 数据核字（2016）第 138205 号

人卫社官网　**www. pmph. com**	出版物查询，在线购书
人卫医学网　**www. ipmph. com**	医学考试辅导，医学数据库服务，医学教育资源，大众健康资讯

刑事科学技术

第 4 版

主　　编：李生斌

出版发行：人民卫生出版社（中继线 010-59780011）

地　　址：北京市朝阳区潘家园南里 19 号

邮　　编：100021

E - mail：pmph @ pmph. com

购书热线：010-59787592　010-59787584　010-65264830

印　　刷：北京虎彩文化传播有限公司

经　　销：新华书店

开　　本：850×1168　1/16　印张：24

字　　数：710 千字

版　　次：1988 年 10 月第 1 版　　2016 年 3 月第 4 版
　　　　　2024 年 1 月第 4 版第 7 次印刷（总第16次印刷）

标准书号：ISBN 978-7-117-22813-8/R · 22814

定　　价：69.00 元

打击盗版举报电话：**010-59787491**　**E- mail：WQ @ pmph. com**

（凡属印装质量问题请与本社市场营销中心联系退换）

全国高等医学院校法医学专业第五轮
规划教材修订说明 ·······································

20世纪80年代，我国在医学院校中设置了法医学专业，并于1988年首次编写了成套的法医学专业卫生部规划教材，从而有力地推动了法医学教育的发展。2009年五年制法医学专业规划教材第四轮出版发行。为促进本科法医学专业教学，教育部法医学专业教学指导委员会在2014年开始制定审议国家法医学本科专业教育质量标准并拟报教育部审批。根据质量标准要求及法医学相关领域学科进展，2014年经全国高等医药教材建设研究会和全国高等医学院校法医学专业教材编审委员会审议，启动第五轮教材修订工作。

本轮修订仍然坚持"三基""五性"，并努力使学生通过学习达到培养具有坚实基础理论知识和专业知识、熟悉司法鉴定程序和法医鉴定技能、掌握法学、医学及相关学科知识，具有良好的思维判断能力以及分析问题能力的法医学高级复合型人才的专业培养目标。新教材体现了法医学领域的新进展和我国的新法规、新政策与新要求；考虑了学生的就业，具有较强的实用性，使学生在毕业后的实际工作中能够应用所学知识。本轮教材在编写中强调了可读性、注重了形式的活泼性，并全部配备了网络增值服务。

全套教材16种，其中主教材11种，配套教材5种，于2016年全部出版。所有教材均为国家卫生和计划生育委员会"十三五"规划教材。

第5轮法医学专业教材目录 ···

1. 法医学概论　　　　第 5 版　**主编** 丁　梅
2. 法医病理学　　　　第 5 版　**主编** 丛　斌　**副主编** 官大威　王振原　高彩荣　刘　敏
3. 法医物证学　　　　第 4 版　**主编** 侯一平　**副主编** 丛　斌　王保捷　郭大玮
4. 法医毒理学　　　　第 5 版　**主编** 刘　良　**副主编** 张国华　李利华　贠克明
5. 法医毒物分析　　　第 5 版　**主编** 廖林川　**副主编** 王玉瑾　刘俊亭
6. 法医临床学　　　　第 5 版　**主编** 刘技辉　**副主编** 邓振华　邓世雄　陈　腾　沈忆文
7. 法医精神病学　　　第 4 版　**主编** 胡泽卿　**副主编** 赵　虎　谢　斌
8. 法医人类学　　　　第 3 版　**主编** 张继宗　**副主编** 蔡继峰　赖江华
9. 刑事科学技术　　　第 4 版　**主编** 李生斌　**副主编** 张幼芳　李剑波
10. 法医法学　　　　　第 3 版　**主编** 常　林　**副主编** 邓　虹　马春玲
11. 法医现场学　　　　　　　　**主编** 万立华　**副主编** 阎春霞　陈新山
12. 法医病理学实验指导　第 2 版　**主编** 成建定　**副主编** 周　韧　王慧君　周亦武　莫耀南
13. 法医物证学实验指导　第 2 版　**主编** 张　林　**副主编** 黄代新　庞　灏　孙宏钰
14. 法医毒理学实验指导　　　　**主编** 朱少华　**副主编** 黄飞骏　李　凡　喻林升
15. 法医毒物分析实验指导 第 2 版　**主编** 沈　敏　**副主编** 金　鸣　周海梅
16. 法医临床学实验指导　第 2 版　**主编** 刘兴本　**副主编** 顾珊智　樊爱英

全国高等学校法医学专业第五轮
规划教材编审委员会 ·∙∙

顾　　问

　　　　石鹏建　陈贤义

主 任 委 员

　　　　侯一平

副主任委员

　　　　丛　斌　王保捷　李生斌　周　韧　杜　贤

委　　员

　　　　张　林　杜　冰　喻林升　赵子琴　王英元
　　　　樊爱英　陈　晓　陶陆阳　赵　虎　莫耀南
　　　　李利华　刘　良　邓世雄　杨　晋

秘　　书

　　　　廖林川　潘　丽

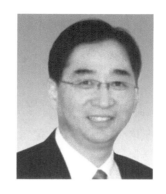

主编简介

李生斌，医学博士，法医学领军学者，现任西安交通大学法医学院院长，法医学国家重点学科带头人，教育部法医学教育指导委员会副主任，卫生部与公安部、最高人民法院共建法医学重点实验室主任。

1983 年毕业于复旦大学医学院，1997 年获得西安交通大学医学院博士学位。随后在中国科学院遗传研究所和美国辛辛那提大学医学院做博士后研究。2004 年回国创立西安交通大学基因组与法科学研究所。

主要研究领域：法医学、基因组学、遗传学、毒理学、证据科学。长期致力于法医学、遗传学、基因组学的教育、科研事业，带领合作团队在陈旧骨 DNA 分析技术、人类基因组计划（HGP）和中华民族基因组多态性计划以及中国水稻、朱鹮、白鹭基因组研究中做出了贡献，2010 年加入国际千种动植物基因组项目。

2001 年获得法医学国家重点学科，2009 年获得法医学国家精品课程，2005—2015 年以来法医学科获全国同类专业第一。主编国家规划教材《法医学》《刑事科学技术》《法医学电子书包》，著有《人类 DNA 遗传标记》《法科学——物证鉴识技术》等。

主要奖励和荣誉：2010 年获国家科技进步二等奖，1992 年获国务院突出贡献专家；2003 年分享国家自然科学二等奖；1995 年原人事部、教育部、科技部、财政部、原国家计委、中国科协、国家自然科学基金委员会等七部门授予国家百千万人才工程人选。2014 年获国家教学成果二等奖、全国优秀科技工作者，2015 年获宝钢教育基金优秀教师特等奖。

副主编简介

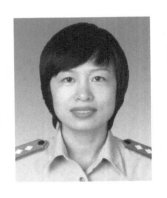

　　张幼芳,教授,浙江警察学院刑事科学技术研究所所长,浙江省高校中青年学科带头人,教育部法医学教学指导委员会委员。

　　从事法医学、刑事科学技术教学工作多年,浙江省法医学精品课程负责人,主编、参编《警务实用法医学》《警务实用法医学实验指导》《法医学》《刑事科学技术》等教材7部。研究方向为法医遗传学,对动、植物物证检验有一定研究,出版专著《法庭DNA鉴定:微卫星检验》,发表学术论文20余篇。

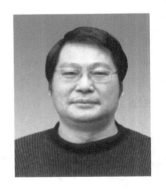

　　李剑波,医学博士,教授,博士生导师,重庆医科大学法医主任、第三届CNAS法庭科学委员会委员、中国法医病理专委会副主任委员、中国卫生法学会理事、重庆市法医病理学专委会主任委员、重庆市司法鉴定人协会常务理事、重庆市检察院技术咨询顾问、重庆市法医学学术带头人后备人选、重庆市司法鉴定委员会医学专家组成员、重庆市医疗事故技术鉴定委员会专家组成员等。

　　从事法医学(法医现场、法医病理、法医物证、法医临床等)教学工作30余年,培养研究生30余名;主编或参编多部法医类教材及论著;负责主持国家自然科学基金、多个市级科研项目,发表论文70余篇(SCI 10余篇);荣获重庆市优秀鉴定人、重庆市科协先进个人、重庆市名师等称号。

前　言

　　刑事科学技术是运用现代科学技术的成果,收集、检验和鉴定与犯罪活动有关的物证,为侦查、起诉、审判工作提供科学证据的专门技术。随着自然科学和社会科学的进步,刑事科学技术日趋完善,已成为一门独立的学科。第四版《刑事科学技术》涵盖了国内外刑事科学近十年取得的新理论、新技术和新成果,同时汇集了刑侦实践中重大问题的解决方法和应用程序,旨在使学生通识现代医学、生命科学、物理学、化学以及计算机、信息学等交叉学科相关知识,完善知识结构体系,更大程度地满足国家法制建设对专业复合人才的需要。本版教材既是法医学、刑侦学、公安学等专业学生的教学用书,也是刑事技术人员的参考用书。

　　本版教材依据现代刑事技术发展趋势和刑侦实践需求,在原版教材16章内容基础上重新整合、调整,新增加了5章内容,共21章。首次将电子证据、3D测量与现场重建、昆虫物证、动植物物证、爆炸与火灾检验、车辆痕迹检验、指纹识别系统等理论和检验技术引入《刑事科学技术》教材;将原版的刑事摄影、手印检验、刑事科学生物证据分析与鉴定等章节的顺序和内容做出新的调整和增减;同时,在重点讨论刑事技术理论、技术方法的同时,兼顾强调了刑事科学技术运用中人权的保护和伦理道德的维护问题。

　　新版《刑事科学技术》充分体现了教材"三基""五性""三特定"的原则,即:基本理论、基本知识、基本技能,思想性、科学性、先进性、启发性、适用性,特定目标、特定对象、特定限制,形成了从基础理论到技术应用,以及伦理道德指导的较为完整的刑事科学技术体系。

　　本教材的编写得到了中国工程院刘耀院士、国际著名法科学家李昌钰博士及国内外同行的指导、关怀和大力支持,以及本单位同事在文字稿件处理、勘校、图片制作等方面给予的帮助,在此一并表示感谢。

　　限于作者水平和时间仓促,新版《刑事科学技术》的编写难免会存在错误和作者个人观点,恳请读者、同行、同事批评指正,作者将诚恳接受并期待交流讨论,以便去伪存真,再版勘误。

李生斌

2016 年 2 月

目 录 ···

第一章　刑事科学技术基本理论

刑事科学技术学是一门运用现代科学技术的理论、方法和成果对刑事物证进行检验的学科。因其具有自然科学性质,又应用法学等社会科学开展工作,具有鲜明的实战性。它是我国司法鉴定学的重要组成部分,它包含的各分支学科有:痕迹检验学、文件检验学、法化检验学、法医检验学、刑事摄影检验学、客体气味鉴别学等。它们主要是运用物质转移和互换原理、种属鉴别原理和同一认定原理完成对物证的识别、检验和鉴定工作。刑事科学技术在实践中在案件性质确定、案情判明、作案人的人身条件刻画、案件证据材料提供等方面发挥着其他学科不可替代的作用。

第一节　刑事科学技术的概念

刑事科学技术(criminal science and technology),简称刑事技术(criminal technology),也称物证技术学(criminalistics),它是公安、司法机关依照刑事诉讼法的规定,运用现代科学技术的成果,收集、检验和鉴定与犯罪活动有关的物证,为侦查、起诉、审判工作提供科学证据的专门技术。刑事技术手段行使的主体是公安、司法机关及其所属的、被授权承担刑事技术工作的科研部门和院校;刑事技术实践工作的法律依据,是刑事诉讼法及其有关规定;刑事技术研究的对象,是与犯罪有关的各种物证;刑事技术的任务,是运用技术手段发现、提取从而收集物证,通过检验和鉴定确定物证与案件事实的关系;刑事技术的学科性质是综合运用现代科学技术,为社会主义法制服务。

一、刑事科学技术检验、鉴定、研究(运用)的对象

刑事诉讼法(criminal procedure law)规定:"证明案件真实情况的一切事实,都是证据。"证据包括:物证,书证;证人证言;被害人陈述;犯罪嫌疑人、被告人供述和辩解;鉴定意见;勘验、检查、辨认、侦查实验等笔录;视听资料、电子数据。并且规定"以上证据必须经过查证属实,才能作为定案的根据。"

在各类证据当中,唯有物证是无言的证据。它能证明什么是事实,不但需要常规的查证,还需要运用刑事技术手段加以鉴别和判断。其他证据是否能够作为定案的根据,即是否真实、可靠,有的也需要从其物质特征上加以甄别和确认。所以,把刑事技术的对象概称为物证。最常见的物证有以下几种:

1. 人体物证(human and material evidence)　是指以人的尸体、活体及其分离物为载体,提供有关死亡原因、死亡时间、致伤凶器、伤害程度、死者身源和犯罪嫌疑人等信息的证物。包括伤亡的人身、尸体和人体组织、体液、排泄物及其斑痕。有的案件涉及动物体物证,其检验原理、方法与人体物证检验类似。此类物证主要是法医检验的对象。

2. 痕迹物证(traces of material evidence)　是指以人或物通过力的作用,引起承受客体物态变化而形成的反映形象为载体,提供有关犯罪嫌疑人、作案工具、作案手段和作案活动过程等信息的证物。包括手印、足迹、牙印、破坏工具痕迹、枪弹痕迹、交通工具痕迹和物体分离痕迹等。此类物证主要是痕迹检验的对象。

3. 文件物证（file evidence）　是指以书写、印刷、摄录方式制成的文件为载体，提供有关犯罪嫌疑人、作案工具、文件材料来源和文件的内容及其真伪等信息的证物。包括书写的标语、传单、信件和作案留言；印刷的宣传品、货币、票证、印章印文和其他印刷品；摄录的人像、录音、录像等。此类物证通常是集言语、笔迹、印迹、污损变化和物质材料于一体，其内容常具有书证作用，因而不同于一般的痕迹物证和物品物证。文件物证是文件检验的对象。

4. 物品物证（material evidence of goods）　是指以犯罪嫌疑人的衣物、作案工具、作案材料以及它们的分离物为载体，提供有关物品的物质结构、组分、种类、品名和来源等信息的证物。此类物证十分庞杂，大到被破坏的建筑设施，小到金属粉末、火药烟尘、植物花粉浆汁。常见提交检验的有毒物、毒品、纤维、火炸药、金属碎屑、塑料、橡胶、玻璃、泥土等。这主要是刑事理化检验的对象。

5. 关联物证（related material evidence）　是指以犯罪现场环境、变动状况、被侵害客体与犯罪遗留痕迹、物品之间的时空关系为载体，提供有关作案时间、地点、过程、手段和危害后果等信息的证物。这是一种宏观的，通过现场的变动状况和各种痕迹、遗留物与被侵害客体的方位、距离和形成次序等空间、时间关系来证明案件客观事实的物证。它可以通过现场勘查去查明，用现场访问笔录、勘查笔录、绘现场图、现场摄影和录像等方式如实记录，从而成为诉讼证据。

二、刑事科学技术工作的任务

刑事技术工作的任务，是运用现代科学技术手段，发现、提取和检验与犯罪有关的物证，为侦查、起诉和审判工作提供线索和证据，以准确地打击犯罪分子的破坏活动，保卫社会主义建设和人民生命财产的安全。具体任务包括以下几项：

（一）现场勘查，收集物证

侦查人员在对犯罪现场进行勘验、检查时，可以运用刑事技术手段发现、识别和提取与犯罪活动有关的物证。按刑事诉讼法第126条的规定，"在必要的时候，可以指派或聘请具有专门知识的人，在侦查人员的主持下进行勘验、检查。"犯罪案件发生后，要不失时机地进行现场勘验和检查，真实记录现场的状况和细节，充分发现和提取犯罪过程遗留的痕迹、文件和物品，适时对被害人进行全面、细致的检验，以最大限度发现和获取犯罪证据。

（二）物证检验和鉴定

根据刑事诉讼法第144条的规定，"为了查明案情，需要解决案件中某些专门性问题的时候，应当指派、聘请有专门知识的人进行鉴定。"我国公安、司法机关的刑事技术部门和专业技术人员，是承担物证检验和鉴定任务的主体。刑事技术检验，是借助一定的手段，处理和分析物证，提取物证所包含的科学事实的过程。刑事技术鉴定，是根据检验结果，针对要求鉴定解决的问题，所作的科学鉴别和判断。刑事技术检验和鉴定，主要是完成如下任务：

1. 物证的显现、辨识和固定　某些物证、书证，必须采取专门的技术手段才能发现、提取和固定，从而使其成为一种证据被收集和使用。如显现凶器上的潜手印，恢复被锉掉的手枪号码，辨读包尸麻袋上退色模糊的字迹等。

2. 客体的种属鉴别　为了确定侦查工作的方向、范围，需要对物证或物证所反映的客体是属于哪一种类型的人或物进行鉴别。如根据创伤推断凶器的种类；根据射击弹壳推断发射枪支的型号；根据足迹判断人的身高、体型和走路的特点；根据匿名信判断书写人的籍贯、年龄与文化程度；根据物质的结构、组分鉴别是何种毒物中毒及其来源等。

3. 客体的同一认定　鉴别物证所反映的客体是哪个人、哪件物，或者若干物证是否原属同一个物，这就是同一认定。如刀柄上的手印是否为某人所留，现场上的弹头是否从某支枪发射，凶手的留言是否为某人所写，交通肇事现场发现的车灯玻璃片是否从某台汽车上脱落的，犯罪嫌疑人身上的血是否为被害人的血等。此类鉴定意见，通常是认定犯罪嫌疑人或定案的重要证据。

（三）研究和开发新技术

刑事技术是一种十分复杂的应用技术,目前仍有许多难题有待解决。特别是随着社会的发展,全民科学文化水平的提高,犯罪手段也将不断变化,刑事技术必然面临着层出不穷的新问题。而且随着法制建设的发展,对举证工作和技术鉴定,也会提出更高、更严的要求。所以,不断总结经验,研究和开发物证发现和提取的新技术、物证检验和鉴定的新方法、预防违法犯罪的新手段,是刑事技术工作的一项重要的经常性的任务。否则,便难以适应同违法犯罪作斗争的客观需要。

三、刑事科学技术的作用

通过刑事技术检验和鉴定来印证、核实相关事实,为侦查、起诉、审判提供科学依据。

1. 为立案提供客观依据　正确判定案件的性质,及时做出立案决定,是侦查措施的前提。如高楼下发现一具女性尸体躺卧于血泊中,经法医检验是高坠身亡,是自杀还是谋杀或是不慎失足坠落？可以从现场遗留物品、留言、录音等检验鉴定,如是本人所留通常可排除谋杀。

2. 查明案件的初始情况　案件的初始情况,是指案件发生后,经过现场勘查和调查所掌握的案件的基本情况。这些情况可以通过向报案人、受害人或知情群众了解,并结合对现场情况和物证及其分布特点的勘验、检查做出判断。如根据尸体现象和各种痕迹、遗留物的变化推断作案时间;根据现场血迹、尸体及痕迹、物品的分布特点,判断作案地点,区分是否第一现场;根据现场变动情况和痕迹、遗留物的分布,判断作案活动过程、参与人数和作案动机;根据损伤特征,推断杀人凶器,根据现场与进出口遗留痕迹、物品可推断其作案工具。

3. 为确定侦查方向、范围提供依据　运用刑事技术对作案现场和物证的分析、鉴定,有助于明确开展侦查工作的空间范围,划定重点地区和单位;帮助分析作案人的特点,如鉴别作案时使用的凶器、包装物及其他遗留物的种类、型号和来源,可本着从物到人的一般原则,判定作案人隐藏的地区和单位;根据足迹、手印、笔迹、言语等物证的分析,判断犯罪嫌疑人的性别、年龄、文化、职业、体态、身高、生活环境等,以便在具有相应特点的人群中去发现犯罪嫌疑人。

4. 利用物证串并案件　对在不同时间、地点发生的案件,可根据它们遗留的笔迹、语音、手印、足迹、枪弹或破坏工具、交通工具痕迹等,结合作案手段、方法,通过互相比较鉴别,确定它们是否为同一人或一伙人作案,以便组织联合侦破或并案侦查。利用物证串并案件,还可以在侦破一起案件的基础上连破其他案件。

5. 甄别、印证其他证据　诉讼法规定,"各种证据必须经过查证属实才能作为定案的根据。"作为证据的证人证言、被害人陈述、犯罪嫌疑人或被告人供述和辩解,虽然有可能成为直接证据,但往往受个人心理素质、利害关系或办案人员的影响,有可能提供虚伪的或不完全真实的证据,犯罪嫌疑人或被告人可能会顽固抵赖、拒不供认。某些书证或视听资料,不能完全排除伪造的可能。然而物证及其鉴定意见,具有客观、公正、科学的特点,与其他证据相比较,其更为真实、可靠。因此,刑事技术工作形成的勘验和检查笔录,通过对物证的检验做出的鉴定意见,往往成为核实、验证其他证据的依据。在特殊情况下鉴定意见还需要调查核实并与其他相关证据相印证。

四、刑事科学技术的内容

按照刑事科学技术的对象和主干学科划分,刑事科学技术的主要内容包括:法医检验、痕迹检验、文件检验、刑事化验和刑事摄影。但从学科领域上,又往往把法医学单列。加之本教材是法医学专业系列教材之一,故这里所说的刑事科学技术主要包括如下内容:

1. 痕迹检验(impression examination)　是以痕迹物证为对象,利用痕迹检验学的专门知识和技能,对犯罪现场的手印、足迹、工具痕迹、枪弹痕迹以及牙印、车辆痕迹等进行显现、提取、分析和鉴别,以收集物证、证实作案工具和犯罪嫌疑人。

2. 文书检验(document examination)　是以文件物证为对象,在涉及文件的犯罪案件中,利用文件检验学的专门知识和技能,对有关笔迹、言语、印刷文件、污损文件等进行检验和鉴定,以判定文件的真伪、推断犯罪嫌疑人的特点和文件物证的来源、鉴别作案的工具以及认定文件的书写人和言语人。

3. 刑事化验(criminal laboratory)　是以物品物证为对象,在涉及毒物、毒品和需要专门鉴别的物品及其碎片、残留物的案件中,利用法化学的专门知识和技能,通过对物证的物质结构和组分的定性与定量分析,判定物证的物质种类、品名,鉴别物证与犯罪嫌疑人所占有的物质是否相同。

4. 刑事摄影(criminal photography)　含录像,是利用刑事摄影学的专门知识和技能,在犯罪现场勘查中全面、客观、真实、形象化地记录现场的原始面貌和勘验、检查所见,固定关联物证的手段,也是发现、提取、固定痕迹物证及文件物证的重要手段,又是各种刑事技术鉴定中经常采用的检验手段。

刑事科学技术还包括警犬技术、物证信息管理和刑事相貌技术。鉴于法医专业另设法医人类学,本书只涉及相貌的描述与合成、照片的人像鉴定。

五、法医与刑事科学技术

任何一起刑事案件都是由多要素构成的有机整体。在人身伤亡案件中,作案人的一系列行为所导致的后果与现场的变动、遗留痕迹和物品之间,都存在着内在的联系。无论对整个案件事实,还是对某个环节的正确认识,都必须坚持唯物辩证的方法,即不能只顾局部不注意整体;不能孤立、片面地研究某一现象,而忽视它与相关现象的联系;要由此及彼、由表及里,从案后静谧的现场透视作案人实施犯罪的动态过程。这样,才能使我们的检查或鉴定结论客观、公正、科学,经得起历史的检验。

为此,一位优秀的法医工作者,除了应当熟练地掌握法医学的专门知识,还应懂得法律和侦查学,熟悉刑事科学技术。譬如,判定是自杀、他杀还是意外事故,对于法医来说,进行尸体检验固然是主要的,但若不结合现场的情况,不与其他痕迹、遗留物结合起来进行综合研究是不行的。又如法医要检查一具从湖中打捞出来的尸体,首先要观察其衣着的相貌特征,然后才进行尸表检查和解剖。这些工作如果不懂有关的刑事技术知识,也难以做好。何况,法医学的很多问题又都与刑事技术研究的问题直接相关,如法医弹道学与枪弹痕迹学,推断致伤凶器与工具痕迹学,自他杀与遗书笔迹鉴定,中毒死与刑事化验等都是不能分割的。因此,法医工作者必须学习和掌握现场勘查和痕迹检验、文件检验、刑事化验、刑事摄影等刑事科学技术知识。

第二节　刑事科学技术的常规方法

刑事科学技术的常规方法,包括发现、提取物证的科学检验手段,以及根据科学实验进行综合分析、判断的种属鉴别和同一认定方法。

一、刑事科学技术检验手段

(一)形态分析

形态分析是从物证的结构形象中提取有关科学事实的手段。物证的结构形象,包括作为物证的人或物本身的外部结构与形态,如人的手指乳突花纹、尸体的面貌、有豁口的菜刀等;包括人或物在承受客体上形成的反映形象,如斧头在头骨上形成的打击痕印、车辆碾轧在尸体上形成的轮胎印痕、反映凶手书写技能和习惯的留言字迹等。形态分析,要借助刑事科学技术的专门知识和技术手段进行。

1. 直接观察　在自然状态或一定的光照条件下,对物证的结构、形态,从整体到局部,从不同的方位和角度,从物证与物证之间的相互关联上,进行全面、细致的观察,以提取物证的特征和有关的科学事实。直接观察是刑事技术检验的基本手段,尤其是从物证的宏观上、整体上和彼此联系上去研究物证时,直接观察是不可被代替的手段。那种以为单凭一双眼睛,不借助任何仪器的检验,就不是科学的检验,实际上是对科学的误解。

2. 间接观察　在自然环境下,单凭直接观察难以分辨物证的结构形态时,应采取间接观察手段,包括用不同倍率的放大镜、显微镜去观察物证。光学显微镜,常用的有生物显微镜、实体显微镜以及附加特殊装置而具有特殊的观察效果的金相显微镜、荧光显微镜等。为观察物证的更加细微的形态结构,还可以借助电子显微镜。在刑事技术检验中常用的是扫描电子显微镜。在必要的情况下,间接观察是对直接观察的补充,但间接观察在空间上有很大的局限性,必须采取从宏观到微观,变换不同的倍率和多点观察的方式,才能达到更好的观察效果。

3. 图像比对　凡以两维或三维空间方式所表现的物证的结构形态均为图像。图像比对是在观察的基础上,通过相关图像间的对比,以进一步发现客体的特征及其异同的检验手段。图像比对,可视对象不同,分别采用并列比对、拼接比对、画线比对、重叠比对等方式。这种比对有些可采取简单的手工办法,也可以借助有投影装置的仪器,如投影比对仪、比较显微镜等来进行。

（二）物理检验

物理检验是根据物质的物理属性,发现、提取、鉴别物证的手段。主要有:

1. 物理量的测定　物理量是表示物质的物理性质的量。根据检验对象不同,可分别测定其长度、面积、体积、重量、比重、熔点、沸点、光密度、折光度等。

2. 可见光检验　主要是利用可被视觉感知的人工光源,通过调整光的强度、照射角度、光的颜色,或借助滤色镜、偏振镜,观察或拍摄物证。

3. 不可见光检验　主要是利用紫外线、红外线或 X 射线为光源,根据物质吸收、反射或透射此类不可见光的情况不同,达到在可见光下难以区分的检验效果。

4. 荧光检验　荧光是一种光致发光现象。主要是利用激光、紫外线或短波的可见光为光源辐射物证,根据被激发的物质产生的荧光现象不同,达到显现、鉴别的目的。

5. 吸附与转印　主要是以物质分子间的力或电荷间的力的转换为机制,分别采取粉末显现、静电吸附、蒸气熏显、真空喷镀、溶解透析、压取转印等方法,达到发现、提取、鉴别物证的目的。

（三）化学检验

化学检验是根据物质的化学属性,发现、提取、鉴别物证的手段。主要有:

1. 溶解试验　溶解有的是物理现象,有的是化学现象。主要是选择一定的试剂作用于物质,以提取物证,或比较物质的溶解速度以提供鉴别的依据。

2. 颜色反应　主要利用物证中含有的特殊组分与一定试剂发生化学变化,而产生的显色、变色或退色现象,以显现潜在的痕迹、斑痕或字迹,对物证作初步定性。

3. 沉淀反应　主要利用物证中含有的特定元素与一定试剂作用产生的沉淀现象,以显现或固定痕迹或字迹,或观察物证提取液与试剂发生反应而产生的沉淀物,对物证作初步定性。

4. 结晶反应　利用物证提取液与一定试剂作用,而产生某种颜色、形状的结晶的现象,对物证作初步定性。

5. 燃烧反应　利用物证在高温环境下能否燃烧,以及在燃烧过程中产生的气味、烟尘、火焰与灰烬的特征,初步鉴别物质的种类。

6. 电解反应　利用物证在电解过程中发生的变化,显现枪支、刀具、肇事车辆等金属器件上被刮、锉掉的冲压号码。

（四）仪器分析

仪器分析是采用根据物理或化学原理设计的专门仪器,对物证的性质、组分进行定性和定量分析的手段。随着现代科学技术的发展,特别是计算机的广泛应用,仪器分析技术已达到耗费检材少、精确和自动化的程度。仪器分析方法很多,常用的主要方法有:

1. 色谱法　包括气相色谱法、高效液相色谱法以及简单适用的薄层色谱法和纸色谱法。

2. 分子光谱法　包括紫外吸收光谱法、红外吸收光谱法和荧光光谱法。

3. 原子光谱法　包括原子发射光谱法和原子吸收光谱法。

4. 声谱分析　它不是对物质的组分进行定性、定量分析,而是对声音,主要是对人说话的声音(语声)进行分析,并制成声谱(声纹)图,为鉴别说话人提供依据。

二、刑事科学技术的种属鉴别

(一)种属鉴别的概念和根据

刑事技术的种属鉴别是以物证检验所获取的科学事实为依据,对物证和留下物证的人或物的种类归属进行鉴别和判断的过程。种属鉴别又称种类鉴别或种类认定。

对客观事物进行科学分类具有重要意义。恩格斯说过:"没有种的概念,整个科学就没有了。科学的一切部门都需要种的概念作为基础。"因为我们认识客观世界时,如仅仅停留在单一的个别事物的水平上,没有种的概念,就认识不到个别事物之间的联系,把握不住事物运动的一般规律及其本质特征,因而就没有科学的发展。侦查学领域也同样如此。它也要把同种类的个案联系起来分析研究,找出此种犯罪的一般规律,形成预防和打击此类犯罪的方法。这是讲从个别到一般,从个体到种类。"种的概念"还包含从一般到个别,从种类到个体,即从实际情况出发,根据一般规律、一般特点,去认识和处理个别的具体事物。刑事技术的种属鉴别,就是以通过研究获得的对各种客体的本质特征或一般规律的认识为基础,与具体案件中的物证或其所反映的客体特征相比较,去鉴别该客体的种类归属。

种属鉴别对于案件的侦查工作具有重要意义。譬如,经过对物证的分析、检验,可以判断:被害人是 15 日 0 时至 2 时之间死亡,凶器为"77"式手枪,罪犯为身高 1.75m 左右的男性,留在被害人指甲上的血迹为 B 型血。这就澄清了某些基本事实,明确了寻找犯罪嫌疑人的重点方向和范围。

种属鉴别的理论根据:①事物种属关系的实在性是种属鉴别的客观基础:分类的依据越多,种类划分越细,同类中所包含的个体量越小,对侦查工作的作用也越大;②事物种类的差别性是种属鉴别的分类依据:不同类的事物有其各自的质的规定性,并由其种类特征的差异表现出来;③具体事物的共同性是种属鉴别的归类根据:同类事物因其有相同的性质、特征而成为同类。种属鉴别就是对某个未知的具体事物,经过分析、检验提取其种类特征,在依此区别于他类事物的同时,将其归入具有此类特征的已知类别的事物中去。

(二)种属鉴别的对象和内容

1. 对有关人的种属鉴别　社会的人,既具生物属性又有社会属性。刑事技术可以根据物证所反映的犯罪嫌疑人或不知名的被害人的一系列种属特征,推断其属于哪一类型的人。人的性别,除从法医学角度鉴别外,还可以根据足迹、指纹、言语、笔迹等方面推断;人的年龄,可从步法、言语、笔迹、牙印、相貌等进行推断;人的身高体态,可从足长、步幅、手印、步态、骨骼长度等断定;人的文化程度,可从其写作的语文水平、知识水平、书写技能等鉴别其受过哪种层次的教育;人的职业技能,可从作案手段、使用工具的技法、书写文件的言语内容,以及与职业相关的遗留物、附着物等综合判断;人的籍贯或久居地,可从其衣着、相貌、言语以及有关遗留物进行鉴别。

2. 对作案工具的种属鉴别　作案工具十分广泛。凡是在实施犯罪过程中,被作案人利用其达到犯罪目的的物件、材料均可称为作案工具。包括杀人的凶器、毒品和肇事的车辆;盗窃时使用的撬门破锁和运输的工具;书写匿名信、印制传单使用的笔、打字机、复印机等;爆炸、纵火案中使用的爆炸装置、火炸药、引火物、包装物等。作案工具的种属类别,是根据它们的形态、结构或组分方面的种属特征,判定它的品名、规格、型号、新旧程度,以及与已知名称、来源的样品是否种类相同。

3. 对有关事实的种属类别　与案件相关的某些事实,譬如是正常死亡,还是非正常死亡;是自杀还是他杀;是窒息死还是中毒死等,也是"种的概念"。因此,对诸如此类的有关案件事实的判断,也可以称为种属鉴别。在刑事技术工作中还会遇到这样一些通过物证检验加以解决的问题,如是真是假,包括可疑货币的真伪、遗书的真伪、药品的真伪、笔录的真伪等;又如此时彼时,包括损伤的形成时间、文件的书写时间、弹痕的先后次序等;再如此地彼地,包括发现尸体之处是否作案的第一现场,现场足迹的泥土来自何地,包装尸块的报纸出自何处等。还有,采用何种手段,是破门而入还是叫门而入,是正常开锁还是复制钥匙开锁,文件是否经过涂改,恐吓信是何种方法印制的,等等。经过物证检验对此类事实做出正确判断,对确认相关的案件事实,明确侦查方向,提供诉讼证据,均有重要意义。

（三）种属鉴别的基本方法

种属鉴别是按照提取特征、比较鉴别、综合判断的过程进行的。

1. 提取特征　提取特征,是指通过对物证的观察、检测、分析,发现物证或其所反映的客体的种属特征,或称种类特征。种类特征是该客体的种属性决定的。人的种属性,除人类学、遗传学所阐明的道理外,人们共同的时空环境、教育程度、实践领域、社会地位等,必将塑造成某些种属特征。工具、材料的种属特征则是其生产时的设计要求、技术指标、物质组分、生产工艺等方面的异同决定的。其他事实的种属特征是该种事实的本质和一般规律决定的。种类特征,在同类客体中具有共同性,而与他类客体相区别。种类特征存在于具体的客体或事件之中,但它不同于该客体或事件的个体的、特殊的特征。在种属鉴别中,不能以后者为鉴别依据。

提取种属特征,要根据客体的性质、特征表现形式,采取相应的检测方法。譬如以图像方式表现的,可采取直观分析、显微检验、图像比对等方法提取。以物质变化、理化性质、物质组分来表现的,还可以采用物理检验、化学检验、仪器分析等方法提取。为了使种属鉴别的结论更有说服力,特别是对有关事实的种属鉴别,最好全面运用各种适用的检验手段,从全方位、多侧面上发掘客体的种属特征,使鉴别依据更加充分。

2. 比较鉴别　比较鉴别是将物证或其所反映的客体的种属特征,与各类已知的相似客体的种属特征进行对比,以发现它和哪类客体的种属特征相同。

这种比较鉴别通常采取两种方式:一是与鉴定人或刑事技术部门所掌握的各类已知客体的有关资料、样品进行比较。譬如,鉴定人根据他所具有的专门知识和经验,判断尸体上的创伤是三角刮刀而不是螺丝刀所致;根据射击弹头、弹壳的特征,查阅各类枪支的档案资料,认为杀人使用的枪种特征与五四式手枪特征相符。这种方式的比较鉴别,关键是鉴定人所具有的知识、经验要全面、丰富,占有的资料和样本要详实、充分。第二种方式是与侦查工作所收集并提供的已知种类、来源的样本(品)相比较。如在交通肇事逃逸现场,从死者身上发现类似机油的斑痕为了鉴别是否机油、是哪一种机油,办案人员经过调查并收集了几种牌子的机油样品。鉴定人分别对物证和几种样品进行了分析并掌握其种类特征之后,可以将物证逐一同样品比较,以发现其与哪种样品的种类特征相同。由于这种比较是限定在送检的若干样品范围内,更有利于做出准确的鉴别。

3. 综合判断　综合判断是就比较鉴别的结果再作深入分析、综合,对物证及其反映的客体的种类归属做出判断的理性思维过程。

由于事物种类之间的界限并非都泾渭分明,尤其是不同类型的人,不是仅靠一两个特征便能截然划分的。事物的种类有不同层次,如钝器是较大的种概念,而斧锤则是较小的种概念,因而种类特征所表明的类别范围也不同。种的概念是指事物的一般概念,一般寓于个别之中,但个别事物的特征并非都是种类特征,一般规律也不能包括具体事物的特殊规律。加之物证所反映的事物的种属性是否充分、是否真实(常因罪犯狡猾而呈现伪装、变化),都给种属鉴别造成一定的困难。所以,种属鉴别必须全面、充分利用种类的层次,在综合论证的基础上做出恰当的判断。除了被鉴别的客体比较单纯,种属特征又比较充分,一般不要做绝对性的结论,以免对侦查工作起误导作用。

三、刑事科学技术的同一认定

（一）同一认定的概念和根据

同一认定是指客体自身的同一,即他(它)只能是他(它)自己,而不是别的人或物。由于事物运动与演变的绝对性,同一个客体在不同时间或空间出现时,尽管其自身仍是同一的,但已不是原来的他或它。所以,客体的同一并非完全等同,而是包含着差别的同一。

同一认定是以解决嫌疑人或物与侦查工作所要寻找的人或物是否为同一人或同一物为目的,进行检验和论证的科学理论和方法,又指认定人或物是否同一的检验和论证过程。这是刑事技术乃至整个法庭科学技术的基本理论和方法之一。

同一认定和种属鉴别不同。它所研究的是客体的自身同一关系,是认定或否定某个嫌疑客体,而不是客体的种类是否相同。因此,它们在刑事诉讼中所起的作用也有区别。

在不同的时间、空间出现的客体,是否为同一客体,这是可以正确加以解决的专门性问题。其科学根据是:第一,客体的特定性。即指作为同一认定对象的具体人或物,在总体上是各个特殊、互相区别的。因为每个人,除先天的差别外,个人的发育、成长过程,以及在此过程中所处的环境、际遇、受教育的情况、生活与工作的变迁,共同塑造了人各不同的一些属性。每件物,除其种类的差别外,它们的生产加工精度、调试安装的误差,特别是使用中发生的磨损、污染,必然形成各自的外部结构、使用功能或物质组分等方面的不同。客体的这种特定性,就是同一认定过程中将不同客体区分开,认定客体自身同一的基本根据。第二,客体的稳定性。这是指同一认定客体在一定时期内保持其基本特征不变、维系其自身同一的属性。尽管任何事物都处于不停的运动与变化之中,但它们都有一定的相对静止的状态。这就使该客体在不同时间和空间出现时,仍旧具有可供识别的那些基本特征。所以,客体的稳定性是同一认定的基本条件。第三,客体的反映性。所谓反映性,是指客体的特征性通过物证反映出来,以及物证表现客体特性的必然性。例如,作案时触摸物体便留下指印,而指印便能反映该手指的乳突花纹的结构、形态的特性。作案时罪犯在墙上留言,其笔迹可以反映该人书写技能和书写习惯的特性。正是这种反映性为同一认定提供了物质基础。

综上所述,客体的反映性为认识客体的特性提供了物质基础,使同一认定成为可能;客体的稳定性为识别不同时空环境下的同一客体提供了条件;客体的特定性成为区分不同客体、认定客体自身同一的基本根据,这就是同一认定理论根据。但是,同一认定的道理在实践中并非如此简单。因为客体的反映性,既有必然性,又有局限性。譬如伪装的笔迹就不能完全真实地反映书写人的书写习惯;模糊变形的手印,可能找不出足够的以资鉴别的特征。客体的稳定性,既有相对稳定的一面,又有历时演变的一面。当客体在不同时间出现时,必然表现出差异,这就要善于区分该种差异是同一客体演变形成的差异,还是两个客体间的本质差异。正确地进行同一认定,必须遵循严格的程序和方法。

(二)同一认定的类型与模式

同一认定,按划分根据不同可区分为不同的类型。按同一认定的对象,可归纳为人身同一认定和物的同一认定。前者如根据手印、足迹、牙印、唇印认定留下该印迹的人;根据笔迹、录音、照片认定书写人、说话人和留影人。后者又可分为整体同一认定和分离体同一认定。整体同一认定的客体是具有完整结构和功能的整体物,如根据射击弹头、弹壳认定发射枪支,根据头骨上的砍痕认定作为凶器的斧子,根据打印字迹认定打印机等。分离体的同一认定则是根据整体物被分离后,物证(遗留物)与其剩余物之间的整体分离关系进行的同一认定,如书本与其撕下的纸页、打断的两段木棒、被肢解的尸体等,此类同一认定是解决它们是否属同一整体分离。

同一认定的模式主要有两种,即整体同一认定(含人身同一认定)的模式(图 1-1)和分离体同一认定的模式(图 1-2)。

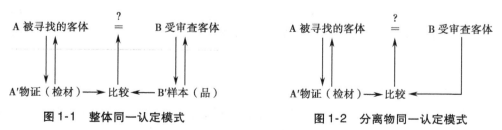

图 1-1　整体同一认定模式　　　　图 1-2　分离物同一认定模式

图中被寻找客体是在作案中留下物证的、侦查工作所要寻找的人或物,物证反映被寻找客体的特性。受审查客体是侦查工作中发现的可疑是被寻找客体的人或物,它的特性通过其样本(品)表现出来。如认定凶器上的手印是何人所留,留下手印的人是被寻找客体;发现的嫌疑人是受审客体;收集嫌疑人的手印样本方能与凶器上的手印进行比较,从而证明该嫌疑人是否是在凶器上留下手印的人。图中 A 与 A′整体分离关系,A 应为剩余物,A′为 A 的遗留物,B 是可疑的剩余物。同一认定是通过 A′与 B 的比较鉴别,证明 B 是否就是 A。如发现的无头女尸为物证,被砍掉的头为 A,后来发现的女人头为 B,可以根据 A′与 B 的整体分离特征的比较鉴别,证明 B 是否为 A。分离物同一认定模式与前种模式不同,它的被同一认定客体与供同一认定客体是整体分离关系,而不是反映与被反映关系;B 作为受审查客体也是样品,可直接同物证进行比较。

(三)同一认定程序和方法

同一认定按照分别检验、比较检验、综合评断三个步骤进行,最后就被同一认定客体是否同一做出结论。

1. 分别检验 这是同一认定的第一步,是分别研究检材和样本,弄清其形成因素和条件,改善其可比性,提取被同一认定客体特征,为比较检验奠定基础的过程。

首先是分析作为物证的检材是怎样形成的,它反映或表明了被寻找客体的哪些特性和特征。分析检材的形成,要结合作案现场、作案手段的具体情况,弄清物证是在怎样的作用机制和环境条件下形成,对客体特征的表现有什么影响,然后采取相应的手段发现、提取被寻找客体的特征。

其次是分析供检验的样本,弄清其来源和收集的方法,其形成条件和反映或表明受审查客体特性的角度、范围与检材是否相同,以明确样本与检材的可比性。如果可比性较差,应当按照检材的形成条件,补充收集受审查客体的样本,或利用受审查客体制作可比性好的实验样本,同时注意发现和提取受审查客体的特征。

2. 比较检验 这是在分别检验的基础上,把检材和样本所反映的被同一认定客体的特征一一加以比较,以充分暴露二者之间的异同的过程。为此应以相应的方式制成特征比对表,分别将被寻找客体和受审查客体的特征展示和标注出来。对重要的符合点或差异点,要全面比较、认真复核,确认其是否为真正的相符或差异,注意防止比较过程中的主观性、片面性和表面性。只有客观、全面、深入地分析和比较客体的特征,才能真实地得出比较检验的结果。

3. 综合评断 这是对比较检验结果进行分析、综合,就被同一认定客体是否为同一客体进行论证的理性思维过程。从认识论说,分别检验和比较检验是获取被同一认定客体的第一手材料,就其是否同一取得感性认识的阶段。而综合评断是把感性认识上升为理性认识,从而得出鉴定结论的过程。

综合评断,首先要分析差异点的性质,判断它们是两个客体之间的本质差异,还是同一客体在不同条件下呈现的非本质差异。后者的形成有四方面的原因:①客体自身演变形成的,这在物证和样本不是同期形成的条件下可能出现;②供同一认定客体的形成条件不同造成的,如形成痕迹的作用方向、角度与作用力大小不同,承受物表面性状不同等;③作案人故意伪装形成的,如书写时伪装笔迹、捏着鼻子说话、小脚穿着大鞋又装作瘸子走路等;④物证图像模糊、残缺、污染、变形造成的,这一般是物证形成后发生的变化,或在显现、提取和保存过程中由于方法不当所致,这种差异表现在物证被污损的局部。上述差异可以根据现场和物证的具体情况,按照客体特征变化的一般规律,必要时通过补充相应的样本做出判断和验证。如果差异点不足以用形成非本质差异的原因加以解释,则此差异可能属于本质差异。其次要评断符合点的价值,其总和是否能构成同一认定客体的特定性。客体的特性是通过特征表现的,特征的价值与其同类客体中的出现率成反比。因此,关于特征价值的认识可以从统计规律得出。另外,从特征的成因来看,凡与客体的种类、规格相关的特征,其价值较低,仅具一般的鉴别意义;凡是个别的、细节的、随机性强的特征,其价值较高,具有特殊的鉴别意义。将全部符合点总和起来,依其价值的高低,判断符合特征的总和在其他客体上重复出现的可能性。最后,再将差异点和符合点双方加以综合权衡,从数量上和质量上评断哪一方居主导地位,或者是本质方面。如果差异点基本属于非本质差异,符合点价值高,其总和在其他客体上再现的可能性很小,一般可做出认定同一的结论。如果差异点难以用非本质差异的成因加以解释,符合点属于一般性的相同,差异居主要方面,可以做出否定同一的结论。

第三节　刑事科学技术鉴定工作程序

刑事科学技术鉴定是根据刑事诉讼法的规定,由公安、司法部门指定或委托具有刑事科学技术专门知识的人,通过科学检验,就物证与案件事实的关系所作的鉴别和判断,又指刑事技术部门的一项专门工作。刑事科学技术鉴定是鉴定人依法参加的诉讼活动,是作为专家的个人行为,是接受刑事技术部门的组织领导和业务管理,要严格遵照刑事诉讼法及有关规定办事。

一、刑事科学技术鉴定的任务

刑事科学技术鉴定的主要任务是对物证及其所反映的客体进行种属鉴别和同一认定。在犯罪现场或依法搜查中,发现、提取、固定和记录各种物证,是在侦查工作中运用刑事技术手段,不属于鉴定的范畴。在我国,除法医学鉴定以外,刑事技术鉴定包括:痕迹鉴定,含手印鉴定、足迹鉴定、枪弹痕迹鉴定、工具痕迹鉴定等;文件鉴定,含笔迹鉴定、印刷文件鉴定、污损文件鉴定、言语识别及声纹鉴定等;法化学鉴定,含毒品鉴定、毒物鉴定和火炸药、油脂、纤维、泥土及微量物证鉴定。

二、刑事科学技术鉴定的准备

刑事科学技术鉴定是一项科学技术工作。为了充分发挥其作用,卓有成效地进行鉴定,为侦查、起诉、审判提供确凿的线索和证据,必须认真地做好委托刑事技术鉴定的准备工作,以满足鉴定工作的需要。

(一)拟定委托鉴定解决的问题

为获取充分、确凿的定案依据,可根据案件的实际情况,提出要求鉴定解决的问题。这类问题的提出,一般应考虑如下情况:

1. 查明案件事实的需要　就是从案件侦查或审理工作的实际出发,根据已经掌握的物证,找出揭露犯罪、证实犯罪的途径,全面列出需要鉴定解决的各项专门问题,选择其主要的、根本性的问题委托鉴定解决。

2. 弄清拟解决问题的学科归属　刑事技术鉴定不能包揽全部鉴定任务,如前所述,它有一定的学科范围,诸如司法精神病、司法会计、工程质量、产品质量、火灾原因、人身伤害等级等鉴定,不属刑事科学技术鉴定的范围。属于刑事科学技术鉴定范围内的问题,还要进一步分清是刑事科学技术中哪一门专业技术解决的问题,以便指派或聘请确属该方面的专业技术人员进行鉴定。

3. 解决问题的现实可能　提请解决的问题,应是物证本身具备检验条件、刑事技术的发展水平能够解决的问题。为此,办案人员必须懂得刑事科学技术的基本知识,以便科学、合理地提出问题。

(二)送检物证的准备

准备送交鉴定的必须是依照法定程序收集的,并在有关笔录中就其来源作了明确记载的物证。准备送检物证的一般原则是:

1. 提交物证原件　特别是需要检验其物质结构、组分或理化性质方能作出鉴定的物证,必须送交原物。只有在客观上不能提取原物,又能够通过形态(图像)检验进行鉴定的,方可用高质量的照片、模型或复印件等复制品代替。但凡可能收集和送交原件、原物的,要尽一切可能送交原件。

2. 提交全部物证　由于罪犯留下的物证一般都很少,只有把它们全部送交检验,才能使鉴定人尽可能充分地把握物证及其反映的客体的特性。如果只提供部分物证,不仅影响鉴定质量,而且鉴定人也不可能就未经检验的那部分物证作出鉴定结论。只有物证数量很大,其性质、种类或所反映的是同一客体时,方可选取其中有代表性的部分物证交付鉴定。

3. 提交物证要真实完好　要按物证的种类、性质和不同的提取部位分别采用适当的方法包装，并按机密件加封，严防遗失或被偷换。包装容器要洁净、严密，防止对物证的污染，防止物证泄漏或变质。易损物证要固定好，防止在运送中发生损坏。

（三）供检验样本（品）的收集

在大多数刑事技术鉴定的场合，都需要提供嫌疑人的或嫌疑工具的样本，或已知种类、名称、来源的样品。如要鉴定刀柄上手印是否某人的手印，就要提供该人的手印样本；遗书是否死者亲笔书写，就要收集死者生前书写的笔迹样本；死者头部中弹留下的弹丸是否由某支手枪发射的，则应提供该枪射击弹头的样本；某绑架杀人案罪犯敲诈死者家属的电话录音，其语声是否为某人的语声，需提供该人说话的录音为样本；从爆炸杀人案现场收集的炸药残留物，与嫌疑人家的"土炸药"是否相同，则应提供该"土炸药"为样品，等等。在刑事技术鉴定中，样本（品）往往是不可缺少的，而且是十分重要的。因为样本或样品是鉴定人赖以同物证进行比较并做出科学判断的已知标准。

为此，要求提供的样本（品），第一要真实，就是说它确实是嫌疑人或嫌疑物的样本（品），不能冒名顶替、张冠李戴。第二要有可比性，因为要靠它与物证比较，所以样本必须能反映物证所反映的客体那部分特性。犹如示指手印只能与示指手印相比，而不能与中指手印比；"死"字只与"死"字比，而不能与"活"字比。第三要充分，样本（品）必须有足够的数量，充足的量更容易反映客体的变化规律，便于鉴定人把握客体的特性。样本（品）的质量如何，不仅关系到鉴定工作难易，甚至影响鉴定结论的准确性。

收集样本（品）通常是在对嫌疑人保密的状态下进行，往往以不被其觉察的方式获取。具体可依样本的种类、性质不同，或通过其所在单位或基层组织查找，或通过其关系人借用，或以某种借口让嫌疑人提供，或通过依法搜查、扣押提取。对公开审查的对象或被告人也可以公开收集。收集样本（品）的来源予以证实。一旦鉴定结论成为证据，应在告知鉴定结论之前，让犯罪嫌疑人或被告人对样本（品）进行辨认并认可。

（四）其他有关材料的准备

为了便于鉴定人把握物证与案件事实的联系，正确认识物证的形成因素，从而更好地对物证进行检验与鉴别，委托鉴定时应当实事求是地、详实地向鉴定人介绍案件发生的经过、犯罪现场情况，侦查调查中发现的有关事实，犯罪嫌疑人或被告的自然情况及其供述或辩解，被害人和证人对有关事实的陈述，已经做过的有关检验与鉴定及其结论等。

根据诉讼法的有关规定，鉴定人为了准确做出鉴定结论，有权调阅有关案卷，甚至提审被告，询问证人和原告。那种以为鉴定人了解情况会影响鉴定的客观性、会左右鉴定人的看法是不对的。因此，在委托鉴定前应准备向鉴定人介绍案情，提供必要的案卷资料，但不要企图对鉴定人将要做出的鉴定施加任何影响，更不允许向鉴定人提供虚假的资料和情况。

三、鉴定的委托与受理

委托刑事科学技术鉴定时，委托人应出具委托单位的鉴定委托书或聘请鉴定裁定书，或者是公函、介绍信，为查明检举或举报而委托鉴定，要有地、市以上纪检、监察或党委的批文，然后再填写《委托鉴定登记表》，这是委托和受理鉴定的合法手续。

委托人要向鉴定人介绍案情，提出鉴定要求，详细说明物证与样本的来源和收集方法。鉴定人要认真、仔细听取并作记录，对于不清楚的问题可向委托人提问，要一一检查、核对送检的物证和样本及有关材料，注意审查物证和样本是否具备检验、鉴定的条件。如需进一步改善检验条件，补充收集样本，应向委托人详细说明要求，待补充材料后再行检验。

四、鉴定的准备与实施

刑事技术部门一般应指定两名鉴定人共同进行鉴定，或一人主办、另一人复核，以确保鉴定工作质量。按诉讼法的有关规定,鉴定人必须是具有该方面专门知识的人,否则无资格就所委托解决的问题进行鉴定。从事本案侦查工作的人员,不能做本案的鉴定人。与本案结局有利害关系,或与本案当事人有亲友关系的人,需要回避,不宜担任本案的鉴定人。受理鉴定后,应根据检验对象和鉴定要求,采取相应的检验手段,全面、充分地提取并比较客体的特征,然后实事求是地做出鉴定结论。

1. 拟订检验方案　在全面、仔细地审查送检材料的基础上,根据鉴定要求,首先要思考、拟订解决问题的方案。包括应就物证的哪些方面、哪些特性进行检验;应当或能够采取哪些手段实施检验;要预计到呈现某种检验结果时可能证明的问题,以及在不能证明问题时应采取的第二套乃至第三套方案。当然,对于情况比较简单的常规鉴定,已有比较成熟的一套检验程序与方法,如作为物证的手指印,是否为该嫌疑人的手印,可取嫌疑人的十指指印样本,分别与物证指印一一比较鉴别。又如遗书的笔迹是否死者的笔迹,可以收集死者生前的笔迹样本与遗书笔迹进行比较检验。如果物证的形成情况比较复杂,譬如遗书可能是本人书写,也可能是他人伪造;可能用模仿死者笔迹的方法伪造,也可能利用死者生前写的书信做局部添改而成。检验时必须考虑到问题的复杂性,通过一步步地检验,包括物证笔迹是否为同一笔迹,有无涂改、添写迹象和模仿迹象,再分别与死者生前笔迹和犯罪嫌疑人笔迹进行鉴别,才能使鉴定结论建立在严密、稳妥、可靠的基础上。

需要从多方面,采取多种手段进行检验的,要科学、合理安排检验的顺序,以获取更好的检验效果。一般原则是:不影响后续检验的检验项目优先;无损检材的检验方法优先;不消耗或少消耗检材的检验手段优先。

2. 检验材料与器材的准备　对物证实施检验之前,应采用摄影或复印方法记录和固定物证的原貌,并注明其缩放倍率或加标尺以证明原物的尺寸。凡在检验中采用能引起物证原貌发生改变的方法时,应事先征得委托单位的同意。

凡将受审查客体送交鉴定的,如可疑的机具、器物,为便于比较鉴别,应模拟物证的形成条件制作供检验的样本。

为便于比对并制作检验记录或特征比对表,应采取适当的缩放倍率拍摄或复印检材和样本。经认真设计和精密复制的检验材料,不仅可供检验中使用,也是制作鉴定书所必需。

需采用理化检验手段的,应按拟订的检验方案,准备好相应的检测仪器、化学试剂等器材,并经过调试和试验证明其准确有效。

3. 实施鉴定的基本原则　刑事技术鉴定的实施,应根据检验对象和鉴定要求,采取相应的方法和步骤进行。但无论是种属鉴别还是同一认定,一般都是按照分别检验,提取特征;全面比较,明确异同;综合评断,做出结论的程序进行的。在实施鉴定过程中,鉴定人必须遵循的基本原则就是实事求是。为此,在鉴定工作中首先要坚持科学原则。全部检验、鉴定要根据科学的原理,采用科学的方法,严格按照检验、鉴定程序、步骤进行。以检验中获取的科学事实为依据。鉴定人只忠于事实真相,要以实事求是的科学态度,不受任何外界因素的干扰,要依法行使鉴定权,要公正廉明,秉公办案,严禁出具虚假鉴定结论。

五、刑事科学技术鉴定结论

鉴定结论是一类重要的诉讼证据。各类刑事技术鉴定书,是鉴定结论的书面形式。鉴定书的格式一般有如下几部分:

1. 基本情况　写明受理日期,委托单位和委托人;案由和送检物证的名称、数量;供检验样本的名称、来源;鉴定要求,即委托鉴定解决的问题。

2. 检验方法　简要叙述物证的状况;说明采取的检验手段的方法;列举对物证和样本的检验所见和异同。

3. 分析说明　简要阐明检验结果所能证明的事实,以及所作鉴定结论的科学依据。必要时以后附的特征比对表或反映检验结果的照片,形象化地说明鉴定依据。

4. 鉴定结果　针对鉴定要求,简单明确地表述鉴定结论。

鉴定书由鉴定人签名、盖章,同时加盖鉴定单位的刑事技术鉴定专用章并注明鉴定人的专业技术职称。

对于只需如实记录检验结果,不必要再作进一步推理判断便能满足鉴定要求的,一般可出具《检验报告》,其格式与《鉴定书》类似,但无需对检验结果加以论证。

六、检验结果与侦查结合验证

现场获取的一切痕迹物证须及时送检,检验的结果是指引侦查方向的科学依据,应及时告知侦查部门予以应用。

检验结果如与侦查事实不符,应认真进行复核。必要时检验人员到现场重新勘查提取相关物证重新检验,切忌由于检验结果的错误把侦查工作引入歧途。

（万立华　李生斌）

思考题

1. 刑事科学技术的适用范围有哪些?
2. 刑事科学技术常用方法有哪些?
3. 简述刑事科学技术工作程序。

第二章　刑事案件现场勘查

刑事案件现场勘查(crime scene examination)是在刑事案件发生后,侦查人员为了查明犯罪事实,搜集犯罪证据,发现侦查线索,运用一定事实上的策略方法和技术手段,对与犯罪有关的场所、物品、人身、尸体进行勘验、检查,对事主、被害人、知情人进行调查访问等一系列活动的法定侦查措施。

现场勘查(scene examination)的主体是侦察机关的刑事技术人员,在必要时可以指派或者聘请具有专门知识的人,在技术人员的主持下进行勘验、检查,如凶杀案件需法医到场进行勘查;重大盗窃案件则需痕检人员参加等。

现场勘查的客体即对象仅限于与犯罪有关的场所、物品、人身(包括被害人、犯罪人或犯罪嫌疑人)、尸体及围绕犯罪情况、后果所进行的调查访问等。现场勘查的主体与客体由一定的策略方法和技术手段联系在一起,其中策略方法主要是指现场调查询问时,根据与犯罪有关的不同人员及其心理状态,有针对性地运用询问策略。

通过对刑事案件的现场勘查发现侦查线索、搜集犯罪证据、揭露和证实犯罪。

第一节　现场勘查的意义和任务

刑事案件现场勘查是刑事案件侦查开始阶段的一项重要侦查措施,现场勘查的质量直接关系案件的侦查结果。大量的实例表明,认真细致地勘查现场,获取足够的有价值的侦查线索和证据,会使复杂大案要案得到及时成功的破获。相反,由于马虎粗糙的现场勘查,会使应发现提取的物证未发现而破不了案,成为疑案、难案、重案。

一、现场勘查的意义

任何刑事犯罪行为总是在一定的时间和空间内进行,并使周围环境发生某种变化。刑事案件现场是由犯罪行为引起的变化了的有关客观环境。因此,任何一起刑事案件都有现场,进行现场勘查是侦查工作初始的、必不可少的重要内容。

刑事案件现场勘查是侦查工作的起点。刑事案件的侦查工作在多数情况下是从案发现场开始的,侦查人员依据现场的客观状况充分地揭露现场现象的本质,研究各种现象与犯罪行为之间的因果关系,分析犯罪分子的作案动机、目的、手段、方法,推断犯罪分子的条件和可能动向,借以准确确定侦查方向和范围,推动侦查工作的顺利进行。刑事案件现场勘查的质量决定侦查工作起点的高低。

现场勘查获得的信息和证据贯穿于侦查过程的始终。通过全面、细致和客观地现场勘查,侦查人员对案情做出全面、准确、具体的分析判断,从而指导侦查工作的顺利进行。现场勘查为划定侦查范围、确定侦查方向、制订侦查计划、查证嫌疑人员、确定犯罪和证实犯罪提供可靠的信息和证据。如根据现场勘查提供的信息材料查证凶器、赃物、作案工具、血衣、指纹、足迹等确定嫌疑对象,认定犯罪人及其犯罪事实。有时现场勘查需根据侦查提供线索,为诉讼和审判提供证据。这些线索和证据客观地存在于现场,只有通过现场勘查才能获得。我国刑事诉讼法所规定的证据即物证;书证;证人证言;

被害人陈述;犯罪嫌疑人、被告人供述和辩解;鉴定意见;勘验、检查、辨认、侦查实验等笔录;视听资料、电子数据几乎都来自于现场勘查。

二、现场勘查的任务

1. 划定勘查范围确定事件性质　刑事案件现场勘查是在划定的范围内进行的现场实地勘验、现场访问和现场分析。只有准确地划定现场勘查的范围,才能在较短的时间内集中人力物力及时地获得有价值的线索和证据。如划定的现场勘查范围过大,必将费时过长,无谓的消耗不必要的人力物力,影响侦查。反之,现场勘查范围划定过小,容易遗漏重要的犯罪痕迹和物证,甚至造成侦查工作偏离方向。现场勘查范围的划定,主要根据发案情况报告和对现场初步巡查而拟定。这一范围亦可根据勘查的不断深入和案情的需要适当的扩大或缩小。

刑事案件侦查部门接到发生某种性质的事件报告,多系报告者根据事件的表面现象和对它的认识及理解经过判断提出的,而事件性质的本身并不一定如此。如某地有一具尸体,被报案"某地有一人被杀"。该人是否被杀,侦查部门要经过现场勘查才能最后确定。只有确定了事件的性质,证明该事件是犯罪事件,侦查部门才能对其进行侦查。确定事件性质需要进行现场勘查,随着勘查工作地不断深入,对谎报、伪造、伪装事件进行甄别,最后初步确定事件性质。

2. 查明犯罪活动发现搜集证据　犯罪活动是一定的人,在一定的时间地点以某种方式从事的违法行为。通过现场勘查,查明犯罪分子何时进入现场,在现场的活动情况,逃离现场的时间;查明现场在周围环境中的位置,确定该现场是否为单一现场、主体现场或关联现场;查明犯罪人的情况,包括犯罪人数、犯罪分子的体貌特征、文化程度、语言特征、职业特点、作案条件、手段及习惯性,使用工具凶器等;查明犯罪后果,如被害人情况、尸体情况、财物损失情况包括其种类、数量特征、价值、产地及行销情况等;查明作案过程,包括犯罪分子进出现场的情况,在现场活动的顺序、范围和内容,逃离现场的可能方向、路线等;查明现场伪造、伪装、破坏、变动及反常情况等。

刑事案件现场勘查要根据各种案件的具体情况,在进行全面勘查的基础上,确定主要勘查任务,解决关键性问题。

发现和搜集犯罪分子在现场遗留的种种证据,是现场勘查的一项最重要的任务。发现和搜集证据贯穿整个现场勘查的全过程之中,在进行现场勘查时,要注意发现搜集证明某一犯罪事实的存在,确认犯罪人和揭露证实犯罪的有关证据。如犯罪分子遗留在现场的手印、足迹、工具及其痕迹、凶器、毒物及其包装物、混合物、烟头、纸片、血迹、毛发、精斑、指甲、人体组织、脱落的纽扣、衣物纤维及碎片,随身携带的物品等。这些痕迹物证有时不易被发现和提取,故现场勘查必须认真细致地进行。根据现场情况分析其可能留下痕迹物证的隐蔽部位,并发现和选择适当的提取方法获得这些痕迹物证。

3. 记录现场提供侦查依据　全面客观准确而又详实的现场记录,是具有法律效力的侦查和审判的依据和证据,犯罪现场记录是保留现场的必要手段。由于多种原因,犯罪现场不可能都长期保留,因此利用笔录、绘图、摄影、录像等手段记录并固定现场和物证是相当重要的。随着侦查和审判工作的逐步深入,侦查人员则更需要利用现场记录反复研究和分析现场,从中不断获得更新的信息,不断为预审工作提供更有价值的线索和证据。

4. 分析勘查材料确定侦查方向　对现场勘查所获得的材料进行甄别筛选,分析研究找出它们之间的相互关系及其内在联系,指明侦查方向。如杀人碎尸案件的抛尸现场,根据现场上的痕迹(车轮印痕、足迹),包装物的种类、所属、特征,尸块上的黏附物,杀人分尸时间、分尸工具手法等,尸块的人类学特征,生理、病理(体态、瘢痕、痣、病、残疾等)特征等推断杀人分尸现场、运尸工具、凶手的职业特点、死亡时间、死者身源等,为侦查划定范围,指明方向。

三、现场勘查应遵循的原则

1. 及时有序原则　接到报案后,侦技人员必须迅速赶赴现场,因为随着时间的推移,知情人、目击者或事主可能淡忘某些细节和特征,现场可能遭到破坏,痕迹物证可能发生变动或毁坏乃至消失,伤者可能会死亡,尸体征象可能变得不明显或消失,犯罪分子可能销毁证据或逃逸。侦技人员迅速赶赴现场并进行现场勘查,及时查明案情,获取侦查线索和证据,追缉犯罪分子迅速破案。

要做到及时有序,现场指挥人员必须熟练地掌握现场勘查的理论和技术,具有丰富的临场经验和统筹安排能力,做到忙而不乱有序进行。侦技人员必须有良好的业务素质和充分的心理及物质准备,常备不懈。只有这样才能保证现场勘查的质量和速度。

2. 认真细致原则　侦技人员在进行现场勘查时,要从实际出发,实事求是,按照犯罪现场的本来面目去认识现场。现场勘查人员要尊重客观事实,不受报案情况和案情介绍等因素的干扰,不被现场的表面现象所迷惑。切忌先入为主、偏听偏信、急于求成、主观臆断,将自己的主观见解或片面的推测与现场勘查的内容强行联系,以解释某种现象。在勘查过程中,要客观辩证地观察,冷静的分析各种情况,找出各种现象的本质及其相互间的关系和内在联系,从而揭示事实真相。

全面细致地勘查现场,占有详细的现场资料是现场分析的客观基础。一个正确的分析意见的提出是源于对现场的某些现象所进行的反复推敲充分论证的结果。对于复杂的现场,由于受到多种因素的限制,不可能一次性完成全部的勘查任务,只能在有限的时间内完成最基本任务。因此,条件允许时尽可能多保留一段时间,反复地进行勘查,以期获得更多的侦查线索和证据。对不能保留的现场,应使用技术手段加以记录和固定,待侦查中进一步分析研究时使用。

第二节　现场的实地勘查

现场实地勘查是现场勘查中的最重要的组成部分,无论是指挥员、侦查员、刑事技术人员或法医,都必须掌握现场实地勘查的理论和技术,从而完成自己所分担的各项任务。

一、现场保护和紧急措施

现场保护(protection of scene)是对犯罪场所进行警戒、封锁,使其保持案件发生、发现时的原始状态的一项现场勘查措施。

《中华人民共和国刑事诉讼法》第127条规定:"任何单位和个人,都有义务保护犯罪现场,并且立即通知公安机关派员勘验。"根据刑事诉讼法的规定,中华人民共和国的所有公民,无论何人,如果发现犯罪的发生,都应对犯罪事件发生的地带、场所,或者遗留有犯罪痕迹的特定地点场所进行保护,维护其犯罪现场的犯罪痕迹和物证,使其免遭破坏和变动,并应立即通知侦查机关。

在案件发生后,侦技人员到达现场前的一段时间里,由于现场所处的自然条件、环境及其他因素的影响极易遭到破坏,如杀人现场,因急救时亲属、近邻及围观者的进入,使一些对确定案件性质、死亡原因、致死方式及作案过程很有价值的痕迹物证被破坏或消失。故保护现场是现场勘查能否获得对侦查有价值的线索和证据的前提和保证。实施现场保护者,首先应划定保护范围,原则上包括中心及周围现场,划定的范围尽可能大一些,待侦查人员到达,并了解案情和巡视现场后,再根据情况进行调整。现场划定后,要布置警戒、维护秩序,对易损痕迹物证要提供必要的保护,不准许任何人进入现场。

案件发生后最先到达现场的是侦查人员,在刑事技术勘查人员到达现场之前,侦查人员应进行如下工作:

1. 记录见证人和已知进过现场的其他人员的性别、住址、工作单位及进入的原因等。
2. 调查在最先到场的侦查人员之前谁在现场。
3. 确定基本事实,待实地勘查人员到场后介绍情况。
4. 尽可能使嫌疑人和见证人离开现场,避免其对后续的调查访问工作造成影响。
5. 告知见证人不要谈论已经发生的情况。

6. 不同见证人和旁观者谈论案情。

7. 注意倾听人们对案件的议论和反应,但应注意不要被人察觉。

当现场勘查指挥员及其他人员到场后,将自己了解到的情况及采取的措施进行汇报。

现场紧急措施,负责现场保护人员有义务对重伤者、险情、交通障碍、嫌疑人等采取抢救、排险、疏导和控制等紧急措施。紧急情况下侦查人员对难于妥善保护的现场要及时进行搜查,发现现场及其附近的罪证,如血衣、凶器、散乱的尸块,发现可疑人等及时捕获,以免继续危害他人。在搜查过程中,对可疑人员及其所携物品一一检查,必要时予以扣留。

在明确犯罪分子逃离方向、体貌特征、携带物品、交通工具等时,要布控、追缉、堵截,尽早查获罪犯。

二、实地勘查的顺序

为了迅速准确尽可能地获得犯罪线索和证据,现场勘查应根据具体案件的实际情况有序进行。实地现场勘查的顺序主要有三种方式:

1. 由中心向外围进行勘查　该种勘查顺序适用于痕迹、物品相对集中,中心现场明确的小范围现场。如强奸案件被害人明确指定的地点,凶杀案件尸体所在处,爆炸案件的炸点等。勘查由中心向外围分层次进行。在进入现场中心向外围进行勘查时,要注意选择、确定并划出进出现场的路线,避免造成痕迹物证的破坏或勘查过程中勘查痕迹的形成。

2. 由外围向中心进行勘查　该种勘查顺序适用于痕迹物品分散,中心现场不明确,范围较大或自然条件、周围环境因素等影响需要迅速缩小现场范围、恢复现场案前状态的现场。

3. 分片分段进行勘查　该种勘查顺序适用于现场范围大,地形、环境复杂,现场沿岸、沿路呈带状分布的情况。如碎尸案沿河抛尸块现场,飞机坠毁现场,某些盗窃现场等。为了寻找和发现犯罪分子所遗留或隐藏的痕迹物证,如弹头弹壳、烟头、凶器、尸体残块等需细致地分片分段进行勘查,不致发生遗留。

无论采取何种勘查方法,在对一个场所,一件物品进行勘查时,都应按照一定的顺序进行以防漏掉有关的痕迹物证。

三、实地勘查的步骤

静态现场勘查(static examination)是现场勘查人员对犯罪现场原始状态、内外环境保持不变的情况下进行巡视观察的一种侦查活动。借以掌握现场情况,判断犯罪条件、过程、行为方式及划定勘查范围和重点,制定紧急措施。

1. 整体静态勘查　在保持原始现场不变的前提下,对整个现场进行观察。把握整体现场情况,将现场的方位、状态、物品、尸体及犯罪分子进出现场的入出口、路线等情况作为一个有机的整体进行观察,从宏观上把握特定的时间、空间、人、事物等方面的外部联系,从现场整体角度获得犯罪信息。在整体静态勘查中,要运用笔录、照相、制图、录像等手段固定现场状态。

2. 局部静态勘查　是在进行整体静态勘查之后,对已划定的现场各个部分分别进行观察、记录、研究的一种侦查活动。如现场上尸体的位置、姿势、损伤情况、搏斗痕迹、血迹分布、凶器的位置、损坏的器物等及其相互之间的关系进行局部区域的观察,判断其形成的原因、过程、先后顺序,分析研究局部与整体,局部与局部的关系。

动态勘查(mobile examination)是在静态勘查的基础上,运用各种技术手段和方法,对每个局部中的痕迹、物品进行翻转移动地观察、检验、检查、研究、记录采集的一项侦查活动。在进行动态勘查的同时,要注意发现隐蔽处的痕迹物证。分析各种痕迹物证形成的条件、原因及其与犯罪行为的关系。在对某一客体上的痕迹物证勘验时,应由低到高,由左向右,由表及里地按顺序进行。如勘验尸体时,应先观察记录尸体的位置、姿势、周围血迹分析状况、尸体上的覆盖物、手印、足迹及其他痕迹和凶器等,然后揭开覆盖物逐层检查死者的衣着、尸表,最后进行解剖检验。

无论是静态勘查还是动态勘查都不是孤立的,二者相互联系交替进行,是一个有机的不可分割的整体,缺一不可,相互包容。由整体到局部,由宏观到微观,由静态到动态对现场反复勘验,从中发现、提取和保存各种痕迹物证,揭示案件的本质。

四、现场勘查与鉴别

在进行静态、动态、整体和局部现场勘查的整个过程中,都要进行思索和辨别,从现象到本质,从一事物到他事物,从宏观到微观,分析研究其形成的条件、过程、状态及其内外部的联系。发现违背客观规律的矛盾现象,从不同的侧面不同的角度揭示案件的本质。

根据现场的状态将其分为如下三种:

(一)原始现场

原始现场(original scene)指一个没有伪装,未被破坏,毫无变动的,能够客观地反映出犯罪动机、目的、手段、方法、过程和行为结果的现场。这样的现场一般经过细致全面的现场勘查,仔细地检验各种痕迹物证,分析研究各种现象及其相互间的关系和规律,不难揭示案件的本质,亦能较好地为侦查提供可靠的线索和证据。

(二)破坏现场

案件发生时或发生后,由于自然因素,如下雨下雪等气候条件变化;犯罪分子销毁破坏痕迹物证,如清扫地面,粉刷墙壁等;发现人或被害人的亲属、同事等看望、抢救伤者,抬运尸体等;事先不知发生案件因工作、生产、生活无意破坏了现场。上述某种因素使原始现场遭到破坏,称为破坏现场(destruct scene),给勘查工作带来许多困难。在勘查现场时,要对破坏前的现场状态进行了解,了解破坏的原因、过程、进入现场的人员情况、行走的路线、触摸的部位、移动的物品等,同时应注意以下几点:

1. 分析判断现场状态,查明何为犯罪痕迹物证,何为破坏痕迹物证。
2. 分析研究犯罪痕迹物证形成的条件,被破坏消失的原因、目的和手段。
3. 寻找出现场被掩盖、清扫、践踏后残留的痕迹物证,扩大勘验内容,改善检验条件。

(三)伪装现场

伪装现场(disguise scene)是犯罪分子有意采取某种手段制造假象以迷惑侦查人员逃避打击的一种行为。如犯罪分子杀人后处理杀人现场,将现场伪造成意外、疾病发作、自杀等现场。对此,要认真勘查,细致检验,分析各种现象形成的原因、条件、过程、状态、联系,从中发现矛盾,揭露犯罪。如杀人后伪造意外高坠现场,对此,要详细勘查高坠的起点、空间和地面,发现可疑痕迹物证,结合尸体检验情况确定案件性质。

第三节 现场勘查记录

现场勘查记录是侦查人员通过某种方式和手段对现场勘验情况所作的全面、系统、客观地记载。根据《中华人民共和国刑事诉讼法》规定,客观真实地现场勘查记录也是证据之一。现场勘查记录要求客观真实地反映犯罪现场情况,表明现场勘查的过程,发现和提取痕迹物证的情况。能够在需要时,根据现场勘查记录再现现场情况,为进一步研究犯罪手段、过程,分析犯罪分子体貌特征,确定侦查方向,制定侦查措施和提供犯罪证据等提供依据。

一、现场勘查记录的手段和意义

勘查技术手段则包括发现、提取与犯罪有关的各种痕迹、物证所使用的物理、化学、生物学方法;对尸体外表、解剖检验及活体包括被害人、犯罪人或犯罪嫌疑人进行精神、身体检查所使用的法医学技术。

现场记录的手段一般包括现场勘查笔录、现场绘制图、现场摄影和录像。上述手段相辅相成,形成一个有机的整体。现场勘查记录,能对现场状况、各种痕迹物品、现场勘验情况进行客观、全面、系统和连贯地描述;现场绘图,能确切地反映现场方位、周围环境和现场内痕迹、物品的存在状态及其相互间的位置关系;现场照相,直观地记录下来现场概貌、局部状态和特征;现场录像,则具体真实连续地反映现场的时间、空间和状态,记载现场勘查的全部过程,并能迅速及时地将信息传输给指挥人员,使他们准确地了解现场勘查情况,及时地分析研究,指挥勘查工作的进行,采取紧急措施,制订侦查方案。

二、现场勘查笔录

现场勘查笔录是现场勘查的主体部分,是法定证据,要认真细致地随着勘查工作的进展而逐步进行。

(一)现场勘查笔录的构成

现场勘查笔录是由前言、记述事实和结尾三部分构成。

1. 前言　前言应记述如下内容:

(1)勘查现场的日期和起止时间。

(2)参加现场勘查的侦查人员、其他勘查人员、指挥人员的姓名、职务等。

(3)见证人的姓名、工作单位、职业和住址。

(4)勘查所处的自然条件(天气、温度、光线等)。

(5)进行现场勘查的法律依据。

2. 记述事实　是现场勘查的主要部分,有以下内容:

(1)勘查现场的地点、具体位置、毗邻情况、现场范围及其周围环境等。

(2)现场出入口情况,如门窗、墙壁、通道状况及其可疑痕迹物证。

(3)现场内部情况,案发前状态,案发后的变动情况。

(4)犯罪的痕迹,主要是现场中心部位的情况,如尸体的位置、姿势、衣着、损伤、血迹分布状况、搏斗痕迹等;被撬压的门窗情况、手印、足迹及其他痕迹的位置、大小、数量、范围、状况、特点;固定手段、提取方法等。

(5)现场作案工具的所属、来源,是否为犯罪分子所留,工具所在的位置、状态、提取方法等。

3. 结尾

(1)发现、提取痕迹及其物证的名称、数量及特征标记。

(2)绘制现场图的种类和数量,拍照、录像的数量和内容。

(3)现场勘查指挥员、勘查人员、笔录制作人员签名。

(4)现场勘查见证人签名。

(二)现场勘查笔录应注意的事项

1. 笔录的记载顺序应与现场勘查顺序相一致;边勘查边记录,不得根据记忆补充勘查笔录。

2. 凡笔录必须客观记载现场的实际情况,不得用推测、分析、判断甚至主观臆测性语言。

3. 笔录用语要求准确,繁简得当,不能使用含义不清,模棱两可的语言。记录重点放在与案件有关部分,简单记录必要的无关部分。

4. 单独制作的尸检笔录、痕迹笔录、搜查笔录等应在现场勘查笔录中加以说明。

5. 复查现场时,每进行一次,应制作补充笔录一次,对一起案件多处现场的情况,如杀人现场和移尸现场应分别制作笔录。

为了迅速、有效、准确地进行现场勘查,有时在制作笔录的同时进行录音,以期更全面的记录勘查内容,弥补或补充笔录的不足。其录音要求可参照现场访问录音规则进行。

三、绘制现场图

犯罪现场绘图(crime scene mapping)是现场记录的重要组成部分,它能用形象的方法反映现场的原始状况,变动后的现场状态,以补充现场笔录和现场照相、录像的不足。现场绘图能根据案件和现场的具体情况灵活地应用各种绘图形式,准确、醒目地描绘出现场广阔的空间、位置、概貌及局部微小痕迹物证,标明其方位、形态、大小、特征及其与周围环境的相互关系,罪犯的活动过程,进入和逃离现场的路线等。同时,现场绘图也能为没有到过现场的指挥员、侦技人员提供了解、分析现场的依据,也是作为侦查、预审中甄别犯罪嫌疑人口供的依据。

法医鉴定人也应了解现场图的种类、各种现场图的表现内容及其方式和基本绘图方法。

(一)绘制现场图的规则

1. 在全面勘查现场的基础上,明确现场中心和范围后,构思、设计画面。

2. 根据现场所要表现的内容确定绘图种类表现形式和采用的方法。

3. 现场绘图应准确地标明现场的方位,各种物体、痕迹物证的名称或代号,并与现场笔录记载相一致。

4. 标明现场图的名称、比例、方位、图例及绘图日期。

5. 现场图应由绘图人、见证人签名。

(二)现场图的种类

1. 现场方位图 是用以具体地反映现场的位置、周围环境以及现场周围与本案有关的其他场所,遗留痕迹物证的地点、罪犯潜逃的道路和方向等的一种绘图方式(图2-1)。

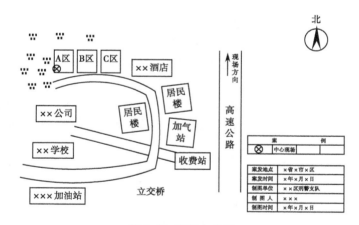

图2-1 现场方位图

2. 现场平面图 是用以概括地反映室内现场的全部情况,表明现场的面积、门窗位置、各种陈设物、尸体、痕迹物证的位置、形态、大小及其相互关系的一种绘图方式(图2-2)。

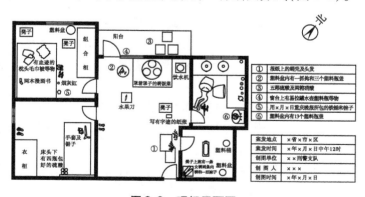

图2-2 现场平面图

3. 现场展开图　是在现场平面图的基础上,展开立面,表现其结构及其存在现场上的痕迹物证的一种绘图方式。

4. 现场立面图　是用于反映立体物体外部某一面形态特征的一种绘图方式(图2-3)。

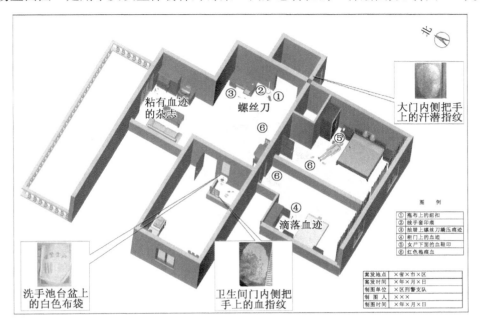

图2-3　现场立体图

5. 室内立体图　是应用透视的原理,反映物体多面内外部情况及其相互关系的一种绘图方式。

6. 现场剖面图　是用以反映物体内部状况及其相互关系的绘图方式。

7. 现场复原图　是用平面图、展开图或立体图的表现形式,反映被严重破坏了的现场及其周围环境在破坏前的原始状态的一种绘图方式。

8. 现场综合图　是运用上述七种绘图方式中两种以上的绘图方法表现现场及其周围情况的一种绘图方式(图2-4)。

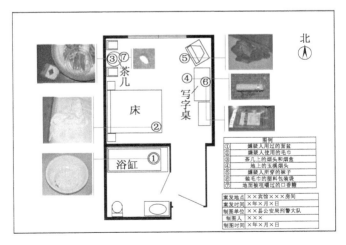

图2-4　现场综合图

(三)绘制现场平面图

现场平面图分为两种,一种是现场平面示意图,绘制该图不用严格照绘制对象各部的相对大小来进行绘制,一般是在图上用数字标明其大小和距离。另一种是现场平面比例图,绘制该图要使整个绘图对象及其相互间距离均按一定比例进行。现介绍室内现场平面比例图的绘制方法如下：

　　1. 准备好绘图工具及毫米方格坐标纸,用指北针定位,标出方位箭头。

　　2. 测量室内长宽及墙角角度,根据长宽及所要表现的痕迹物证的精确度和绘图纸的大小确定比例,绘图后应在图上标明比例。一般将比例定为1∶100、1∶500不等,单位为厘米。

　　3. 按要表现的室内的长宽绘制内外墙线,两线之间要按比例表示墙壁厚度。

　　4. 按比例定好门窗位置,依照图例画出按比例计算好的各陈设物、痕迹物证等的位置及形态。

　　5. 对与案件无关的物品可省略不画,以保证图示中心清楚。

四、现场摄影

　　现场摄影(crime scene photography)是现场勘查的重要记录手段,它能够把现场的方位、概貌、重点部位和那些不便提取或用文字、绘图难以表达的以及容易遭到自然或人为因素破坏的痕迹物证,真实、迅速、准确、完整、清晰地固定下来,为现场讨论、现场复查和技术鉴定提供形象逼真而又直观的资料,为侦查和审判提供可靠的证据。

　　在进行现场摄影前要对现场状况及周围环境进行观察,确定要拍摄的中心和外围,掌握现场各部之间的关系,分清主次,明确所要重点表现的对象,拟定拍摄计划,包括拍摄的内容、范围、顺序和表现方式、拍摄方法、特殊手段等。

　　拍摄的画面要能使观察者通过照片清楚地了解现场的具体位置。不但每幅画面的主体清楚,而且要有连续性、层次性,使全部的现场照片构成一个完整的影像整体。拍摄时,对有可能作为证据的痕迹物证要注意在其遗留处放置标记;拍摄尸体应放置尸体编号标记;拍摄现场复原照片,要先摄复原前照片,并记入笔录,同时对该照片要加以说明。在照片上放置标记是非常重要的,缺少标记的照片有可能在案件审理过程中失去证据作用。

　　拍摄现场时,本着先全貌、后重点,先原始、后变化,先拍外、后拍内,先拍下、后拍上,先拍易、后拍难的顺序进行。同时,要注意抢拍那些易受自然或人为因素破坏的部分,以免造成无法弥补的遗憾。拍摄的照片必须清晰,从不同的方位、角度反映主体的真实情况。任何模糊不清的照片不但会给研究案件造成困难,而且有可能产生误解,失去鉴定和证据作用。现场摄影(含照相、录像)的具体方法本书不作详述。

第四节　临场分析

　　临场分析(scene analysis)是指现场勘查基本结束后,将现场勘查中所获取的各种证据材料汇集在一起,勘查人员对犯罪分子及其犯罪活动进行综合分析研究和推理判断的一项活动。临场分析是现场勘查的一个重要环节,在现场访问和现场实地勘查中,勘查人员主要是客观地发现、收集有关犯罪情况。由于勘查工作各有分工,各负其责,所获得的材料具有局限性,无法反映全部案情。通过临场分析,把各方面的材料汇集起来,经过筛选、甄别,找出各自的特点和必然的联系,认识案件的全貌,深入其本质揭示事实真相。

一、分析判断案件性质

　　案件性质是指犯罪的动机和目的。对案件性质的分析判断主要是从矛盾的因果关系入手,但是由于这种关系有明显、不明显,一因多果、一果多因,互相转化,使之有时变得非常复杂。在分析犯罪的动机和目的时注意：

　　1. 根据作案时间、地点的选择与作案目标及被害人的联系进行分析判断。

　　2. 据现场上有无翻动破坏及其程度进行分析判断。

　　3. 根据现场上是否丢失财物及其数量、价值、存放部位进行分析判断。

4. 根据被害人生前的品质、经济状况、生活习惯、嗜好、结怨情况、有无犯罪前科进行分析判断。

5. 根据犯罪分子杀人手段、过程,被害人的尸体状况进行分析判断。

6. 如果存在两种以上的犯罪行为时,可根据犯罪行为的先后顺序、主要对象、后果及犯罪分子的语言表达进行推断。

当现场上出现两种或两种以上犯罪行为时,如有财物丢失,同时又有被奸杀的尸体,而尸体损伤极其严重表现出手段残忍,分析犯罪的动机和目的要倍加谨慎。要注意真假并存,主次兼有,以假乱真,临时起意等。对此,要把几种可能性排列起来,进行深入细致地分析研究,找出相互之间的因果关系,确定案件性质。

从侦查角度分析杀人案件的性质一般分为如下两类:

(一)政治性杀人

杀人是为了造成政治性影响,常常无选择特定目标,只是杀人数量较多,制造严重的社会影响。如使用爆炸、撞车、枪击、投毒等手段。或者出于政治性的报复,选择工作单位负责人或其家属。这一类案件一般根据现场访问以及单纯的杀人等特点,不难得出结论。

(二)刑事案件杀人

一般刑事案件杀人有如下几种:

1. 财杀 主要表现为盗窃和抢劫杀人。现场表现有以财、物为主要目标的迹象,如保存钱物的箱柜被撬压翻动,物品、首饰、现金、存折等消失等。

2. 仇杀 犯罪分子与被害人之间因某种原因结下仇恨或积怨,最终导致杀人。这类杀人因果关系明显,多系熟人所为。其杀人手段残忍,创伤严重,数量较多,且多有预谋。

3. 情杀 多系因痴情想得到对方而未得到,性变态或不正当两性关系无法摆脱。现场及尸体上的表现不同,可能有脱光衣服、奸尸或奸后杀人、咬伤、阴部损伤、恋尸、移尸数处等。

4. 奸杀 因强奸或猥亵不从,灭口杀人,此类犯罪多较残暴,多于室外。尸体衣着零乱有撕扯痕迹,尸表常有抵抗伤,常见扼颈、捂嘴、徒手打击痕迹,阴部损伤,衣物上可能留有斑痕或阴毛。

5. 殴斗杀人 多见于城市公共场所,青少年为多,因寻衅滋事、寻仇、流氓团伙之间或内部矛盾等,以致多人受伤甚至发生死亡。一般容易弄清原因,并且较快地发现线索。通过现场访问、现场勘查(发现留有格斗痕迹,遗留木棍、碎酒瓶、砖石及被损坏的器物等),不难确定性质。

6. 封建迷信杀人 犯罪分子以宣传封建迷信思想和宗教观念,愚弄群众,以得道升天,正族法家规,装神弄鬼,巫医神汉治病渡生为名骗取信任,骗取钱财,骗奸妇女,残害人命。这类案件一般均具有明显的情节,经认真细致的访查,不难得出结论。

7. 精神障碍患者杀人 精神障碍发作杀人,常无固定目标,无杀人动机,无因果关系。杀人手段和方法常出人意料,难以理解。患者无自我保护意识,伴有神经精神障碍表现,不难断定。

8. 其他杀人 因家庭矛盾,逃避责任和义务杀害父母、子女,因灭口维系某种关系杀害同伙、丈夫、妻子或第三者,因获得地位、财产杀害亲兄、弟、姐、妹等。这类案件多以谋杀伪装意外、疾病或毁尸灭迹,以逃避打击。

二、分析推断作案时间

准确地推断作案时间是提供侦查线索或排除嫌疑人,确定侦查方向的重要依据。

1. 根据被害人、见证人的陈述。

2. 有固定时间标志的物证 这种物证对案件发生的时间有界定作用。如各种车、船、机票,发票、收据、提货单、电影票、剧票、病历卡、传呼时间、日记、书信、报纸、杂志、日历、钟表停走等。

3. 有时间规律的活动,物品痕迹及其变化 被害人或事主的习惯和规律的中断,如起床时间、就餐、就寝、整理内务方式习惯等;现场物品、痕迹变化,如室外现场尸体下的青草茎叶颜色,雨水的冲刷,冰雪的覆盖,室内家具物品上的灰尘,足迹的新旧程度,蜘蛛网的形成,血迹的颜色,食物的腐败,餐桌的清理情况,饭菜情况,暖水瓶的水温,火炉内燃烧程度,被褥等铺盖情况,窗帘开合情况,照明状况等。

4. 尸体情况　尸体的衣着情况,尸体现象的出现、程度,胃内容物消化情况,蝇蛆生长情况等。

总之,分析判断作案时间可通过人证、物证、技术检验、实验推定,对有关事物、事件进行综合分析,界定作案时间。

三、分析判断作案方式特点

犯罪分子的作案手段,是根据犯罪分子的作案动机和目的、心理状态、职业特点、作案环境和条件、侵害的对象而采取不同的方式。如强奸案件多采取扼颈、捂嘴、胁迫、偷袭等手段;抢劫杀人案件则多以突然袭击致命部位,使之重伤而劫财,碎尸案件多采用欺骗的手段将被害人带入现场,以醉酒、投毒、电击、扼勒颈部或乘其不备、熟睡之机打击头部等使之丧失抵抗能力,后杀人碎尸。

分析判断作案手段,主要从以下几方面考虑:①根据被害人、见证人的陈述判断;②根据现场的痕迹物证的位置、形态及其相互关系判断;③根据刻画犯罪分子的职业特点判断;④根据案件的性质判断;⑤根据尸体检验判断。

犯罪分子的作案手段有规律性,又有随机性,同类案件可能采取不同的手段,不同案件也可能采取类似的手段。因此,作案手段的判断要在全面细致地现场勘查基础上,根据情况评定,才能得出可靠的结论。

四、分析判断作案的基本特征

犯罪人的特征包括体貌特征、衣着打扮、语言语调、技能习惯、心理状态和经验智力等。

1. 体貌特征　通过被害人或目击者确定作案人的外部特征,包括年龄、性别、身高、体态、习惯动作、行走坐卧姿态、口音、面型、五官及头型、明显标志、衣着颜色、款式、新旧程度等。

2. 职业技能反应　犯罪分子在作案过程中,会不自觉地运用熟悉的特殊技能,从而显示自身特点。如电工、解剖、开锁、驾驶、翻越、爆破、计算机等技能。

3. 心理状态　特殊反常心理状态,构成部分作案人的又一特征,如性变态、破坏型变态、报复型变态等。这些变态心理决定了作案人在作案过程中表现出来的反常现象,在生活中亦会有明显或不明显的精神障碍。

4. 智力性格特征　作案人的动机形成、目标确定、计划的周密与否、方法的巧妙和拙劣、工具的择定、逃避打击的能力、作案熟练程度、现场处理状况等,无不反映出犯罪分子的智力。

第五节　现 场 处 理

由于时间和条件以及对案件的认识程度和角度不同等因素的影响,尽管经过全面细致的现场勘查,也很难达到完全彻底。随着侦查工作的不断深入,案件逐渐明了,嫌疑人的供述,取证工作的需要,对出现的新问题需在原现场勘查的基础上针对某一专门问题及其有关内容进行补充勘查。无论是保留的现场,还是处理过的现场均有补充勘查的必要性和可能性。特别是对隐蔽部位在原来勘查现场时未被发现的痕迹物证,在处理现场时,也不易被销毁。补充勘查更多的是对原来勘查漏掉的内容及再发现痕迹物证的勘验,解决侦查和审判中有关的问题。

一、需要保留现场的处理

对于某些重大、疑难或复杂案件,由于主客观原因难以一次勘查清楚,在没有得出可靠结论或没有得到明确线索之前,应当经过负责侦查该案的领导批准,做好事主工作,可以保存一段时间。一般根据需要,可以采取以下方式:①全场保留:将全部现场封闭保留;②中心保留:将中心现场封闭保留;

③局部保留:将现场中与案件侦破有重要关系的某一部分封存保留;④保留痕迹:将需要在现场实地研究其形成的原因,或分析判断作案过程,或难于取走或提取的物证,可以保留痕迹所在处的现场。

二、不需保留现场的处理

多数现场经过认真细致的勘查后,基本上能达到目的,不再需要保留,经核定后,由现场指挥员决定,通知事主进行善后处理。重要物品要与事主当面点清。

三、物证的提取与扣押

根据《中华人民共和国刑事诉讼法》第 139 条规定:"在侦查活动中发现的可用以证明犯罪嫌疑人有罪或者无罪的各种财物、文件,应当查封、扣押;与案件无关的财物、文件,不得查封、扣押。"现场勘查结束后,对有关的物证实行公开扣押,执行扣押时,应注意如下几点:

1. 扣押物证,要由现场指挥人员决定,凭勘验证件执行。

2. 扣押的物品仅限于与查明案件有关的,具有证据作用的物品。

3. 对需要扣押,但无法提取的物证(物品),应当加封,责成持有人或其他有关人员负责妥善保管,并拍成照片附入案卷。凡被扣押的物品文件,应有专人保管,不得使用、毁损或遗失。

4. 扣押的物品、文件应开列清单,由侦查人员、见证人和被扣物品持有人,当面查点清楚,当场开列扣押清单一式二份。清单要写明扣押物品的名称、规格、牌号、样式、质量、数量及发现地点、扣押日期,由侦查人员、见证人和持有人签名或盖章,一份附卷备查,一份交持有人或其家属。

5. 侦察机关对已经提取和扣押的物证、书证,必须认真登记,妥为保管。对于不能存入卷宗的物品,应当拍成照片;对易损坏、变质的物品,应当绘图、拍照、录像、制成模型等方法进行保存。可以作为证据使用的录音、录像带,应注明案由、对象、录取的时间、地点、磁带的规格、应用长度等,并妥善保管。

6. 侦察机关对于扣押的物品文件若查明确实与案件无关,一般应当在 3 日内解除扣押,退还原主。

(万立华)

思考题

1. 怎样勘查刑事案件现场?

2. 现场勘查有哪些技术手段?

3. 临场分析的原则是什么?

第三章　刑事影像技术

刑事影像技术(criminal image technology)是指与刑事司法诉讼活动相关的涉及影像的所有技术方法和应用。随着影像技术方法和设备的发展,特别是数字影像技术的引进,刑事影像技术的功能从早期的照相记录和展示作用扩展到检验鉴定物证。从作用效果上看,刑事影像技术有三方面的应用:作为证据、作为物证检验的组成部分、作为侦查资料和演示使用。作为证据使用的影像是通过影像显示的内容信息说明案件事实,如现场照片、监视录像和物证外观照片以及对检材影像鉴定的意见结论。作为物证检验组成部分的影像包括用影像技术检验显现和记录各种物证形态特征、记录各种物证技术检验结果的照片等。作为侦查资料使用的影像是指用于各种犯罪信息系统的影像,如嫌疑人照片等。演示影像可用于演示现场状况和案件调查结果,如人像组合影像、现场复原图、事件三维动画重建影像等。从应用角度看,刑事影像技术分为影像成像检验技术、影像分析检验技术和影像合成演示技术三大部分。

第一节　刑事现场摄影

刑事现场摄影(criminal scene photography)是将案件发生的场所和与案件有关的痕迹、物品,用摄影的方法,客观、准确、全面、系统地固定、记录的专门手段。

一、刑事现场摄影内容及原则要求

(一)现场方位摄影

现场方位摄影(azimuth photography of crime scene)是以整个现场和现场周围环境为拍摄对象,反映犯罪现场所处的位置及其与周围事物关系的专门摄影。其作用就是反映案发现场所处的位置、方位以及与周围关系,表达现场的外部情况。

现场方位摄影的拍摄要点:

1. 拍摄现场方位时取景范围要大,拍摄点要高,要尽量显示出现场与周围环境的关系,以及一些永久性的特殊标志(如商场、车站、桥梁、街名、门牌、路标等)。

2. 现场方位摄影应尽量用一个镜头反映被拍景物。受拍摄距离和镜头视场限制时,可采用回转连续拍摄法或直线连续拍摄法拍摄。拍摄接片时,画面衔接处应避开现场重点部位,衔接处重叠部位应占整个画面的三分之一至五分之二左右。拍摄时各画面的调焦距离应相等,用光、曝光一致。

3. 拍摄现场方位主要使用自然光。除必须外,现场方位摄影可在白天补拍。

(二)现场概貌摄影

现场概貌摄影(summary photography of crime scene)是以整个现场和现场中心地段为拍摄内容,反映现场的全貌以及现场内容各部分关系的专门摄影。它的拍摄内容是除现场周围环境以外的整个现场状况。其作用是反映现场内部情景、现场内部的空间、地势、范围、发案全过程在现场上所触及的一切现象和物体。

1. 拍摄前应弄清作案人作案过程中所涉及的范围　对现场的范围、现场内的物品、痕迹物证以及遗留痕迹物证的位置等现场全部状况要完整系统全面反映出来，切忌杂乱无章地盲目乱拍。为此，拍摄前应弄清作案人在作案过程中所涉及的范围。对于多处现场，需要多组镜头有机编排。

2. 拍摄要点　①拍摄现场概貌应以反映现场的整体状态及其特点为重点。摄影取景构图时，应把现场中心或重点部位置于画面显要位置。尽量避免重要场景、物证互相遮挡、重叠；②合理使用自然光，需要闪光灯或其他灯光照明时尽量使用反射光照明，直射光照明时应注意配光角度，避免强烈的反光和投影。

（三）现场重点部位摄影

现场重点部位摄影（valuable portion photography of crime scene）是记录现场上重要部位或地段的状况、特点以及与犯罪有关痕迹、物品与所在部位的专门摄影。

1. 拍摄内容　①案件现场重要地段；②现场上发生变动物体的状况、特点；③现场上痕迹物证所在部位及物证与物证之间的关系特点。

2. 拍摄要点　①清楚反映现场重点部位的状况、特点及其与周围痕迹物证的关系；②现场重点部位摄影要合理用光。

（四）现场细目摄影

现场细目摄影（close-up photography of crime scene）是记录现场上发现的与犯罪有关的细小局部状况和各种痕迹、物品，以反映其形状、大小、特征等的专门摄影。其拍摄内容包括：具有检验鉴定价值和证据作用的各种痕迹物证。

1. 拍摄原则　①要准确地反映遗留在现场上的痕迹物证的位置；②拍摄时光轴要垂直于痕迹物证所在载体面；③利用比例照相反映被摄客体特征；④准确调焦保证痕迹物证清晰逼真。

2. 拍摄要点　①利用近距离照相，保证被拍主体至少占画面的三分之一以上；②拍摄痕迹、损伤时，要反映出痕迹、损伤的形态、特征与所在位置；③现场上同类型痕迹、物证较多时应当编号，并将号码摄入镜头；④反映痕迹物证形态与特征的照片，用测量摄影；⑤合理选择光源种类、强度和光照角度。

（五）现场摄影的原则要求

1. 现场拍摄应当及时、全面、客观、准确。

2. 现场拍摄所需器材设备平时应准备妥当，接到任务能及时投入现场使用。

3. 现场拍摄要遵守勘查秩序，服从统一指挥，与其他技术勘检工作协调配合开展。

4. 现场拍摄人员拍摄前应对拍摄内容和表述方法筹划构思，拍摄时应依照一定步骤和顺序，系统连贯、有条不紊地进行。

5. 现场拍摄人员要积极主动地对现场所有场景、细目进行全面、细致地拍摄。对一时难以甄别是否与案件有关的痕迹、物品也应按照要求拍摄。

6. 现场拍摄的画面应主题明确、主体突出。

7. 现场摄影特别是现场概貌摄影和现场重点部位摄影，应尽量避免将勘查人员和勘查器材、车辆等摄入画面。

8. 现场摄影要以清晰、准确地反映被拍摄景物的主题内容为目的，合理地选择光源种类和光照角度。使用闪光灯、灯光照明时，要防止反光和不良阴影破坏画面主题内容。

9. 现场拍摄前要对被拍摄主体进行测光，对重要场景、物证进行系列曝光，以避免曝光失误。

10. 当相机速度低于1/30秒时要固定相机，使用快门线。

11. 拍摄重要物证时要请见证人过目。需提取拍摄的物品要先拍摄固定其原始状况，提取时要办理手续。所提取的物品均应妥善包装、保管，避免损坏、丢失。贵重物品或保密文件必须由专人保管，拍摄后及时送还。

12. 当现场物品所在环境、位置影响反映轮廓、形态特征时可先固定其原始状况,然后移至适当背景、光线条件下拍摄。

13. 现场勘查结束后,应及时查漏补缺。

二、命案现场的尸体照相

在命案现场勘查中,根据法医检验的要求,对尸体全貌和遗留在尸体上的各种伤痕进行正确拍照,取得形象清晰、反映真实、关系清楚的一组尸体照片,对于分析研究案情、确定案件性质、推断致伤工具、确定死亡原因、提供诉讼证据,具有十分重要的意义。

(一)现场尸体照相的概念

现场尸体照相是指运用摄影方法,按照现场勘查的规定和法医检验的要求,及时、客观、全面、准确地反映尸体在现场的原始位置、姿态、与周围环境的关系,以及尸体全貌和尸体上遗留的各种伤痕的拍照。

(二)现场尸体照相的原则

先拍尸体所在的原始位置和姿势,后拍尸体移动的情况;先拍尸体与周围环境的联系,后拍尸体自身的情况;先拍尸体衣着和尸表情况,后拍尸体剖验所见征象。概括地讲,就是由静到动,由表及里,由体外到体内,逐步深入而连贯地层层展开拍摄尸体的内容。

(三)现场尸体照相的要求

不论拍摄尸体全身、面貌、某一肢体或局部以及损伤等,要尽量做到清晰、逼真、不变形;所运用的拍摄方法必须从拍摄对象和办案要求出发;在拍摄的过程中,注意拍摄尸体和现场周围事物的联系,如反映尸体与凶器、血迹的联系;拍摄要及时,以防尸体遇到自然和人为的破坏或变化;特别要注意反映他杀、自杀、意外死亡和致伤原因、手段的特征。

(四)现场尸体状况照相

1. 尸体状况的拍照　对尸体状态的拍照,分变动前和变动后两个阶段。

变动前主要是拍照尸体所在现场的原始位置、姿势、衣着,以及与周围的血迹、凶器、痕迹、物证等事物的联系。拍摄时应着重反映以下内容:头与帽子的关系;衣着的皱折、衣扣、衣兜和裤带的状况;衣着上的附着物、损坏状况;四肢的原始状态;尸体上血迹与地面、或其他物体上血迹的关系;尸体上的血迹流向;现场血迹的分布状态,特别要注意流向与尸体体位不一致的血迹,以便分析死者受伤后一段时间在现场的活动情况。

当尸体原始状态拍摄完毕后,即将尸体抬到适当地方进行检验,在抬的过程中如发现尸体身下的地面上有血迹或重要物证等也要拍摄。拍摄前可用白粉笔勾画出尸体的位置,以表明该血迹、物证是在尸体的下面。对变动后的尸体要拍摄前、后两面全身照片,对因尸僵或冷冻的尸体,待缓解舒展后还应再拍一次。

拍摄尸体状态宜采用相向拍摄法,从尸体两侧选择拍摄点对尸体进行拍摄,切忌从尸体头或脚的一侧选择拍摄点。

拍摄尸体状态宜采用柔和光线。如果尸体在直射的阳光下,应用反光屏或闪光灯进行补光,以获得均匀的照明。如果尸体在室内或狭窄处的现场时,可用闪光灯进行拍摄。为突出尸体的轮廓界限,对移动后的尸体可选用与尸体有明显的色调或色反差的衬底。特别要注意,不能把尸体放在杂乱的背景,或与尸体颜色一致的背景上进行拍摄。

2. 尸体衣着的拍摄　拍摄尸体衣着的目的是为了分析作案动机、手段、过程;辨认无名尸体;推断衣着损坏的原因和致损物以及死者与犯罪嫌疑人搏斗的情况等提供形象资料和依据。

衣着一般不单独拍摄,多在拍摄尸体的同时进行。但为了反映衣着的反常、损坏、血迹、精斑等时,也需要单独进行拍摄。如自杀者特异的装饰;图财害命,死者衣兜被翻开或撕破;强奸杀人,受害者裤子被脱掉;机械性损伤的部位和形状;化学药品腐蚀的痕迹;商标、番号、戳记、姓名和特殊的标记;血迹、精斑和附着物等。

3. 血迹检验照相　血迹检验照相的内容包括滴落血迹、喷溅血迹、抛甩血迹、擦拭血迹、拖拉血迹和血泊等。拍照时要准确反映血迹在现场上的位置及与尸体之间的关系,遵循痕迹物证检验照相原则和要求,完整、准确、清晰地反映血迹。

（五）尸体全貌照相

尸体原始状况摄影后,法医开始对尸体进行检验,可视条件在室内或室外进行。在散射自然光下拍摄尸体全貌宜从尸体的正上方往下拍或略改变一些角度从尸体左右侧上方往下拍照。要求对穿衣服的原始状态正面、背面各拍一张,然后脱去衣服裸露全身正面、背面再各拍一张。

（六）尸体面貌辨认照相

尸体面貌辨认照相的作用除为无名尸体提供合格的辨认照片外,还为重大杀人案存档备查提供死者的面貌照片以及区别同一现场上有多具尸体的各自面貌。

拍照时要求:为了防止人为和自然影响对尸体面貌的破坏,应及时拍照;要先拍原始面貌,后拍整容的面貌,一般只拍正面像,如为辨认用,应按辨认照相规定拍照1/10大小的正面、左侧面尸体头像各一张;如为相貌检验需要,还应从多角度拍摄或拍摄局部特征。

（七）尸体现象照相

尸体现象照相是指通过摄影来反映尸斑、尸僵、局部干燥、角膜浑浊、表皮解离、浸软、腐败、霉尸、保存型尸体和昆虫、动物对尸体的破坏等尸体现象。拍照要及时。

（八）尸体损伤照相

尸体损伤照相的基本要求是:反映损伤所在部位、伤次和走向;要完整地反映损伤的形状和特征;真实地反映损伤的颜色;正确调焦;拍照要及时;表达损伤的连贯性;正确选择拍照角度和用光;遵守比例摄影的原则。

三、现场摄影的实施步骤

（一）了解案情

现场摄影人员到达现场后,应与其他勘验人员一同了解案件发生、发现的时间、地点和经过,现场原始状况、变动情况及保护措施,出入现场的人员及原因。

（二）固定现场

现场摄影人员在巡视现场的同时或详细勘查开始之前,应迅速准确地对现场概貌状况进行拍摄固定。

（三）现场构思

现场摄影人员应根据现场状况,明确现场拍摄的内容、重点,构思对整个现场的表述方法:包括确定现场照片的布局结构(现场照片的开头、段落、层次、衔接、照应和结尾),确定现场照片画面的构图形式和确定拍摄位置。

（四）制订拍摄计划

当二人以上共同承担复杂现场的拍摄任务时,应共同研究制订拍摄计划,统筹安排拍摄内容的先后顺序,并分工明确具体任务和责任范围。

（五）拍摄顺序

现场拍摄的顺序一般应遵循以下原则:

先拍概貌,后拍重点部位和细目;先拍原始,后拍移动;先拍易破坏消失的,后拍不易破坏消失的;先拍地面,后拍上部;先拍急,后拍缓;先拍易,后拍难;现场方位的拍摄,应根据情况灵活安排。

（六）查漏补缺

整个现场拍摄完毕后,应检查有无漏拍、错拍以及技术失误。如需对现场全部或部分保留时,应及时向现场指挥人员提出。

四、现场照片制作

按照"刑事案件照片制卷标准"的要求,利用现场制卷系统进行照片的编排、照片的标划和文字说明。

(一)案卷构成

1. 封面　封面应包括:案卷编号、份号、密级、案卷题名、制作机关和制成时间等。如图 3-1 封面样式所示。

机密　　　(2015)公刑现照字第38号
份号：03

××市××区
×××一家三口被杀案

现场照片

××省××市公安局
二〇一五年三月九日

图 3-1　现场照片卷封面

2. **封二**　封二应包括如下内容:现场地点、案件名称、案件性质、发案时间、拍照时间、拍照人、审签人、生效标识域、案卷页数、卷内照片张数、案卷份数等。如图 3-2 封二样式所示。

3. **案情简介**　案情简介的内容应包括:报案时间,案件发生或发现时间、地点,报案人及被害人的姓名、职业、住址及案件发生、发现的经过情况。案情简介的内容应通俗易懂,简练准确。当刑事案件现场照片与现场勘查笔录组合反映已经勘验的现场时,现场照片卷中可省略案情简介。

4. **目次**。

5. **正文**　正文部分是案卷的主体,应包括如下内容:照片、标引线、符号、代号及文字说明。

(二)照片

1. **照片内容**　在现场拍照的,与案件有关的一切场景和细目照片。从现场上提取痕迹、物证,经过技术处理后拍照的照片。从电视屏幕拍照的现场录像画面的照片。

2. **组合编排**　拍照与案件有关的痕迹、物证的照片;与案件无关或虽与案件有关,但画面内容不现场地点：

案件名称：

案件性质：

拍照时间：

拍 照 人：

制卷单位：

制 卷 人：

审 签 人：

年 月 日

本卷共 页 照片 张

本卷共 份

图3-2 现场照片卷封二

能说明任何问题的照片应剔除；数张照片反映主题内容相同或相近时，应选取其中一张；照片加工质量与规格尺寸不符合要求的应重新制作；有主从关系需就近粘贴标引的照片应核对无误。照片的组合编排要以系统连贯、直观简明地表述案件现场整体景况为原则。照片的编排顺序要以清楚反映案件发生地点、案件性质、作案过程、犯罪手段、侵害对象、造成的后果、痕迹物证所在部位与特征为主旨，有条理、分层次、不断展开。编排方法应根据现场情况和照片数量决定。现场简单，照片数量少，可按方位、概貌、重点部位的顺序，穿插细目照片编排；现场复杂，拍照内容较多，必须详细描述时，可按照片的内容类别分层次编排。如无名尸体案件的现场照片，可分为以下层次：现场情况，尸体衣着，尸体损伤与特征，遗留物、附着物。现场范围大，涉及处所多，细目内容多的案件现场照片，可按发现犯罪的第一现场、第二现场……划分段落，也可按实施犯罪时侵害目标的先后顺序划分段落进行编排，在每一段落内，可进一步按照片内容分类，划分层次。应把反映案件本质的现场重点部位照片和能够起到揭露证实犯罪作用的痕迹、物证照片作为编排的重点。需标引定位的细目照片，要与所在部位、环境的主画面照片相互呼应，不得在案卷中孤立存在。照片编排可由传统洗印照片按标准粘贴而成，也可由数码相机拍照通过电脑编排按标准打印而成。

（三）标引

凡主画面与若干附属画面组合在同一或相邻版面时，非经标引不能表达主题内容与位置关系的，则应标引。

（四）符号、代号

1. 为直接明了地在画面上标示现场、重点部位、细目或痕迹物证特征的具体位置，以及现场方位、概貌照片的坐标方向,可使用符号、代号。

2. 符号、代号应用红色、黑色或白色标画。线条宽度不应大于 0.5mm,长度不应大于 5mm。

3. 符号、代号要清晰醒目,种类不宜繁杂。符号、代号标画的位置要准确。

4. 画面需要标注的符号、代号较多,或不宜在画面上标注符号、代号时,应用标引线引至画面以外的图文区标注。

(五)文字说明

1. 照片内容必须用文字表述的,应附注文字说明。

2. 经标引或附注图解后仍不能清楚准确地反映照片内容时,应附注文字说明。

3. 凡在画面上标注符号、代号的照片,一般应对符号、代号所示内容附注文字说明。

4. 用相向、多向、十字交叉等方法拍照的多张方位、概貌照片和通过特种光源、技术手段显现拍照的痕迹物证照片,要对拍照方法、手段附注文字说明。

5. 划分段落层次的照片卷,应在段落层次前附以概括内容的文字标题。

第二节 尸体解剖照相

尸体解剖照相应由侦查人员和法医共同进行。本节重点介绍尸体解剖照相的概念、内容和方法。

一、尸体解剖照相的受理权限和概念

(一)尸体解剖照相受理权限

案件发生后,有管辖权的司法机关的刑事技术部门承担案件现场的拍照任务。其他任何机关团体、部门或个人都无权拍照。

案件现场的拍照任务必须由具有现场照相技术的刑事技术人员承担。

与案件或案件当事人有利害关系的个人,承担案件现场照相时应自行回避。回避条件应参照我国刑事诉讼法、民事诉讼法有关规定执行。

(二)尸体解剖照相的概念

解剖检验主要由法医进行,主要观察各脏器的位置是否正常,有无出血、损伤或病态变化,以及其他异常现象。同时要检验胃内容物。女性尸体还要检查子宫内有无怀孕,阴道、处女膜有无破裂出血,有无精液或其他异物等。

尸体解剖照相是用摄影的方法,客观、准确、全面、系统地固定、记录尸体解剖前尸体状况、尸体解剖过程及尸体解剖结果的专门手段。

尸体解剖检验结束后,应当捺印尸体十指指纹,收集检材,化验血型。最后制作尸体检验笔录,笔录由担任检验的法医完成。

二、尸体解剖照相的内容和方法

(一)尸体解剖照相的内容

1. 尸体解剖照相应由法医和侦查人员共同进行,首先为尸体外表照相记录。在进行尸体外表检验记录之前,应先查明、记清被害者的姓名、年龄、身长、发育状况、皮肤颜色等情况,同时照相记录。

拍照实例见图 3-3 至图 3-6。

2. 照相记录尸体的衣着和携带物品。照相时,应从外到里,从上到下,重点记录衣服的数量、式样、名称、新旧程度等。然后再对每件衣服进行详细检查记录,注意记录衣服有无撕破、纽扣有无丢失、拉链是否完好等特征,记录衣服上有无油垢、泥土等痕迹物证。还要检查每个口袋有无翻动,口袋里有无信件、证件、纸张和其他遗留物品,并照相记录。拍照实例见图 3-7 至图 3-10。

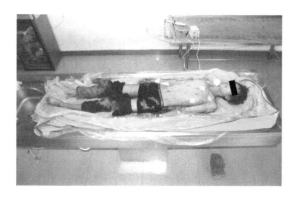

图 3-3　尸体一侧正面全景

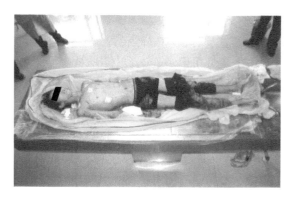

图 3-4　尸体另一侧正面全景

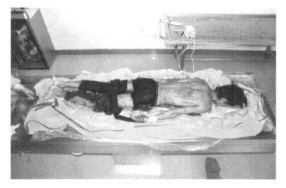

图 3-5　尸体一侧背面全景

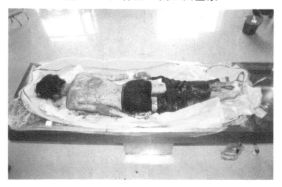

图 3-6　尸体另一侧背面全景

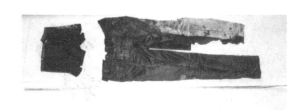

图 3-7　尸体的衣着

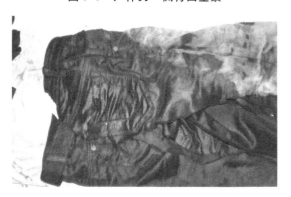

图 3-8　尸体衣着的式样

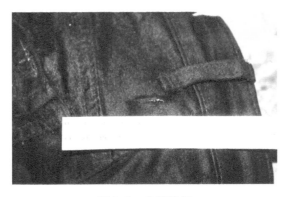

图 3-9　衣服破损

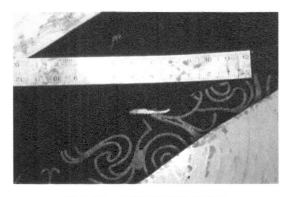

图 3-10　衣服不同部位的破损

3. 详细记录尸体附着物　尸体衣着照相记录完毕后,脱掉尸体身上的衣服检查尸体皮肤和伤痕处有无泥土、杂草、血迹等附着物并照相记录,还要检查尸体的手掌、指甲缝隙中有无血迹、毛发、皮肤、纤维物品并照相记录。

4. 检查尸体现象并照相记录　要测量尸体的身长、体重、尸温;还要观察尸僵、尸斑是否出现以及分布位置并照相记录;检查尸体是否腐败及程度并照相记录;检查尸体有无驼背、跛足、文身、疤痕等特殊标志并照相记录。

5. 检查尸体外部伤痕并照相记录　从头开始,沿着颈部、胸部、腹部、四肢、生殖器,然后翻转背部,从枕部、颈部、腰部、背部、臀部到肛门、腿部和双脚,同时照相记录。同时还要检查尸体是否有表皮剥脱及皮下淤血并照相记录。

6. 照相记录颅腔、胸腔、腹腔解剖过程及发现的异常,每部分内容在拍照时按照全景、中景、近景来进行。全景照片表现解剖的部位,中景照片表现发现异常的部位,近景照片表现异常细节。对提取脏器要单独记录。

(1)头部解剖过程记录(图3-11至图3-15)。

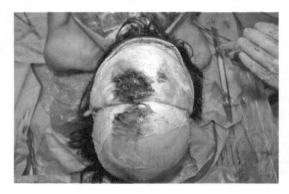

图3-11　头部损伤全景

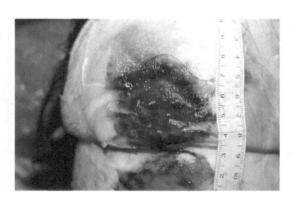

图3-12　头部损伤中景

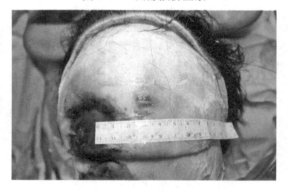

图3-13　头部损伤比例照相

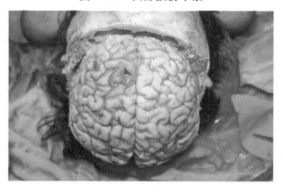

图3-14　脑损伤

(2)胸腔解剖过程记录(图3-16至图3-22)。

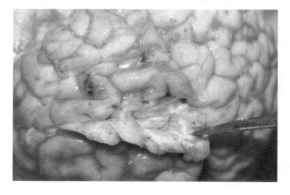

图3-15　脑损伤

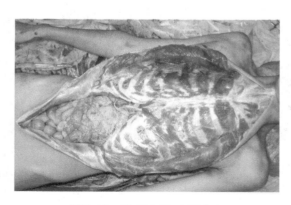

图3-16　胸部全景,右侧出血

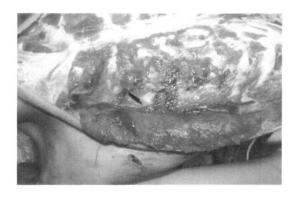

图 3-17　胸部损伤部位

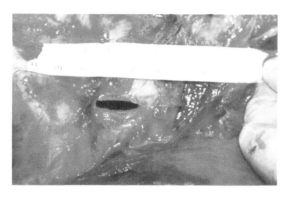

图 3-18　胸部损伤比例照相

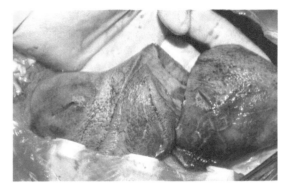

图 3-19　损伤的脏器

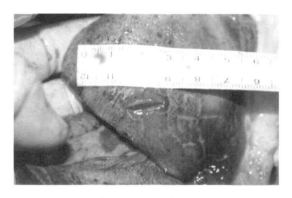

图 3-20　脏器损伤的细节比例特征照相

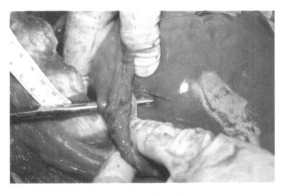

图 3-21　贯通伤

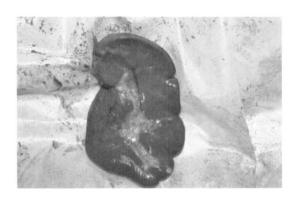

图 3-22　提取的部分受损脏器

（3）腹腔解剖过程记录（图 3-23，图 3-24）。

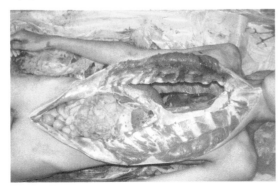

图 3-23　腹腔全景

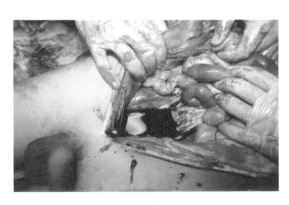

图 3-24　腹腔中景

（二）记录方法

解剖前和解剖过程尸体照片各一套。以全景、中景、近景三种画面,拍摄一套完整的尸体解剖照片。

1. 全景画面 解剖前拍摄尸体原始全身像,正背面各一套。

拍照要点:要从尸体两侧(或一侧)方向以相向法(或单向法)拍摄,拍摄角度(镜头光轴与尸体解剖台之间夹角)约30°~45°;不要从尸体的头部方向或脚部方向拍摄,以免尸体影像产生变形。

2. 中景画面 拍照尸体上、下半身像及其三腔。

拍照要点:表现伤害的状况、数量、相对位置以及痕迹、附着物。要从尸体两侧(或一侧)方向,用相向法(或单向法)拍摄,拍摄角度约60°。

3. 近景画面 拍照尸体头部面貌及其局部损伤和特征。

（1）拍照要点:表现尸体的伤痕的状况、数量和位置。镜头光轴要垂直尸体损伤。无名尸体要拍摄整容后的头部面貌。

（2）进行比例照相:比例尺一般应放置于画面或特征下方居中部位,见图3-25。比例尺应与被拍物的主要特征在同一水平面上。比例尺应与相机光轴垂直。比例尺上不得有反光。要根据被拍物体长度来选择比例尺的长度,至少为特征的一半长度。需提取具有检验鉴定价值的重要特征时,应加放直角比例尺。

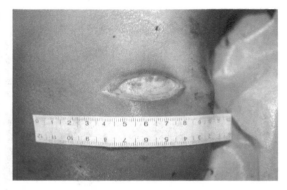

图3-25 锐器伤比例照相

第三节 辨认摄影

辨认照相（identification photography）是刑事影像技术的重要内容之一,在侦查破案的司法实践中,对识别犯罪嫌疑人,查明无名尸源有着十分重要的意义。

一、辨认照相的概念及作用

（一）辨认照相的概念

辨认照相是以辨认为目的,对犯罪嫌疑人、尸体及与案件有关的痕迹、物品进行拍照的专门照相方法。

辨认照相主要记录人的体态特征、面貌特征、特殊特征以及发生案件的现场遗留的具有辨认价值的物品,从而达到个人识别目的。具体而言,即是利用照相器材设备,应用照相技术手段对人像或者无名尸体的外形特征、面貌特征、特殊特征以及对确定人像或尸体有重要意义的物证、书证及其特征进行记录,以识别人身或者识别无名尸体并建立人像信息资料的一种专门的照相技术。体态特征主要是指人的整体结构与特征。面貌特征主要是指人的头面部特征。特殊特征主要是指生理特征(先天带来的或遗传的特征)和病理特征(外表性病变、外伤性伤痕表现出来的特征)。遗留物特征主要是指能反映人身或者尸体的各种物质和物品的特征。

（二）辨认照相的作用

1. 为查证尸体身源提供依据、为查对犯罪前科提供资料。

2. 为预防犯罪、建立犯罪情报资料档案积累信息。

3. 为人身识别或同一认定提供客观依据。

4. 为辨认及追捕犯罪嫌疑人提供线索。

二、辨认照相的体系

辨认照相的体系包括：

（一）犯罪嫌疑人面貌辨认照相

犯罪嫌疑人面貌辨认照相是指对在押的犯罪嫌疑人面貌进行拍照，以便进行刑事登记、存档、通缉在逃犯、查对前科、辨认当事人。

（二）尸体面貌辨认照相

尸体面貌辨认照相是指对现场发现的早期无名尸体进行拍照，以便查明死因、查找身源，为刑事侦查提供线索。

（三）物证辨认照相

物证辨认照相是指对现场中遗留的具有辨认价值的物品进行拍照。拍摄的对象不是现场中所有的物证，而是与作案人或被害人有关系的，并能证明作案人或被害者身源的一些特殊的物证。

（四）计算机颅像重合

颅像重合（skull-face superimposing photography）是指把现场中发现的无名颅骨与嫌疑人生前照片，通过摄影的方法进行比对，从而认定嫌疑人与无名颅骨是否为同一人的一门摄影技术。研究对象是高度腐败而面貌全非或长久埋于地下的无名尸体。

（五）计算机人像组合

人像组合（facial reconstruction）是指通过计算机软件提供各种面部特征，再根据目击者或受害人描述的面部特征组合成为一个人像，并将组合人像制成照片。此方法适用于作案人与当事人有过接触的情况，例如，强奸、抢劫等案件中，当事人可以准确提供作案人确实可靠信息的案件。

（六）计算机面部处理

是指利用统计学原理，把面部随年龄变化而引起的面部解剖形态的变化规律储存在计算机中，根据案件的需要组合成人像。此技术在人体辨认系统中起着重要的作用，尤其在儿童失踪案件中起到了非常重要的作用，它可以根据儿童失踪时的照片，处理成几年后、十几年后甚至几十年后的新的面部照片，用于辨认识别。

第四节　物证摄影

物证摄影（physical evidence photography）是刑事技术人员采用专门的摄影方法，将犯罪现场中、搜查过程中和技术检验过程中提取和发现的与案件有关的痕迹、物品、物质成像并记录下来的专门技术。本节重点介绍近距摄影、翻拍和脱影技术。

一、近距摄影

理论上增大影像只有两种方法：缩短镜头等效焦距法和增大像距法。

（一）近距离摄影的器材

1. 近拍镜　是常用的近距摄影器材。近拍镜实际上就是一块月凸透镜，其焦距为正值，像差比较小。将近拍镜加在镜头上以后，等效焦距变小了，属于缩短镜头等效焦距法。

2. 近摄接圈　是最常用的近摄工具之一，通常是在能更换镜头的照相机上使用。它是由金属制成的圆环形套圈，加接在镜头与机身之间，以达到增长像距增大影像的目的。

3. 微距镜头　是一种用作微距摄影的特殊镜头，主要用于拍摄十分细微的物体。微距摄影的目的是力求将主体的细节表现出来，反映出细微部分。为了对距离极近的被摄物也能正确对焦，微距镜头通常使光学中心尽可能远离感光元件，同时注重近距离下的变形与色差等的控制。大多数微距镜头的焦长都大于标准镜头,可以被归类为望远镜头,但是在光学设计上不如一般的望远镜头,因此并非完全适用于普通摄影。

(二)近距摄影的关键技术

普通摄影相对近距摄影而言是"远摄",调焦时可以认为是在调整像距,而物距近似不变,这时的调焦相对容易实现。近距摄影的关键操作为调焦和光圈的选择。近距摄影时因成像倍率很大,物距很短,景深非常小,一般只有几毫米。因此调焦要求精准。光圈选择 1/5.6 或 1/8 光圈为宜,既可以保证景深也可以消除像差。

二、翻拍

(一)翻拍的概念

翻拍(photographic copy)是运用摄影技术将原件复制成照片的摄影技术。

实际工作中遇到的原件主要包括单据、契约、信件、书籍、文件、图表、照片、手印、字迹等。

(二)翻拍的基本方法

1. 翻拍前的准备 首先要确定翻拍的范围,了解拍摄的重点,对原件的卷曲、揉皱、折痕部分及撕碎的原件要进行拼整。确定是否加衬垫、衬垫的大小及颜色。翻拍时还要放置比例尺。

2. 翻拍的配光 翻拍配光要选择均匀、散射柔和的对称光源。防止杂乱光线射入镜头。

3. 照相机光轴要垂直翻拍原件。

4. 根据要求确定拍照距离,实现原样翻拍(图 3-26)和突出性翻拍(图 3-27)。

5. 清晰调焦。

6. 防止产生震动,保证画面准确不变形,正确曝光记录。

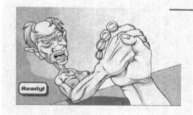

图 3-26 杂志某版面的原样翻拍

三、脱影摄影

(一)脱影摄影的概念

脱影摄影(photography without shadow),亦称无阴影摄影,指对具有一定体积的被摄物体,消除光照产生的阴影的一种专门拍摄技术。目的是能够清晰再现被摄物体的边缘、轮廓和特征,以利于辨认和检验鉴定。

在实际拍摄工作中,常对作案工具等具有一定体积的物体进行脱影摄影。防止物体的背光面或侧光面产生阴影,影响物体的边缘轮廓和特征的检验鉴定。

(二)脱影摄影的种类

脱影摄影大体有四种:亮背景脱影、暗背景脱影、避开阴影脱影和偏振光脱影。

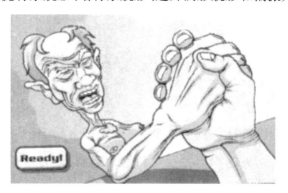

图 3-27　突出性翻拍

第五节　检验摄影

检验摄影是物证摄影的重要内容,包括常规检验摄影和特种检验摄影两项技术内容。

常规检验摄影是指利用物质与可见光的相互作用,固定、记录痕迹物证的专门摄影技术。常规物证摄影是刑事案件现场必须开展的业务工作,是现场提取、固定痕迹物证的首选技术手段,是一种无损技术手段。特种检验摄影是记录痕迹反射不可见光的亮度分布,对疑难物证的提取有独到优势。

本节重点介绍配光检验照相及红紫外检验照相。

一、配光检验照相

采用合适的配光技术,可以增大痕迹与客体间反射率的差异,加大它们之间的光亮度对比,加强反差。主要方法:定向反射照明技术、暗视场照明技术、均匀照明技术、侧光照明技术、掠入射照明技术、无影照明技术和透射照明(侧透射和正透射照明)技术。

(一)定向反射照相

定向反射照相(directional reflection photography)采取单向配光,拍摄时沿着反射光线方向记录被摄物体的反射光亮度分布。定向反射法适用对象主要为光滑表面上的汗液(图 3-28)、油质、灰尘和502 胶指印及各种鞋印。

(二)暗视场高角度照射法

暗视场高角度照射法,光线以较小的入射角(10°~30°)照射在被摄物体上,在垂直方向上接收物体反射光的亮度分布。

其增强反差的原理是由于承痕体与痕迹表面状态不一样,承痕体为深色的光滑表面,产生镜反射,不能进入镜头成像。而痕迹为半光滑表面,产生混合反射,有垂直分量进入镜头成像,因此记录的是深背景下的浅色调影纹。主要适用于深色光滑表面上的汗液和油质指印等,见图 3-29。

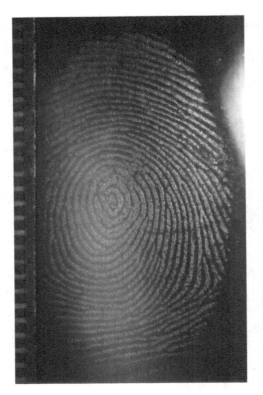 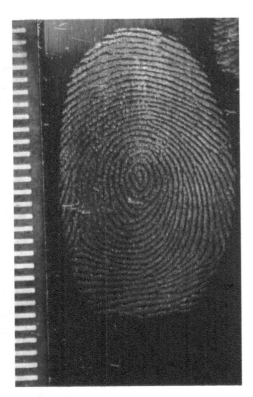

图 3-28 定向反射照相提取的光滑
客体上的汗液潜在指印

图 3-29 暗视场高角度照射法提取的光滑
客体上的汗液潜在指印

（三）均匀照明法

均匀照明法，利用对称分布的光照射物体，记录接收物体反射光的亮度分布。在翻拍中使用。

（四）侧向照射法

侧向照射法，也叫阴影拍摄法，单项侧面配光，适合立体痕迹的拍摄提取。

（五）掠入射照射法

掠入射照射法，就是将照明光线在近于平行被摄物表面的方向照射，入射角近似于 90°。它主要适用于半光滑表面上的具有漫反射性质物质构成的痕迹，如灰尘鞋印、指印、502 胶指印等。

（六）"透射拍摄法"加强反差摄影

透射拍摄法，利用痕迹和承痕物体之间对光线的透射程度的差异，来显示痕迹的一种加强反差摄影方法。"透射拍摄法"适用对象主要为遗留在透明或半透明物体表面上的无色或不易看清的微弱痕迹，如透明物体（透明玻璃、透明塑料等）表面上的汗渍、灰尘手印，半透明物面上的被削减或增添的痕迹，如纸张上用锋利刀尖刮或用橡皮擦字迹遗留的字迹残迹、纸张上挖补的痕迹、纸张上的水印，玻璃上的弹道入口和出口痕迹等。

二、红外线摄影

红外线摄影（infrared photography）是用含红外线光辐射照射被摄物体，然后用红外滤光镜把物体反射（或透射）的红外线分离出来，让这些红外线进入光学镜头形成物体反射（或透射）的光学影像。红外线反射照相是记录物体反射红外线的情况，适用非透明客体；红外线透射照相是记录物体透射红外线的情况，适用的拍摄客体一般是透明或半透明的。

（一）红外线照相的器材

1. 红外线光源 红外线光源一般分成自然光和人造光源。

（1）自然光：太阳光是重要红外线照相光源，其中可进行红外线照相记录成分约占 1/3。

（2）人造光源：人造光源的特点是光源照明强度稳定,配光调节方便,可以满足各种配光要求。人造光源种类较多,如各种白炽灯、碳弧灯、钨丝灯、电子闪光灯以及专用红外线灯等。

2. 红外线滤光镜 950NM 适合室外及强光下使用;850NM 适合室内及弱光下使用;720NM 适合黄昏及微弱光下使用。

3. 相机与镜头 应选用不漏红外光的数码相机。数码相机及摄像机所采用的 CMOS/CCD 感光元件能够接收到红外波长,现只需配以红外滤镜即可拍摄红外照片及动态景象。感光元件可感受 700~1100nm 红外线。

（二）红外线照相的技术方法

不论是红外线反射照相或是透射照相,被摄物体对红外线和可见光的作用必须有所区别。红外线照相需要注意以下问题:

1. 光源 红外线照相室外可选择自然光;室内红外线照相一般采用灯光照明。

2. 选择合适滤光镜 在红外照相中,接收记录不同的红外波段,将得到不同的亮度分布再现。因此,选择适当的红外波段接收记录,可以得到需要的亮度分布再现,显示出有用的细节。运用各种型号的红外滤光镜,可以将物体反射光中选定的红外波段内的红外光辐射分离出来。

选择最佳照相波段的方法是根据物体上各种物质反射红外光亮度曲线的相互关系和期望的亮度差大小进行选择。当要求亮度差最大时,则选择曲线距离最大的波段;要求亮度差小时,可以选择曲线最接近的波段。要根据不同的光源和滤光镜,选择合适的感光材料。确切地说,是指光源发射的电磁波的波长、滤光镜透过电磁波的波长和感光材料能够记录的电磁波三者要在一个范围之内。如果它们不在一个范围之内,就无法进行直接红外线照相。

例如,用红外线反射照相拍摄书写在白纸上被机械擦除的铅笔字迹,拍摄的目的是显示出原来的字迹,因此期望纸张与铅笔物质形成最大的亮度差。白纸在近红外区的 700~900nm 内保持较高的反射率,残留在纸张纤维内的铅笔物质在 700nm 波长以上保持强烈的吸收。选择 700nm 波长以上的红外光进行照相,笔迹与白纸将呈现最大的亮度反差。使用截止波长在 700nm 的长波通滤光镜即可分离出所需要的红外波段。利用红外反射照相显现不同色不含碳颜料掩盖字迹样本,显现结果见图 3-30 和图 3-31。

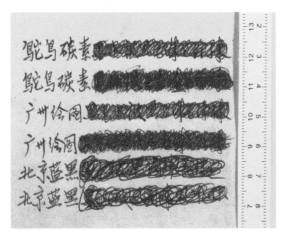 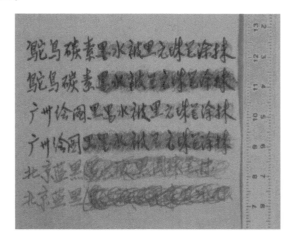

图 3-30　不同色不含碳颜料掩盖　　　　图 3-31　不同色不含碳颜料掩盖字迹用
字迹样本　　　　　　　　　　　　红外反射照相显现结果

3. 曝光技术 在光线允许情况下选择使用数码照相机拍摄时,首先根据光学情况设定感光度,可以直接用 LCD 取景,自动对焦,自动曝光并根据画面明亮程度,适当进行曝光补偿,也可以采用包围式曝光。

4. 白平衡 根据配光光源选择白平衡。注意此时不宜使用自动白平衡。

5. 图像处理、存储和传输要求　图像应使用专用软件处理,图像存储要求原始图像、处理图像同时存储并记录处理过程。使用公安网进行图像传输。

三、紫外线摄影

紫外线照相(ultra-violet photography)是指记录被拍客体在紫外光波段内成像状况的专门照相。

目前紫外照相技术方法已经相对稳定与成熟,可以分为紫外发光照相、短波紫外反射照相和紫外荧光照相三种方法。紫外荧光照相方法还可以分成短波紫外荧光照相和长波紫外荧光照相方法。在短波紫外线照射下,检材上会出现反射短波紫外线,同时还会发射出长波紫外线荧光和可见波长的荧光,三种紫外照相方法分别接收记录了这三种不同光线亮度分布的图像。当然,有些检材客体,在长波紫外线照射下,也有可能发射出可见波长的荧光。

(一)紫外线照相的光源

1. 短波紫外反射照相和紫外荧光照相方法光源　低压汞灯和氙灯在短波紫外区都有较强的输出,在长波紫外区也有一定输出,从输出光谱上看,它们适合作为紫外激发光源。目前市场上常见的紫外光源也以这两种光源为主,比较适用于短波紫外反射照相和紫外荧光照相方法。

2. 紫外发光照相光源　低压汞灯和氙灯由于其输出功率较低,且杂色光干扰过多等原因,并不是理想的紫外发光照相激发光源。实验证明,Nd:YAG 双倍频激光器输出的 266nm 短波紫外线是目前最为理想的紫外发光照相激发光源。

(二)紫外线照相技术

紫外照相技术的发展历经了传统胶片相机时代和紫外照相技术数码化时代。紫外照相技术数码化时代又可以分为紫外观察照相系统阶段和全波段 CCD 系统阶段两个阶段。

紫外发光照相、短波紫外反射照相和紫外荧光照相都使用紫外线作为光源。其中短波紫外照相方法最为成熟,这种方法非常适用于显现非渗透性客体表面的潜在疑难指印。紫外荧光照相方法也在显现和加强固有荧光指印、显现提取经过荧光处理的指印方面得到了广泛应用,紫外发光照相方法的发展、研究却相对滞后。可实际上,汗液指印在紫外光的激发下能够显示出很强的固有紫外发光。因为汗液物质对 260～290nm 波长的短波紫外线有强吸收,而相应的在 300～400nm 长波紫外区发射长波紫外线,而这正好是紫外发光照相的激发和接收区。

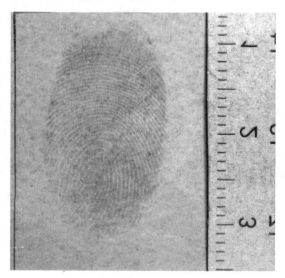

图 3-32　短波紫外反射照相提取纸张上潜在指印结果

紫外线照相方法:根据检材情况和反映细节的需要选择紫外线波段,主要有 254nm 和 365nm 两个波段选择。照明光源根据使用的紫外线波段进行选择。长波紫外反射照相使用 365nm 长波紫外线照明光源,短波紫外反射照相使用254nm短波紫外线照明光源,并根据客体表面形态和痕迹类型等条件选择配光方法。紫外照相时,应加紫外干涉滤光镜。

短波紫外反射照相提取纸张上潜在指印结果如图3-32所示。指印与背景反差明显,无色指印被光学无损显现出来。

（高树辉）

思考题

1. 尸体解剖照相中如何正确使用比例尺?
2. 现场照相的内容有哪些?
3. 辨认照相的目的是什么?
4. 配光检验照相的方法有哪些?
5. 短波紫外反射照相适合拍摄的物证是什么?

第四章 手 印

第一节 手印检验的任务和作用

一、手印检验的任务

手印是指手掌面皮肤花纹,包括手指、手掌面的乳突线花纹、屈肌褶纹、皱纹、伤疤及脱皮等。手印检验是刑事科学技术的重要内容,手印检验的任务,主要体现在以下几个方面。

（一）勘验现场手印

勘验现场手印,是指对现场手印的寻找、发现、提取、记录等工作,这是利用手印的前提条件,通过现场手印的勘验,为利用手印提供了物质基础。

（二）分析现场手印

分析现场手印,一是要分析推断现场手印的留痕部位,为进一步利用现场手印缩小范围。二是要分析推断留痕人的人身特点,判断留痕人的身高、体型,为侦查工作提供方向。

（三）进行手印鉴定

手印鉴定,主要是对现场手印是否某人所留进行鉴定,为某人是否到过某现场提供直接证据。另外,也可能对不同现场的手印进行鉴定,确定这些来自不同现场的手印是否由同一人所留,以确定这些不同的案件是否由同一人所为。

（四）进行手印建档

对提取的现场手印,要录入相应的信息系统,为更广泛地利用手印创造条件。

（五）开展科学研究

手印检验过程中,经常会遇到新情况、发现新问题,因此手印检验工作要开展科学研究,不断研究新情况,解决新问题,使手印检验技术不断向前发展。

二、手印检验的作用

由于手印检验是利用同一认定的理论和方法,对现场手印进行勘验、分析、鉴定,确定现场手印的留痕人,因此具有直接认定人身的功能。同时,通过对现场手印的分析,可以发现在手印中蕴含的各种信息,为侦查工作提供线索。

手印检验的作用,可以归纳为两个方面:

（一）为侦查工作提供线索

1. 提供分析案情的材料

（1）分析判断现场进出口。

（2）分析判断作案人在现场的活动过程。

（3）分析判断作案人数。

（4）分析判断此案与他案是否由同一人所为。

（5）分析判断案件的性质。

2. 提供确定侦查方向的材料　通过手印分析，可能可以判断手印留痕人的身高、体型和职业特点，可以帮助确定侦查方向。

（二）为查明事实提供证据

1. 为诉讼提供证据

（1）通过对现场手印的鉴定，可以排除嫌疑人或者确定嫌疑人，为诉讼提供直接证据。

（2）通过现场手印与指纹档案的查对，可以证实是否为有前科犯所留。

2. 为查明死者身源提供证据　通过查对未知名尸体指纹，可以确定死者身源。

第二节　手印的形成、分类与乳突花纹的类型

一、手印的形成

手印（fingerprint）是嫌疑人带有附着物或分泌物的手（造痕体）在人体肌力的作用下接触客体（承痕体）时，引起该客体表面形态或附着物的变化，从而形成的反映人手接触部位的大小、长短等外形轮廓和指掌面皮肤花纹形态结构特征的印痕。

可见，现场手印的形成必须有手、作用力、承受客体三要素的参与，三要素互相制约、缺一不可，任何一种因素的改变，都会影响形成手印的质量。首先，手本身的形态和大小、指掌有无疾病或多指、缺指、联指等畸形、指掌面上乳突纹线的深浅度以及细腻光滑度等，直接影响着手印的具体形态与纹线的清晰度。其次，手与承痕体相接触时作用力的大小、方向、角度等因素，都对手印是否变形、清晰与否等有着直接的影响。再者，承痕体的性状、表面潮湿与否以及光滑程度等情况，同样影响着形成手印的质量。

此外，手上的附着物或分泌物等中介物质也是大多数平面手印形成的必备要素，对手印的形成有着不可忽视的影响。这些中介物质包括汗液、皮脂、血液、精液、阴道分泌物以及灰尘等，呈液态、半固态或固态状，其数量的多少、色泽、附着能力的强弱等，都不同程度地影响着形成手印的清晰与完整情况。因此，我们在研究手印形成时，决不可忽略对形成手印的中介物质的研究。

二、手印的分类

手印的分类有多种划分标准：根据造痕体的不同，把手印分为指头印、指节印和手掌印；根据形成手印的中介物质不同，把手印分为汗液手印、油脂手印、灰尘手印、血手印、黏合剂手印、汗灰混合手印等；根据手印的痕迹质量，又可分为正常手印、变形手印、清晰手印、模糊手印、完整手印、残缺手印、重叠手印、非重叠手印等。在痕迹检验实践中，通常按照承痕体表面的变化情况，把手印分为平面手印和立体手印两类。

（一）平面手印

平面手印（two-dimensional fingerprint）指人手接触承痕体时，手上的分泌物或附着物遗留在客体表面或把客体表面的附着物粘走，从而形成的只有二维形态（长和宽）的无明显立体感的手印。平面手印又可分为加层手印和减层手印。

（二）立体手印

立体手印（three-dimensional fingerprint）指人手接触承痕体时，使客体表面的形态发生凹凸变化，从而形成的具有三维空间形态（长、宽、高）的有明显立体感的手印。如未干油漆上的手印、松软潮湿泥地上的手印、较厚灰尘上的手印、肥皂上的手印等。立体手印和实体手纹的凹凸形态恰好相反，立体手印是以印痕的凹线条反映手上的凸线条（乳突纹线），以凸线条反映手上的凹线条（小犁沟）。

三、手印乳突花纹的类型

（一）乳突纹线的单一形态和组合形态

1. 乳突纹线的单一形态　是单一一条乳突纹线所反映出的形态。整个手指及手掌面分布有大量规则排列的乳突纹线,尽管这些纹线千姿百态、各式各样,但主要是由以下八种单一形态的纹线组成。

（1）直形线:呈直线状而无弯曲转折的纹线。

（2）弓形线:从一侧流向另一侧,中间弯曲成弓状的纹线。

（3）箕形线:从一方流向另一方,流出一段后弯转返回原方向而形成的纹线。一条完整的箕形线,包括箕头、箕口和箕枝三个部分(图4-1)。

（4）环形线:呈闭口圆环形状的纹线。按椭圆环形线长轴顶端的倾斜方向,可分为左倾、右倾、无倾环形线三类。

（5）螺形线:纹线绕一端点旋转一周以上所形成的螺状纹线,根据旋转方向的不同,可分为顺时针旋（左旋）和逆时针旋（右旋）两种。

（6）曲形线:纹线中部弯曲呈"S"状（逆时针旋）或"Z"状（顺时针旋）的纹线。

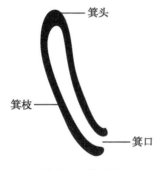

图4-1　箕形线

（7）波形线:呈上下起伏的波浪状的纹线。

（8）弧形线:弯曲呈弧形状的纹线。

2. 乳突纹线的组合形态

（1）系统:许多形态相近、流向相同的乳突纹线组成的区域,称为纹线系统;两种以上纹线系统组合在一起,形成手指及手掌面的乳突花纹。据统计,在中国人中,约有97.5%的指头乳突花纹具有三个系统,2.5%的指头乳突花纹具有两个系统。按照指头上各系统所处位置和形态的不同,分别命名为内部系统、外围系统和根基系统(图4-2)。

内部系统亦称"中心花纹",居于指头乳突花纹的中心部位,主要由箕形线、环形线、螺形线、曲形线或混合纹线组成。内部系统的中心结构和形态的复杂多样性,是指头乳突花纹类型划分的主要依据。

外围系统位于指头乳突花纹的上部及两侧,从上部和左右两侧包绕着内部系统,多由弓形线组成。

根基系统位于指头乳突花纹的下部,呈横向分布的纹线组,主要由波浪线和横直形线上下层叠构成。

手掌上的乳突纹线分布范围大,形态相对单一,弓箕斗花纹的出现相对少而不规律,所以没有必要也无法区分三个系统。

（2）三角:来自三个系统的乳突纹线在某处汇合而构成的近似三角形的结构,称为三角。三角具有三条纹线和三个角。三条纹线分别为上部支流（上行线）、下部支流（下行线）和内部支流（内边纹线）,三个角分别为上角、内角和外角(图4-3)。

外角的上、下部支流成为三个系统的分界线。只有一个三角的花纹,其三角的上、下部支流包绕着内部系统。两个以上三角的花纹,由于分别离花纹中心有远近,支流的走向有不同,其三个系统的划分只能以花纹中心最远的支流为分界线。

（二）指头乳突花纹的基本类型

根据指头乳突花纹客观存在的形态结构和纹线分布规律,结合实际工作的需要,按照总体结构、内部形态、倾斜流向三个方面的情况,分为以下几类:

1. 弓型纹（arches）　弓型纹由弓形线系统和波浪线、横直线组成的系统上下层叠构成,纹线从指头一侧流向另一侧不返回。弓型纹具备两个系统,没有三角。弓型纹的出现率很低,仅占指头花纹总数的2.5%。根据内部形态不同,又可将弓型纹分为弧形纹和帐形纹两类。

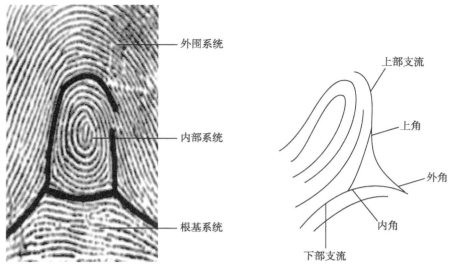

图4-2 乳突纹线的三个系统　　　　图4-3 乳突纹线的三角

（1）弧形纹（plain arch）：上部是一组弧度较小的弓形线，下部由直形线和波浪线组成，由于上、下两部分纹线排列紧密，两纹线系统无明显界线。根据多数弧形线的弧凸高点连线（中轴线）的上端朝向，可分为左倾弧、右倾弧和无倾弧（图4-4）。

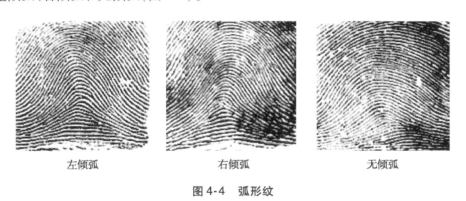

左倾弧　　　　　　　　右倾弧　　　　　　　　无倾弧

图4-4 弧形纹

（2）帐形纹（tented arch）：由上部一组弧度较大的弓形线，和下部直形线或波浪线层叠组成，花纹中心有一条或一条以上的垂线或斜行线支撑着上部的弓形线，形似帐篷状。在支撑线的根基部位，常构成"假三角"，但并不具备成型的内部花纹系统，根据支撑线上端的朝向，可将帐形纹分为左倾帐、右倾帐和无倾帐（图4-5）。

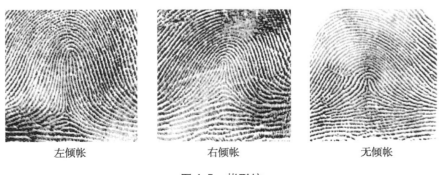

左倾帐　　　　　　　　右倾帐　　　　　　　　无倾帐

图4-5 帐形纹

2. 箕型纹(loops) 箕型纹的中心有一条以上的箕形线层叠构成内部系统,上部及两侧由较多的弓形线包绕组成外围系统,花纹下部由波浪线、横直线组成根基系统。箕型纹具备三个系统,一个三角(极个别出现两个三角)。

当花纹中心仅有一条箕形线时,这条箕形线必须完整、圆滑,且其箕头和靠近三角的箕枝部分不得与其他纹线结合或接触,或将纹线直接引向或引入三角的外围系统中去,否则应列入弓型纹。

(1)根据中心箕形线箕口的闭合情况,可将箕型纹分为开口箕和闭口箕两类。

(2)根据箕形纹箕口的朝向,可分为左流箕和右流箕两类(图4-6)。

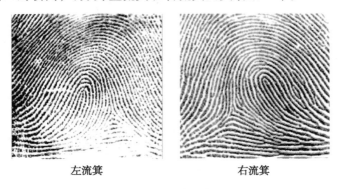

左流箕　　　　　　　　　右流箕

图4-6　箕型纹

(3)根据箕口是否朝小指,又可分为正箕和反箕两类。据统计,在箕型纹中,正箕出现率约为94.5%;反箕约为5.5%,且反箕多出现于食指上。箕型纹这种规律性为利用它判定左右手提供了依据。

3. 斗型纹(whorls) 斗型纹的中心花纹有一条以上的环形线、螺形线或曲形线,其上部及两侧由弓形线包绕,下部由波浪线和横直线层叠组成。斗形纹具备三个系统,通常具有两个三角。当手印的中心花纹由一条环、螺、曲等纹线构成时,与两侧三角相对的弧形线凸面,必须是不折不断的,并且不与来自外角的纹线相接触,否则不能归为斗型纹。

根据斗型纹内部形态的不同,可将其分为环形斗、螺形斗、绞形斗、曲形斗、双箕斗、囊形斗、其他斗七种(图4-7)。

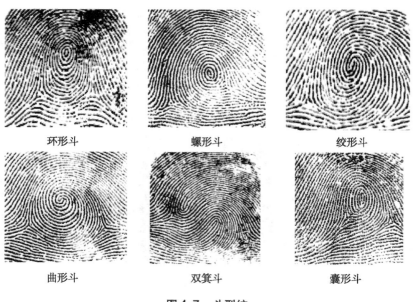

环形斗　　　　　　螺形斗　　　　　　绞形斗

曲形斗　　　　　　双箕斗　　　　　　囊形斗

图4-7　斗型纹

（1）环形斗（annular whorl）：内部花纹中心由一条或一条以上完整的环形线组成的斗型纹，称为环形斗。用一条直线将所有环形线按长轴方向连接起来，称为中心轴线，根据轴线的倾斜方向，可把环形斗分为左倾环、右倾环和无倾环。

（2）螺形斗（spiral whorl）：内部花纹中心由一条或一条以上起点方向一致而旋转的螺形线组成的斗型纹，称为螺形斗。根据螺形线旋转方向的不同，可将螺形斗分为左螺和右螺两类。

（3）绞形斗（twisted whorl）：内部花纹中心由两条或两条以上起点明确、方向相反的螺形线相互绞绕旋转形成的斗型纹，称为绞形斗。根据花纹中心螺形线旋转方向的不同，将绞形斗分为左旋绞和右旋绞两类。

（4）曲形斗（curved whorl）：内部花纹中心仅由一条完整、独立的曲形线组成的斗型纹，称为曲形斗。按曲形线的旋转方向，将曲形斗分为左旋曲和右旋曲两类。

（5）双箕斗（double loop whorl）：内部花纹中心有两条以上独立、完整、圆滑的曲形线相重叠向一个方向旋转的斗型纹，或在一条曲形线的两个弯头内各有一条以上完整的箕形线，随曲形线旋转形成的斗型纹，均称为双箕斗。按花纹中心曲形线旋转方向不同，可将双箕斗分为左旋双箕和右旋双箕两类。

（6）囊形斗（pocket whorl）：内部花纹中心有一条或一条以上的大头闭口箕形线，且其中心腔内有一根或一根以上凸向箕口的弧形线，形似囊袋状的斗型纹，称为囊形斗。按照内部花纹中心闭口箕形线箕口的朝向，可将囊形斗分为以下两类。

（7）其他斗：符合斗型纹的一般条件，但内部花纹中心不属于上述六种形态，内部花纹无固定结构的斗型纹称为其他斗。

4. 混杂型纹　凡不能按照上述弓、箕、斗型纹归类，并由两种纹形混合组成的花纹，以及一些形态奇特、结构杂乱而无法归入弓、箕、斗形纹的花纹，统称混杂型纹，此类花纹出现率极低，大体可分箕帐混合纹、箕斗混合纹、双箕并列纹、双斗并列纹、杂形纹和畸形纹（图4-8）。

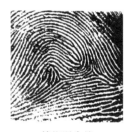 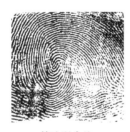 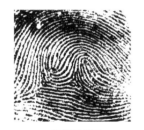

箕帐混合纹　　　　　　　箕斗混合纹　　　　　　　双箕并列纹

图4-8　混杂型纹示例

（三）指节乳突花纹、手掌乳突花纹的基本形态

1. 指节乳突花纹的基本类型　指节乳突花纹，通常指的是手指第二、三指节上的花纹，主要由直行线、弧形线和波浪线组成，花纹结构简单，一般不构成弓、箕、斗和混杂型花纹。相比指头乳突花纹而言，指节乳突花纹纹线较粗，间隙宽，弯折线和断续的点线多。

每个指节的两端连接指关节褶纹，靠近指关节褶纹的纹线通常较为粗大、平直，靠近指节中段的纹线略为细小，根据指节中段的纹线形态，可分为平弧型、倾斜型和混合型（图4-9）。

2. 手掌乳突花纹的基本形态

（1）手掌面外形结构及区域划分：多数人的手掌内部具有三条屈肌褶纹，由上至下分别为第一、第二和第三屈肌褶纹，少数人的手掌具有两条或四条以上屈肌褶纹。手掌的周边可分为上、下、内、外及内斜共五个边缘。上边，指掌部连接四指的边缘；下边，指掌部连接腕部的边缘；内边，指食指根内侧下部至拇指根上侧的边缘；外边，指小指根外侧下部至手腕部的第五掌骨以外的边缘；内斜边，是拇指根内侧下部至腕部的边缘（图4-10）。

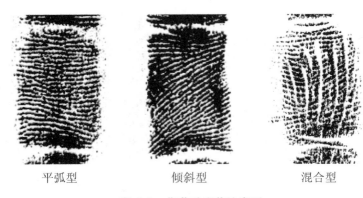

平弧型　　　　　倾斜型　　　　　混合型

图 4-9　指节乳突花纹类型

　　手掌面积宽大,纹线分布繁杂,根据纹线的自然状态和现场留痕的情况,把它划分为三个区域,以便于熟悉各部位纹线和花纹的不同特点,从而为建立掌纹档案和分析比对掌纹印痕提供有利条件。最常用的手掌区域划分的方法是:将手掌第一屈肌褶纹起端与第二屈肌褶纹起端相连,形成横贯全掌的连线,然后在此连线的中点作一垂直线,通过掌心至腕部,形成"T"字形的标界,此标界即为手掌三个区域的分界线。"T"字形标界之上至示、中、环、小四指根部这个区域,称为手掌上部;在纵界至拇指根部及边缘的这个区域,称为手掌内侧部;在纵界至小指根部及外边缘的这个区域,称为手掌外侧部(图 4-11)。

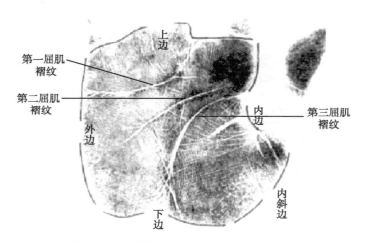

图 4-10　手掌边缘形态及屈肌褶纹示意图

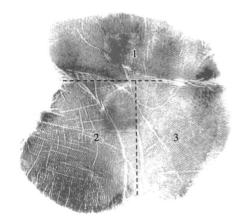

1—手掌上部　2—手掌内侧部　3—手掌外侧部

图 4-11　手掌区域的划分

　　(2)手掌上部乳突纹线特征及花纹形态:在手掌上部区域,示、中、环、小指根部都有一组凸向掌心的弧形线,称为指根弧形线,其中食、小指根弧形线呈倾斜状分布,中环指指根弧形线呈横向分布。四指指间及指根弧形线下方有一些纵行纹线,与指根弧形线相汇,常形成三角。构成三角内部的纹线亦称三叉线,呈"Y"形,"Y"形线下方的纹线总体向外流。手掌上部的指根部位和指间部位均能构成花纹纹形,据统计,多数为箕型纹,一部分弓型纹,极少形成斗型纹。

　　在手掌上部的箕型纹中,最常见的是指间倒箕,其次是指根斜箕,极少数出现横箕。指间倒箕位于两指之间,其箕头垂直朝下、箕口朝上;指根斜箕来源于两指之间,斜流一段后弯转回原两指之间,形成箕头斜卧于指根部,箕口朝上;横箕较为罕见,其箕头朝内、箕口朝外,横置于掌上部,多位于环小指间下方。

　　(3)手掌内侧部乳突纹线特征及花纹形态:手掌内侧部纹线起源于拇、示指间和拇指根部,伴随手掌第三屈肌褶纹斜行向下,至掌心弯转向手掌内斜边和腕部边沿,呈凸向掌心的大弧形线,此区域的乳突纹线多为较细长的弧形线,但越靠向拇指根部越呈斜直状态。在手掌内侧部,多数人的纹线以大弧形形态表现,极少数人的纹线出现左右两组呈弧凹相对的形态,形似叶状,称为"叶状纹"。

手掌内侧部亦能构成弓、箕、斗三种基本类型的花纹,多出现的是箕型纹,斗型纹和弓型纹极少见。

(4)手掌外侧部乳突纹线特征及花纹形态:手掌外侧部的纹线多来自示指根部的两侧,随同示指根三叉主线("Y"形线)流经掌心,斜行至整个外侧部。手掌外侧部纹线流至掌心后开始增多,呈喇叭状扩大,流至外侧部后纹线迅速递增、扩散呈扫帚状分布。在手掌外侧部,有极少数人的纹线出现上下两组弧凹相对的叶状纹。此外,在手掌腕部还可出现凸向掌心方向呈横向分布的一组弧形线,与内外两侧纹线汇合构成三角,因其多数出现在手腕部近处,故称腕部三角,也称外侧部三角。

手掌外侧部区域构成的弓、箕、斗形花纹比较多样,多为箕型纹,斗型纹、弓型纹较为少见。

(四)手印乳突纹线的细节特征

乳突纹线的细节特征指的是乳突纹线局部的细小结构和具体形态特征。在痕迹检验实践中要对手印进行同一认定,不仅要求花纹种类特征相同,而且要求花纹的个别特征也相一致。因为手印的个别特征,尤其是乳突纹线的细节特征,具有很强的特定性,是区分人各不同的根本标志。细节特征的种类、数量、形态、大小、方向、角度、组成形式以及分布关系等,是个体鉴别最重要的依据(图4-12)。

1. 乳突纹线细节特征的分类

(1)起点:纹线的起端,即横向直形线的左端,纵向直形线的上端,旋转形纹线的顺时针起点。

(2)终点:纹线的末端,即横向直形线的右端,纵向直形线的下端,旋转形纹线的顺时针终点。

(3)分歧:一般是指在顺时针方向纹线由一条分为两条或两条以上纹线的分叉部位。

(4)结合:一般是指在顺时针方向两条或两条以上的纹线合并为一条纹线的汇合部位。

(5)小勾:一条纹线上分出的另一条长度不超过3mm的小短线,形如小枝叉。

(6)小眼:一条纹线分成两条纹线后又汇聚成一条纹线所构成的形如"小眼睛"的结构,其最大长度不应超过3mm。

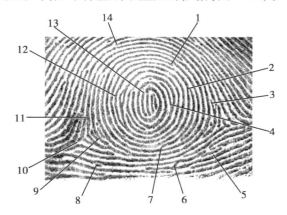

1、7、13—终点 2—分歧 3—小勾 4、11—结合
5、9、10—小棒 6—小桥 8—小点 12—小眼 14—起点

图4-12 乳突纹线细节特征

(7)小桥:一条纹线分出另一条和相邻纹线相连接的小短线,形似小桥状的结构,其长度不超过3mm。

(8)小棒:亦称短棒,指长度在1~3mm之间,独立存在的棒状短线。

(9)小点:呈点状或长度不超过1mm的独立存在的点线状结构。

以上九种特征是乳突纹线最基本的细节特征,其中起点、终点、分歧和结合四种特征出现率较高,因而特征价值较低;其他五种特征出现率较低,因而特征价值较高。

2. 乳突纹线细节特征的命名原则

(1)按特征的形态和结构命名:即根据特征的形态、结构特点,选择与其形态、结构相对应的名称命名,如小勾、小桥、小棒、小眼等。

(2)按从左到右的方向命名:适用于指头纹中的根基系统、指节纹及手掌外侧等区域中的横向纹线。

(3)按从上到下的方向命名:适用于花纹中心腔内的垂线或斜线,手掌内侧区纹线及掌心纵行纹线。

(4)按顺时针方向命名:适用于旋转体系、近圆形纹线体系等中的起点、终点、分歧、结合,如指头花纹的中区、中心外围、手掌中近圆形的纹线体系。

第三节　手印的发现、显现与提取

一、现场手印的寻找和发现

（一）寻找和发现现场手印的基本要求和程序

寻找和发现现场手印是现场勘查的重要内容之一，勘查人员在搜寻现场手印的过程中，既不能遗漏现场手印，也不能破坏现场手印，更不能遗留新的手印。

寻找和发现现场手印，应当按照先重点后一般，先静观后动手，先观察后处理的程序进行，观察和处理现场手印之前，必须戴上手套，保护痕迹物证不受破坏。

（二）寻找和发现现场手印的重点部位

寻找各类案件现场犯罪手印，均应考虑不同案件性质，结合现场变动的情况，分析作案人在现场活动的过程，判断罪犯可能触摸的物体和部位，多方面寻找。通常，以下列区域或位置作为寻找手印的重点部位。

1. 现场出入口和来往路线　作案人进出现场的位置，是寻找手印的重点部位之一，如门框、窗框、把手、锁、插销等部位。此外，进出口来往通道上的桌椅、扶梯等借以攀高的辅助物体，以及排除通道障碍时可能触摸的其他物体，如墙头、砖头等，都容易留下作案者的手印。

2. 作案活动的中心部位　作案活动的中心部位，是犯罪目标所在之处，是作案人不择手段的排除障碍进行破坏的焦点位置。这些地方的物体往往改变常态、被挪动、翻倒、毁坏、丢散等，为完成这些动作，作案人不可避免地要接触有关物体而留下手印。

3. 现场遗留物　作案人借助一定工具破坏物品或行凶之后，常把作案工具或随身携带的物品遗留在现场，如各种撬压和剪切工具、杀人凶器、引火物、照明手电筒及其他的物件等，这些物体上发现的手印价值较大。

4. 被害人的身体和衣物　在某些现场，作案人往往与被害人有正面接触，甚至厮打，这就不可避免地在被害人的身体和衣物上留下手印。

5. 案犯必须接触的其他设施和物品　包括电灯开关、灯罩、插头、插座等设备，脸盆、碎布、纸片、拖把等清洁器具和物品等。

（三）寻找和发现现场手印的方法

在现场各类物品上寻找和发现手印，首先应考虑物体的性状，其次要考虑手印的不同种类，然后选择相应的方法进行观察。

1. 肉眼观察法　对于立体手印，以及与客体颜色反差明显的平面手印，用肉眼观察即可发现，如血手印、油漆手印等。

2. 透光观察法　透光观察法的对象是遗留在玻璃等透明物体上的无色手印，由于手印纹线与物体的透明度不同，对光线的透射率有差异，将光线从物体的背面进行投射，便可在物体的正面观察手印（图4-13）。

为了使物体上手印的形象更加清晰，观察时可在物体的后面放上深色背景物品为衬托，然后调整光源和视线的不同角度进行观察。在调整时，可只调节光线，也可只调节视线；另外也可调整物体本身的倾斜角度以达到目的。在透光观察时，要避免光线与视线在同一直线上，不使光线直接映入眼睛才能看清。

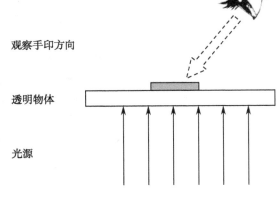

观察手印方向

透明物体

光源

图4-13　运用透射光观察手印

3. 反光观察法 反光观察法适用于透明物体以及有光泽的不透明物体表面的无色手印,它借助手印物质与物体表面对光反射情况的不同,将光线投射于遗留手印物体的表面,并形成一定角度,从而观察手印形态(图4-14)。由于物体的情况多样,可通过调整光线、视线相对角度的方式进行观察,直到看清为止。

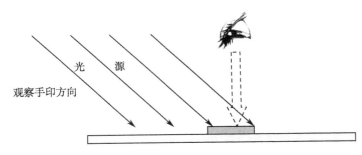

图 4-14 运用反射光观察手印

4. "哈气"法 哈气观察法适用于有光泽的非渗透客体表面的手印显现,当用嘴靠近物体对着哈气时,会在物面上形成水蒸气凝结,凭着手印物质与物面附着水蒸气的程度不同,形成反光的差异,从而将手印显示出来。用这种方法发现的手印要特别注意,必须待物体干燥后方可进行显现处理。

5. 特种光源观察法 对于普通光源透射及反射均难以观察清楚的手印纹线,可通过特种光源照射进行显现增强。通常使用的特种光源包括紫外灯、多波段光源等,对于精液、阴道分泌物手印以及矿物油手印有着较好的观察效果。

6. 理化法 对于无光泽而又不透明,且吸收性和扩散性均较强的纸张、本色木、纺织品等物体上的无色手印,必须采用物理、化学的方法显现处理后才能发现和观察。

二、现场手印的显现

对现场潜在手印或者不清晰的手印进行显现增强,是刑事技术活动中不可缺少的重要手段。手印显现发展至今已有一百余年的历史,起初显现方法单一、简单,如今已将物理学、化学、生物学等多学科知识联系在一起,构成了一项专门技术。随着科学技术的发展,将会有更实用、效果更好的手印显现方法研究出来,运用到手印显现实践中。

目前,尚有许多手印显现难题有待攻破,例如灰尘减层手印、油脂减层手印和血液减层手印等,除拍照外,尚无更佳显现方法;如何有效地显现人体皮肤上手印,在国际上亦为一大难题;经纬线较粗的纺织品上手印显现难度较大等,这些显现难题均待科研人员解决。

(一)现场手印显现方法的基本分类

根据显现作用原理,可将手印显现方法分为以下几种:

1. 物理显现法 物理显现法包括光学显现法和物理附着显现法两种。光学显现法借助各种波段的光源照射,使得手印物质或手印染色物质发出荧光从而显现手印;物理附着显现主要利用显现物质和手印之间的物理附着作用,选择与手印成分附着力较强的物质,通过喷撒、熏染以及微粒悬浮液浸泡等手段,使纹线着色,从而显现手印,如粉末法,真空镀膜法,悬浮液显现法等。

2. 化学显现法 化学显现法利用一定的化学试剂,与手印物质(有机物或无机物)发生化学反应生成新的有色物质,从而将潜在手印显现出来,如硝酸银显现法、茚三酮显现法等。

3. 理化显现法 在无色手印的显现中综合利用物理和化学的方法进行处理的显现方法,称为理化显现法,例如"502"黏合剂显现法、DFO显现法等。

(二)手印显现的常用方法

1. 粉末显现法 粉末显现汗潜手印的技术源于20世纪初期,如今已成为现场汗潜手印显现的主要方法。起初,人们几乎对所有能显现手印的粉末都进行了实验,包括滑石粉、粉笔末、木炭、甚至是香烟灰尘,经过多年实际筛选,只剩下十几种被认为效果最好的粉末,其中,广泛应用于现场手印显现的粉末只有数种。粉末显现效果的好坏,与粉末的显现原理以及性能密切相关。

(1)粉末显现的原理:粉末显现法是利用粉末对手印物质的物理吸附以及静电吸附(亲和力)来显现的。对于新鲜汗潜手印,手印中的汗液水分在吸附中起主导作用;随着水分的干涸,手印中的脂类成分成为粉末吸附的主导;当手印遗留时间过长时,手印完全干燥,吸附力很弱,就无法用粉末来显现。因此,粉末显现法主要针对新鲜手印或几天以内的遗留手印。

(2)常用粉末的特性及适用范围:当前公安机关勘查现场时的常用粉末包括以下几种:

1)铝粉:俗称"银粉",是一种银灰色的轻金属粉末,由纯铝雾化后粉碎抛光而成,其颗粒度在800目以上,呈片状或颗粒状,易飞扬,附着力强,黏性大。为防止铝粉对人体呼吸道的刺激,使用时一定要控制撒粉量。另外,对于受潮物面,要进行干燥处理后才能进行显现。铝粉显现法适于搪瓷、陶瓷、玻璃、油漆面、电镀面等光滑物面上的手印。

2)青铜粉:俗称"金粉",是一种金黄色合金粉末,由铜、锌、锡、锑等金属混合而成,颗粒度在800目以上,附着力很强。金粉的性能和适用物体与铝粉相仿,区别在于其与物面颜色反差的不同。

3)磁性粉末:是一种混合型粉末,其本身并不具有磁性。磁性粉末由能被磁铁吸引的金属粉末(棕黑色铁粉、土黄色钴粉、灰白色镍粉等)作为载体,起显色作用的粉末(铝粉、青铜粉、静电复印粉以及广告颜料等)作为配粉配制而成,颗粒度在300~800之间。目前市场上的磁性粉末有多种类型,包括普通磁性粉、静电磁性粉等,可选用不同的磁性粉末,以适应各种颜色物体上手印的显现。

4)荧光粉末:包括蒽粉、硫化锌、曙红、邻氨基苯甲酸以及各种进口和国产荧光粉末等,其与手印物质作用后,在特定波长的光源激发下能发出荧光,从而显现手印纹线。荧光粉末适用于背景较为复杂客体的表面手印显现。

(3)粉末显现的操作方法:

1)撒粉刷显法:用软毛刷(最好是灰鼠毛制成)蘸取少许粉末,轻弹刷柄,使粉末徐徐落到疑有手印的承受体表面,待均匀铺上一层后,将毛刷上多余粉末弹掉(如有条件,最好换一把干净的毛刷),再用毛刷的刷尖轻轻扫动附有粉末的客体表面。当扫出手印轮廓后,使用毛刷顺纹线的流向扫动并刷掉多余粉末,直至手印纹线清晰为止,此方法适合水平物面上手印的显现。

2)直接刷显法:用毛刷蘸取适量的粉末,直接在疑有手印的承痕客体上刷扫,当刷出手印轮廓时,顺纹线流向来回轻轻刷扫,并扫去多余粉末。刷显水平面上的手印,粉末蘸取量要少;刷显垂直面上的手印,粉末蘸取量可适当增多。

3)喷粉刷显法:将粉末装在专用的喷粉瓶内,喷嘴距可疑手印10厘米左右,用手挤压皮球,粉末随着气流喷撒于物体表面。当物面被均匀地喷上一层粉末时,可用干净的软毛刷刷动粉末显出手印,或用不装粉末的空喷粉瓶喷出干净气体,吹掉物面上的多余粉末而显出手印。

4)撒粉抖显法:用毛刷蘸满粉末弹落于物体表面,或将适量粉末直接倒在物面上,然后双手拿起物体上下左右抖动,让粉末滑过留有手印的部位。当显出手印后,将多余粉末回收,再轻轻弹击物体的背面或侧面,弹掉浮在手印纹线之间多余的粉末即可显现手印。

5)磁性刷法:该方法为磁性粉末刷显专用,操作时,用磁性刷或磁性笔吸住磁性粉末,使其头部形成磁力线粉刷,并在承受客体表面轻轻刷动,遗留手印的部位即可将粉末吸附而显出手印纹线。手印清晰显出后,可将剩余粉末收回。

(4)粉末显现的注意事项:首先,注意承痕体的性状。承痕体表面潮湿时,则须通过烘、晒、晾等方法将物面干燥后方可用粉末显现。其次,显现过程中要保证显现器材(毛刷、粉末)干燥,如已受潮,应烘干后再用。再者,显现操作要得当。使用粉末显现时,一定要控制好粉末量,宜少不宜多,不够时再添加。当使用软毛刷的刷头或磁性刷的粉刷部位在物面上扫动刷显时,用力要轻,保证不破坏手印纹线。

2."502"黏合剂显现法 "502"黏合剂即常见的502胶,是一种瞬间黏合剂。常温下,502胶容易挥发,其主要成分 α- 氰基丙烯酸乙酯单体很容易在手印纹线中的 OH^-、氨基酸负离子的引发下产生阴离子聚合,生成白色聚合物,从而熏显出手印。该方法适用于各种非渗透性客体上汗潜手印的显现,如金属、皮革、瓷器、塑料制品等,甚至对人体皮肤上的手印都有一定的显现效果,广泛应用于公安实践工作中。

"502"黏合剂显现的操作方法:

(1)自然熏显法:将待显客体悬挂于熏显箱内,往箱底的铝箔盒内滴数滴"502"胶,密闭容器 1 小时左右后补滴 5~10 滴,经过几小时甚至几天时间,"502"胶自然挥发,物体上显出白色纹线的手印。该方法可多次进行,直到显现清楚为止。

(2)强碱催化法:熏显前,将脱脂棉放在 30% 左右的 KOH(或 NaOH)水溶液中浸泡,取出并挤掉多余溶液(注意要戴上胶皮手套)后撕片、晾干以备用;显现时,将强碱棉放置于客体待显部位的下方,在棉片上分散滴上几十滴"502"胶并封罩,几秒钟后"502"蒸气便会产生,从而将手印显出。该方法利用 502 胶在强碱(NaOH、KOH)的催化下迅速聚合释放热量特点,能够加速 502 胶的挥发,从而在短时间内熏显出手印。

(3)滤纸贴附熏显法:显现时,将"502"胶液均匀地涂到定性滤纸上,阴干至手触摸无粘贴现象时,将其覆盖于疑有手印的部位上,数分钟后揭下即可显现;若显现效果欠佳,可继续贴显。该方法具有快速、简捷的特点。

(4)加热熏显法:熏显时,将检材置于熏显箱内,将"502"胶倒入电加热蒸发器内,接通电源,蒸发器内"502"胶受热气化,产生大量白色烟雾,数分钟后即可显现手印。

(5)加温加湿熏显法:该方法类似于加热熏显法,区别在于容器底部增加了一个加水的器皿,用于增加容器湿度,从而加强手印熏显效果。在"502"胶显现过程中,温度与湿度对显现效果起着重要作用,温度越高,显现速度就越快;湿度为 60%~80% 时,显现效果最好。"502"主要是与汗液中的水分发生聚合反应,所以湿度是显现的条件之一,当检材比较干燥、手印遗留时间较长或环境湿度较低时,可在容器内加水加湿从而提高显现效果。

目前已研制出具有加温、加湿、循环及熏显一体化程序自动控制的"502"胶全自动指纹熏显柜,显著提高了现场手印的显出率和清晰度。

(6)真空熏显法:将待显客体与"502"胶放置于一个能够承受真空的密闭容器内,使容器与真空泵相连,抽出大部分空气,在室温、负压的状态下,由于容器内气体很少,从而"502"黏合剂分子能够较快、较均匀地挥发到被熏显客体的表面。采用该技术熏显出的手印通常非常薄,需要再进行染色处理,但优点是不会在小型沟部位黏附。同时,真空熏显法通常不需要考虑被熏显客体的放置位置,在真空度较高的条件下,"502"胶对密闭不严的客体内侧等部位都具有一定的熏显效果。

当在白色塑料、白色瓷器等客体上使用"502"黏合剂熏显手印时,往往反差小,不易观察和拍照。这时,可采用粉末刷显、荧光试剂染色等方式进行进一步处理,以增大反差。

3. 硝酸银显现法 硝酸银显现法是利用硝酸银与汗液中的氯离子(来源于氯化钠、氯化钾等无机物)发生反应形成氯化银沉淀,然后氯化银在光线作用下分解产生单质银离子,单质的银离子被空气中的氧气氧化,生成棕褐色的氧化银,从而将手印显现出来的方法,其化学反应式如下:

$$NaCl + AgNO_3 \longrightarrow AgCl + NaNO_3$$
$$2AgCl \longrightarrow 2Ag + Cl_2$$
$$2Ag + O_2 \longrightarrow Ag_2O$$

硝酸银法适用于吸水性较好的浅色纸张、较新的本色木、单色彩纸上汗潜手印的显现,对于彩色纸张、粗糙纸、票券及竹制品上的手印亦能显出,但效果较差。

(1)硝酸银显现法的配方及操作:

配方1:硝酸银水溶液:1~5g 硝酸银;95~99mL 蒸馏水。

配方2:硝酸银乙醇溶液:1~3g 硝酸银;97~99mL 无水乙醇。

操作方法:用脱脂棉或毛笔蘸取溶液轻轻涂在物体表面,或将物体浸入溶液中,待溶液涂(浸)满整个物面时,即取出放置阴干,再置于阳光下曝晒至手印显出,并立即拍照固定,然后放入黑袋中或阴暗处保存,以免继续显现而过度。

(2)硝酸银显现的注意事项:硝酸银具有较强的腐蚀性和毒性,遇光容易分解变性,应将硝酸银溶液放置在棕色玻璃瓶内暗处保存。在显现操作中,涂显、浸显或晾干等过程均应在暗处进行,曝光时间必须适中。

4. 茚三酮显现法 茚三酮又名苯并戊三酮、水合茚三酮、宁西特林等,是一种白色结晶粉末,可溶于水以及丙酮、乙醚等有机溶剂,能与手印中的氨基酸发生反应,生成蓝紫色化合物,适用于各种浅色纸张、票证以及本色木等渗透性客体上新鲜及陈旧手印的显现,并对人体体液(唾液、精液、尿液)手印有着不错的显现效果。

(1)茚三酮溶液的配方及操作方法:

配方:茚三酮 1~5g;丙酮(或乙醇或乙醚)100ml。

操作方法:用脱脂棉或软毛笔蘸取茚三酮溶液涂于客体表面(涂显),或将客体浸入溶液(浸显),也可用喷雾器将溶液均匀地喷到客体表面(喷显)后,将手印客体置于室内常温(18~25℃)下数小时后即可显现手印,也可通过加热的方式促进手印的显现,例如将其置于 80~100℃温箱 30 分钟,或在100W 灯光下烤 30 分钟,或使用电熨斗熨烫(客体表面需垫上一两层纸,避免直接接触)。如果条件允许,可使用茚三酮蒸显柜加温加湿进行显现。

(2)茚三酮显现注意事项:油质、塑料、油漆、颜料等物面上的手印不能用茚三酮丙酮溶液显现,因为丙酮会溶解这些物质。此外,茚三酮溶剂往往易燃,配制及操作中禁用明火;丙酮等有机溶剂对人体有害,操作时须戴口罩或注意通风;如果待显纸张上有字迹、油墨图案,为防止扩散,必要的话可换用茚三酮庚烷溶液或茚三酮石油醚溶液。

5. DFO 显现法 DFO 是一种淡黄色结晶粉末,与有机试剂混合成显现液后能与手印物质中氨基酸反应,生成淡红色化合物,并在蓝绿光的照射下产生强烈荧光,适用于纸张等渗透性客体上的汗液、血潜手印显现,灵敏度及显现效果均优于茚三酮溶液。

(1)DFO 显现液配方及操作方法:

配方 1:将 1g DFO 溶入 200ml 甲醇、200ml 乙酸乙酯和 40ml 冰醋酸中,至完全溶解,再加入1560ml 三氯三氟乙烷(氟里昂)配制成 DFO 溶液。

配方 2:将 0.4g DFO 溶入 40ml 甲醇、20ml 冰乙酸中,溶解后,再加入 940ml 氟里昂(或石油醚),配制成 DFO 溶液。

操作方法:将疑有手印的客体浸入 DFO 溶液中约 10 秒钟,取出后风干约 1~2 分钟后,再将其放入烘箱中,在 80~100℃温度下加热 15~20 分钟(不需要加湿)。经上述处理之后,使用氩离子激光器或多波段光源的蓝绿光照射,并使用截止波长为 550nm 的滤光镜进行观察,即可看到清晰的橙红色荧光手印。

(2)DFO 显现注意事项:DFO 溶液配制要求较高,配制时必须保证玻璃器皿干净干燥,并严格按步骤进行配制,只能进行水浴加热,不可在电炉上加热,操作步骤不可混乱。DFO 溶液配好后,应当低温暗处保存,不可久放,否则严重影响显现效果;条件允许的情况下,最好现用现配。DFO 显现后的手印,可通过茚三酮显现法进行进一步的处理,反过来不可。

6. 四甲基联苯胺(TMB)显现法 血潜手印即现场潜在的血手印,在各类现场中出现率也较高,尤其是命案现场。当血痕颜色清晰明显时,血手印无需处理;当手印颜色较淡难以观察呈潜血状态时,需要经过显现处理,常用的方法有四甲基联苯胺(TMB)显现法、氨基黑 10B 显现法、鲁米诺显现法、孔雀绿法、甲紫法等。实践中,使用较多的是四甲基联苯胺(TMB)显现法。

(1)显现原理及适用范围:新鲜血液中存在过氧化物酶,能使过氧化氢释放出初生态氧,将无色四甲基联苯胺氧化成四甲基联苯胺蓝,使血潜手印呈蓝绿色显现;陈旧血液中的过氧化物酶失去活性,但血红蛋白分子内卟啉环中的铁离子起触媒作用,也可使过氧化氢释放出初生态氧,从而氧化四甲基联苯胺而显现手印。该方法是现场血潜手印显现的最主要方法,适用于显现纸张、本色木、胶板等渗透性客体上的血潜手印。

(2)显现液配方及操作方法:配制四甲基联苯胺溶液时,将1g四甲基联苯胺溶于100ml无水乙醇作为甲液,用3%过氧化氢溶液制作乙液,使用前,将甲液乙液按5:1进行混合。进行显现操作时,首先用无水乙醇固定待显客体,防止显现时血手印扩散;然后滴加显现液或用棉球蘸取显现液轻涂客体表面,直至显出手印。

(3)注意事项:四甲基联苯胺具有毒性,应在通风环境进行显现操作;另外,四甲基联苯胺溶液具有容易扩散的性质,不适于显现光滑非渗透性客体表面的血潜手印。此外,由于四甲基联苯胺对人血、动物血以及一些果汁、乳汁、碘盐等均有显色反映,显色分析时应予以考虑。

(三)手印显现的原则及要求

手印显现的总原则是从无损到有损,先物理方法后化学方法,保证前期的处理不影响后续的显现操作。对于现场潜在手印,应首先通过多种波段的光源进行寻找和显现,及时拍照固定。用物理方法进行操作时,显现出的手印拍照固定后再通过胶带粘取等方法进行提取。对于无法利用物理方法进行显现的手印(如多种渗透性客体上的手印)以及物理显现之后能够消退的手印(如碘熏法显现的手印),应使用化学方法进行显现,观察拍照并予以提取。在处理血潜手印、精液手印时,应当使用不对人体血型或DNA检验产生干扰的试剂,或在处理手印前提取部分血迹或精斑备检。对于拿不准如何显现的检材,应先作预试验,确定最佳显现方法后再进行操作。

三、现场手印的记录和提取

(一)现场手印的记录

记录现场手印的方法有照相、文字记载、绘示意图、录像等四种形式,它们各有特点,互为补充,形成一个完整的体系。

1.现场手印记录的内容

(1)现场手印遗留的具体位置。

(2)现场手印遗留的方向。

(3)现场不同手印之间的相互关系,包括同一区域的几个手印之间排列、高低、方向、角度以及距离等关系。

(4)形成的手印物质和手印的种类。

(5)遗留手印客体的材质、种类及其表面光滑程度。

(6)遗留手印客体与周围物体或孔洞的关系。

(7)手印的显现方法、显现效果以及提取方式。

2.现场手印记录的作用

(1)现场手印的记录是整个现场勘查笔录的一部分,可以列入案件卷宗起证据作用。

(2)记录现场手印,可在离开现场情况下进一步分析手印与犯罪活动的关系,便于在手印变化因素的分析中提供依据。

(3)详细记录现场手印,可方便与未到过现场的人共同分析和研究手印。

(4)记录现场手印,可在案件现场复原时提供客观依据。

(二)现场手印的提取

1.照相法　照相法提取现场手印,能够真实地反映手印的原始状态而不构成任何破坏,是固定现场手印的首选方法,对手印进行其他方法的提取之前,都要先行拍照。对手印进行拍照提取时,应加放比例尺,保证手印不变形,保证能够清晰完整的反映手印纹线形态。

2.实物提取法　对体积较小、重量较轻或者便于拆卸的小型遗留手印物体,如果在现场上没有更妥当的处理方式,在征得事主同意后,可进行实物提取。提取之前,应先对客体进行拍照;提取之后,可将其拿到实验室进行进一步的显现操作。

3. 透明胶纸提取法 胶纸提取的对象,一是粉末显现的手印,二是烟熏显现的手印,三是较清晰的薄层灰尘手印。根据手印的大小,选择适当长度和宽度的手印胶纸。提取时,将胶纸黏面的一端固定在手印一侧,用手指将胶纸向另一侧推压,尽量不出现气泡和褶皱;待胶纸完全贴在手印表面后,用手指将胶纸正面按匀按牢,然后匀速揭下,即可将手印提取在胶纸上。观察胶纸上提取的手印,应当选择反差较大的衬纸。

4. 制模提取法 制模法适用立体手印的提取。操作时,在手印外围做好 1cm 高的围墙,将石膏粉撒在适量水中调成稀糊状后沿边缘导入围墙中,静置一小时后揭开模型,用水轻冲表面即可。

第四节 现场手印的分析判断

对现场手印进行分析,明确手印是否作案人所留,弄清手印遗留部位并推测作案人特点,可以缩小侦查范围,为检验提供线索。现场手印分析内容如下:

一、分析现场手印是否作案人所留

犯罪现场发现的手印,可能是作案者所留,也可能是事主及其他无关人员所留,需通过认真的调查和分析,找出作案者的手印,具体内容如下:

(一)分析留有手印客体的有关情况

仔细调查和分析现场有关物体的一些情况,如现场留有手印的物体与作案活动过程是否有关,物体所在的位置是否作案时必须经过的地方、停留之处或被破坏的目标,以及留有手印的物体的来源、使用和保管情况。

(二)分析手印自身的遗留情况

1. 观察现场手印在承痕客体上的位置和方向 通过观察和确定现场手印的位置和方向,同时结合其他痕迹进行综合分析,能科学地推测留痕人当时所处的位置和姿势,进而分析这种位置和姿势与正常动作的区别,从而确定现场手印是否作案人所留。

2. 观察和分析手印形成的物质 手印的形成物质,往往与作案人留痕前接触的物品有着必然的联系。观察并确定手印形成物质,分析其是否为作案活动所必然接触的,对判断手印是否为作案人所留有很大帮助。在研究手印物质成分时,除了肉眼观察,必要时可借助现代分析仪器进行定性定量分析,从而准确确定其成分。

3. 观察现场手印的新鲜程度 判断手印遗留时间,从而判定现场发现的手印是否是在作案人作案期间内所留。目前尚无测量仪器或化学分析方法用来准确测定手印遗留的具体时间,可结合现场具体环境,对手印纹线清晰度、连贯程度、吸附能力等方面进行综合分析判断。

4. 观察形成手印的作用力情况 现场统计表明,作案人作案时由于心理紧张,作用力较平时大,动作幅度也较大,现场遗留手印往往具有颜色变深、纹线变粗、犁沟变窄等情况;如果作案人用力过大,会因手部拧动而致使手印纹线模糊变形等现象。

(三)不同案件现场手印相互比对,确定是否作案人所留

实际工作中,常常碰到一些惯犯、流窜犯在一地或几地连续作案未被抓获。在这些案件现场的勘查中可发现,这些案件的作案目标、作案手段往往具有相似性。为了查明几起案件是否为同一人或同一伙人所为,可将几起现场的手印进行互相比对,分析是否为同一人或相同几个人遗留,从而获得揭露犯罪的可靠证据。

(四)通过甄别,排除事主等无关人员手印

在经过上述分析判断之后,如果仍无把握确定手印是否犯罪分子所留,可捺印事主和其他可能接

触现场的无关人员的手印样本,与现场发现的手印比较甄别,进行有效排除。

二、分析判断现场手印的遗留部位

分析手印是何部位所留,是现场手印勘查和检验工作的重要任务之一。准确判断现场手印为何手、何指、何部位所留,可缩小样本收取范围,明确比对重点,减少指纹识别工作量,提高鉴定效率。

(一)区分手指和手掌印

1. 观察手印的遗留情况 根据手印遗留情况,分析手印形成的动作,从而区分指印或掌印。通常推、扶、握、抱等动作留下掌印的可能性大,拿取、挟持等动作留下指印的可能性大。

2. 观察手印的面积、形状 根据手指、手掌的外形结构及痕迹反映特点,如果留痕迹部位相对完整,可适用此法。

3. 观察乳突线的粗细、弯曲度和流程长短 通常手指乳突纹线较细、较短、间隔小、纹线弯曲度较大;手掌乳突纹线相对较粗、较长、间隔大、纹线弯曲度小。

4. 观察乳突花纹的形态表现 指头乳突纹线绝大多数能构成弓、箕、斗型花纹,其纹型结构和三角数量、位置等都较规范而稳定;指节花纹类型简单,识别容易;手掌乳突纹线如果形成弓、箕、斗型花纹,其往往面积较大、纹线粗、间隔宽、系统结构不规范,而且三角的数量、位置及形态表现变化较多。

5. 观察屈肌褶纹和小皱纹的形态 手指屈肌褶纹一般较细较短,表面平坦,分枝少,略呈弧形或倾斜形;手掌屈肌褶纹相对较粗较长,表面粗糙,分枝多,呈弧形线或斜形线。手指第一指节皱纹一般呈横向分布;第二、第三指节皱纹纵向分布较多。手掌上部皱纹分布较杂乱;内侧部皱纹多呈网格状;外侧部皱纹多靠近外边缘,呈短小、横向、平行分布。

6. 观察细节特征的形态 手掌上的短线、分歧、结合、间断点、弯曲线等特征相对多于手指。

(二)区分左右手印痕

1. 根据手印的现场格局进行分析判断 具有自身状态的承痕体与周围其他客体构成了一个特定的现场格局,作案人与承痕体接触时,受这种格局的制约,在常规动作习惯的影响下,必定以一定的姿势和协调动作与其接触,从而留下左手或右手的痕迹。对此,可通过分析手印的现场格局,推断合理的作案动作对左右手印痕进行合理判断。

2. 根据现场手印的排列情况进行判断 现场手印的排列情况包括手指本身排列的次序关系、高低关系和对应关系,通过这三种关系进行分析时,应当互为补充、综合利用。

(1)次序关系:除残疾手指外,正常人的五个手指均有"拇、示、中、环、小"的次序关系。当现场上出现一次动作形成的多个指纹时(如示、中、环、小四指印或中、环、小三指印),只要能确定其中一个或几个指别,即可判断是左手还是右手所留。

(2)高低(长短)关系:利用高低关系分析指位时,主要是示中环小四指的高低关系。其中中指最长,小指最短,食指和环指的相对长短略有变化,多数人环指比食指长,少部分人的食指长于环指或等长。可据此对四指指位进行大致分析,从而确定左手还是右手所留。由于手指屈伸幅度大,动作灵活,在拿握不同类型物体时,留下指印的高低位置可能会有变化,不可机械套用正常的高低关系进行分析判断,应结合其他方式进行综合评断。

(3)对应关系:对应关系指的是拇指与其余四指相对握物的关系。在握拳、抓取物体时,拇指总与其余四指处于相对位置,从而获得握力。可通过观察遗留四指手印的客体背面的拇指印形态,从而分辨是左手或右手所留。

3. 根据手指及手掌面肤纹的倾斜流向及细节特征的分布情况进行判断

(1)根据指头乳突花纹的倾斜流向进行判断:对于弓型纹,左倾弧和右倾帐多为左手所留;右倾弧和左倾帐多为右手所留。对于箕型纹,左流箕多为左手所留,右流箕多为右手所留。对于斗型纹,右倾环、左流囊以及左旋的螺形斗、线形斗、双箕斗、曲形斗多为左手所留;左倾环、右流囊以及右旋的螺形斗、线形斗、双箕斗,曲形斗多为右手所留。

(2)根据指头乳突纹线细节特征的分布情况进行判断:在弧形纹中,"终点""结合"特征出现较多的多为左手印;"起点""分歧"特征较多的多为右手印。在箕形纹及多数斗形纹中,"起点""分歧"特征较多的多为左手印;"终点""结合"特征出现较多的多为右手印。

此外,拇指和食指指尖部位纹线较为偏斜,拇指更为突出。现场手印中,指尖左侧偏斜,纹线从右上方流至左下的为左手所留;指尖右侧偏斜,纹线从左上方流至右下的为右手所留。

(3)根据指节乳突纹线的倾斜流向判断:拇指指节纹线90%以上是倾斜型的,其倾斜流向,从左上至右下的多为左手拇指所留,从右上至左下的多为右手拇指所留。示指第二指节多为平弧型和混合型,难以根据倾斜流向区别左右手;第三指节纹线多属倾斜型,从左上向右下倾斜的多为左手印,反之多为右手印。环指第二指节的纹线90%是平弧型和混合型,难以根据倾斜流向区分左右手;第三指节纹线多为倾斜型,其倾斜流向与拇指相反,从右上至左下者多为左手印,反之多为右手印,判断准确度较高。小指第二、三指节纹线均多为倾斜型,倾斜流向亦与拇指相反,从右上至左下者多为左手印,反之多为右手印,准确度达90%左右。

(4)根据手掌面屈肌褶纹的流向和分布规律判断:手掌第一屈肌褶纹从手掌外侧边沿流向食指根部,在外侧边沿有许多"人"或"八"字形小枝分叉,分叉的展开口朝向掌外侧,在印痕中,确定上下方位后,分叉的展开口朝左的为左手所留,反之为右手所留。手掌第二、三屈肌褶纹都起自拇、示指间,前者流向掌外侧,后者流向腕部,形成展开角,在印痕中,确定上、下方位后,展开角朝左为左手所留,反之为右手所留。另外,手掌第三屈肌褶纹末端常与腕部三角构成一定的位置关系,可据此区分左右手,三角位于第三屈肌褶纹末端左侧的为左手遗留,反之为右手遗留。

(5)根据手掌面外侧部的流向和分布规律判断:手掌外侧部乳突纹线来自食指根两侧,较细密;经由掌心后,纹线开始变粗,并迅速增加扩散,倾斜向下流向外侧边沿。在印痕中,如果纹线从左上方朝右下方扩散,且左上纹线细密,右下纹线粗疏,则为右手所留,反之为左手所留。手掌外侧部印痕常反映出整齐的边沿,其乳突纹线呈整齐的断头,在印痕中判明上下方位后,如果边沿整齐,断头在左侧,则为左手所留,反之为右手所留。

手掌外侧部多见箕型纹,弓型纹和斗型纹少见,箕形纹的箕头多倾斜朝向掌外侧边缘。在印痕中,箕头朝向右下方则为右手所留;反之为左手所留。极少数出现箕头向内的横箕,这种箕的箕口多为水平开口于外侧边沿。印痕中,确定了上下方位后,箕口在左侧箕头横向右侧的为左手所留,反之为右手所留。

手掌外侧部常出现短而粗的横行皱纹,且多分布在边缘,排列规则。在印痕中,确定了上下方位后,这些皱纹分布于印痕右侧则为右手所留,反之为左手所留。

(6)根据手掌面内侧部流向和分布规律判断:手掌内侧部多由凸向掌心的大弧线组成,在印痕中,确定了上、下方位后,如果大弧形线凸面朝左方则为左手所留,反之为右手所留。

手掌内侧部随时会构成箕型纹,一般情况下,箕型纹箕头多朝向指根,箕身多凸向掌心,很少有相反情况(倒纵箕)。如果出现箕头位于上侧,箕身凸向左方,则多为左手所留,反之多为右手所留。

手掌内侧部斗形纹,其三角往往在靠内侧纵向分布,在印痕中,确定了上下方位后,如果花纹中心在上下两个三角的左侧则多为左手所留;反之多为右手所留。

手掌内侧部有交织成网格状的皱纹,又有来自于拇示指间流向手腕部的第三屈肌褶纹,网格状皱纹和第三屈肌褶纹构成一内一外的位置关系。在印痕中,确定上下方位后,如果第三屈肌褶纹位于网格状皱纹的左侧则为左手所留,反之为右手所留。

(7)根据手掌面上部的流向和分布规律判断:示、中、环、小四指根部均有一组凸向掌心的弧形线,分别与来自两侧指间的纹线构成倒三角花纹结构,经掌心流向外侧部,部分流向小指根部或下侧。印痕中,纹线向左流者多为左手所留;反之多为右手所留。小指根位置较低,其根部的弧形线具有明显的倾斜流向。印痕中,纹线从右上往左下流者为左手所留;反之为右手所留。

（三）区分各个手指印痕

在判断出左手或右手印痕之后，须进一步判断是哪一个手指所留，从而进一步缩小排查范围。

1. 根据各手指的现场出现率及指印在物体上的分布判断　作案人在现场常遇到不同物体，会根据习惯性动作进行拿取和破坏，各手指留痕机会有所不同，据统计，拇指出现率最高，中指次之，示指第三，环指第四，小指最低，可根据具体情况进行具体分析判断。

2. 根据各指头印的面积、形态进行判断　人手上五个指头的大小、外形和花纹结构上存在不同程度差别，在印痕上也有着不同的反映，可据此作为分析指别的根据。

拇指：正面留痕时，面积较大，呈上窄下圆中间宽的结构，其宽度均超过其余四指；花纹面积较大，中心花纹居中，重心较低，纹线相对较粗，在指尖区有一组向小指侧的偏斜的纹线。侧面留痕时，痕迹呈一边斜直一边圆弧的形状，花纹中心反映不完整。

示指：留痕面积居中，花纹面积比拇指偏小，印痕为上尖下长圆状，纹线较拇指稍细。示指花纹多朝内上方偏缺，花纹中心偏向内侧。

中指：留痕面积居中，稍长于示指和环指，外形呈长柱形。中指花纹略向内上方偏缺，花纹中心多居中或偏向内侧。

环指：留痕面积居中，多呈上宽下窄的大头长圆形，花纹中心位置偏高。

小指：留痕面积在五指中最小，呈上尖下长圆状，头部多弯向内侧，纹线细密。现场中，小指多与其他指印同时出现，很少单独留痕。

三、分析手印留痕者的人身特点

现场遗留的嫌疑手印，间接反映了作案人的人身特点。抓住现场手印反映的信息，可分析留痕人的身高、年龄、体态等特点。

（一）分析身高

1. 观察现场手印的遗留位置　现场手印的遗留位置往往能反映作案人的具体动作和姿势，有些情况下可据此推断留痕人大致身高。

2. 测量手印各部位的长宽，用数学公式计算身高　手指、手掌各部位的长宽尺寸与人体身高之间存在一定的协调搭配关系，以下是利用平均比例系数推算法计算身高的公式（手印测量单位：cm）。

左右手印全长的平均系数为9.8，计算公式为：手印全长×9.8＝身高。

左右手示指印长的平均系数为24，计算公式为：示指印长×24＝身高。

左右手中指印长的平均系数为21，计算公式为：中指印长×21＝身高。

左右手示、中指根至指头花纹中心长，它们的平均系数为食指28，中指24.5。计算公式为：示指根至花纹中心长×28＝身高；中指根至花纹中心长×24.5＝身高。

手掌印宽的平均系数，左掌印为23.5，右掌印为22.7，计算公式为：左掌印宽×23.5＝身高，右掌印宽×22.7＝身高。

手掌印外侧部长的平均系数为27.7，计算公式为：左右手掌印长×27.7＝身高。

以上系数由统计得出，因样本有限，不同地区人种的差别没有考虑在内，因而存在误差，推算中仅以此作为参考依据。

（二）分析年龄

根据现场手印推算年龄，尚无准确公式，但不同年龄阶段的手印却有着自身的特点。以下是手印工作者多年的实践经验总结的规律。

1. 青少年阶段（25岁以前）　手指、手掌印痕面积较小，指头印由细长形逐渐变为长圆形；纹线较粗，边缘光滑，间隔较窄，花纹清晰、饱满；很少或没有皱纹，细点线较少，屈肌褶纹浅而光滑，脱皮较少。

2. 青壮年阶段（26～40岁）　手指、手掌印饱满，面积大，各部位比例均匀，指头形状呈短柱形；纹线宽度与小型沟间隔基本相等,纹线边缘清晰;皱纹和细点线开始增多,屈肌褶纹加深变长,脱皮开始增加。

3.中年阶段(40~50岁)　手指、手掌印外形宽圆,面积较大;纹线开始萎缩变细,间隔变宽;皱纹和细点线增多,屈肌褶纹边缘开始变粗糙,分叉增多,脱皮增多。

4.老年阶段(50岁以上)　手指、手掌外形开始干瘪,印痕面积较小;纹线更细,间隔更宽;皱纹、细点线、屈肌褶纹分枝及脱皮均较多。

(三)分析体型

一般情况下,将体重在标准体重10%范围内的体型称为中等体型(标准体重 = 身高(cm) - 105),超过或不足标准体重10%的称为胖体型或瘦体型。不同体型的人,其手印反映是不同的。

1.胖体型　手指、手掌印多宽大、饱满;手指印呈圆柱形,指节反映完整;手指、手掌的两侧边缘多呈圆弧形向外膨胀,掌心和指部根位置较低,留痕完整;指纹、掌纹圆滑、丰满,纹线间隔较宽,皱纹较少。

2.瘦体型　手指、手掌印痕瘦小、细长;指尖较尖,手指呈长条形;指节两侧边缘略呈弧形向里凹进,关节突出,似"竹节形";手掌上边缘呈不规则波浪形,内边、外边及内斜边均呈向里凹进的弧形线或波浪线,掌心和指根部相对较高,印痕中常呈空白;手指、手掌花纹多细长,皱纹较多。

3.中等体型　痕迹反映介于胖体型和瘦体型之间。

第五节　现场手印的鉴定

手印鉴定是手印检验的核心工作,其主要任务是解决同一认定问题,检验对象为现场手印以及嫌疑人样本手印。样本手印主要是捺印样本、自然样本和实验样本。

一、预备检验

为了顺利地进行检验,手印鉴定人员在检验之前,首先要了解案件基本情况,特别是和现场手印有关情况,包括遗留手印客体的种类、性状、手印自身情况、手印的发现、显现和提取的方法等;此外,还应了解样本手印的来源、质量和收集方法等。再者,鉴定人员要问清楚送检的目的和要求,对于复核鉴定的手印,还须了解原检验的方法、过程以及原结论,做好受理登记工作。

最后,要做好相关的实验设备准备。检验中常用的器材包括照明灯、放大镜、显微镜、比对仪、分规、测量工具等。

二、分别检验

分别检验的目的是分别找出现场手印和嫌疑手印样本上的特征,从而为比对检验工作打好基础。

分别检验的顺序是先检验现场手印,后检验样本手印;先检验一般特征,后检验细节特征,防止因本末倒置或先入为主导致错误结论。

(一)检验现场手印

1.确定现场手印的遗留方位,分清手印纹线的上下左右位置。

2.确定现场手印的痕迹种类,确定手印是立体的还是平面的;是加层手印还是减层手印,并准确区分乳突纹线和小型沟痕迹。

3.查明手印有无重叠变形,根据其重叠变形的特点进行特征的寻找比对,并对由此产生的差异进行正确解释。

4.确定现场手印的种类特征　现场手印的种类特征主要包括乳突花纹类型特征以及褶皱纹总体特征等,主要根据前述内容并结合三角形态对手印进行花纹类型分类。

5.确定现场手印的细节特征　手印纹线细密,在发现和确定细节特征时,一般利用放大镜、立体显微镜或比对投影仪将手印进行放大观察。发现和确定细节特征,按照由点到面、先易后难、先重点后一般以及顺线追踪的方法进行操作,从而准确寻找确定细节特征。

(二)检验样本手印

检验样本手印之前,应先了解样本手印的痕迹种类、留痕部位以及收取方式等信息,确定样本手印是否符合检验鉴定的要求。样本手印的检验,其总体程序和方法与现场手印相一致。

三、比较检验

比较检验是通过将现场手印发现的特征和样本手印上的特征进行对照,从而确定两者特征点的符合与差异。比对时,应当选用靠近花纹中心或三角、伤疤附近、稀有少见形态等部位的明显可靠的特征,首先比对种类特征是否相符,然后比对细节特征的数量、位置、相互距离、形态等是否相符合。

常用的比对方法有直接对照法和特征连线比对法,如果指纹没有变形,还可使用特征重叠法比对。

四、综合评断并做出鉴定意见

综合评断就是把比较检验中发现的差异点和符合点进行全面综合的分析,抓住特征的本质属性,从而作出科学的鉴定意见。

(一)符合点的评断

同一只手相同部位反映的特征点的符合,为本质符合,可作为认定同一的依据。不同手或不同部位反映的少数特征点的符合,是非本质符合,不能作为认定的依据。

受遗留条件、作用力大小和方向、显现提取方法等因素的影响,非同一人手的相同部位也会引起少数特征的符合。比对时应根据现场情况,通过对差异点的研究,认真分析特征变化的原因,识别非本质性的符合,准确排除。

(二)差异点的评断

不同手或不同部位反映的差异特征点,是手印本质属性,应作为否定同一的依据。除了本质差异之外,因手印形成中产生变形、手印处理不当或者手印客体本身发生变化,均有可能造成同手相同部位特征点的差异,这些均是非本质差异点,在进行评断时,应当具体分析并做出合理解释。

(三)做出鉴定意见

通过对现场手印和样本手印符合点、差异点的分析,如果确定符合点是本质的,且符合点的集合能构成该指纹的特定性,同时差异点的非本质性能得到合理解释,则可做出同一的鉴定意见;如果差异点是本质的,少数的符合点证明为某种因素造成的偶合,则做出否定的鉴定意见。

在判断符合点特征的集合能否构成特定性从而做出鉴定意见时,既要注重特征的数量,更要注重特征的质量,特征点质量较高时,对特征数量的要求可以减低。在手印检验实践中,由于手印特征质量的高低难以量化,因而世界各国只对手印特征点数量有基本要求。在符合点特征清晰可靠的情况下,英国需 16 个点符合才能认定同一,荷兰和法国需 12 个,中国通常需 8 个以上。

有些手印受遗留条件或鉴定条件的限制,在综合评断后不能作出认定或否定的意见,应实事求是地向送检部门说明具体情况或提出倾向性意见,不可主观臆断而作出不负责任的结论。

五、制作鉴定书

手印鉴定书属于痕迹鉴定书的一种,其制作过程、方法、结构和要求应参照公安部标准规范执行。

第六节 指纹自动识别系统

指纹自动识别系统(automated fingerprint identification systems)是指将传统的指纹识别技术与现代

的模式识别技术、计算机技术相结合的替代人工对指纹进行自动分类处理、存储建库、比对检索和应用管理的综合性计算机系统,简称为 AFIS。AFIS 研究的核心问题是指纹的自动识别技术,包括指纹图像处理技术、指纹特征提取技术和指纹自动匹配技术。

目前,国内外常用的指纹自动识别系统较多,经过数十年的发展,指纹自动识别技术已经日趋成熟。我国公安机关使用的指纹自动识别系统多达十几种,为了完成不同类型系统间的指纹协查和数据传送,公安部于 2003 年颁布了《指纹自动识别系统数据交换文件格式》,解决了异构系统之间的数据交换问题,经过多年的应用取得了很好的战绩。

一、指纹自动识别系统的应用历程及发展趋势

大量的指纹信息需要进行科学的管理和运用,我国指纹工作经历了手工操作、半自动化运行和自动识别三个阶段。

手工操作阶段,主要是通过人工来对指纹进行分类管理、分析判别和辨识比对,管理的指纹档案规模为数千至数万人份。但随着指纹档案量的增长,手工管理逐渐暴露出劳动强度大、工作效率低和查询比对质量不高的缺点,难以满足与日俱增的工作量的要求。

半自动化阶段,指的是先对指纹进行人工分类编码,然后输入计算机中存储,再利用计算机进行查询比对。指纹档案规模为数万至数十万人份。半自动化管理系统具有自动比对功能,相比人工比对认定的速度可以减少两个数量级以上。

自动识别阶段,与计算机技术、网络技术的飞速发展和模式识别技术的日渐成熟密不可分,指纹自动识别系统具有网络平台支持、特征自动提取、自动比对和图像增强处理功能。通过指纹特征比对筛选,查询比对速度大大提高,相比人工比对认定的速度可以减少五个数量级以上。

指纹自动识别系统建设和应用的热点主要集中在研发出能够满足跨警种和跨行业查询的具有高速度、大容量且能进行集中比对和网络化运行等特点的系统,不仅要实现异构指纹自动识别系统之间的数据传输和协同作战,而且还要能够与其他公安业务系统(如 DNA 数据库系统、足迹自动识别系统以及各类打防控系统等)对接,打造打击犯罪、防控犯罪与社会服务于一体的综合应用系统。

二、指纹自动识别系统的基本原理

识别原理一:指纹图像采集原理。目前指纹图像采集主要是通过扫描仪等设备录入图像或直接通过活体指纹采集仪采集数字化的指纹图像。公安部《指纹自动识别系统基础技术规范》对指纹图像采集的灰度级、分辨率和图像规格等标准做了相应的规定。

识别原理二:指纹特征提取原理。AFIS 使用一组特征参数来描述一副指纹图像,特征提取的过程就是抽取特征参数的过程,特征参数主要包括:纹型;中心点、副中心点的位置和方向;左右三角点的位置和方向;两点间的距离和连线角度等。不同的特征参数有不同的判定规则,主要是指通过不同的方法来认识指纹特征后,再建立一系列的数学模型来描述指纹的特征。

识别原理三:指纹特征比对原理。特征比对就是一个特征匹配的过程,把获取的指纹特征集合与实现存储的指纹特征值模板进行匹配,是一个模式识别的过程,判定的标准不是相等或不等,而是两者间的相似程度。相似程度的判定依赖于某个阈值,并与判定时比较的特征点的个数有关。匹配的过程还要处理指纹图像之间的旋转量和平移量或压力导致的伸缩拧动等指纹变形情况。最后把所有特征的匹配结果综合起来,根据事先定义的判定模式和判定标准来判断是否达到预设的阈值。阈值选取合理,特征信息越多,误判的概率就越小,匹配的精度也就越高。

三、指纹自动识别系统的结构

AFIS 是专门用于指纹识别领域的专业系统,包括硬件子系统、软件子系统、指纹应用软件子系统和指纹数据库四部分(其中软、硬件子系统统称为运行平台)。依据网络分布结构,AFIS 可分为中心

系统和远程系统。指纹自动识别系统基本构成如图 4-15 所示。

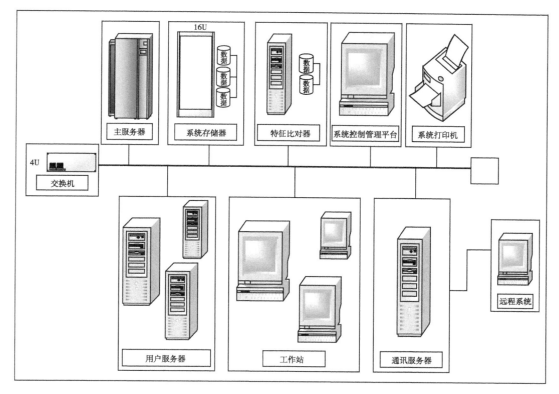

图 4-15　指纹自动识别系统基本构成

（一）运行平台（硬件子系统和软件子系统）

硬件子系统包括：主服务器、系统存储器、特征比对器、指纹工作站等逻辑设备。

1. 主服务器　AFIS 的中枢是中心系统,中心系统的中枢是主服务器,是 AFIS 最重要的设备。通常选用高级小型计算机或企业级服务器,操作系统采用 UNIX 或 LINUX 版本。

2. 系统存储器　是主服务器的高速外部存储设备,存储指纹的图像、文字、比中记录等信息。为了保证指纹数据的安全,系统存储器采用了 RAID 容错技术,还提供数据备份功能。通常选用高可靠性磁盘阵列机组,操作系统采用 UNIX 或 LINUX 版本。主服务器与系统服务器之间通常采用 1000Mbs 光缆传输设备。

3. 特征比对器　是 AFIS 的专用设备,比对存储指纹特征数据,完成各种类型的比对作业。为提高比对效率和容错能力,特征比对器被划分为若干个组比对器,各组比对器共同承担系统全部比对作业。比对服务器一般选用通用企业级服务器,操作系统可以采用 UNIX、LINUX 或 WINDOWS 版本。

4. 指纹工作站　是指纹工作人员与 AFIS 进行人机交互的设备。其主要功能是提交各类指纹事务请求,包括信息采集编辑、作业提交和对执行结果进行认证、浏览等。指纹工作站一般选用高档微型计算机,安装 WINDOWS 操作系统。指纹工作站的数量应根据 AFIS 日负荷需求配置。

5. 其他　此外,AFIS 还包括网络交换机等网络设备,以及远程通讯服务器、系统控制台和系统打印机。

（二）指纹应用软件

指纹应用软件提供人机交互界面,并完成以下主要功能:

1. 图像录入、特征自动提取和编辑,建立指纹数据库。

2. 特征自动比对。

3. 人工同一认定辅助工具。

4. 文字项录入、检索。

5. 数据管理。

6. 用户管理。

7. 指纹数据交换等。

其中,特征自动提取和自动比对是核心技术。

(三) 指纹数据库

指纹数据库是各类指纹数据的集合,包括十指指纹库、现场指纹库和比中记录库等数据库。

四、指纹自动识别系统的功能

(一) 建立指纹数据库

建立指纹数据库,是指将指纹图像、特征和相关文字资料作为电子数据存储。包括建立十指指纹库和现场指纹库。还有比中指纹数据库是在 AFIS 使用过程中衍生出的数据库。

(二) 指纹比对功能

指纹比对是 AFIS 通过特定的算法在十指特征库和现场特征库中查询同一指纹的过程。AFIS 依据待调查指纹的特征和相关文字信息在指纹库中进行检索和同一性比较,并根据特征相似程度输出候选队列,供指纹工作者最终认定。查询比对的种类有四种,如图 4-16 所示。

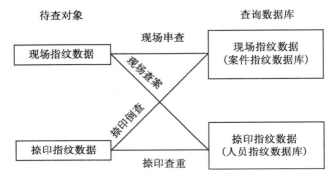

图 4-16 查询的四种类型

具体来说有以下几个方面的内容:

1. 以人找人,即前科查询或查重 是指用捺印指纹去查捺印指纹,常用于查明嫌疑人身份或前科事实,将嫌疑人捺印指纹在已建立的违法犯罪人员十指指纹信息库中查询来确定其身份或前科情况;嫌疑人指纹若与负案在逃人员指纹库比对,可直接作用于追逃,另外还常用于查证无名尸体的身源。

2. 以案找人,即正查 是指用现场提取的指纹去查违法犯罪人员十指指纹来为侦查提供线索,为审判起诉提供依据。

3. 以人找案,即倒查 是指用捺印指纹去查现场指纹,是在现场特征库中查询待调查十指指纹的同一指纹。通过指纹比对认定,可以揭露查证犯罪嫌疑人以往的犯罪事实,可深挖犯罪嫌疑人余罪以及破获积压的案件。

4. 以案找案,即串查 是指通过在现场提取的指纹来查以往的现场指纹。通过指纹比对认定可串并案,提供侦查线索,有助于案件的破获。

(三) 人工认定功能

人工认定,是指纹工作者对两枚指纹是否同一进行检验鉴定的过程。人工认定过程中,工作人员顺序选择自动比对完成后的候选队列中的指纹,并将待调查指纹图像、特征与候选人指纹图像、特征逐一进行比较,判定是否具有同一性,再根据判定结果给出认定或否定的意见。比对认定主界面如图

4-17 所示。

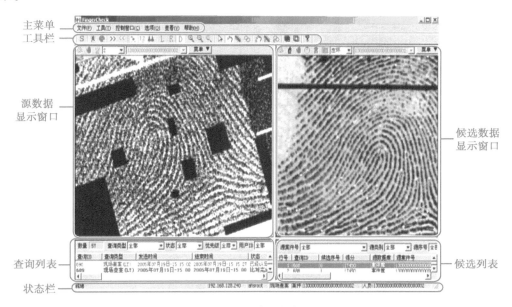

主菜单
工具栏
源数据
显示窗口
候选数据
显示窗口
查询列表
候选列表
状态栏

图 4-17　比对认定主界面

（四）文字项检索

AFIS 提供十指指纹数据库和现场指纹数据库的文字项（字段）检索功能。操作人员可以设定字段查找条件（算数的或逻辑的），检索、统计各数据库相关数据，显示、打印满足查询条件的指纹列表，浏览相应指纹图像、特征、文字、比中记录等信息。

（五）管理功能

AFIS 的指纹管理功能主要有指纹用户管理、作业管理、数据管理。用户管理包括指纹用户的建立、授权、修改和删除等；作业管理，包括指纹作业管理和计算机其他作业管理，AFIS 借助作业列表管理指纹作业；数据管理，主要指指纹数据备份与恢复，以确保指纹数据的安全。

五、指纹自动识别系统的工作流程

AFIS 工作的全过程包括：前期捺印和现场指纹数据库建立、后期通过对数据库操作实现的指纹比对查询、数据库维护、管理等。在整个工作流程中有些步骤由人工操作完成，而有些步骤则是在人工监控和管理的情况下由计算机自动完成。

（一）指纹数据库建库

分为捺印指纹和现场指纹建库两种类型。

1. 捺印指纹建库　人员的捺印指纹建库，就是把人员的指纹卡片及相关资料输入计算机，经图像处理、编辑，最后存入指纹数据库的过程，建立的数据库包括图像、特征和文字资料。捺印指纹的建库流程如图 4-18 所示。

主要步骤的功能：

（1）捺印图像输入：捺印图像可以扫描输入，也可以直接读入图像文件。除了指纹等图像，相关人员信息的图像也可同时以图像格式输入，此图像称为"附加图像"。

（2）计算机自动处理图像：自动进行的图像处理包括：提取特征和压缩图像。

提取特征：提取捺印指纹的纹型中心、细节特征点的位置和方向等特征，并对捺印质量的好坏做出判断，对每一枚捺印指纹打分。打分分值在 0 到 100 间。对捺印质量不好的指纹图像在提取特征后还需人工进行编辑、修改。

压缩图像：由于输入的捺印指纹的原始图像会占用大量的存储空间，所以系统需要对其进行压

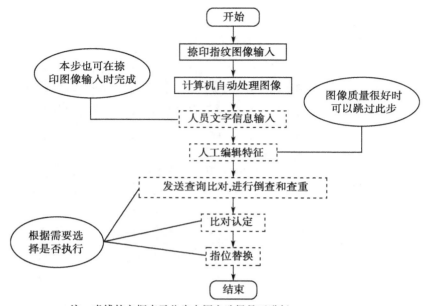

注：虚线的方框表示此步由用户选择是否进行

图 4-18 捺印指纹的建库过程

缩,整个压缩过程由系统自动完成,压缩图供以后进行观察。

(3)人员文字信息输入:在捺印扫描输入模块或文档管理模块中填写人员文字信息,对其进行记录。

(4)人工编辑特征:对于质量较差的捺印指纹图像进行人工编辑,修改有误的特征,补充漏提的特征。

(5)发送查询:在编辑完毕之后,可以发送查询,进行查重或倒查。

(6)比对认定:对人员的各种信息或案件的各种信息进行比对、查中确认,同时还可以打印鉴定书、替换指位等。

(7)指位替换:人员信息与人员信息的比对认定后,可以用质量较好的指纹替代较差的。

2. 现场指纹建库 案件的现场指纹建库,就是把案件中的现场指纹及相关资料输入计算机,经图像处理、编辑,最后存入指纹数据库的过程,建立的数据库包括图像、特征和文字资料。现场指纹的建库流程如图 4-19 所示。

主要步骤的功能:

(1)现场指纹输入:捺印图像可以扫描输入,也可以直接读入图像文件。在扫描输入时应注意调整扫描参数,以提高图像质量。

(2)案件文字信息输入:在现场指纹扫描输入模块或文档管理模块中填写案件文字信息,进行记录。

(3)人工编辑特征:由于现场指纹的质量比较差,且作用重大,所以本系统一般不采用自动提特征,而是直接进行人工编辑。对某些比较清楚的现场指纹,也可以使用编辑界面中的自动提特征功能。编辑工作与比对的查准率有很大关系。

(4)发送查询:在编辑完毕之后,可以发送查询,进行查案或串案。

(5)比对认定:对人员信息和案件信息进行比对、查中确认,同时还可以打印鉴定书、替换指位等。

(6)指位替换:比对认定后,可以用质量好的指纹替代较差的。

（二）查询比对

比对作为 AFIS 的核心功能,只有在捺印指纹建库流程的基础上才得以实现。所有提交的比对请求都是由比对器自动完成,生成的比对结果按相似度得分顺序排列。经过专家认定后,可为破案提供

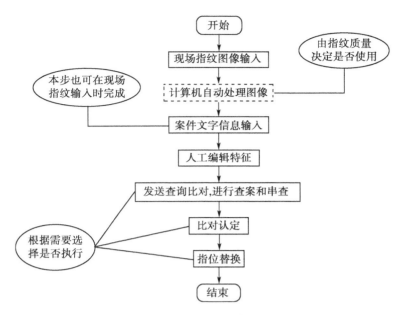

图 4-19 现场指纹的建库流程

证据。

比对查询的处理流程如下：

1. 发送查询请求。

2. 比对查询 比对查询工作由比对器完成。比对器在提交的比对任务中根据优先级,均衡的执行比对任务,不会因为某一队列任务不断而忽视其他队列。比对的结果就是产生最相近的若干候选条码号的列表。

3. 比对查询结果认定 由指纹工作者对查询结果进行认定。AFIS 提供了充足的手段,供指纹工作者切换查看候选数据,确认匹配的指纹。确认查中后,可以将比中信息记录到数据库,供统计和再次查询时使用。

（三）注意事项

1. 大量输入指纹图像时,注意监视处理器工作状态和数据服务器表空间的占用情况,以避免图像占满硬盘空间,导致系统工作不正常。

2. 切记一定不要漏查,避免漏查的方法主要有以下三种：

（1）纹形、指位、伤疤等是"硬"条件,一旦错误则 100% 会查漏,因此要慎重使用,必要时如纹型等可以多标几种。

（2）如无十足的把握宁可把中心位置和方向的估计范围定小一些,也最好不要标"准确中心"。

（3）标重要特征、重要区域要慎重,必要时可以以不同条件多查几次。

六、指纹自动识别系统应用技巧

AFIS 并非实现了完全意义上的自动化,从指纹信息的采集、验收、入库、特征点的标注到最后的比对鉴定,每一关都离不开指纹工作人员。指纹工作人员对系统的理解和指纹特征干预的质量,以及人员素质、管理水平等方面的因素都将直接影响到指纹查询比对的效果。在实际工作中,由于指纹自动识别系统有许多不同的类型,比对算法也不尽相同,但查询比对的应用方法仍存在很多共性,广大指纹工作者通过刻苦钻研,总结出了很多应用技巧。

（一）指纹输入时要保证原物大小并且方向正确

一般通过活体或者扫描方式录入指纹原件都不会改变大小,但通过摄像头、数码相机或扫描照片时,一定要确定调整参数以保持指纹原大。指纹输入时方向应该正确,大多数 AFIS 比对方法分为有中心比对及无中心比对。对于有中心比对,系统允许的方向误差范围较小,对于无中心比对则条件更为宽泛。但总体而言,输入时保持指纹原大并确定正确的方向,可以提高比对分值,加快比对速度。

(二)指纹特征编辑

指纹特征标注应和系统自动特征标注的方法保持一致,充分把握系统对指纹的分类及中心、三角、细节特征的要求。指纹工作者应在特征标注和所用系统保持高度的一致,只有如此才能达到更高效率的破案效果。对于纹型有争议或模糊难辨的指纹,不宜定性过窄,需要扩大范围;对于细节特征难以确定的,应本着宁缺毋滥的原则。

具体而言,对于细节特征的编辑确定并不是编辑的数量越多越好,并且标注时应尽可能保持连续和集中。要注意以下几个方面的要求:

1. 编辑细节特征时应遵循的一般原则

(1)宜集不宜散,是指应尽量选择一个特征相对集中的区域重点进行标注,首选区域为中心花纹部位。

(2)宜准不宜滥,是指应尽量选择稳定、准确、可靠的特征点。对于细节特征难以确定的,直接不标注。

(3)宜粗不宜细,是指对指纹的手别、指位、纹型应尽量放宽。对中心、三角应适当放宽,在无法准确判断的情况下就不要确定。

2. 细节特征的数量　一般情况下,细节特征的数量在16个左右基本就能保证不漏查并取得准确结果,实际案例中6~7个特征也能比中。

3. 细节特征的位置　不论是现场指纹还是捺印指纹都会存在或多或少的变形,这个变形是相对的:总体变形大,局部变形相对较小;动作导致的变形也是有迹可循的。所以,在编辑指纹时,通常细节特征标注应相对集中,同时对三角、箕枝等相似细节特征较多的部分要有针对地选取。

4. 细节特征编辑口诀　现场指纹特征的位置和尾线拖动的方向标注准确与否,也直接影响着查中率。实战部门的指纹工作者总结出的特征标注口诀为:

分歧结合标主线,主从不明标中间。

小点小棒和小眼,两端标注尾相连。

小桥连接两岸线,不标桥上标岸边。

小勾标注似小桥,平行标注最重要。

5. 充分标注特殊的细节特征　如小点、短棒、小桥、小勾、小眼等特殊结构性特征,因其出现率低,可提高比对准确性,但应注意其质量,过于细小易变化的尽量不选。有的系统有重要特征区域、无特征区域的定义,可起到快速筛选的作用,在使用时应慎重。

(三)多人分别标注,多次提交比对

这是通常所要进行的复查工作。对于重要指纹,应由多名指纹工作者分别对该指纹进行标注和查询比对,或者同一名指纹工作者反复编辑纹线特征多次发送查询,并有必要充分了解现场指纹的提取部位和提取方式等具体情况。

(四)利用多种手段综合查询比对

在正查破案后,立即调出该案中比中的嫌疑人十指指纹进行倒查深挖,可以弥补靠单一的比对方式可能造成的漏查,提高破案率,扩大战果。与各类信息查询有机结合,交叉检索,并定期复查,反复查询比对。

(五)与人工比对有机结合

由于AFIS比对算法的局限性,对于伤疤指纹、变形指纹、特征点少的指纹比对仍是难点,需要手工对重点指纹进行比对认定。不能因为AFIS比对不出结果而放弃深入工作,实战中通过指纹破获的系列案件,往往有人工比对的战果,系统无论如何发展,人的比对鉴定能力仍是第一位的。总之,指纹查询比对工作应根据具体情况综合考虑比对方案以便尽快得到准确结果。

七、指纹工作信息化管理

随着信息化建设的飞速推进,指纹自动识别系统日益得到广泛的应用,使得相关工作规范及标准的制定和应用日益受到重视。

(一)指纹信息规范化管理

为保障指纹信息管理工作科学化、规范化地进行,各级管理部门制定了有关加强违法犯罪人员指纹捺印管理工作的规定,对指纹的采集范围、采集质量、捺印规范、责任单位、技术培训及管理体制均有明确详细的规定,有效地保证了指纹基础工作的顺利进行;制定了有关指纹协查工作规范,保证指纹信息共建共享,最大化地发挥指纹信息的作用,公安部颁布了《公安机关指纹信息工作规定》《全国指纹协查工作规定》。为进一步保证系统安全运行,对指纹自动识别系统的软硬件管理乃至机房环境安全环境检查都作出了相应的要求,以全面确保指纹信息应用管理工作的效益。

(二)指纹信息标准化建设

在指纹信息化建设过程中,全国刑事技术标准化委员会刑事信息分技术委员会曾先后多次制定、更新有关标准。国内最早的关于指纹自动识别系统的标准是 1997 年颁布的《指纹自动识别系统数据交换工程规范第 1 部分:指纹图像数据转换技术》(GA/T 162.1-1997),并于 2003 年、2006 年多次新增相关标准。最新适用的标准以 2008 年及 2010 年颁布的全新标准为主,涉及指纹自动识别系统术语、指纹特征规范、指纹数据交换、指纹信息应用接口、活体指掌纹图像采集技术规范、指纹信息卡式样等 20 余项近 60 个标准,其构成体系科学完整,对指纹信息有关技术和业务作了全面的规范。标准化的推广应用促进了指纹信息管理应用水平的提高,特别是加强了不同类型指纹自动识别系统的数据共建共享的应用能力,这有助于打破异构系统、不同区域之间的壁垒,大幅度提高跨系统、跨区域的指纹信息应用水平,是确保指纹自动识别系统规范化建设、全面提升系统破案效益的强有力措施。

（吕云平　李　康）

思考题

1. 目前手印被应用于哪些领域,手印检验在侦查破案领域内能起哪些作用?
2. 乳突纹线的一般形态有哪些?
3. 什么是乳突花纹的系统?
4. 乳突纹线有哪些细节特征?如何命名?
5. 寻找发现手印有哪些要求,寻找手印的重点部位有哪些?
6. 常见的手印显现方法有哪些,如何进行操作,适用于哪些客体?
7. 如何依据手印分析左右手以及如何判断现场手印是哪个指头或哪个部位所留?
8. 如何利用手印分析嫌疑人的身高、年龄和体态等人身特征?
9. 手印鉴定的常用方法有哪些?

第五章　足　　迹

足迹(footprint)是指人体运动中,足与地面等客体表面接触时留下的痕迹的总称,根据行走时具体情况不同,足迹分为赤足足迹、穿鞋足迹和穿袜足迹。足迹包括形态特征、行走习惯特征和实质特征三大特征群。足迹检验(footprint examination)是运用现代科学理论和技术,发现、提取、分析鉴定与案件相关的现场足迹以及嫌疑人足迹的一门物证技术的分支学科。在实际工作中,足迹检验主要是确定穿着鞋的种类和分析遗留足迹者的自然形态特征,为侦破案件提供线索,为诉讼审判提供证据。

第一节　足迹检验的任务和作用

足迹检验的对象是与案件有关的足迹,一般包括勘查现场时所提取的现场足迹,遗留在现场上的作案人的鞋、袜或鞋垫,以及在侦查过程中依法收集的嫌疑人或在押犯的各种足迹样本或鞋、袜、鞋垫等实物。

一、足迹检验的任务

1. 勘查足迹　案发后,足迹检验工作的首要任务是在现场勘查中寻找、发现、提取作案人的足迹,确定现场足迹的形成条件和变化因素,模拟现场条件公开提取或密取嫌疑人的样本足迹,为分析、鉴定足迹提供检材和样本。随着DNA技术的发展,在提取赤足或穿袜足迹时应采用照相提取方式,之后交由DNA技术人员利用专门技术提取生物检材。

2. 分析足迹　根据现场足迹所反映的特征,分析鞋袜种类,分析作案人的身高、体态、性别、年龄、行走姿势,分析作案人的职业特点、作案时间等,是在寻找嫌疑人过程中足迹检验的重要任务。

3. 鉴定足迹　根据现场足迹和嫌疑人样本足迹所反映的特征,鉴定现场赤足足迹是否是嫌疑人所留,鉴定现场鞋、袜足迹是否是嫌疑人的鞋袜所留,鉴定形成现场足迹的鞋或留在现场中的鞋是否是嫌疑人的鞋,确定现场足迹或现场遗留鞋、袜是否与嫌疑人或其鞋、袜相关。

4. 建立足迹数据库　经过足迹提取、足迹分析和足迹鉴定后,将提取的足迹图像进行计算机数字化,并按照足迹的种类、形态特征、行走特征和实质特征等进行分类存储,建立鞋、袜足迹的数据库,为计算机自动分析和识别足迹提供基础数据。

二、足迹检验的作用

足迹检验在侦查、诉讼和审判中可以起到三方面作用:分析案件性质、提供侦查线索、提供物证证据。

1. 分析案件性质　现场勘查时,依据现场足迹的种类、数量、分布、新旧程度等,通过现场重建可以确定现场发生的案件是民事案件还是刑事案件,以及刑事案件的具体案情。

2. 提供侦查线索

(1)分析案情:根据足迹的新旧程度,结合现场的环境和气候特点,推断作案时间;根据足迹的种类、分布、数量、关系,推断作案人数、出入口、来去路线、作案过程以及作案人和事主的关系。

(2)分析案犯特点:根据现场足迹可以在一定范围推断作案人的身高、体态、年龄、行走姿势、职业等个人特点。

(3)分析鞋子种类:根据现场穿鞋足迹所反映的鞋子结构特征,可以分析、推断鞋子种类、式样、型号、产地、用途,根据销售范围、使用范围和调查走访的情况,划定侦查范围。

(4)循迹追踪:根据现场上的案犯成趟足迹,在一定条件下可以进行足迹追踪,确定案犯来去路线,推断案犯在现场内外的活动过程,发现案犯掩尸、藏赃、隐身处,甚至能直接抓获案犯。

(5)提供嗅源:无论是现场足迹还是现场上遗留的案犯的鞋、袜,其上均附着案犯的气味,可以为警犬提供追踪、鉴别用的嗅源。

(6)并案侦查:如果在几个案件的现场上分别发现特征反映相同的足迹,可以结合案件和其他痕迹综合分析,确定是否同一人或同一伙人作案,是否可以并案侦查。

3. 提供物证证据

(1)提供破案证据:经过对现场足迹和嫌疑人足迹进行检验鉴定并作出认定结论时,将认定嫌疑人或嫌疑鞋、袜与犯罪事实相关,既是破案的证据也是法庭诉讼的证据。

(2)证实尸源:根据未知名尸或碎尸块足底面上的乳突纹线特征、老茧特征、足型特征,以及所穿鞋、袜的穿用特征,可以寻找尸源,认定尸源。

第二节　足迹的形成和分类

足迹是在足迹造痕体、足迹承痕体以及二者之间发生直接相互作用形成的。足迹的分类是根据足迹造痕体的种类、承痕体表面变化、足迹的反映性及足迹的搭配关系来进行分类的。

一、足迹的形成

足迹是人足遗留的痕迹的总称,其形成因素是多方面的,其中三个必要因素是:具有足迹造痕体,具有足迹承痕体,二者之间发生直接相互作用。足迹造痕体主要有足、鞋、袜;足迹承痕体主要有土地面、柏油路、地砖、纸张、木板、桌面等一切能够在其上形成并保留痕迹的物体表面;相互作用就是力的作用。在三要素支配下,形成足迹的过程包括足迹承痕体表面发生塑性形变、足迹造痕体与承痕体表面发生塑性形变、足迹造痕体与承痕体表面之间发生其他种类物质转移和足迹造痕体表面发生磨损四种情况,所以足迹形成的方式主要有塑性形变、物质转移和物质磨损三种。现场足迹的形成方式取决于足迹承痕体自身的物理性质和足迹承痕体与造痕体之间的相互作用方式;对于可塑性小的客体,在受到足或鞋袜作用时,表面几乎不发生凸凹变化,只是因两客体表面各自的黏附性不同导致两表面之间发生物质转移,形成没有明显立体感的足迹;对于可塑性好的客体,在受到足或鞋袜作用时,其表面发生了不可逆转的塑性形变,形成了具有明显立体感的足迹;对于鞋内底、鞋、鞋外底等足迹造痕体,在长期的穿用过程中,受到物理磨损和化学磨损后而形成足迹。

足迹形成三要素还是影响足迹变化的重要因素,足迹造痕体和承痕体的结构、性质及其相互作用力决定了不同鞋袜、不同地面条件、不同转移物质、不同的行走姿势将导致足迹以不同的形态反映出来,必然存在某些差异。

二、足迹的分类

根据足迹检验的用途和表述的不同,足迹主要有四种分类方法。

(一)按足迹造痕体的种类分类

足迹造痕体包括赤足、穿鞋足、穿袜足,据此对足迹进行了两级分类。第一级分类为:赤足足迹、穿鞋足迹、穿袜足迹。按鞋、袜的质地不同,还可以将穿鞋足迹和穿袜足迹进行第二级分类;塑料底鞋足迹、橡胶底鞋足迹、皮革底鞋足迹、布底鞋足迹以及布袜足迹、植物纤维线袜足迹、动物纤维线袜足迹、合成纤维线袜足迹。

1. 赤足足迹(bare footprint)　是赤足直接与地面等承痕体接触所形成的足迹,能够反映赤足表面结构形态的特征。通过对赤足足迹的检验,可分析出足迹遗留人的特点,往往能对人进行同一认定。

(1)足型特征:是指赤足足迹中能够反映足解剖结构形态的特征。主要包括足的长、宽特征(图5-1);足趾的大小、形态、排列、分布特征;跖面形态特征,跖内、外、前、后四个边缘的形态特征;足弓的种类以及中断形态和弓内、外缘形态特征;足跟边缘形态特征。

(2)肤纹特征:包括乳突纹线特征和褶皱纹特征。足乳突纹线分布于足底面上,在趾区能构成弓、箕、斗型花纹,复杂花纹出现率较低且从蹬趾到小趾递减。在跖区,能构成弓、箕、斗、三角形花纹,中区花纹无横向花纹且并列花纹出现率高。在弓区,只有横向、斜向纹线,多为短线、弧线、波折线,少数能构成弓型纹和箕型纹,均为横箕。在跟区,多数只出现横斜线、弧线、短线,极少数人出现外横箕。乳突纹线的花纹类型和纹线的细节形态是可以利用的特征。

在足底面上还分布着因关节运动而形成的褶纹和因肌肉伸展、收缩而引起的皱纹,它们的方位、形态、相互关系是可以利用的特征。

(3)其他特征:赤足足迹有时还能反映出畸形趾、畸形跟、畸形弓、伤疤、脱皮、老茧、附着物的特征,它们的方位、形状、大小、分布等均是有价值的特征。

2. 穿鞋足迹(shoe footprint)　穿鞋足迹的现场出现率很高,能够反映与承痕体表面接触的鞋底面或其他部位的外表结构形态的特征,主要有鞋型特征、原料与生产工艺特征、穿用修补特征和其他特征。

(1)鞋型特征:是指足迹中能够反映鞋底外形结构的特征,主要包括长、宽特征和鞋底整体形态、各部位形态特征(图5-2)。

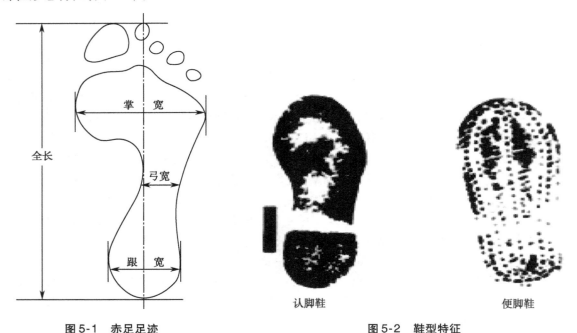

图5-1　赤足足迹　　　　　　　　　　　　　　图5-2　鞋型特征

(2)鞋底原料与工艺特征:常见鞋底原料有塑料底、橡胶底、皮底、布底,不同原料鞋具有不同的设计要求和生产工艺,因而具有不同的原料与生产工艺特征(图5-2)。

塑料底原料和工艺特征:塑料成分不同物性不同,采用的生产工艺不同,硬塑料采用注压工艺、软塑料(如泡沫塑料)采用冲切工艺。所谓注压工艺是将调制好的塑料液注入模具,经加压、冷却成型鞋底,再经成型工艺形成一只只鞋;所谓冲切塑料底工艺,是将塑片输入滚筒狭缝,延压成有花纹的塑料片,经冲压、上袢或其他帮底结合工艺制成一只鞋。①注压塑料底鞋原料和工艺特征:花纹规范、封口,多呈横斜向或点块状,跟区多为粗、深、大、直条花纹或空穴状;有平、低、中跟鞋,中跟鞋弓区多有两条平行支撑梁;有抗磨块、注射孔痕,有缭线槽、针脚;商标、厂号、鞋号位于弓区中部;②冲切塑料底鞋原料和工艺特征:多为平底或坡底鞋;花纹不同,多为网格、直线、波浪形花纹;商标、厂号、鞋号的方位和边缘花纹形态具有随机性;有袢头和袢孔痕;有压力不均所引起的花纹变形、模糊。

橡胶底鞋原料和工艺特征:橡胶富有弹性、韧性,一般采用模压和冲切两种工艺;橡胶冲切工艺是指将橡胶片输入滚筒狭缝经延压、冲切形成带有花纹的鞋底,然后装配鞋帮并经高温硫化定型为成品鞋;橡胶模压工艺是指将橡胶块置入模具,经加热、加压、冷却,成型为鞋或鞋底,鞋底经胶粘或缝缭或二次硫化上帮为鞋。①橡胶冲切底鞋的原料和工艺特征:花纹简单,多为波浪形、直线形、网格形,花纹边缘不封口;商标、厂号、鞋号、花纹边缘的方位、形态具有随机性;围条、大牙子的方位和形态;上帮和高温定型中形成的碰撞痕;压力、原料不均所引起的花纹模糊、变形;②橡胶模压底鞋的原料和生产工艺特征:花纹复杂、规范、边缘多封口;商标、厂号、鞋号的位置规范;有缭线针脚以及加固钉帽、钉孔;有抗磨块、传热孔;有削边、磨削、整形痕迹。

布底鞋原料及生产工艺特征:布底鞋是由多层布片粘贴叠加在一起,经截切、纳底、上帮制成,其原料和生产工艺特征有:鞋型特征,叠层厚度、方式,纳底的方式、针脚、接头、断头、跳线,以及层数不均、布质不同、用力不同所引起的表面凸凹。

皮底鞋原料和生产工艺特征:皮底鞋是将皮革按某一鞋型裁切、上帮制成,其原料和生产工艺特征有:鞋型特征、裁切特征,毛孔和表面凸凹不平特征,加固线槽、针脚、断头、接头、钉帽等特征。

(3)穿用、修补和其他特征:在穿用过程中鞋底将发生磨损、破损形象,形成了新的鞋底形态,磨损、破损的方位、形状、大小等是利用价值高的特征。修补一般为手工操作,胶掌的裁切、形状以及铁掌、钉、缭线的方位、形态、大小等均为特征。此外,鞋底上的黏附物、包扎物等的形状、方位、大小也是可以利用的特征。

3. 穿袜足迹(socked footprint) 虽然穿袜足迹的现场出现率较低,但在室内现场仍可见。穿袜足迹所反映的结构特征主要是足型特征,在一定条件下还能反映出袜子的针织工艺特征以及穿用、修补和其他特征。但因袜子的弹性和厚度以及袜号大小,必然对足的趾区结构、边缘形态有一定的影响,检验时应加以注意。

(二)按承痕体表面变化分类

形成足迹时,承痕体表面的变化主要有两种:平面变化和立体变化,据此成为第一级分类标准。对立体足迹的第二级分类标准是足迹的颜色;对平面足迹的第二级分类和第三级分类分别是足迹的颜色和物质的转移方式。

1. 立体足迹(three-dimensional footprint) 是指足迹造痕体在足迹承痕体上形成的能够反映出造痕体表面凸凹结构形态的、具有明显立体结构的足迹(图5-3)。立体足迹能够较完整地反映足、鞋、袜的形态,能直观地反映人的运动形态特征,但由于有些承痕体质地比较粗糙、松散,使得有时立体足迹的细节特征反映模糊。

2. 平面足迹(two-dimensional footprint) 是指足迹造痕体和承痕体表面之间物质转移所形成的只能反映造痕体表面凸起结构的无明显立体感的足迹。相对立体足迹而言,平面足迹对结构形态和运动形态的反映不完整、不形象,但有些承痕体表面光滑、被转移物质细腻,常常能反映出乳突纹线、褶皱纹等细节特征。

平面足迹又分为平面加层和减层足迹。平面加层足迹是指足迹造痕体与承痕体接触时,将自身分泌的物质或原来黏附的物质脱落黏附在承痕体表面而形成的平面足迹,例如在桌面上的粉末足迹、在地板上的血足迹等;平面减层足迹是指足迹造痕体与承痕体接触时,造痕体的凸起表面将承痕体表面上的附着的物质黏附起来而形成的平面足迹,例如布满灰尘的平面上的足迹、未干油漆地面上的足迹。

(三)按足迹的反映性分类

形成足迹的条件不同,决定了足迹具有不同的反映性即不同的反映质量。根据反映性可以将足迹分类为正常足迹和变形足迹。

正常足迹是指边缘完整、清晰、特征明显、稳定的足迹,在松软地面上无伪装行走所形成的足迹多为正常足迹,在足迹检验中,样本足迹多为正常足迹。

变形足迹是指残缺、模糊、重叠足迹,它们的现场出现率远高于正常足迹。变形足迹的形成原因主要是作案人的心理状态、动作、鞋子种类和地面条件等,所反映的特征是不明显的、不完整的、不可靠的。因此,在检验时必须全面分析足迹的形成条件、变化因素,多方对照和印证模糊、变形特征,以排除疑似特征,避免检验陷入困境和走入歧途。

(四)按足迹的搭配关系分类

足迹是人体下肢在行走运动中交替支撑、摆动形成的,左右足各完成一次支撑、摆动所形成的四个连续足迹,反映了一个完整的行走运动周期。但在现场上,因足迹反映性和技术手段的限制,所发现、提取的足迹多为不

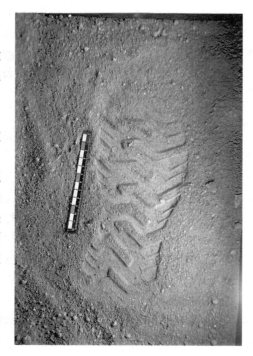

图5-3 立体足迹

连续足迹,少数是连续足迹,它们对造痕体的反映是不同的,它们对检验的作用也是不同的。因此,在足迹检验中将足迹按其数量和相互关系分类为单个足迹或成趟足迹。单个足迹是指不能直接、完整地反映出双足的连续搭配关系或双足的周期性运动的一枚或多枚不连续足迹;成趟足迹是指能够直接、完整地反映双足的连续搭配关系或双足的周期性运动的四枚以上连续足迹。单个足迹或成趟足迹所反映的赤足和鞋、袜结构特征是相同的,但所反映的运动形态即步法特征既有共同点也有不同之处。

1. 单个足迹的步法特征 步法特征是指足迹中能够反映行走习惯特性和人的生理状态的痕迹特征的总称,包括步态特征和步幅特征。单个足迹所反映的步法特征只有步态特征,亦即单个足迹只能够反映行走支撑时期,赤足或穿着鞋袜的足与地面相互作用的步态特征。

根据相互作用的具体方式不同,可将步态特征划分为起足痕迹特征、支撑痕迹特征和落足痕迹特征,并在每一阶段中均具有相应的伴生特征出现。伴生特征即起足时的抬、挑、耪、划、扫痕,落足时的磕、推、跄、擦痕,支撑时出现的坐、迫、拧痕等,这些伴生痕是某些人或在某种特定条件下才可能出现的痕迹。踏痕是落足时,由于迈大步,向前冲力较大,足后跟向前方移动所形成的痕迹;磕痕是落足时后跟边沿向后下方碰击地面形成的痕迹;推痕是落足时足底与地面平行,后跟内侧先着地,足向内前方用力,在足迹后跟内前边沿形成的堆土痕迹;跄痕是落足时,足底与地面向前做极短的平行滑动所形成的痕迹;擦痕是落足时,由于落足低,后跟部位与地面接触向前作擦拭移动,在足跟边沿以外形成的痕迹;迫痕是因摆动腿的影响或自身左右晃动,足底向内侧或外侧微动形成的痕迹;拧痕是因摆动腿或臀部扭动带动及撑腿转动,在足迹前掌侧、后跟侧部位出现的"麻花状"痕迹;压痕是支撑体重的足压在地面上形成的痕迹。

(1)起足痕迹特征:是指在起足阶段,伴随足跟抬起跖屈、趾屈所引起的跖区和趾区向后下方蹬踏地面所形成痕迹特征的总称,其中包括蹬痕和伴生痕特征。

1)蹬痕特征:有跖蹬痕和趾蹬痕特征之分。跖蹬痕特征是指因足跟抬起,足作屈曲运动,足跖区向后挤压地面所形成的痕迹特征的总称。对于立体足迹,跖蹬痕反映为将土蹬向跖后缘和跖中后区形成斜坡状,土质湿润时有裂纹出现,土质干燥、细腻时常被抬痕破坏或掩盖;对于平面足迹,其反映

是将地面上的物质推向后方或将足底、鞋袜底上的附着物脱落到地面上而形成重叠或皱褶状痕迹；对于鞋底，多反映为磨损。趾蹬痕特征是指足趾作屈曲运动，趾头向后蹬地面所形成的痕迹特征的总称。对于立体足迹，趾蹬痕反映为果核状凹陷和扇面状抛土；对于平面足迹，其反映为眉状重叠痕迹；对于鞋，多反映为鞋尖区的磨损。跖蹬痕和趾蹬痕特征主要有：方位、形态、深浅、分布、浓淡以及磨损等（图5-4）。

　　2）起足伴生痕特征：主要有反映起足快、地面灰尘干燥的抬痕特征，反映向外做微旋动的拧痕特征，反映起足的挑痕和耢痕特征，反映下肢病残的向内起足的扫痕、划痕特征，它们伴随相应的形成条件而出现，具有较高的利用价值（图5-5）。

　　（2）支撑痕迹特征：是指从足底面着地到足跟抬起的运动过程中，足支撑身体对地面挤压所形成的痕迹特征的总称，包括压痕和伴生痕特征。

　　1）压痕特征：是足底面垂直挤压地面形成的痕迹特征。压痕依附支撑点，按照足底支撑点分布可将压痕划分为跟压痕、跖压痕和跨趾压痕；按作用力的大小可将每一部分压痕划分为重压点、重压面和轻压面；按相对足迹中心线的方位，可以划分为跟内压、偏内压、中心压、偏外压、外压、跖内压和跖外压；按着压痕的形状可以划分为圆形、椭圆形、水滴形、不规则形压痕等。压痕特征主要有压痕的方位、分布、大小、形态、深浅、浓淡，以及鞋内外相应部位上的磨损特征（图5-6）。

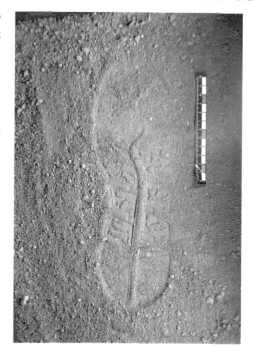

图 5-4　蹬痕

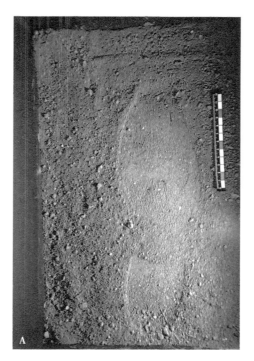 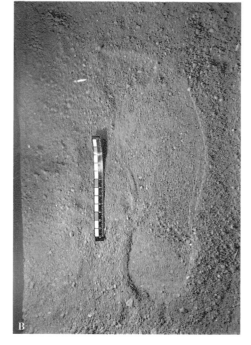

图 5-5　起足伴生痕

A. 挑痕；B. 扫痕

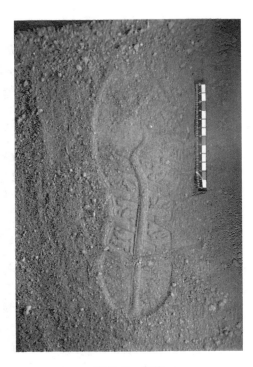

图 5-6　压痕

2) 支撑伴生痕特征：主要有反映足向外侧挤压的外迫痕特征和极少出现的足向内侧挤压的内迫痕特征，反映足向后微动形成的坐痕特征。迫痕常见于瘦人或行走晃动的人的足迹，坐痕多为膝关节或足跟有缺陷的人形成，并且它们的具体反映还受到诸如地面条件、鞋种等因素的影响（图 5-7）。

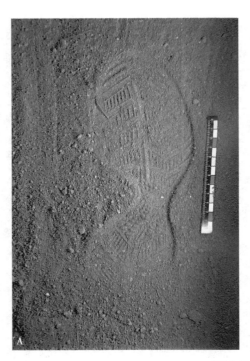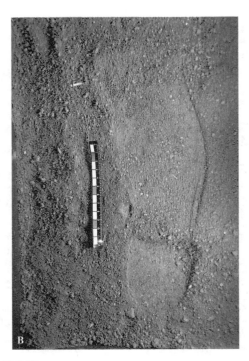

图 5-7　支撑伴生痕

A. 迫痕；B. 坐痕

（3）落足痕迹特征：是指足跟后缘着地到足底面着地阶段，跟区与地面相互作用所形成的痕迹特征的总称，包括踏痕特征和伴生痕特征。

1）踏痕特征：是指足跟或鞋跟向前下方蹬踏地面制动人体的过程中，跟后侧区对地面施加斜向下方作用力所形成的痕迹特征。踏痕的反映为：对于立体足迹，前浅后深、前暗后明，呈斜坡状并伴有裂纹；对于平面足迹，多呈重叠擦蹭半圆形或空白；对于鞋底多呈半圆或弓状坡面磨损凹陷。踏痕特征主要有踏痕大小、方位、形状、深浅和浓淡等（图5-8）。

2）落足伴生痕特征：主要有反映运足迈步低的擦痕特征，反映落足有力的磕痕特征，反映落足向内倾斜的推痕特征，它们伴随相应的形成条件出现在足迹跟区边缘附近（图5-9）。

2. 成趟足迹的步法特征　成趟足迹除能反映单个足迹的步态特征还能反映连续足迹之间的相互关系，即步幅特征：步长、步宽、步角。

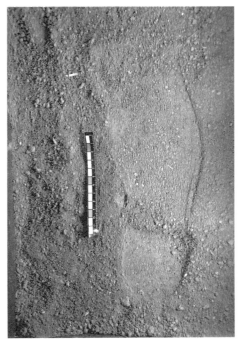

图5-8　踏痕

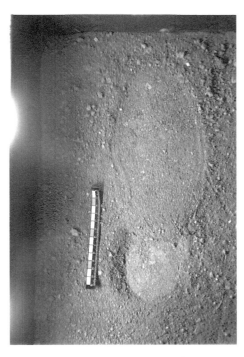

图5-9　落足伴生痕（推痕）

（1）步长（length of step）：是指相邻左右两个足迹上对应点之间沿步行线方向的距离。根据测量时左足迹或右足迹的前后方位，有左步长和右步长之分。左（右）步长是指左（右）足迹在一点与其后面紧相邻右（左）足迹上的相应点之间沿左（右）步行线方向的距离。步长分类为：80cm以上为长步，70～80cm为中步，70cm以下为短步（图5-10）。

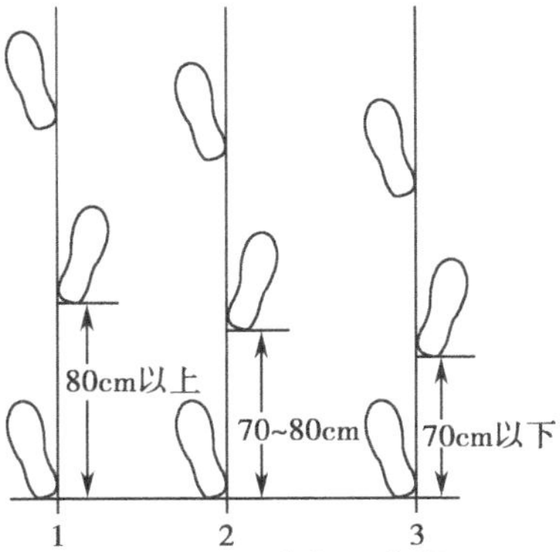

（2）步宽（width of step）：是指一侧足迹内缘突点到对侧足迹步行线的垂直距离，有左步宽和右步宽之别，左（右）步宽是指左（右）足迹内缘突点到右（左）足迹步行线的距离。步宽通常可以分为分离步、并跟步、搭跟步、直线步和交错步（图5-11）。分离步是左右足迹后跟（或前掌）内边沿切线之间距离；并跟步是左右足迹后跟（或前掌）内边沿切线相并拢；搭跟步是左右足迹后跟（或前掌）内侧部分相互重叠；直线步是左右足迹后跟（或前掌）中心在一直线上；交错步是左右足迹后跟（或前掌）中心点各向对侧交错。

图5-10　步长示意图
1. 长步；2. 中步；3. 短步

（3）步角（angle of step）：是指足迹中心线与步行线的夹角，有左右步角之别，左（右）步角是左（右）足迹中心线与左（右）步行线之夹角。步角可分为：大外展角、中外展角、小外展角、内收角、直行角和不对称步（图5-12）。外展角即足迹中心线展向步行线外侧超过5°；内收角即足迹中心线前端向步行线内侧，角度在 −1° 以下；直行角即足迹中心线与步行线基本重合，角度为0°～5°；不对称步即左右足迹呈一直行一外展、一直行一内收、一内收一外展的状态。

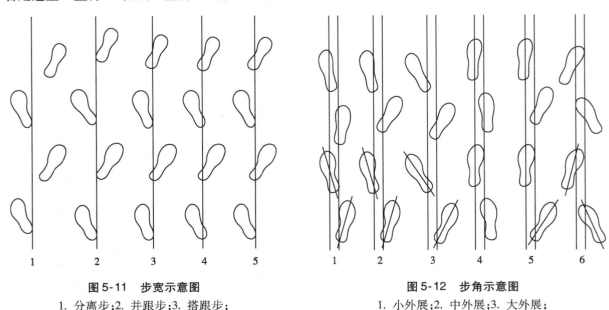

图5-11 步宽示意图
1. 分离步；2. 并跟步；3. 搭跟步；
4. 直线步；5. 交错步

图5-12 步角示意图
1. 小外展；2. 中外展；3. 大外展；
4. 直行角；5. 不对称角；6. 内收角

第三节 现场足迹的发现和提取

任何犯罪现场都可能遗留作案人足迹，在现场寻找、发现、确定、提取作案人足迹以及搜取嫌疑人足迹是现场勘验的主要任务，也是足迹检验和充分利用足迹物证的物质基础。

一、寻找现场足迹

现场勘查人员到达现场后，应首选访问案件当事人、发现人、报案人和先期到达现场的人员，了解相关案情以及案发前后的现场保护情况，然后根据案情和现场情况开始寻找现场足迹。无论是采取从外围向中心、还是从中心向外围的现场勘查方式来寻找足迹，均应采取先下后上、先室外后室内、先固定后提取、边观察边标记的方法。一般应从以下几个重点场所去寻找现场足迹。

1. 现场出入口 出入口是作案人进出现场的必经之路，出入口多为门、窗（门窗、墙窗、天窗）、阳台、洞口等，寻找时应注意在这些部位及其附近地面和物品上的足迹。

2. 中心现场 中心现场是作案人实施犯罪过程中活动最为频繁的地点，是被侵犯目标的所在之处，是作案人遗留足迹最多的地方。由于中心现场是作案人注意力高度集中实施犯罪的处所，所以中心现场所发现的足迹多为无伪装足迹。在命案现场中，勘查时应特别注意寻找犯罪分子行凶杀人处和尸体周围、尸体下方的地面；在盗窃案件现场，勘查时应特别注意寻找被盗目标处附近的地面，如金柜、写字台、仓库、箱柜等附近地面和被移动物体下方的地面；强奸、抢劫案中，应注意路遇地点、搏斗和作案人守候及徘徊处的地面；在纵火案中，要注意勘查起火点和引火物所在处及其周围的地面。

3. 来去路线 由于出入口和中心现场的条件限制以及作案人破坏现场和现场保护不妥等原因，往往这二处的足迹数量少、不完整、重叠、模糊不清。此时，应根据出入口和中心现场到外围去寻找来去路线上的完整、清晰的足迹,以弥补不足,并进一步确定作案人来去方向,甚至可以循迹追踪搜取到其他物证或直接抓获作案人。

4. 隐身处　作案人经常选择的伺机作案隐身处有厕所、门洞、墙角、门后、天棚、阳台、地窖、涵洞、沟渠、售货厅、青纱帐等阴暗角落,因平时人迹稀少,易遗留下反映好的案犯足迹,但必须与出入口或中心现场足迹进行比对来确定是否为现场足迹。

5. 掩尸藏赃处　作案人掩埋尸体、隐藏赃物的地方多为人迹稀少的偏僻处,在挖土处、新鲜土表面及周围地面,极易留下完整、清晰、无伪装足迹。

6. 踩踏过的物品　作案人在作案过程中攀登过的桌、椅、柜台、货架上可能遗留足迹;在尸体的衣服上、床单和被褥上,以及被翻动落地的账本、纸张等物品上也可能留下足迹。

二、发现、确定犯罪嫌疑人足迹

(一)发现现场足迹的方法

1. 室外现场发现足迹的方法　一般利用自然光观察,使视线处在逆光或侧光的位置上且与入射光夹角大于90°,不断调整眼睛的方位,便可观察到清晰的足迹。

2. 室内现场发现足迹的方法　如果室内光线昏暗,一般采用多波段光源,勘查人员站在逆光或侧光位置上,边观察边调整光源波段、打光方向和视线。如果室内自然光强,也可将室内其他方向自然光遮住,只留一侧自然光观察,也可将门、窗全部遮挡,使用多波段光源观察。

3. 夜间观察足迹的方法　可利用勘查灯、多波段光源等人工可调光强、颜色的光源,调整视角和灯光方向进行观察。由于夜间散射少,观察效果较好。对一些重特大案件现场,经过夜间勘查后,如果现场条件允许,可保护现场至天明时复查,以弥补夜间观察范围小、灯光弱的不足。

4. 静电复印发现足迹的方法　对于一些足迹反差较弱、肉眼难以观察的室内现场,可结合案情,分析判断可能遗留足迹的重点部位,用静电吸附进行复印,以发现、提取足迹。

5. 理化显现法　对于潜在的赤足汗液足迹和反差弱的平面足迹,可以采用显现指纹的理化方法进行显现,但要注意保护 DNA 等生物物证。

(二)确定作案人的足迹

确定所发现的现场足迹是否是作案人遗留的方法是:①根据足迹遗留的部位和作案人在现场上的活动过程加以确定;②根据足迹的步法特征和作案人的作案动作加以确定;③根据足迹的新旧程度和发案时间加以确定;④根据形成足迹的物质以及足迹与其他痕迹之间的相互关系加以确定;⑤逐个甄别排除有关人足迹,筛选、确定"无主"足迹。

值得注意的是,确定是否是作案人足迹必须根据现场实际,结合案情,综合上述方法,并充分注意是否存在伪装等情况。

三、提取现场足迹

对于已经确定的作案人足迹或尚未澄清的足迹,不论足迹反映如何都应加以提取,切不可只提取一两个完整足迹,而不提取残缺、变形的足迹或者任意丢弃可疑足迹。

(一)照相法

照相既是提取足迹的方法也是固定足迹的手段。无论是立体足迹还是平面足迹,在采用其他方法提取前,必须首先选用照相法加以提取、固定。拍照时,对于单个足迹,应在足迹内侧放置比例尺,使照相机光轴垂直于足迹表面,调整物距避免足迹过小或过大,注意配光和照相的稳定性;对于成趟足迹,应采用平行直线连续照相,注意保持照相条件的一致性并及时冲洗负片,如果效果不佳,马上进行补照。

(二)提取实物法

为了保持现场足迹的原始状态,避免损坏足迹以利于检验,在条件许可时可以提取遗留有足迹的桌椅、纸张、被单、衣物、地板革、地砖、烟蒂等小件客体以及从作案人鞋底上脱落下来的泥块。注意提取实物时应经领导批准、当事人同意,必须办理提取手续并及时归还,运输前要精心包装避免碰撞损坏。

(三)立体足迹石膏制模法

立体足迹经照相固定后,一般要制作石膏模型,供足迹检验使用,主要程序和方法如下:

1. 准备工作　在足迹外围,用泥土、金属或塑料围条做成高 3～4cm 的围墙,将落在足迹表面的树叶、石子、泥块等杂物轻轻取出,准备石膏粉、水、容器、骨架等用品。

2. 调石膏液　一枚足迹大约需用石膏粉 500～700g,按石膏粉与水 5:3 的比重,将水盛在容器内,边均匀撒石膏粉边轻轻搅拌,避免出现气泡。待石膏液略有黏稠感时即可。

3. 灌注石膏液　在足迹最低处或无特征处,紧贴地面将调好的石膏液缓慢倒入足迹,待液面高 1.5cm 时,放入骨架,然后继续将剩余溶液倒入使液面高达 3cm 即可。

4. 处理模型　约 20 分钟后,用手指轻按石膏表面,如果不渗水则石膏液基本凝固。取模时,先拆除围条,挖松模型周围的泥土,双手将模型托起,小心清除浮土,用水冲洗,切不可用水猛冲或用指甲抠挖、刷子刷。阴干后用棉花、纸屑等细软物包装入箱保存或运送。

(四)平面足迹复印法

对于遗留在纺织品、地板革、地毯、地板、水磨石、纸张、水泥地面等承痕体上的平面足迹,可以采用复印法进行提取。

1. 静电复印法　适用于干燥平面上的粉尘足迹。提取时,首先将提取膜(板)放在足迹或疑有足迹之处,使地线锤接地;打开开关,使高压电极与膜(板)接触或使电极滚在膜(板)上单向、匀速滚动;待膜(板)与足迹表面紧密吸附后,关闭高压,将电极与地线锤接触放电,轻轻揭下膜(板)便复印下粉尘足迹。

2. 黏附复印法　①透明胶带黏附法:对于光滑客体上的粉尘足迹或经过粉末显现的汗液足迹,照相固定后,可用透明宽胶带纸进行直接黏附。但应注意从胶带纸一端出发,均匀推压,使胶带纸与足迹表面紧密地粘贴在一起,以免产生气泡和皱褶;②复写纸黏附法:在照相固定后的粉尘足迹上放置一张新复写纸。将纸的一端,用手在纸上从一端向另一端推压数次,足迹便被黏附在复写纸上。

(五)理化显现法

对于血足迹可采用四甲基联苯胺显现提取,对于赤足汗液足迹可采用粉末、硝酸银溶液、茚三酮溶液等显现,对于灰尘足迹、汗液足迹也可采用 502 胶熏显法,具体方法可参照指纹提取的对应方法。

四、提取样本足迹

足迹鉴定工作的开展,必须具备现场提取的作案人的足迹检材和嫌疑人样本足迹,在提取现场作案人足迹后,应根据案情,尽快做好样本足迹的收取工作。

样本足迹可分为捺印样本、实验样本和自然样本三种。①捺印样本是指采用涂墨踩印的方法,让嫌疑人在白纸上遗留油墨足迹,多用于排除当事人和无关人员,有时也用作鉴定样本;②自然样本是指秘密收取的嫌疑人足迹,搜取前应设计好时间、地点、动作、方法、承痕体,以便在嫌疑人无察觉情况下获取与现场足迹形成条件相似的样本足迹,并尽量减少差异点;③实验样本是指足迹鉴定中,为分析、查证作案人足迹的变化因素及其与样本足迹的差异点的来源和性质,模拟现场条件让嫌疑人踩印足迹或由检验人员制作样本。在足迹分析工作中,有时为验证分析结果的可靠性,检验人员也往往模拟作案人足迹形成条件制作分析实验样本。

第四节　足　迹　分　析

足迹分析是足迹检验的重要任务之一,它是系统利用现场条件、作案人足迹和其他痕迹,推断鞋种、刻画作案人体貌特征、分析案件性质、作案人数、作案过程等案情,从而划定侦查范围、为侦查提供线索。

一、鞋种分析

常见鞋种有塑料鞋、胶鞋、皮鞋、布鞋、旅游鞋五种。现场足迹的鞋种分析内容包括分析鞋的种类和式样以及鞋号,分析的依据是现场足迹所反映的原料特征、生产工艺特征以及中国鞋号。

(一)分析鞋的种类和式样

1. 塑料鞋分析　虽然目前塑料鞋的使用量较小,但若发现该鞋种对缩小侦查范围有十分重要意义。塑料鞋分硬塑料鞋和软塑料鞋两种,硬塑料鞋的分析依据是:花纹简单、横斜向分布,跟区花纹粗大或呈空穴状;花纹边缘封口,边棱呈直角;弓区有两条平行支撑梁或一条楔状支撑梁;在起、落足部位有线条状擦划痕迹。软塑料鞋以泡沫塑料鞋为主,其分析依据是:花纹细线、横向分布,多为直线形、波浪形、网格形,边棱呈圆弧状,花纹边缘不封口;有祥头、祥孔痕迹;在重压区多反映出点状凹陷和裂纹。

2. 胶鞋分析　胶鞋主要有运动鞋、解放鞋、雨鞋等。因橡胶质地柔软,既可用冲切工艺也可用模压工艺生产鞋底。胶鞋共同的原料特征是:花纹边棱下垂直,花纹分布纵横向均有,花纹简单,多呈点块形、直线形、网格形、波浪形。足球鞋为模压胶粘成型,花纹多为 14 个圆台状突起,前脚掌 10 个,后跟 4 个,少数足球鞋为椭圆状突起或跟后外侧花纹呈弓状突起。篮球鞋是模压二次硫化成型,鞋底面呈吸盘状,有宽边埂且在弓区有月牙状凹陷。乒乓球鞋、羽毛球鞋、排球鞋系模压胶粘成型,花纹为横截面呈长方形的细小波折形,底面有细边埂、底面平坦,在掌内侧或跟中心有环状花纹,在弓区有圆形或长方形商标。网球鞋和田径鞋均系冲切底贴合成型,花纹为横截面呈梯形或角形的直线形、波浪形,田径鞋的二条花纹之间有加强筋。解放鞋系冲切底贴合成型,鞋尖区为菱形块花纹,掌区为 5～6 条波浪纹,其上有 3 行菱形块;弓区由上、中、下三组分别夹 120° 角的细线构成,且在弓区中部有厂号;跟前侧区和后侧区均为菱形块状花纹,中部为 3 条波浪纹,其上有 2 行菱形块纹。雨鞋有元宝雨鞋、轻便雨鞋、高筒雨鞋、防滑雨鞋、水田鞋之分。但常见的是轻便雨鞋,其前掌为冲切底,后跟为贴和模压跟;前掌花纹多为波浪形,后跟花纹为粗大横直线形或为中心空穴状、二边粗短线花纹。

3. 皮鞋分析　按材料不同皮鞋可划分为胶底皮鞋、皮底皮鞋、塑料底皮鞋,均为模压底。皮鞋的分析依据是:跟、掌分离且有铁勾心痕;花纹复杂或无花纹,有缂线槽或磨损导致的断线头反映;有钉孔、钉帽、鞋掌反映。

4. 布鞋分析　布鞋有塑料底面鞋、粘胶底布鞋、布底布鞋和皮底布鞋。

常见塑料底布鞋为明缂塑料底布鞋,分析依据是:鞋跟 2～3cm 高,无支撑梁;鞋底周边有 2 条边埂,埂间为 2mm 宽线槽;掌区花纹多为点块状,少数为网格状;跟区花纹多为横直线形、长短不一,在跟外侧有半月形耐磨块;弓区有商标、厂号、鞋号。

粘胶底布鞋系冲切胶底黏合在布鞋的布底上而成,分析依据是:鞋底花纹多为波浪形和直线形,波浪纹有细有粗,粗波浪形态类似解放鞋底花纹,但不规范且尺寸不同;鞋底表面因布底缂线针脚而形成凸起分布。

布底布鞋的分析依据是:针脚、鞋型、磨损和断裂特征。皮底布鞋的分析依据是:鞋型、针脚、毛孔、磨损特征。

5. 旅游鞋　旅游鞋的分析均为平底鞋。冲切底旅游鞋底多为波浪花纹,掌、弓、跟区贯通且相同,底面宽大,鞋型与足型不贴切;模压底旅游鞋底花纹复杂,点、线、面、圆交织构成其他鞋底所不具备的混合型花纹,且周边边埂多圆滑、宽窄不一。

(二)推算鞋号

鞋号是鞋子长短、肥瘦的标志。中国鞋号是以足长厘米数为基础制定的,即足长厘米数是所应穿鞋的长度号,如足长 25cm,穿 25 号鞋。可见只要从足迹推算出鞋号,便可知穿鞋的足长,从而推算出身高。对平底、低跟鞋足迹推算鞋号的公式为:

$$鞋号 = 足迹长 - 内外差 - 基本放余量$$

放余量是指鞋号与鞋内底长之差,基本放余量是放余量与后容差之差,后容差是鞋楦长与鞋内底长之差,内外差是指鞋内底与鞋外底长之差。常见鞋的内外差与基本放余量之和如下:

塑料鞋和胶鞋:细小花纹鞋为 0.5 ~ 1.5cm,粗大花纹鞋为 1.5 ~ 3cm;

皮鞋:平底皮鞋为 1 ~ 1.5cm,带跟皮鞋为 2 ~ 4cm;

布鞋:明绱鞋为 2 ~ 3cm,翻绱鞋为 1 ~ 2cm。

二、身高分析

(一)赤足足迹身高分析

平面赤足足迹身高分析公式为:身高 H = 平面赤足足迹长 ×7;

立体赤足足迹身高分析公式为:身高 H = (立体赤足足迹长 - 立体与平面足迹的长度差)×7。

在实际应用时,应具体足迹具体分析,根据足迹的具体反映对立体与平面足迹的差异加以估测。对穿袜足迹,可直接使用上述公式,但必须考虑袜子的薄厚、大小、弹性、质地,对推算结果加以修正。

(二)穿鞋足迹身高分析

从鞋号推断身高:中国现行鞋号与穿鞋人足长(cm)一一对应的关系,使得根据穿鞋足迹长推算出的鞋号代表了能够正常穿用该鞋的平均足长,进而推算身高,公式为:

$$身高 H = 鞋号 ×6.875$$

利用鞋号分析身高时应该注意:必须准确分析鞋种类、式样和帮底关系,同时综合分析利用鞋子的肥瘦、作案人体态和伪装情况,才能准确推算身高。

利用穿鞋足迹的足型特征推断身高:观测穿鞋足迹所反映的足型结构,确定跟后缘、趾前缘的方位,沿足迹中心线方向测量二者之间的长度 X(cm),代入公式:身高 =7X 中推断身高。

三、体态分析

体态是指体重与身高的比例关系,俗称胖瘦。人的胖瘦不同,运动功能不同,步伐特征也不同。因此,只要掌握不同体态人的生理和运动特点与步伐特征的内在关系,便可从作案人足迹推断作案人的胖瘦,分析方法见表5-1。

表 5-1　体态分析方法

	胖人	瘦人
身体特点	脂肪多,身体重	脂肪少,身体轻
步态特征	步伐沉重,动作缓慢,起落足低	步伐轻盈,动作灵活,起落足高
步伐特征	步长小,步宽大,步角大	步长大,步宽小,步角小
足迹特征	足迹反映压力大,压力面宽大均匀、丰满,边沿明显,跟压相对重	足迹反映压力小,压力面窄小、不均匀、凸凹明显,边沿不完整,跟压相对轻
蹬、踏特点	蹬、踏痕不明显,多出现擦痕和挑痕	蹬痕、踏痕明显,多出现抬痕和迫痕

四、性别分析

性别不同,人的生理结构、运动功能和穿戴装饰也不同,它们都能反映在足迹上。因此,掌握了男女在生理结构和运动功能等诸方面的差异及其与足迹的关系,就能够根据现场足迹推断作案人的性别。

（一）不同性别人的生理差异

1. 骨骼差异 与女性相比，男性四肢发达、骨骼粗大、身材高大，例如，男性中等身高为170cm，女性中等身高为160cm，男性平均足长为25.1cm，女性平均足长为23.2cm。

2. 功能差异 男性肌肉发达（占42%）、脂肪少（占18%）；女性肌肉不发达（占36%）、脂肪多（占28%），因此，男性足底凸凹明显，行走有力，女性则足底丰满平滑，行走乏力。

3. 骨盆差异 男性骨盆高而窄，髋臼位置前突且两髋臼相距较近，股骨内倾角大，下肢机构轴向倾角小；女性骨盆低而宽，髋臼位置相对男性朝后，二髋臼之距较大，股骨内倾角较小，下肢机构轴向倾角较大。

（二）不同性别人的足迹差异

1. 足迹大小和鞋种的差异 男性足迹长而宽，女性足迹短而窄；男性鞋底宽大，女性足迹鞋底窄小；男鞋鞋底花纹粗深，女鞋鞋底花纹细浅；男鞋跟低而粗，女鞋跟高而细。

2. 步幅特征的差异 男性步长较大、步宽较大、步角较大，女性步长较小、步宽较小、步角较小。

3. 步态特征的差异 男性足迹的蹬、踏明显，多为偏外落、偏内起足；压力面反映明显，居中或偏外，弓压窄；足迹周边不完整，前尖外侧和弓内缘出现虚边；伴生痕多为磕痕、迫痕、抬痕。女性足迹的蹬、踏痕不明显，多内落或正落足、正起或外起足；压力面均匀、平坦，反映不明显，弓压宽且内压较重，足迹周边光整；伴生痕多出现擦痕、挑痕、拧痕。

此外，分析性别时，还要全面综合考虑到案情和其他物证，如案件性质、被盗物种类、作案手段、工具痕迹等，才能使性别分析更准确。

五、行走姿势分析

行走姿势是指人行走时，身体各运动环节整体的表现形式，是人体整体协调、平衡动作的反映，是以躯干为主轴，上、下肢协调配合形成的。由于步法特征是行走姿势在足迹中的客观反映，因而根据现场足迹的步法特征可以推断作案人具有的较特殊的行走姿势。

（一）常见步幅特征反映的行走姿势

1. 直行步 多为正落正起足，前掌多横条压，跟压居中。行走时躯干正直，二臂前后甩动，走路平稳。如果出现磕痕，则挺胸抬头走路；如果掌压重，则多低头行走。

2. 外展步 多外落足，内起足，前掌多斜条压，跟压偏外。行走时步角越大躯干越后倾，二臂臀后甩动，走路晃动。

3. 内收步 多内落外起足或正落正起足，内压重。行走时躯干前倾，臀部后突，二臂腹前摆动。

4. 不对称步 左步角和右步角有明显差异的人，行走时躯干侧倾，一肩高一肩低，肩高的一侧多外展角小，肩低的一侧多外展角大；肩低侧臀后甩臂腹前，肩高侧前后甩臂。

（二）常见步态特征所反映的行走姿势

行走姿势，会影响足底对地面的作用力，因而可以通过常见步态来推断行走姿势的特征，其中规律如表5-2所示。

表5-2 步态特征反映行走姿势特点

步态特征	行走姿势
跟压重、踏痕重、擦痕明显	挺胸抬头、躯干后倾、双臂后甩
掌压重、蹬痕重、挑痕明显	躯干前倾，双臂前甩
外压重、有迫痕	躯干左右晃动
再现抬痕	行走速度快
拧痕	躯干和臀部拧动
踇趾压重	多低头或驼背

行走姿势是运动器官的多种功能和多方面外界因素影响的综合反映,只有那些具有少见、病态、奇特的行走姿势的人,才具有特殊的步法特征,分析行走姿势才具有实际意义。此外,分析行走姿势时,应注意综合利用身高、性别、体态、年龄的分析结果,并考虑现场条件和影响足迹变化的因素,才能获得准确的结果。

六、年龄分析

年龄是人的生理状态和运动功能的时间标志。不同年龄人具有不同的生理运动功能,反映到足迹中便具有不同的步法特征,且具有特殊性和稳定性。因此,根据案犯足迹的步法特征,能够分析、推断作案人的年龄。

(一)运动功能随年龄的变化

1. 少年时期　8～17岁是体质发育时期,骨骼、关节、韧带柔软、脆弱,足弓弹性差,肌肉不发达,运动功能不完善,没有稳固的行走动力定型。

2. 青年时期　18～28岁是体质发育成熟时期,骨骼、关节、韧带坚韧、灵活、弹性好,肌肉发达,运动功能完善,建立了稳固的行走动力定型,弹跳力强,行走有力、速度快。

3. 壮年时期　29～39岁时期的运动功能开始逐渐下降,但行走稳健、规律性强。

4. 中年时期　40～59岁时期,运动功能开始明显衰退,关节活动性差,骨质变脆、肌肉逐渐松弛,韧带弹性减退,足弓下降,行走速度缓慢。

5. 老年时期　60岁以上,生理、运动功能全面衰退,骨质硬脆、关节韧带僵硬,肌肉力衰减,运动能力很差,行走速度迟缓。

(二)足迹年龄的变化

1. 蹬痕的变化　为了保证在肌肉力下降的情况下,足跖、趾能进行正常蹬地运动,蹬痕随年龄增大而向外侧转移。

2. 踏痕的变化　随年龄增长,肌肉力不断下降,行走逐渐从有力、快速向无力、缓慢变化,落足的角度逐渐变小,踏痕的位置从内向外侧转移,并且面积逐渐增大。

3. 压痕的变化　①压力分布的变化:随着年龄从青年向老年增长,纵向压力分布的变化为:由前重后轻,变化为前后均匀,再变化为前轻后重;横向压力变化为:从内重外轻变化为内轻外重;②压力面形状变化:趾压形状变化是由圆锥状依次向球形、卵形、三角形、类方形、不规则形变化。跖压形状的变化是内侧压从柱形依次向小圆、大圆、椭圆变化;外侧压从小圆依次向大圆、椭圆、卵圆、水滴形、不规则形变化。

4. 伴生痕的变化　随着年龄的变化,青少年人具有的抬痕、迫痕、磕痕、拧痕逐渐减弱或消失,擦痕、挑痕、耠痕越来越明显。

(三)分析年龄公式

1. 蹬痕分析法　跖蹬和趾蹬的方位是对应的,伴随年龄的增长,依次、同时向外侧转移,不同跖趾位蹬对应不同年龄。第1跖趾蹬、第2跖趾蹬、第3跖趾蹬、第4跖趾蹬、第5跖趾蹬分别对应20岁、30岁、40岁、50岁、60岁。

2. 压痕分析法　常见方法包括跟压乘5法、掌压乘7法、掌压切线法、压痕综合分析法,具体方法如表5-3所示。

3. 踏痕分析法　对于赤足足迹,观测踏痕的落足点到踏痕与跟后或外缘的交点的距离L(cm),则年龄为10L。对于穿鞋足迹,应根据鞋底结构、鞋底磨损,对公式加以修正:大边鞋10(L-2),中心鞋10(L-1),小边鞋10(L-0.5),高跟鞋适当上调L值。

足迹分析的项目、内容是相互联系的,不能孤立地分析,应以全面、联系的观点进行系统、综合分析,才能确保分析结论具有较高的可靠性,才能充分发挥提供线索、缩小范围、确定重点的作用。

表 5-3　常见压痕分析年龄方法

分析法名称	方法简介
跟压乘 5 法	跟压痕纵向长(cm)乘以 5 等于年龄
掌压乘 7 法	从跖内缘突点作足迹中心线的垂线,再作掌内外侧压面后缘公切线,测量二线与外缘的二交点距离 L(cm),则年龄 = 7 × L
掌压切线法	作掌内外侧压力面后缘公切线以及足迹中心线的垂线,二线所夹锐角度数近似为年龄
压痕综合分析法	首选作掌内外侧压力面后缘公切线交外缘于一点,再平行跟压前突点和内突点连线作跟压切线交外缘于一点,如果二切线外缘上交于一点,则年龄为 40 岁;如果二切线交点在外缘外侧,它们与外缘的二交点为 A、B,则年龄为 40 − 5AB;如果二切线交于外缘内侧,它们与外缘二交点为 A、B,则年龄为 40 + 2AB

第五节　足迹鉴定

足迹鉴定是根据作案人足迹特征,对嫌疑人足迹样本进行检验,研究各自特征是否同一,并就事实作出认定同一或否定同一的结论。足迹鉴定的种类有赤足足迹鉴定、穿袜足迹鉴定和穿鞋足迹鉴定,每种鉴定所依据的特征不同,鉴定意见的证据意义也不同。

足迹鉴定的一般程序包括委托与受理等准备工作、分别检验、比较检验、综合评断得出结论和制作足迹鉴定书。①委托与受理等准备工作的任务包括了解案情,了解现场足迹检材,了解嫌疑人及其足迹样本、明确检验要求、清理检材和样本、对委托要求进行评估和安排检验工作等,以保证检验工作顺利进行;②分析检验是分别先后、相继检验现场足迹和样本足迹,其任务是客观、独立地寻找、确定各自的种类特征和个别特征;③比较检验是对于分别检验中确定的现场足迹特征和样本足迹特征的方位、大小、形态、相互关系进行全面的比较,其任务是确定哪些特征是符合点、哪些是处理差异点,为综合评断提供依据;④综合评断做出结论是针对比较检验中出现的既有符合点又有差异点的矛盾现象,进行分析、推理、实验,确定符合点和差异点的来源和本质,如果符合点是本质的,差异点是非本质的,则做出认定结果,反之则做出否定结论;⑤制作足迹鉴定书是足迹鉴定的最后一道程序,它是记录检验过程、固定鉴定结论的一种正式文件,也是审查、研究鉴定工作和鉴定意见是否具有科学性、可靠性的客观依据。

一、赤足足迹鉴定

(一)赤足足迹鉴定所依据的特征

赤足足迹鉴定所依据的特征有种类特征和个别特征二类,每类特征的属性不同,对足的反映不同,对同一认定的作用不同。

赤足足迹鉴定所依据的种类特征:长宽特征,足弓类型,趾排列、分布类型,边缘形状,乳突纹线的花纹类型,褶皱纹的形状,畸形趾的类型,伤疤的类型,鸡眼、老茧、脱皮的形状,附着物的种类、形状、气味,步长、步宽、步角,蹬、踏、压痕的方位、形状、伴生痕的方位、形状。

赤足足迹鉴定所依据的个别特征:足型个别特征,肤纹细节特征,畸形趾的具体形态,伤疤、鸡眼、老茧、脱皮的具体方位、形态及其与乳突纹线的关系,蹬、踏、压痕的具体形态及其相互关系,伴生痕的具体形态及其与其他步态特征的相互关系。

(二)赤足足迹的变化

由于足底的软组织柔软、富有弹性,赤足足迹特征在不同动作和地面条件下易发生变形,亦即现场足迹和样本足迹之间常常出现较多的差异点。因此,必须掌握现场足迹的形成条件、变化因素,才能模拟现场制作样本,正确分析、查证差异点、符合点的来源和性质,保证结论的科学性。

1. 赤足足迹的变化因素 主要是案犯的紧张心理和伪装心理,导致行走动作的变化;各种不同的作案动作导致非正常行走的变化;地面条件、气候条件、负重情况等导致的变化。

2. 赤足足迹的具体变化 主要有长、宽变化,趾区形态变化,边缘形态变化,乳突纹线的变化,步法特征的变化。

3. 制作样本足迹的注意事项 根据现场足迹的种类制作样本足迹;尽量模拟现场条件和现场足迹形成条件制作足迹样本;采用提取现场足迹的方法提取样本足迹;对于特殊物质形成的现场足迹,最好选用相同或相近的物质采印足迹样本;应在制作样本之前,详细了解案发后嫌疑人的健康状况,尤其是其衣、食、住、行方面的情况,以便正确认识某些疑似本质差异的特征的来源和性质。

（三）赤足足迹鉴定结论的证据意义

赤足足迹鉴定的依据是以赤足结构特征为主,以赤足步法特征为辅,它们分别反映了赤足结构形态和人体运动形态,因而鉴定意见可以直接认定人身。

二、穿袜足迹鉴定

穿袜足迹鉴定有两种:其一是对袜子进行同一认定;其二是对人身进行同一认定,不同种类鉴定所依据的特征不同。

1. 对袜子的同一认定所依据的特征 对袜子的同一认定所依据的是袜子的结构特征,主要有袜子的生产工艺特征、修补特征、穿用特征、附着物特征。

（1）袜结构的种类特征:袜底长及各区域长,袜底针织类型,袜底磨损、修补的形状、附着物的种类、形状等。

（2）袜结构的个别特征:针织中出现的疵点、断线、接头,磨损的形态、分布,破损的形态,修补的形态、针脚等。

由于受到穿袜足迹形成条件的限制,袜结构特征多反映不清晰,且袜子柔软,易磨损、破损,左右足互穿,使得样本足迹变形大、差异点多。因此,一般很少进行袜同一认定,多直接进行人身同一认定。

2. 对人身同一认定所依据的特征 现代袜子比较薄,穿袜足迹能够反映出足型特征,畸形、鸡眼、老茧特征,以及步法特征,它们的种类特征和个别特征的划分,是与赤足足迹对应特征相同的。

3. 穿袜足迹鉴定的注意事项

（1）确定足迹种类:仔细观察现场足迹,明确是不是穿袜足迹,是何种袜子所留。

（2）分析袜子对足迹的影响:分析袜子能引起哪些足型特征的变化,能引起哪些步法特征变化,以掌握因袜子而产生的差异点。根据袜子的种类、大小选择样本袜,或者选用不同种类、不同大小的袜子制作样本。

三、穿鞋足迹鉴定

穿鞋足迹鉴定有三种:鞋的同一认定、鞋主人同一认定、直接认定人身,不同类型鉴定所依据的特征不同,鉴定意见的证据作用不同。

（一）鞋的同一认定

鞋的同一认定是指对现场穿鞋足迹和嫌疑人的样本足迹所反映的鞋结构特征进行检验,鉴别现场足迹是否为嫌疑人的鞋所留,鉴定结论只能证明嫌疑人鞋与案件相关,但不能证实嫌疑人作案。

1. 鞋的同一认定所依据的特征

（1）种类特征:主要有鞋型、原料特点,花纹种类或形状,传热孔、注射孔、耐磨块的方位、形状等。

（2）个别特征:主要有冲切底的生产工艺特征．皮底和布底鞋的针脚、截切、凸凹、毛孔等特征,模、注压鞋的针脚、走料痕、冷却凹陷、削边整形特征,修补特征,磨损和破损特征,附着物、脱落物的形态、大小、方位特征。

2. 鞋的同一认定的注意事项 对于照片足迹,应注意打光方向,正确区分阴阳纹。如果为静电提取或黏附提取足迹,应注意区分左右足迹。注意分析鞋种,尤其是要区分是冲切底鞋足迹还是模压底鞋足迹,以便根据鞋种寻找特征、确定所用特征。使用磨损特征、附着物特征时,应注意发案时间、制作样本时间,以确定特征的稳定性和变化幅度。制作样本时,不但要模拟地面条件,还要模拟动作、环境。

(二)鞋主同一认定

鞋主同一认定是指对作案人遗留在现场的鞋或现场穿鞋足迹所反映的鞋底磨损特征以及嫌疑人其他相同或相近种类鞋所反映的磨损特征进行检验,鉴别遗留在现场的鞋或形成现场足迹的鞋是否是嫌疑人的鞋。鉴定意见虽能认定鞋主,但仍不能直接认定案犯。

1. 鞋主同一认定所依据的特征

(1)种类特征:主要有磨损面的宏观分布,由磨损所反映的足型种类特征,起落足部位磨损的方位和开头,它们在鉴定中起到把关的重要作用。

(2)个别特征:各区域磨损面的具体形态、方位及其相互的方位关系和磨损量比例关系,边缘磨损的具体形态和方位及其相互的方位关系和磨损量比例关系,磨损所反映的足型特征中的个别特征,磨损面上的擦划痕迹的方位、形态,特殊、稀有、少见的磨损形态。

2. 鞋主同一认定的注意事项 尽量多提取现场和样本足迹,使其各自相互对照、相互补充、相互印证。提取嫌疑人的赤足足迹和穿袜足迹样本,以对照、验证足型特征。模拟现场足迹的形成条件制作样本。在现场和样本足迹的磨损量差异较大时,应比对重磨点的方位、关系,磨损量的比例关系,以及足型特征和特殊磨损形态,不可比较磨损面的大小、面积、形状等。

(三)穿鞋足迹的人身同一认定

随着作案手段和反侦查手段日益智能化,穿他人鞋作案、穿新鞋作案的现场越来越多,检验人员的任务是利用现场穿鞋足迹,对穿鞋人进行同一认定。穿鞋足迹认定人身的鉴定所依据的特征是步法特征、鞋底磨损特征,鉴定的关键在于以足迹分析为先导,正确认识步法特征和磨损特征的检验价值,系统、综合鉴定。

1. 检验的程度 ①分析确定形成条件:明确形成足迹地理环境、地面条件、天气、形成物质种类等;分析、推断形成足迹的动作;分析、推断鞋种、式样,具体是鞋的式样、鞋底质地、生产工艺、花纹类型、鞋号;②分析、推断案犯自然条件;③确定伪装现象:是大脚穿小鞋还是小脚穿大鞋或是穿"合适"鞋,是穿他人鞋还是穿新鞋,有无伪装步法的现象;④检验无伪装足迹:在确定现场足迹无伪装后,如为旧鞋足迹,应以磨损特征为主、步法特征为辅开展检验工作;如为较新鞋足迹应以步法特征为主、磨损特征为辅进行检验;⑤检验有伪装足迹:在确定现场足迹有伪装后,应以磨损特征为辅、以步法特征为主检验现场和样本足迹。

2. 检验中的注意事项 在穿鞋足迹人身同一认定中,如果主要依据是鞋子磨损特征,则应参考鞋主同一认定的注意事项;如果主要依据步法特征,应注意下列事项:①除模拟现场足迹形成条件外,应特殊注意模拟形成现场足迹的动作,否则步法特征变化大,难以认定、解释差异点;②步法特征的稳定性差,尤其是单个足迹更易出现较多的非本质差异点,且不易被认识和解释。因此,只有在嫌疑范围小、嫌疑人之间自然条件相差大、嫌疑人具有特殊行走姿势等条件下,才能给出可靠的认定或否定结论。一般而言,出具推断性或倾向性意见是客观、科学和可行的。

第六节 足迹检验新技术

随着3D扫描技术、计算机图像处理与仿真技术的不断发展,数字化无损提取现场足迹技术和计算机综合分析技术的足迹数字化采集和分析系统已经开始应用于实际工作中。该系统主要由光源投射仪、CCD数字化采集器、计算机和支架组成,通过CCD实现了对足迹的非接触式无损采集、存储和传输,直接记录足迹各部位的三维信息数据,如鞋底磨损范围、足迹重压点、足迹动力轨迹线等。

数字化足迹被采集以后,可通过多功能数字化辅助检验工具进行分析。辅助检验工具是利用软件模拟比较显微镜原理而设计的,一些仪器还具有专家辅助检验系统,设计出双视窗检验模式、三维重建显示模式、重压面自动搜索模式、磨损面检验模式,同时运用计算机图像处理技术设计出坐标网格、深度伪彩显示、纹理伪彩三维贴图、标度方式长度角度面积的双视窗数据同步比对测量等一系列的辅助检验工具。这些工具具有很好的实用性,如可以通过坐标工具来检验分析步法特征、形象特征、磨损特征、动力形态特征的位置、形象和大小,还能辅助分析习惯性痕迹特征等,通过鼠标绘制测算线,可完成身高、年龄、体态、性别的自动计算测量(图5-13)。有些设备还可以通过三维立体雕刻机在高密板上进行三维雕刻,还原现场的立体足迹。

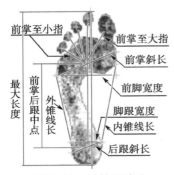

图 5-13 计算机辅助识别软件系统

第七节 足迹数据库

足迹数据库(footprint database,FD)是指将足迹图像及文本信息经过计算机处理后转化为数字信息存储的一种方式,包括现场足迹库、犯罪嫌疑人足迹库及鞋厂鞋样库。利用数据库可通过计算机分析技术、计算机自动识别技术、网络传递技术将其他经过计算机处理后的足迹图像与数据库中的足迹图像信息相比对,从而实现案件的侦破。如:通过网络可进行异地查询;通过犯罪现场足迹与犯罪现场足迹库的比对可做到"以案查案";通过犯罪现场足迹在犯罪嫌疑人足迹库中的检索可做到"以案查人";通过犯罪嫌疑人足迹在现场足迹库中检索可做到"以人查案";通过犯罪嫌疑人的足迹在嫌疑人足迹库中检索可做到"以人查人"。

足迹数据库的组成功能一般包括:

1. 信息录入功能 录入足迹图片和现场足迹档案的背景资料。足迹图片信息包括:(1)鞋印花纹信息;(2)鞋印的形象特征、磨损特征和步法特征等。

2. 预处理功能 由于犯罪现场的客观条件限制,很难提取到高质量的足迹图像,因此,数据库中一般都具有去噪功能、去模糊功能和几何校正等功能,使得足迹图片的处理、录入在系统内一并完成。

3. 查询与串并案功能 查询功能是数据库系统的核心,包括文本查询、花纹查询、设置权限查询等,通过计算机数据库自动查询可大大提高足迹的查询效率,并通过同一认定进行串并案件。

4. 辅助功能 包括测量功能、标注功能、计算功能等,可以通过这些辅助功能对嫌疑人的身高、年龄、体态以及步伐特点等进行推断。

由此可见,足迹数据库能够迅速比对犯罪现场鞋印和足迹数据库中的数据,还能对多个现场的鞋印进行查验比对,甚至对部分残缺足迹进行查验,为案件的侦破提供了方便快捷的手段。

利用足迹数据库中的数据,刑侦人员除了可以分辨出涉案足迹的形象特征和步伐特征外,还可以分析遗留的时间、作案人逃跑的方向等。在条件较好时,通过足迹循迹追踪,或将足迹作为警犬嗅源,直接抓获或认定犯罪嫌疑人。然而,由于现在犯罪嫌疑人已经注意到足迹可作为痕迹物证,加之鞋套的方便易得,越来越多的案件难以在现场提取到清晰的足迹,这同时也制约了足迹物证鉴定和足迹数据库的发展。

(陶陆阳)

思考题

1. 足迹的概念、形成因素是什么?

2. 简述足迹的分类及各类足迹在足迹检验中的作用。

3. 寻找现场足迹的重点部位有哪些?

4. 步幅特征主要包括哪些内容,如何测量?

5. 根据足迹特征如何进行身高、体态、性别、年龄、行走姿势的分析?

第六章　枪弹痕迹检验

枪弹痕迹(cartridge impression)是指从枪管发射弹头、弹壳上的枪支机件作用形成的痕迹及弹头击中物体所留下的弹道痕迹的总称。枪弹痕迹检验是运用枪械、枪弹知识及痕迹学、弹道原理和现代科技手段,通过对现场弹头、弹壳上痕迹和弹着痕迹的检验分析,以确定发射枪种和具体发射枪支,查明弹道特性和枪击案件的情节、性质,以揭露和证实持枪犯罪的一项专门技术。枪弹痕迹检验亦称验枪技术,本章主要介绍枪弹痕迹检验的任务和作用、枪弹痕迹的形成、分类、发现和提取,以及现场枪弹痕迹的分析鉴定等内容。枪弹造成的人体的各种创伤的鉴定属于法医学研究和鉴定的范畴,在法医学中已有详细介绍,本章就不再赘述。

第一节　枪弹痕迹检验的任务和作用

枪弹痕迹检验的任务和作用是通过案发现场的勘查,所发现、提取、送检的弹头与弹壳上痕迹的检验、鉴定,以确定其是否建档枪支或自制枪支,为明确侦查方向提供科学依据。

一、枪弹痕迹检验的任务

1. 检验弹头、弹壳上痕迹,推断发射枪种和认定具体发射枪支　通过检验射击弹头、弹壳上能反映枪支机件结构形态的痕迹,鉴别其稳定的枪种痕迹特征,从而分析、确定发射枪种。在此基础上,再将现场射击弹头、弹壳与嫌疑枪支发射的样本弹头、弹壳仔细比较,发现主要的独有的个别痕迹特征,从而认定具体发射枪支。

2. 勘验弹着痕迹、射击残留物,分析枪击案件有关情节　经认真检验、测量和分析弹着痕迹、射击残留物等物证,以确定现场物体创孔是否为枪弹创孔;判明射击方向、角度、弹头的直径、形状、威力大小及飞行方向;被击物体的入口、出口;判断射击时间和射击顺序。

3. 分析计算枪击事件弹道诸元　在对枪击现场的枪创弹孔等弹着痕迹进行测量,并判明枪种后,依据外弹道原理,分析计算射角、射击距离、碰击目标速度、弹头动能,必要时计算出弹道高和弹头飞行时间等弹道诸元。

4. 检验枪支、子弹的特点和性能　查明枪支是否能正常发射,机件是否为原配,有否改制,射击的精度、威力及可靠性,是否会"走火"或非正常发射;查明弹头、弹壳是否为同发子弹的组成部分,是制式弹还是自制弹,该子弹是否能用嫌疑枪支发射;查明枪支、子弹系何国、何地、何时生产;若枪支、子弹编号被人锉掉,采用技术方法恢复。

5. 查对枪弹痕迹档案样本。

二、枪弹痕迹检验的作用

1. 能为分析枪击事件性质提供依据　通过检验分析枪伤部位、特征和创伤弹道的形成,射击方向、距离,死者手上有无射击残留物等,分析是自己开枪射击或是他人开枪射击,为确定枪击事件性质提供依据。

2. 能为侦破枪击案件提供侦查方向、范围　通过检验枪弹痕迹，推断发射枪种，查对枪弹痕迹档案，查明弹壳底部文字及图号标记，检验射击残留物所反映的火药、子弹种类，可判断或确定某些枪支、枪弹的归属地区及使用者，从而做到以痕找枪，以枪找人，为侦破枪击案件提供侦查方向、范围。

3. 能为诉讼审判提供证据　通过枪弹痕迹的比对检验，确定具体发射枪支，出具鉴定结论，检出嫌疑人手上是否有射击残留物等发射依据，从而能为破案、诉讼和审判提供证据。

4. 为查明案犯持枪作案过程、情节提供分析依据　通过勘查枪击现场及弹道分析，查明发射位置，射击角度、距离和高度，射击的时间、顺序，弹头命中被击物体时的破坏、致伤能力，为查明枪击过程和澄清枪击事实真相、弄清具体情节提供分析依据，并可依此判明某些"枪杀现场"是否为伪造现场。

5. 为并案侦查提供依据　通过检验不同案件现场枪弹痕迹、物证，确定各现场枪弹及其痕迹、物证的一致性，为并案侦查提供依据。

第二节　枪弹痕迹的形成和分类

枪弹痕迹形成的分类通常分为两类，即弹头上的痕迹形成的特征和弹壳上的痕迹形成的特征。

一、射击弹头上痕迹的形成和分类

（一）射击弹头上痕迹的形成

1. 弹头在发射过程中的运动

（1）发射过程及特点：子弹受到击针撞击而发火后，火药的化学能经燃烧迅速转变为火药燃烧气体的热能，火药气体膨胀做功又将热能转变为枪械系统的动能，这一瞬间的能量转化过程称为发射过程。发射过程中弹头获得一定能量飞出枪口，枪支的有关部件获得能量完成开锁、后坐、复进、进弹、闭锁等动作，而大部分能量随火药气体喷出枪口，即完成发射过程。

枪弹发射过程特点是：发射时间短暂，只有 0.001～0.06 秒；膛压高达 2000～3000kg/cm²；燃气温度高，可达 2500～3000℃；火药在变容中燃烧：弹头在枪膛内向前运动，弹后空间不断增大，火药在容积不断增大的空间内燃烧。因此，发射过程中的高速、高压、高温和变容燃烧是枪支特有的发射现象。

（2）发射过程中弹头运动：①启动：自底火被击发至部分燃烧气体推动弹头全部挤进线膛，弹头开始运动；②第一时期：弹头增速旋转，从弹头挤进线膛到弹头增速飞出枪口，此时火药在不断增大的弹后空间内燃烧，膛压增大到最大值后因弹后空间增大而降低，弹头直线运动速度和旋转速度增大，火药燃完后，膛压降低，仍能使弹头增至枪口速度；③后效期：弹头增速，自弹头飞离枪口至燃气压力下降到大气压力，无力使弹头加速为止，此时喷出枪口的火药气体仍能使弹头加速到最大速度。此后弹头在空气中飞行，受空气阻力和重力作用而逐渐减速。

2. 弹头在膛内受力及痕迹形成

（1）弹头挤进线膛前受力：主要是弹头尾部受火药气体的推力，推动弹头开始运动，同时克服弹壳口部紧缩力——拔弹阻力和枪膛的坡膛阻力。这些阻力都是摩擦力，其方向与弹头运动方向相反、平行于弹头轴线。摩擦阻力作用的结果，在弹头尾部形成线条状擦划痕迹，在圆柱部上部形成坡膛痕迹。弹头进膛时还能碰撞枪管尾端形成变形痕迹，称磕碰痕迹。

（2）弹头挤进线膛时的受力及痕迹形成：由于火药气体的强大推力作用，即使弹头圆柱部直径大于线膛内径，也能将弹头外壳（披甲）挤压变形、嵌入膛线而挤进线膛。此时弹头表面将受到枪管内阳膛线的挤压力，使弹头表面产生塑性变形呈凹陷状膛线痕迹。同时阳膛线的两个棱边侧面，对弹头披甲施以剪切力，且在阳膛线旋转一侧棱边（导转侧）施以法向力（导转力），迫使弹头沿枪管轴线挤进的同时，绕弹轴旋转。于是弹头全部挤进线膛时，就在阳膛线痕迹两侧形成了两条深大清晰的犁沟痕迹——棱线痕迹,膛线导转侧形成的犁沟更深大,称主要棱线痕迹,膛线另一侧挤压形成的痕迹称次棱线痕迹。

在弹头旋转挤进时,弹头与枪管内壁紧压贴合,因挤压力、剪切力和导转力作用而形成的摩擦力,在弹头表面形成细线条状擦痕,称小线纹痕迹。阳膛线棱边切削下的弹头披甲细金属条,称金属卷屑。

(二)射击弹头上痕迹的分类及特征

射击弹头上痕迹通常按其枪支部件作用部位、形成过程及特征分类(图6-1)。

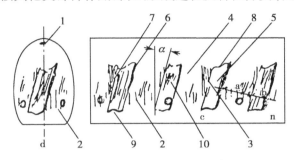

图6-1　弹头上的痕迹和种类

1. 磕碰痕迹;2. 拔弹痕迹;3. 坡膛痕迹;4. 阴膛线痕迹;5. 阳膛线痕迹;6 主棱线痕迹和金属卷屑;7. 次棱线痕迹;8. 起端痕迹;9. 末端痕迹;10. 小线纹痕迹

n. 膛线痕迹数量(n＝4);α. 膛线痕迹斜度;a. 阴膛线痕迹宽度;b. 阳膛线痕迹宽度;c. 膛线痕迹倾斜方向(右斜);d. 弹头轴线

1. 磕碰痕迹(traces of the bump)　是子弹进膛过程中,弹尖附近的弧面与枪机座导引面或导弹斜面、棱边碰撞形成的痕迹。其形状为斑块状、月牙状,或一组短线。枪支结构不同,子弹进膛导引方式、子弹姿态和进膛速度不同,磕碰痕迹的位置、形态不同。磕碰痕迹可用于区分发射枪种。

2. 拔弹痕迹　是因火药气体推力作用,弹头从弹壳口部拔出时形成的痕迹。它位于弹头圆柱部与弹壳口部接触部位,是线条状擦划痕迹,与弹轴平行,在弹头与弹壳用点铆或辊沟结合处擦痕较粗大、明显,应用价值较大。

3. 坡膛痕迹(forcing cone impression)　是弹头经过枪膛的坡膛时摩擦形成的擦划痕迹。它起始于弹头弧形部位末端延至圆柱体下部,呈线条状、条束状,多出现在阳膛线痕迹区。坡膛痕迹常反映出枪管阳膛线起始部位表面的微观特征。

4. 线膛痕迹(rifle bore impression)　是弹头被推进线膛后,在膛内旋转前进时,因挤压、剪切和刮擦作用形成的痕迹。包括阳膛线痕迹、阴膛线痕迹、主棱线痕迹、次棱线痕迹、金属卷屑和小线纹痕迹。

(1)阳膛线痕迹(land mark):是由阳膛线挤压和摩擦弹头形成的痕迹,包括带状的凹陷区,两条主/次棱线痕迹和两端的起、末端痕迹。

(2)阴膛线痕迹(grooves mark):是阴膛线轻微挤压和摩擦弹头形成的痕迹,它位于阳膛线痕迹之间。阳膛线痕迹和阴膛线痕迹既反映了枪管内表面的结构特征(如膛线的数量、宽度、旋向、倾角等),又反映了枪管使用、磨损情况。因此,它被用于区分发射枪种。

(3)主、次棱线痕迹(traces of the ridge)和金属卷屑(volume scrap metal):是弹头挤进线膛并旋转前进时,在阳膛线导转侧的导转力和摩擦力作用下形成的痕迹,在弹头与阳膛线导转侧接触的棱线位置形成明显、粗大的棱线痕迹,是主要棱线痕迹,相对另一侧不够深大、明显的棱线痕迹,称为次要棱线痕迹。它们彼此平行,与弹轴成一定夹角。当阳膛线棱边锐利时,会在主要棱线痕迹两侧刮起卷曲状的金属屑,称为金属卷屑。

(4)小线纹痕迹(small traces of lineolatus):它是线膛内壁因火药气体烧蚀、冲刷及弹头摩擦形成细小的点、块及龟裂结构,射击时又紧压、摩擦弹头圆柱部而形成的线条状痕迹,称为小线纹痕迹。它多出现在阳膛线痕迹区,平行于主、次 棱线痕迹,与弹轴呈一定夹角。小线纹痕迹能反映枪管内膛线因长期发射而留下的微观结构特征,对认定发射枪支具有特殊意义。

二、射击弹壳上痕迹的形成和分类

(一)射击弹壳上痕迹的形成

1. 发射过程中弹壳受力及塑性变形

(1)子弹底火受击针撞击力及变形:枪支击针要可靠的打燃底火,必须以足够的动能——击发能量撞击底火,子弹底火壳是由塑性好的黄铜制成,而击针是由硬度很高的合金钢制成,所以,击针撞击底火时就会使底火壳产生塑性变形,即形成击针头痕迹。击针头痕迹的深度取决于击针的突出量和冲击力,击针头痕迹的形状和直径,取决于击针头的形状、直径和表面结构特征。

(2)弹壳壳体受燃气压力及变形:发射过程中,弹壳内火药燃烧气体以很大压力作用于弹壳内壁各个方向,向前的压力推动弹头加速前进和旋转,向后的压力使弹壳后退并由弹壳底部推动枪机开锁、后退,完成自动循环动作,同时因弹壳底部压枪机弹底窝平面而留下弹底窝印痕迹。向弹壳四周的径向压力作用于侧壁,使弹壳膨胀时外表面紧贴弹膛,于是弹膛内壁的形态特征印压在弹壳外表面上,形成弹膛内壁痕迹。

2. 退壳时弹壳受力及塑性变形　射击退壳时,枪机上拉壳钩在抽壳过程中,钩齿端面抵压弹壳底槽,对弹壳施加抱壳力和抽壳力,克服弹壳与弹膛的摩擦力—— 抽壳阻力,将弹壳从膛内抽出。于是抱壳力使钩齿对弹壳底槽作用使其变形,留下印压痕迹;抽壳力使钩齿对弹壳底槽前边缘作用使之变形,形成拉壳钩痕迹。

抽壳时,弹壳从膛内抽出随枪机向后运动,当弹壳底面与抛壳挺相撞时,便以拉壳钩钩齿为回转中心,使弹壳翻转,从枪机抛壳口抛出枪外。此时弹壳底部撞击抛壳挺,壳底被撞击部位变形,留下抛壳挺痕迹;弹壳翻转抛出时碰撞抛壳口棱边,使弹体侧面碰撞处变形,留下抛壳口痕迹。

(二)射击后弹壳上痕迹特征(表6-1)

表6-1　发射过程弹壳形成的痕迹

过程	特征
装弹	弹匣口痕迹、枪机下表面痕迹推弹突笋痕迹(图6-2)、弹膛后切口痕迹
击发	击针头痕迹、底窝痕迹、指示杆痕迹弹膛内壁痕迹、烟垢痕迹等(图6-3)
退壳	拉壳钩痕迹、抛壳口痕迹、弹匣口刮擦痕迹等(图6-3)

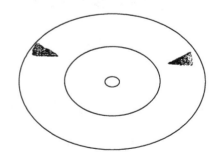

图6-2　推弹突笋痕迹

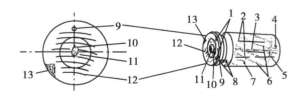

图6-3　射击弹壳上的痕迹示意图

1. 推弹突笋痕迹;2. 弹匣口痕迹;3. 枪机下面的痕迹;4. 弹膛后切口痕迹;5. 抛壳口痕迹;6. 弹膛内壁痕迹;7. 弹匣口刮擦痕迹;8. 拉壳钩痕迹;9. 弹膛指示杆痕迹;10. 舌痕;11. 击针头痕迹;12. 弹底窝痕迹;13. 抛壳挺痕迹

三、被射物体上弹着痕迹的形成和分类

弹头侵入目标一定深度而没有穿透的现象叫侵彻;穿透目标的现象叫贯穿。弹头侵彻与贯穿目标的能力取决于弹头与目标碰撞瞬间的比动能(断面比能,Ecs)。

$$E_{cs} = \frac{E_c}{s} = \frac{mV_c^2}{2s}$$

式中:Ec 为碰撞时弹头具有的动能;s 为弹头横断面积;m 为弹头质量;m/s 为弹头断面密度;Vc 为弹头碰撞时速度。质量一定的弹头,碰撞速度大、端面密度较大的细长弹头其侵彻能力大。

弹头对各种目标的侵彻方式取决于弹头的形状、结构和能量,以及目标的性质与结构。主要贯穿方式有冲塞式破坏、韧性破坏、花瓣式破坏和破碎崩落式破坏。

弹头侵彻、贯穿目标的过程极其复杂,其弹着痕迹也各种各样。

第三节　枪弹痕迹的发现和提取

在刑事案件的现场勘查中,需要认真细致地检查洒落在地上、埋藏在泥土或草丛中的弹头和弹壳,这对分析案情、认定发射枪支是必不可少的物质条件。因此,在现场勘查中应该千方百计地发现和提取弹头和弹壳。

一、搜寻、提取射击弹头和弹壳

搜寻、提取射击弹头:现场勘验中,要正确判断射击方向,认真、准确地恢复被射击物体或被害人被击中瞬时的位置,确定枪弹的入口和出口,并沿着连线方向仔细寻找。若目标上只有射入口而没有射出口,则是弹头滞留在目标创孔内,要从目标创孔内寻找。若目标物上有贯穿性创孔,则沿穿孔轴线方向寻找弹头,若目标物附近的物体表面有跳弹痕迹,应仔细观察入射与跳射痕迹,沿跳射方向循迹查找,还可以借助磁铁、磁砰、探雷器或金属探测器等器械搜寻。

搜寻、提取射击弹壳:勘验中应尽可能正确地推断枪种和射击者的射击位置,沿着抛壳方向及抛壳距离搜寻。射击位置的确定,可依现场足迹判断,或目睹者、见证人陈述、揭示,射击枪支在射击位置的右后方 3～10m 的弧形范围内。

二、搜寻、提取弹着痕迹及射击残留物

(一)搜寻、提取弹着痕迹

射击弹头侵入、碰击人体及其他物体时形成的痕迹称弹着痕迹。搜寻弹着痕迹主要是仔细观察,认真检验人体及其他物体的洞孔、碰击痕迹的形态和弹头分离物,判明是否为枪创,查明弹头入口、出口,并以照相、录像提取固定弹孔、弹道、碰击痕迹及跳弹痕迹等。

(二)搜寻、提取射击残留物

1. 扫描电镜能谱(SEM/EDS)法检测　目前扫描电镜能谱法被认为是特异性最高的方法,利用 SEM/EDS 搜寻射击残留物颗粒软件的出现,大大降低了劳动强度,提高了分析的准确性,因而受到了世界各国法医学实验室的青睐。

2. 复印法提取　复印法分为湿复印和干复印两种。湿复印是在滤纸上喷淋一些有机溶剂,如乙醇、丙酮、四氯化碳等,然后覆盖在残留物表面,再盖上一层薄纸片,用电熨斗烫几分钟,从而将射击残留物提取到滤纸上。干复印法,主要用于对衣服、皮革、纸张、纺织品等柔软、薄层、光洁物体上残留物进行提取。

3. 其他方法　火胶棉、AC 纸(浸泡于丙酮液中至软化)和透明胶纸等也可用于提取射击残留物。

三、枪弹痕迹物证的包装、固定和记录

1. 枪弹及其痕迹物证的包装和固定　在现场提取的弹头、弹壳、子弹、枪支和射击残留物等,应分别用干净的软纸、白布、塑料薄膜等包好,装在硬纸盒、塑料盒内,并用棉花、泡沫塑料等软质物体衬垫,以绳索或胶带固定。对留有射击残留物和弹孔的衣物、用品等,尽量提取原物。对脆性物体上的弹孔和残留物,用透明胶带纸粘贴,防止碎裂,保持提取物原状。

2. 枪弹痕迹物证的记录　现场勘验、提取枪弹痕迹物证时要对发现的枪支、子弹、弹头、弹壳及弹孔、射击残留物等进行照相、录像,固定其原貌和现场位置。记录内容包括:发现的时间、地点、击中物体的部位;枪弹痕迹、物证的种类、数量、分布,它们与被击物体、尸体或固定参照物之间的方位、距离;弹头在死伤人员身体中停留位置,创伤性质、范围,弹头结构特点;枪支上的手印及其他附着物的分布;枪内子弹数量,枪支是处于射击状态还是处于保险状态。

现场绘图中,应标明弹孔、弹道在物体(尸体)上的位置、高度、距离及弹头运行方向、角度;弹头、弹壳停留位置,射击位置及被击目标位置。

第四节　现场枪弹痕迹的分析判断

现场枪弹痕迹(scene cartridge impression)的分析判断,是根据现场勘验中发现、提取的枪支、子弹、弹头、弹壳、射击残留物和弹孔、弹道,以及被击目标情况等,分析判明与枪击行为有关的事实和情节,目的是为查明枪击事件性质,枪弹痕迹物证同持枪犯罪之间的诸种内在联系提供分析方法和依据。

一、分析判断物体上的孔洞是否为枪击弹孔

分析判断现场物体上的孔洞是否为枪击弹孔,对弄清是否为枪击事件极为重要,特别是尸体上创伤,查明是否为枪伤,才能判明是否为枪击死亡。

1. 根据物体上孔洞特征分析判断　枪弹射击的弹孔入口,横断面多为圆形,斜射时为椭圆形,孔径与弹径相同或相近;近射时弹孔周围有射击残留物;命中坚硬物体时,弹孔内或周围有弹头及其碎片。命中脆性物体(如玻璃)时,形成喇叭形孔洞,出口一面物体层层剥落,呈斜面状,孔洞周围有密集的同心圆和辐射状裂纹。较其他物体碰撞造成的裂纹短、稠密、弯曲度大。

弹头的侵彻穿透力强,能同时穿透较硬、较厚的物体,或穿透几层、几个物体而形成系列孔洞,这时则明显表现为枪击弹孔。在人体上形成的创道中有较强侧向杀伤效应和炸裂效应者,能穿透较厚肌肉和骨骼形成贯通伤,则为枪击弹孔。

2. 根据化学显色分析判断　一般物体上弹孔的显色分析,在孔洞周围涂以5%的醋酸溶液(或12%的氢氧化铵溶液),再将优质滤纸置于孔洞上10秒,取下滤纸,滴数滴玫棕酸钠溶液(10mg玫棕酸钠溶于5ml去离子水中)于滤纸的孔洞处。或在滤纸上涂以红氨酸溶液(50mg红氨酸溶液溶在50ml无水乙醇中),当滤纸上出现紫色或蓝色的色环时,表明有铅或铜的存在,则该孔洞为弹孔。

二、由射击痕迹分析发射枪种特点

由射击痕迹分析发射枪种特点,可尽快为破案提供侦查方向、范围。

1. 根据弹孔形态和残留物分布分析　在塑性好的物体(木板、厚纸板、铁皮等)上弹孔能反映出弹径大小,若弹孔直径大反映枪支口径大,反之则口径小。斜射时弹孔呈椭圆形,其短径与弹径接近。在玻璃、陶器等脆性物体上孔径大于弹径,在橡胶制品等弹性物体上的孔径小于弹径,应注意识别。

弹头一次穿透物体厚度大、层数多者,是机枪、步枪、冲锋枪等大威力枪支射击造成,反之为手枪或小口径枪支射击造成。被射穿的物体上射击残留物分布较浓、较厚,且面积大者是长枪射击所致,

反之则可能是手枪射击所致。被射物体弹孔周围的残留物分布有"叉蝶状""双环状""船桨形"等特殊形态,表明是枪口装有制退器的枪支射击。在弹孔出口一侧碎屑多,外翻的花瓣小而多,弹孔周缘挫伤重,弹孔周围裂纹密集度、弯曲度大者是大威力的步枪、机枪射击所造成。

2. 根据弹孔数量和分布分析 弹孔数量多、孔径小,成"团形""簇形"分布且面积大,则是猎枪发射霰弹所致。弹孔少,孔径近于7.6mm,则为7.62mm的军警用枪射击。弹孔多,弹径7.62mm左右,且呈直线分布,可能为冲锋枪或自动步枪射击。

三、分析判断射击入口、出口及射击方向

分析判断射击入口、出口及射击方向,可为确定射击者发射位置提供方向和依据。

（一）分析判断射击入口和射击出口

普通物体上射入口(entrance wound)和射出口(exit bullet wound)特征通常情况下,射入口小,入口边缘向内凹陷、平滑,呈圆孔状缺损,近射时入口周围有射击残留物。而射出口多大于入口,出口周围外翻,呈星芒状或花瓣状,或出口周围毛糙,无射击残留物。竹、木类物体出口处纤维被剥落或向外翻翘起。玻璃上出口因弹头的作用造成层裂剥离,出口呈喇叭状。弹孔周围的辐射裂纹的断面上弓形纹汇集于出口,散射端指向出口,出口侧辐射裂纹的末梢较长。

（二）分析判断射击方向

1. 根据射击痕迹分析判断 当弹孔入口呈圆形,入口边缘擦带呈规整的圆环状,表明弹头垂直命中目标;当弹孔入口呈椭圆状,入口有弹头压擦痕迹(即擦带),擦带宽窄不均匀,则弹头从擦带较长一方斜射命中目标,擦带越长,表明弹头命中角度越小(图6-4)。

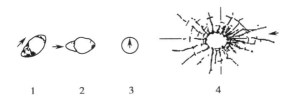

图6-4 射击痕迹
1～3为不同角度射击形成弹孔,4为玻璃上弹孔

弹头击中玻璃时,垂直命中的弹孔呈圆形或方形,弹孔周围同心圆裂纹分布较均匀。斜射时,弹头入射一侧同心圆面积较少,辐射裂纹较短、密、弯曲,弹头飞去一侧辐射裂纹较长、直、稀疏。

若被射物体上弹孔周围有射击残留物,并在弹孔周围分布均匀,呈圆形,表明子弹是垂直射击。射击残留物分布呈椭圆形,则为斜射造成。弹孔一侧射击残留物分布范围小,色浓,是弹头的入射方向;弹孔另一侧射击残留物分布范围大,色淡,是弹头飞去的方向。

2. 根据两层目标物上弹孔高度判断 在两层目标物上弹孔高度相同,两弹孔中心连线垂直于目标,则为正射。如果两弹孔高度不同,则为斜射,两弹孔中心连线即指明了射击方向。

四、分析判断射击时间及射击顺序

分析判断射击时间(shooting time)及射击顺序(shooting sequence),可为查明案犯作案时间和作案过程提供分析材料或证据。

（一）分析判断射击时间

1. 根据火药燃烧味判断 当在枪口和枪机匣内嗅到较浓的火药燃烧气味,则表明该枪刚刚发射过。从枪套里取出的枪支,若还能嗅到火药瓦斯味,表明该枪已发射几小时。将枪用布、塑料包裹后放到箱、柜内,打开后还能嗅到火药瓦斯味,表明距发射已有1～2天。

2. 根据枪支机件和弹壳内锈斑判断 若枪管、枪膛和弹壳内出现较薄的锈层,表明发射1天以

上;若出现灰黑色、棕褐色锈斑,表明距发射已有 3 天以上。

（二）分析判断射击顺序

1. 根据脆性物体上裂纹判断　玻璃、陶瓷等脆性物体被子弹击中后,会形成辐射裂纹,其辐射裂纹不受阻隔、顺畅扩裂者为第一发子弹命中造成,同一物体上的其他弹孔的辐射裂纹的扩裂依次受前一发子弹辐射裂纹的阻隔,被阻隔者为后一发子弹射击(图 6-5)。

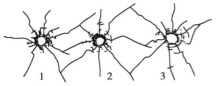

图 6-5　射击顺序图

2. 根据射击残留物覆盖层次判断　两发以上射弹靠近射击时,前一次射击的残留物常被后发射的残留物所覆盖,检验射击残留物的覆盖、叠压顺序,可以判断射击次序。

五、分析判断射击距离

（一）贴近射击和近距离射击的分析判断

1. 贴近射击(contact gun-shot)时的特点　贴近射击是指枪口靠近(5cm 以内)或接触目标射击。贴近目标射击时,入口周围有浓厚而面积小的烟垢和密集的火药残料灼伤痕迹,毛发、纤维烧焦痕迹,人体弹孔入口处呈扩裂、撕裂状,有时有枪口压痕。

2. 近距离射击(close range gun-shot)时的特点　近距离射击指枪口距目标 5~50cm 以内的射击。当弹孔周围有较密集的火药料灼伤痕,较浓的中心烟垢直径 2~3cm,较疏、较淡的外围烟垢直径 5~6cm,反映射击距离为 5~10cm。当中心烟垢直径 7~10cm,外围烟垢直径 15cm 左右,反映射击距离为 30cm 左右。射击距离在 50~100cm 范围,白色物体上稍有射击残留物反映,有色物体上看不到,则不易依射击残留物判断射击距离。

（二）流弹致伤亡的现场特点

现场多在室外、旷野,发案时附近有打靶、打猎、试枪等活动,有朝向现场发射子弹的因素;弹头、弹壳位置及弹孔、弹道特点与射击者的陈述相符。

（三）走火伤亡的现场特点

1. 检验走火枪支,发现枪支机件松动、扣合不牢,保险机件失灵,击锤跟机。肇事者在分解、擦拭枪支时,不留心触动扳机或碰撞枪支可能引起走火。现场弹孔、弹道符合无意击发动作造成。

2. 肇事者不知枪中有子弹,持枪玩闹、戏耍击发,其陈述事实与现场勘验、调查、实验结果一致。

3. 现场无作案迹象,伤亡无自杀因素,肇事者无杀人或伪报走火的作案因素。

第五节　枪弹痕迹鉴定

枪弹痕迹鉴定(Identification of cartridge impression)是指通过对射击弹头、弹壳上痕迹的检验,以确定发射枪种和射击枪支,并对射击现场弹着痕迹检验以确定外弹道射击诸元(要素)及有关枪击事实、情节的刑事技术工作。

一、发射枪种的鉴定

发射枪种的鉴定就是通过检验弹种结构和射击弹头、弹壳上的枪支机件作用痕迹特征,以枪支机件的结构、形成痕迹的特征及动作原理等,确定发射枪种。区分发射枪种,可缩小侦查范围,并为认定具体射击枪支创造条件。

1. 检验弹头、弹壳结构确定配用枪种范围　观察检测现场弹头、弹壳结构特点,可判明使用枪种范围。

2. 检验现场弹头、弹壳上痕迹特征确定发射枪种　根据子弹结构特点,判明配用枪种范围后,再检验弹头、弹壳上枪支机件痕迹特征,即可区分确定发射枪种。能够用于区分发射枪种的弹头、弹壳上枪支机件痕迹称为枪种特征。

二、发射枪支的鉴定

发射枪支的鉴定,是在检验弹头、弹壳上的枪支机件痕迹特征区分出发射枪种后,再依据弹头、弹壳上的个别的特殊的特征认定具体的射击枪支。先区分发射枪种,再认定射击枪支,是枪弹痕迹检验中两个既紧密联系又处于不同检验阶段的重要任务。确定射击枪支可为揭露或排除犯罪嫌疑人、提供犯罪证据及澄清案件中复杂情况等提供有力依据。

(一)认定发射枪支的依据

1. 枪种痕迹特征必须符合一致 认定发射枪支的前提必须是现场弹头、弹壳上的枪种痕迹特征与嫌疑枪支射击弹头、弹壳上的枪种痕迹特征相符合。要在确定枪种的基础上再认定具体射击枪支。认定发射枪支是区分发射枪种任务的必然延续。检验的枪种确实能够发射现场子弹,并且弹形和弹痕正常,被检验枪支机件结构形状、尺寸与弹头、弹壳上的痕迹特征相吻合,并且符合是本质的,差异是次要的,可以科学地解释差异的原因。

2. 个别痕迹特征必须符合一致 枪弹痕迹的个别特征(即它们的特殊性)是指作为造型客体的某枪支机件所独有的特点。经发射遗留在弹头、弹壳上的枪支机件痕迹也是特殊的,只有极个别枪支射击弹头、弹壳上所特有的特征,其他同一类枪支不具备、不存在这些特殊痕迹。只要找到这些个别痕迹特征,就能认定射击枪支。

枪弹痕迹的个别特征常以奇特细微的形态存在于枪种特征之中,它们的数量及分布位置、范围是随机的、不固定的。但是,同一支枪发射的弹头、弹壳上的个别痕迹特征,其数量、位置及分布范围是稳定的、有规律的、必然出现的。因此,认定射击枪支,必须检验认定现场射击弹头、弹壳上个别痕迹特征与嫌疑枪支射击弹头、弹壳上个别痕迹特征符合一致。特征的符合是本质、是主流,差异是次要的、可以得到科学解释。

(二)枪弹痕迹的比对检验

将现场弹头、弹壳上的痕迹特征同嫌疑枪支射击弹头、弹壳上痕迹特征进行比较研究,确定其同一性,称为比较检验或比对检验。在整个枪弹痕迹检验鉴定过程中,比较检验是关键阶段,它能为认定射击枪支,保证鉴定结论的正确性提供科学的方法和程序。鉴定中常用的比较检验方法有:

1. 对照比对 对照比对亦称为并列比对。将现场射击弹头、弹壳和样本射击弹头、弹壳上具有个别特征的相应部位朝向视线并列安放,使两者位置相同、方向一致,都处于同一视野内,观察比较两者的枪种特征和个别特征的符合或差异。这种方法多用于弹头、弹壳上有一定几何图形的痕迹特征,比较它们的形状、面积、大小、位置及痕底、痕壁上的细小特征很有利。

2. 线条接合比对 将待比对的现场的和样本的弹头上的膛线痕迹和小线纹痕迹,以及弹壳体和底部的细线痕迹、摩擦痕迹、刮切痕迹等,在比对显微镜下进行线条接合比对,也可以以投影或放大同倍数的照片,使现场痕迹与样本痕迹的线条接合,比较线条痕迹流向、数量、粗细、间隔、凸凹方向等,以判定线条痕迹的符合或差异。

3. 重叠比对 将弹头、弹壳上的各种痕迹,通过投影或用高倍显微镜拍摄两张倍数相同的照片或负片,在透射光下使两者互相重叠,比较痕迹的形状、位置、方向、大小及间距等,以判明枪种痕迹和个别痕迹特征的符合与差异。

4. 综合比较 将比较检验的弹头、弹壳上的不同部位、不同种类的痕迹,尽量综合地反映在一张图片上,进行全面、综合的比较分析。全面地审查、综合地评断所比较枪弹痕迹特征的符合与差异,做出科学的、正确的鉴定结论。

(李剑波)

思考题

1. 枪弹痕迹检验的任务和作用是什么？
2. 枪弹痕迹的提取方法有哪些？
3. 如何判断射击入口、出口、射击方向及射击顺序？
4. 枪弹痕迹鉴定包括哪些内容？

第七章 工具痕迹检验

工具痕迹(tool mark)是指作案人为了实现作案目的在预谋作案或作案过程中持工具破坏或侵害某些客体时,在客体的接触作用部位形成的可反映工具作用部位表面结构形态和(或)尺寸的塑性变形,简称"工痕"。这里的工具又称为加载体,被作用的客体又称为被破坏客体。

第一节 工具痕迹检验的任务和作用

工具痕迹检验与指纹、足迹、轮胎印痕检验一样,都是以痕迹的形态特征为基础。具体而言,工具痕迹检验是指运用痕迹检验的理论和方法观察案件中的工具痕迹,分析判断工具痕迹与案件事实、相关人和(或)物之间关系的一种技术手段与司法鉴定工作。

一、工具痕迹检验的科学基础

1. 工具形态具有特异性 工具形态的特异性表现在不同种工具的结构不同;同种工具虽然结构相同,但每把工具在加工过程中会在工具上形成加工痕迹,在使用过程中会在工具上形成磨损、破损等使用痕迹,工具上加工和使用痕迹的组合使得每把工具的表面微观形态各不相同,也就是任何一把工具都具有区别于其他工具的特异性,即工具具有唯一性。当工具与被破坏客体作用时,由于工具硬度较大,工具本身的结构特点、加工和使用痕迹等会不同程度地反映在被破坏客体上,在被破坏客体上形成形态各异的工具痕迹,其中将反映在工具痕迹上的工具结构和加工痕迹特征称为种类特征(或次种类特征)、将反映在工具痕迹上的磨损和破损等使用痕迹特征称为细节特征。

2. 工具形态具有稳定性、痕迹特征具有可重复性 工具一段时间的使用、保存和维修中,尽管在工具的表面会增加或减少一些痕迹,但是这些痕迹并没有从根本上改变工具的总体结构形态及其表面特征,工具的特异性在一段时间内会保持不变或变化较小,使得工具形态具有相对稳定性。但因每把工具的使用时间、保存和维修条件各不相同,稳定性也各不相同。一般来说,提取嫌疑工具的时间与案发时间越接近,使用次数越少,保存条件越好,该工具形态的稳定性就越强,使得先后出现的样本痕迹与现场痕迹的特征就越相同或相近,工具痕迹进行统一认定的可能性就越大。因此,现场勘查时如果提取到工痕,最好尽快提取到嫌疑工具,尽可能保证工具形态的稳定性。

3. 被破坏客体具有反映性 工具作用在被破坏客体上时,被破坏客体的塑性变形会反映出工具作用部位的结构形态和(或)尺寸,即被破坏客体具有反映工具特征的性能,且反映出的工具特征可在一段时间内保持不变,即被破坏客体具有反映性。

二、工具痕迹检验的任务与作用

工具痕迹将工具或使用工具的人(不一定是拥有工具的人)与案(事)件现场联系起来。工具痕迹是作案人为了达到作案目的而破坏障碍物或目的物后在其上遗留的痕迹,该痕迹可反映出工具的种类、作案人的动机及作案过程等。通过检验工具痕迹,可以分析痕迹的形成方式、分析作案人的个人特征、推断或认定工具种类甚至认定工具，从而既可以为案(事)件提供侦查线索、又可以为诉讼提供证据。具体表现为：

1. 分析工具痕迹的形成方式，确定事(案)件性质　①通过分析现场痕迹是否为工具痕迹，有助于确定事件的性质(是否为案件)。某省一男子伙同其朋友雇佣一挖掘机去挖宝藏，挖出一深坑后，男子将绳索一端系于其腰间，另一端系于挖掘机的铲斗上，然后深入坑底寻找宝藏，此时土坑塌方将男子埋于土堆下，为救该男子，其朋友指示挖掘机司机操作铲斗试图将该男子拉出来，在上拉过程中绳索被拉断，男子未被成功救出，死于土堆下。死者家属认为其朋友图财害命，将绳索剪断并将其用土活埋。为此，确定该起事件性质的关键物证就是绳索的断端痕迹，需要检验绳索断端痕迹是被拉断还是被剪切形成。②通过分析现场工具痕迹出现的必要性及客体破坏程度等，有助于分析案件真伪。某省一男子报案称其家中被盗现金及笔记本等若干财物，警方在现场勘查时发现其家房门有撬压痕迹，通过检验撬压痕迹的位置及撬压程度可知该撬压痕迹不足以将门锁撬开，初步可判定门上的撬压痕迹与盗窃无关，通过做报案人的思想工作，报案人承认报假案以栽赃嫁祸其分手的女友。

2. 分析工具痕迹的形成特点，为案件提供侦查线索　现场的工具痕迹无论分布多广，形成过程多复杂，现场工具痕迹都是作案人、工具、承载客体和环境关系共同作用下形成的，因此，工具痕迹在一定程度上能够反映出作案人和工具的某些特点。①通过分析工具痕迹的形成过程或形成条件，有助于分析盗窃案件是内部人作案还是外人作案。某县某单位一财务室的保险柜被盗，可排除保险柜使用人的作案嫌疑，通过检验保险柜的钥匙，发现其中一把钥匙有增配痕迹，分析为能够接触到该钥匙的人所增配，从而划定了嫌疑人的范围。②通过分析工具痕迹的形成特点，有助于分析犯罪嫌疑人的专业技能或职业特点，如木工用锯熟练，锯痕平整，跳锯痕较少。③通过工具痕迹的形成位置和方向，有助于分析犯罪嫌疑人的人身特点，如分析犯罪嫌疑人的身高、体力及左右手习惯等。④通过工具痕迹反映出的特征，分析作案工具的种类，缩小侦查范围。

3. 检验多案现场工具痕迹，为串并案件提供依据　由于作案人往往多次反复使用同一把或同一种工具，采用同样手段连续多次作案，在不同现场都会留下相应工具痕迹。①通过检验多案现场工具痕迹是否为同一把工具形成，为并案提供依据；②通过检验多案现场工具痕迹的作案手段、形成工具种类等，为串案提供依据。

4. 认定作案工具，提供诉讼证据　①通过工具痕迹反映出的个性特征，按照同一认定原理，认定现场工具痕迹是某嫌疑工具所形成，则证实了该工具即为作案工具；②作案人在使用工具作案前，其平时生活中可能会留下使用该工具留下的痕迹(称为自然样本)，在无法获取嫌疑工具的情况下，可以通过比较现场工具痕迹与自然样本来确定二者是否由同一把工具形成，如二者反映出的个性特征足够认定二者是同一把工具形成，则证实了作案工具曾在犯罪嫌疑人家中出现过，从而建立了犯罪嫌疑人与作案工具具有一定的关系；③如果作案人作案后将作案工具丢弃在现场，可检验犯罪嫌疑人家中提取的自然样本是否为现场提取的作案工具形成，如认定犯罪嫌疑人家中出现的自然样本是现场提取的作案工具形成，则同样建立了现场提取的作案工具与犯罪嫌疑人的关系。虽然认定了作案工具不等于确认了作案人，但是，由于工具与人有使用保管和所有权的关系，通过这种关系即可查出真正的作案人。

第二节　工具痕迹的形成与分类

一、工具痕迹的形成

工具痕迹是由作用力、工具及被破坏客体三者共同作用的结果，三者对工具痕迹的形成均有不同程度的影响。

（一）作用力

工具痕迹中研究的作用力仅限于作用于客体表面的外力,即工具作用于被破坏客体时,被破坏客体与工具接触的部位受到外力 F 的作用,当客体表面受到的外力超过客体本身的弹性极限时,便在其受力部位(接触部位)出现塑形变形,该塑形变形有时表现为以凹陷痕迹为主,有时表现为以线形痕迹为主,有时表现为凹陷和线形的复合痕迹。工具痕迹的具体表现形式主要与外力的作用方向有关,形成原理如下:作用于客体表面的外力可分解为法向分力 F1 和切向分力 F2,由力的分解示意图可知,当被破坏客体受到的外力分解后以法向分力 F1(垂直于变形部位表面的力)为主时,形成的变形以凹陷痕迹为主(图 7-1);当被破坏客体受到的外力分解后以切向分力 F2(平行于变形部位表面的力)为主时,被破坏客体接触部位发生剪切变形,形成的变形以线形痕迹为主(图 7-2);当法向分力 F1 和切向分力 F2 较均衡时,在接触部位形成的变形多为线形痕迹和凹陷痕迹的复合痕迹(图 7-3)。

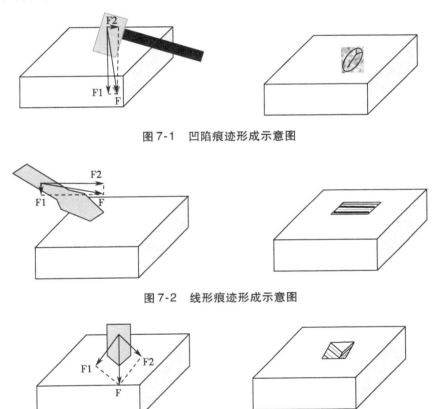

图 7-1　凹陷痕迹形成示意图

图 7-2　线形痕迹形成示意图

图 7-3　凹陷与线形复合痕迹形成示意图

在工具痕迹形成过程中,作用力的三要素直接影响形成痕迹的效果。具体而言,力的作用点直接影响痕迹形成的位置;力的大小直接影响客体的破坏程度及痕迹的深度,同种工具作用在同种客体上,作用力大则客体被破坏严重或形成的痕迹深,作用力小则相反;力的作用方向直接影响痕迹形成的种类,如形成的痕迹是凹陷痕迹还是线形痕迹等。

（二）工具

工具是一个相对的概念,可以定义为较硬物体与较软物体相互作用,较硬物体称之为工具。在法庭科学领域中,任何能够达到作案人作案目的的物品都可以称之为工具,因此工具的种类繁多,如用砖头打人,砖头就是工具;用撬棍撬压保险柜,撬棍就是工具;用电钻破坏锁具,电钻就是工具。工具对痕迹的影响主要体现为工具的材质、结构及表面形态。一般而言,工具材质本身的强度和硬度均应高于被破坏客体的强度和硬度,才能有效达到破坏的目的。相对于被破坏客体而言,工具的强度和硬度越高,破坏效果越明显;工具的结构直接反映工具的功能,功能影响作用方式,作用方式决定了痕迹的种类,如锤子的结构反映了锤子的打击功能,打击形成的痕迹以凹陷痕迹为主;钢丝钳钳头的结构反映了钢丝钳的剪切功能,剪切形成的痕迹以线形痕迹为主;工具的表面形态是形成痕迹特征的基础,工具的表面形态是加工、使用等痕迹的集合体,多反映为大小、形状、位置的各异的点、线、面状痕迹,如加工花纹、使用造成的卷边、凹坑、磨损造成的微观结构变化等,工具作用部位上的痕迹会不同程度地反映在工具痕迹上,构成工具痕迹检验和鉴定的特征基础。

(三)被破坏客体

被破坏客体是工具痕迹的载体,被破坏客体在力的作用下变形程度受其力学性能的影响。金属材料的力学性能即其机械性能,影响痕迹形成的力学性能主要包括弹性、塑性、强度、硬度等;木材的力学性能主要包括横纹、顺纹的抗拉和抗压强度、硬度、抗劈力等;而生物活体软组织的力学性能由于受生命体结构与功能的复杂性和特殊性的影响,力学分析的边界条件和试验测试手段都比较复杂,且无法直接进行损伤试验,因此软组织力学性能一直处于研究阶段。但总体来说,软组织在变形时表现出各项异形、非线形、黏弹性及塑性等特点。

部分可影响工具痕迹的金属材料力学性能如下:

1. 弹性　金属材料受外力作用时产生变形,当外力去掉后能恢复其原来形状的性能。
2. 塑性　金属材料在外力作用下,产生永久变形而不致引起破坏的能力。
3. 刚度　金属材料在受力时抵抗弹性变形的能力。
4. 强度　金属材料在外力作用下抵抗塑性变形和断裂的能力。
5. 硬度　金属材料抵抗更硬的物体压入其内的能力。

工具痕迹是作用力、工具和被破坏客体综合作用的结果,在工具痕迹检验过程中要逐个研究,全面分析,充分挖掘工具痕迹反映出的上述三个因素的信息。

二、工具痕迹的分类

工具痕迹依据分类标准不同,有不同的分类方法。以被破坏客体材质分类,可分为金属上痕迹、木材上痕迹、纺织品上痕迹等;以力的作用方式分类,可分为打击痕迹、撬压痕迹、剪切痕迹、擦划痕迹、钻削痕迹、锯割痕迹等;以工具的性能分类,可分为一般工具、专用工具、特殊工具、代用工具等。目前,国内外通用的分类方法是按照工具痕迹的形态进行分类,分为凹陷痕迹、线形痕迹和复合痕迹(图7-4,图7-5,图7-6)。复合痕迹是凹陷痕迹和线形痕迹的组合,故称复合痕迹,如钻削、锉削等形成的复杂痕迹。

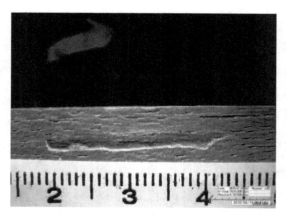

图7-4　凹陷痕迹

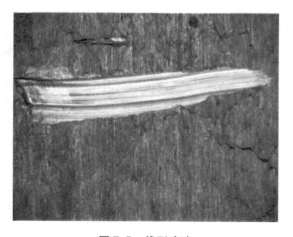

图7-5　线形痕迹

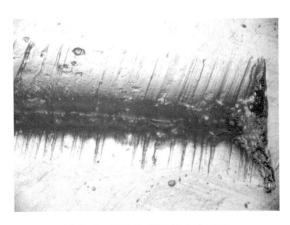

图7-6 凹陷和线形的复合痕迹

三、工具痕迹的特点

工具痕迹具有很多特点,如痕迹形态多样、痕迹上附着物出现率高、不易被破坏、形象直观等,这里不再详细介绍。本书只简述与检验有关的两个特点。

(一)痕迹形态多样

形成工具痕迹形态多样性的原因有很多,其中主要原因有以下三点:

1. 工具种类多 任何两个物体相互作用,其中硬度高的物体都可以称之为工具,因此工具的不确定性及种类的多样性导致工具痕迹的多态性。

2. 每种工具的作用部位多 每种工具都具有特定的结构,不同部位的结构不同,形成的痕迹形态也不同,如羊角锤的不同部位可形成不同的工具痕迹形态。

3. 同一作用部位的作用方式多 对于同种工具同一作用部位而言,作用方式不同也会形成不同的痕迹形态。如螺丝刀的同一个刀口大边,在形成擦划痕迹时由于作用角度不同,形成的痕迹形态也不相同。

(二)常见附着物和遗留物

工具痕迹是接触痕迹,在工具与被破坏客体接触过程中会发生物质转移,如工具表面的镀层、漆皮、锈蚀及黏附的其他物质等会转移到被破坏客体的痕迹上,同时,被破坏客体的材质或附着物也会转移到工具上,从而在工具或工具痕迹上形成附着物。发现附着物时应注意提取,进行理化检验。

作案人在使用工具作案时,不可避免地要接触工具,为作案方便有时也会接触痕迹周围的部位,现场应注意分析,提取生物物证,进行 DNA 检验。

有些工具材质的延展性不好,作案过程中工具会发生断离,断离部分有时会遗留在现场。

第三节 工具痕迹的发现和提取

案件中常见有人身或财物等的损坏,如火灾现场有燃烧痕迹,交通事故现场有碰撞或碾压痕迹,盗窃案件现场有开锁或撬门痕迹,杀人现场的尸体上会有刺切痕迹等。这些痕迹有的是与案件有关的工具痕迹,有的是与案件无关的工具痕迹,工具痕迹的现场勘查就是要准确认识这些痕迹是如何形成,以及是哪些物品(工具)在什么条件下形成的,从而准确认识案件的发生情况并查明事故原因。因此,勘查工作一定要按照客观、全面、细致的总要求,努力做到全面发现,仔细甄别,认真分析现场痕迹的形成机理,工具种类等,为侦查破案指明方向。

一、工具痕迹的寻找

实施犯罪的任何环节都有可能留下工具痕迹,因此,寻找工具痕迹时,要对现场进行全面搜寻。

切忌凭主观经验,忽视在盲点场所去寻找、发现工具痕迹。尤其是现场工具痕迹多形成在被侵害目标及其保护装置和其他相关人身、物品上,这些部位一般都是寻找工具痕迹的重点:

1. 出入通道的封闭物、障碍物　如现场的门、窗、墙、锁及锁的装置等用来封闭某一空间的物品。为了达到犯罪目的,作案人常常持械加以破坏,从而留下工具痕迹。应注意观察现场门、窗、天棚、墙壁、锁上有无工具痕迹,以及痕迹的形态,形成的次数与方向、角度。

2. 作案目的物　如盗割电缆线、盗取拆卸某些机器部件、毁坏果树林木等,常常有工具撬、砸、剪、割形成的工具痕迹;杀人案件的尸体上会留下相应的损伤痕迹等。应在被工具破坏或损伤的部位上,寻找工具痕迹。在命案现场上,除尸体之外,还要注意观察死者的衣帽上有无痕迹,以及痕迹的形态,形成的方向、位置等。

3. 现场遗留物　作案人可能将携带的物体遗留于现场,在这些物品上可能留有工具痕迹。例如,在爆炸案件中,遗留在现场的导火索断端上可能有剪切痕迹;在杀人案件中,用以遮盖尸体的树枝截面上可能有砍削痕迹;用来捆绑被害人尸体的绳索及铁丝断头也可能留有剪切痕迹。

4. 逃离现场的路线　有的作案人逃离现场时常常把破坏的锁具带走,顺路抛弃或沿途藏匿。应按足迹或车辆痕迹追踪,在逃窜的路线上寻找这些痕迹物证,被破坏物或工具,尤其要注意途经的坑洞、河流、井窖,可能藏匿这些痕迹物证。

5. 作案人的住所及隐藏处　作案人常将工具存放于居住场所及周围环境中,有时还会使用工具形成自然样本痕迹。

由于形成工具痕迹的力量较大,工具痕迹中还常伴有微量物质,这些微量物质有的是从工具上分离下来留于现场的残渣、碎屑;有的是从作案人衣着、手套等物质上分离下来留于现场的纤维、毛发、皮屑;有的是工具上黏附的现场物质。对于这些微量物质要认真观察,规范提取。

二、现场工具痕迹的确定

现场上除了有作案人留下的工具痕迹以外,还有生产生活中留下的加工、维修痕迹,以及自然环境变化形成的自然痕迹等。勘查时要利用工具痕迹的基本特征认真分析,确定是否工具痕迹。

1. 仔细观察痕迹的新旧程度,排除无关的"工具痕迹"　有些物品在生产、维修、使用中也可能在表面上形成一些工具痕迹。切不可把这些痕迹误认为是作案时留下的工具痕迹。

2. 仔细研究工具痕迹所在的位置与犯罪活动有无关联性　工具痕迹与作案人的出入路线或破坏动作是相一致的。如果工具痕迹的所在位置与犯罪目的和犯罪动作有矛盾,需要结合全部案情和现场客观条件进行深入细致的分析。

3. 仔细研究所有现场痕迹的关联性,确认工具痕迹　在现场勘查中如果发现多种工具痕迹,可以将几处痕迹进行对照研究,如它们是否同类工具或同一工具所形成;手印、脚印与可疑工具痕迹的分布关系有无内在联系等。

常见易于混淆的有以下几种痕迹:

1. 动物咬痕　以鼠和兔的咬痕居多,被破坏的客体常见有电线、电缆、绳索、胶管等。

2. 疲劳断离痕迹　固体材料在低于极限强度的交变载荷周期性作用下,在表层或内部固有的某些细小裂纹(材料学称为缺陷)处产生内部应力集中,裂缝逐渐增大,导致材料有效截面缩小,缝隙边缘应力进一步加大,最后瞬时发生断离,称为疲劳断离痕。疲劳断纹的形状依材料性质及加载方式的不同而形状各异,有贝壳状弧线、同心圆状线、放射状线等,断面不整齐,断面上线痕新旧程度不一致,呈锯齿状或阶梯状,且常可发现疲劳源。

3. 腐蚀痕迹　金属材料在有腐蚀介质的环境中会发生化学反应而受到损耗破坏。因腐蚀而造成的表面凹陷或疲劳断面,其宏观特征一般比较模糊,不具有工具痕迹的规则形状和明显细节特征,仔细观察(亦可借助放大镜、显微镜)可见到明显的腐蚀坑、腐蚀沟或化学反应衍生物、氧化膜等。

4. 自然破坏痕迹　雷击、燃烧、风力侵袭等自然现象常常使客体龟裂或形成断痕、烧灼痕等。这些现象造成的痕迹一般比较容易区别。可以结合环境、时间、气候等予以判明,必要时可进行实验解释。有关人员调查了解。

三、现场工具痕迹的提取和保存

犯罪现场勘查时发现的工具痕迹及相关物证需要正确提取和保存。下面简单介绍与提取和保存相关的方法及注意事项。

(一)工具等物证的提取和保存

将嫌疑工具的工作面进行适当保护并独立包装、标记,如需要在物证上直接做标记,需远离工作面。工具物证应该独立包装在结实、稳固的容器内。如果工具上有潜在的微量或生物物证,应该包装在透气、防渗透、抗磕碰的容器内,并且在包装上注明警示语,防止污染。

(二)承载有工具痕迹的被破坏客体的提取和保存

尽管被破坏客体形状和尺寸各异,多数客体能够直接提取、标记及记录,对于不便直接提取的客体,要根据实际情况采取不同的提取方法。

一般情况下可直接提取的客体包括:电线、锁梁、门把手、电话线等。这些承载有痕迹的客体应独立包装,避免破坏痕迹或微量物证,并做好标记。如果没有做好标记,可能为后续的检验增加不必要的工作量,尤其是提取电线等客体时,应标记好需检验哪一端。

有些固定的被破坏客体不能直接提取,需要在现场将承载有工具痕迹的部位拆卸下来,应标记好拆卸端,便于分析痕迹的形成及检验鉴定。

对于一些大型可移动的被破坏客体,在运输时应做防磕碰处理。对于一些有价值的痕迹要做显微检验时,需要将痕迹处切割下来,切割前需征求送检人员或主办案人员的同意。如果不能,需制模提取痕迹后进行检验。

于大型无法移动的承载客体,必须对痕迹进行初步检验,确定是否有微量物质,而后制膜提取痕迹备用。提取的微量物质和模型应仔细保存和包装,避免污染和附加痕迹。

对于工具痕迹上附着物的提取,除了要参照有关要求外,一定要注意以下几个问题:

1. 无论采取何方法提取附着物都不能破坏工具痕迹。
2. 把取到的附着物或分离物装入洁净的瓶内、纸袋内或盒内,防止遗失。
3. 不要用手直接提取附着物或将附着物混杂包装,既要避免污染,还要防止与其他物质成分相混淆。
4. 不能用工具进行直接接触实验。以免造成新的互换痕迹,失去检验条件。
5. 在包装物上应注明发案地点、时间,提取部位、提取方法及附着物或分离物的种类等情况。
6. 不要将嫌疑工具和被破坏客体包装在一起。

(三)常用制模方法

当需要制模提取工具痕迹时,最常用硅橡胶制模法,该方法使用方便、提取效果较好。硅橡胶提取法适用于塑性较好的被破坏客体。在使用硅橡胶方法提取时,提取前最好在痕迹表面涂刷一层油脂,便于硅橡胶成型后脱模。如需提取泥土上的工具痕迹,可选用石膏制模提取。

第四节　作案工具的分析判断

一、工具种类的分析

分析工具的种类,在刑事案件中可以为寻找作案工具和缩小侦查范围提供依据,也是对嫌疑工具进行同一认定的先决条件。推断工具种类,必须结合现场的具体条件进行。

技术人员应当在平时注意了解和掌握生产、生活中常见工具的形状、规格、功能及结构情况,为准确判断工具种类奠定基础。

现场工具痕迹是工具的某一部位留下的痕迹,它没有也不可能留下工具本身完全的、整体的形态。因此,我们只能根据现场痕迹及相关条件进行推断。一般推断过程是从观察工具痕迹反映出的局部形状开始,到确认工具的全貌形状结束:即从局部到整体的认识过程。在这一过程中,一定要将工具痕迹的形成过程看作是一个系统事件的结果,工具、承载客体、环境、作案人都是系统要素。每一个系统要素本身又是一个子系统,又包括一些子要素,如工具包括尺寸大小、结构、功能等,作案人要素有生理能力、行为动机、技能和社会经历等。这些要素在互相制约,共同影响下形成了工具痕迹。推断工具种类,就是在对每一个子要素、子系统进行全面认识、准确把握的基础上,运用系统理论,查明在现场客观环境条件下、作案人为了达到作案目的使用的是哪种工具的一种科学的认识活动。推断工具种类的具体步骤是:

(一)了解现场情况,掌握现场工具痕迹的整体特点

了解现场情况是分析推断的前提。应该了解的内容有:何时、何地发生了什么性质的案件,现场有哪些客体被破坏,都是什么方式、方法破坏的。

(二)对现场工具痕迹进行分类

在掌握现场基本情况的前提下,仔细认真观察被破坏客体:什么物品的什么部位上有工具痕迹,有几处痕迹,是从什么方向、角度形成的,痕迹反映出什么特征。

(三)按项目逐项分析推断

不同痕迹形成的机械原理与特点不同,所用工具的类型也有不同。所以,推断工具种类应根据不同的痕迹反映,从具体痕迹入手,按不同种类的痕迹逐项目逐内容具体推断。

依据现场工具痕迹分析工具种类的具体内容如下:

1. 分析工具接触部位的形状 无论是凹陷痕迹还是线形痕迹,只要抓住痕迹的形成规律,在认真研究痕迹的特点之后,都能对工具作用部位的形状做出准确刻画。如较深的凹陷痕迹起止缘轮廓均呈方形,则是斧锤的打击面所形成;如凹陷痕迹呈梯形斜面状,则是螺丝刀类侧面所形成;被截断金属线的断端上有锋角,则是钳、剪类工具的剪切刃口所形成;被截断金属线的断端上无锋角,则是刀斧类工具刃口所形成;孔洞的痕底有螺旋尖痕,则是木工钻的钻头所形成;孔洞的痕底呈锥形,则是钳工麻花钻头所形成;压痕呈锐角形则是剪刀所形成;小件圆柱状和片状客体上对称两侧有平行线条状压痕,则是钢丝钳的夹持面所形成。

2. 根据承受客体的机械性能判断工具的基本功能 作案人的社会经历和技能决定了选择工具的大致范围,现场环境和被破坏客体的性能直接决定了选择工具的功能,即作案人使用的工具与被破坏客体的机械性能有适应性。例如,剪断绳索一般用剪刀;剪断金属线通常使用手工钳;剪断较粗的锁梁,一般不是手工钳,而是断线钳。

总之,客体的大小粗细、结构关系和硬度、强度、韧性、塑性等机械性能,对使用工具的功能都有相应要求。难以直接界定时,还可以选用相同材料或相同形状的客体进行实验,加以对照验证。

3. 利用遗留物分析工具的局部形态 在与承载客体作用时,工具本身要受到客体的反作用,当反作用力大于工具弹性变形极限时,工具会出现崩口,部分分离后留在现场,形成残留碎片。准确分析和认识工具残缺部位的形状和工具作用部位的结构,结合工具结构参数,就能直接分析工具的类型。如形成现场砍切痕迹时,留下楔角较小的单刃金属片,可能是菜刀的崩口残片;现场锯痕处留下一边带有等位齿的金属片,则是锯条,测量其厚度、宽度和齿距后查阅有关锯条数据,就可确认锯条种类。

4. 现场工具痕迹反映出的厂标、品牌、型号图案和代码 制式工具上都会镂刻或铸制有厂标、品牌、型号、图案和代码等标记,工具上的这些标记部位有时参与作用,在痕迹上得到了反映,寻找利用这些标记,可以帮助我们准确分析工具种类、生产厂家,从而确定工具的范围。

5. 根据现场痕迹的形成方式和分布关系分析工具的结构和功能 对于工具的生产者来说,工具的结构与功能是相适应的,通过痕迹反映出的功能特征,可推断工具的结构。例如:现场凹陷痕迹若是撬压形成的,工具必然是杆状,并可根据杠杆原理分析出工具的大致长度和承载能力;若是夹持扭转形成的,工具上必然有扭转刃(齿纹)甚至还有固定搬套等加力工具;若是打击形成的,工具上一定有打击面;若是砍切形成的,工具一定有刃口;若是剪切形成的,工具上一定有成对的刃口;若是刺扎形成的,工具头部应当呈尖锐状等。

6. 分析工具的规格和尺寸

(1)分析工具的形状与直径

1)凹陷痕迹一般可反映出工具接触部位的形状和大小。如痕迹呈方形,直接测出起止缘的边长,即为工具的作用部位尺寸。如痕迹呈圆弧形,接触部位是圆柱或球面体(圆铁棒、螺丝杆、钳柄、钳工锤等),则可用作图法直接测出半径。需要注意的是,测量和作图时要尽可能避免对痕迹形成破坏。

弦高测算法的步骤如下:

如图7-7所示,用分规测出圆弧形痕迹的弦长 b 和弦高 h,即可利用下列公式来求算作用部位的半径:

设半径为 R,则 $R = \dfrac{b^2 + 4h^2}{8h}$。由于测算所用的是弦和高,故简称为弦高法。

2)直形杆件工具扭转撬压锁梁时,可根据两股锁梁上一次形成的两痕迹的横向距离,分析杆件的直径或厚度。

3)承载客体部件本身的原有间隙,可以反映工具的厚度或直径。如作案人用一圆柱形铁棒扩缝撬压抽屉、保险柜门等,缝隙两侧压痕的最大垂直距离就是工具的厚度。

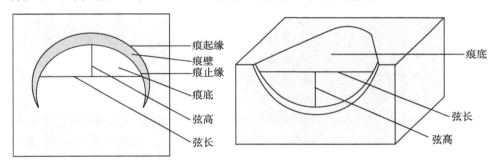

图7-7 圆弧形痕迹反映出工具直径的测量计算示意图

(2)分析工具的长短

1)根据支点、重点的位置推断:根据杠杆作用的原理,重臂(阻力臂)短于力臂,第二次动作的阻力臂更短,约为工具长短的1/4 或1/5 左右,如重臂的长度是5cm,工具的全长就应该在25cm 左右,至少在10cm 以上。

2)长度计算法:根据变形程度和客体材料的应变模量,计算出支重两点的受力情况,测出支重两点间距,再按照合力矩为零的公式,就可计算出撬压杆件工具的总长度。公式为:

$$杆件长度 = \frac{支撑力}{支撑力 - 重力} \times 支、重点距离$$

3)多边形工具边数的计算:多边形工具形成的现场工具痕迹,有时只留下工具的一个角或两个角,测出其角度后,就可计算出边数。设夹角为 α、边数为 n,

则有
$$n = \frac{360°}{180° - \alpha}$$

例如:从痕迹中测出某一角度为120°,代入计算公式,求出 n=6,则工具为六边形。

(3)分析工具的规格:工具整体是由部分构成的,制式工具都有一定的规格,同种规格工具的结构和大小都是相同的,不同规格工具的结构和大小是有明显差异的。因此,现场工具痕迹反映出的作用部位的结构尺寸,能直接反映出工具的规格。

7. 工具的存放环境和使用场所的分析　　这里所说的环境、场所是指工具在形成痕迹之前,存放或接触的环境、场所。正确推断工具的环境、场所,可以有目标、有重点地寻找工具,缩小寻找范围。同时对分析案情,确定作案人的条件也有一定作用。

分析工具的环境、场所,主要靠观察检验痕迹中的微量物质,根据微量物质的成分、来源并结合现场情况推断。

(1)根据遗留于现场的锈斑,可以确定工具是什么金属制成的,锈蚀的程度还表明工具存放场所的条件,是否存放在潮湿场所或有腐蚀性物质的场所等。

(2)根据现场痕迹上黏附的油垢或其他微量物质,可以确定工具使用或存放的场所,也可反映工具接触过某种物质,或者某一特殊环境等。

二、利用工具痕迹分析作案人的职业和体能

分析作案人的职业特点是勘查工具痕迹的任务之一,可以为研究案情、划定犯罪嫌疑人的范围提供线索与依据。

(一)分析作案人的职业、范围

根据巴甫洛夫的"条件反射学"理论,长期使用某种工具、从事某种活动就会在大脑皮层中产生相应的叠加信号,形成"动力定型"。这种动力定型具有相对稳定性与特定性,并且在对工具使用的熟练性、技巧性和破坏作用部位选择的准确性上加以体现。

1. 从痕迹的特点分析　　如作案人是木匠,用木锯锯割木质客体时,锯割痕迹具有起锯点很少出现跳锯痕、锯断面整齐、阶梯纹较均匀、锯割线平直、终锯点的分离断茬少、锯屑较均匀、锯路较窄、错口较小等特点。无木匠经历的作案人使用木锯形成的锯割痕迹则常表现出起锯点出现跳锯痕、终据点锯割痕较混乱并伴有较多断茬、锯断面不平整、锯割线不平直、锯末大小不均匀等特点。

2. 从作案人选择的破坏部位分析　　各类物体的结构特点,一般是专业人员才会有详细了解,如哪些部位坚固,哪些部位薄弱等,哪些部件的功能是什么,是由什么材料制作的,使用什么工具作用才能省时、省力达到目的。现场工具痕迹遗留部位和形成是由作案人选择并实施的,据此,可以准确分析出作案人的知识背景和相应技能。如外科医生、屠夫等肢解尸体时一般会选择从关节处下刀,肢解后的尸体断离面较整齐。

3. 从作案人选择的工具种类分析　　有些工具属于某种行业专用的工具,如铁路检修用的检车锤,部队用的铁锨,医院用的止血钳、邮局用的封口钳、车站用的剪票钳等。这类工具为行业工具,其他部门很少使用。现场出现这类工具,有助于我们结合现场其他情况分析作案人的职业。

在勘查工具痕迹、分析作案人职业范围时,要结合现场的其他条件,全面考虑。

(二)分析作案人的持械习惯

根据工具痕迹的位置、方向及与周围客体的关系等,可分析作案人是哪只手用力或持械所为,由于多数人习惯是右手持械,少数人是左手持械(俗称左撇子),如果根据现场痕迹确认是左撇子作案,侦查范围将大大缩小。

(三)分析作案人的体力

由于工具痕迹的出现、变化比较复杂,所以,在一般现场上不易对持械人体力做出准确判断。有的现场出现的工具痕迹具有分析判断持械人的条件时,可根据痕迹出现的位置、类型与周围客体的关系,分析持械人的体力。

1. 从痕迹的深浅、状态分析　　痕迹的深浅大小,在一定程度上可以反映出作案人的肌力、体力。

2. 从作案所用时间、使用工具的种类和痕迹的数量分析　　作案时所用时间的长短、使用工具的轻重、破坏次数的多少,三者综合起来可以反映出持械人的体力。

3. 从搬走重量分析　　有的作案人先将笨重的物体搬到他认为"安全"的地方后再进行撬盗,被搬移的物体越重越反映作案人的体力较强。

三、伪造现场的分析

在办案实践中，有时遇到伪造的现场，而伪造现场的人，常常使用工具制造某种工具痕迹来掩盖实质，企图以假乱真，转移侦查视线，达到其伪造现场的目的。

利用工具制造工具痕迹进行伪造的现场，一般在痕迹的形成、分布、相互关系等方面会出现矛盾。我们要利用矛盾，识别假象，及时揭露伪造现场，保障现场勘查的效率与质量。

（一）工具痕该出现的先与后的矛盾

任何事物的发展总是有先有后，从先到后进行。如作案人入室盗窃，一般规律应该是先进入最外层空间，再进入第二层空间……最后进入室内实施犯罪活动。又如作案人撬压抽屉上的锁，总是先破坏锁或锁梁，然后打开抽屉窃取东西，撬压行为在先，开抽屉拿东西的行为在后。如果为伪造他人破坏的假象时，这个先后的关系则颠倒过来，就必然出现种种破绽，暴露其先后倒置这一行为上的矛盾。

（二）必要痕迹有与无的矛盾

必要痕迹的有与无，是指现场被破坏（或侵害）的客体表面，应有工具痕迹的部位没有出现痕迹，或者不应有工具痕迹的部位反而出现了工具痕迹，这种有与无的矛盾，有时反映在以下方面：

1. 现场客体被锯断、挫断，但没有锯、锉屑末。如现场房门外侧挂锁梁被锯（或锉）断，锁梁丢在房门外侧的地面上，但现场地面没有相应的屑末，调查了解无人扫过地面或狂风吹走地面物质，产生了应该有屑末而没出现的矛盾。可分析认为此类案件为伪造现场，在其他地点锯（或锉）断锁梁后，丢弃在现场的。

2. 类似撬压痕迹，但缺少相对应的痕迹。撬压破坏要有支、重两点接触，两者缺一不可，一般情况下支重两点都应有痕迹。如是伪造现场，则会出现一处有痕迹另外一处无痕迹的情况。有的是支点有痕迹而重点处没有痕迹；或者是重点有痕迹反而两支点处没有痕迹。先撬压后盗窃，会在锁具、锁扣、抽屉面等部位留下支重点痕迹；而自盗后伪造现场，多采用最方便的方法，或把锁或锁扣带离现场撬坏再放回现场，或在现场内另一处撬坏再扔回原处。这样往往只在锁或锁扣上留下一处撬压痕，另一处撬痕在其他的地方。

3. 无法接触到的地方出现了工具痕迹。如发现有些箱柜，工具接触不到的地方出现了工痕，这是打开箱柜、锁扣之后形成的，属于先开启后留痕，伪造现场。

（三）出入口反映的矛盾

破窗挖洞进入现场，窗户玻璃反映的方向性、洞口反映的方向性能帮助分析出入口的真伪，据此分析是否伪造现场。

1. 方向性上分析　打击玻璃、门板等客体进入现场，客体破碎方向应与受力方向一致。正常情况下，门板、铁皮等客体的痕迹应留在外侧，玻璃碎片落在室内，而玻璃侧表面的弓型纹汇聚也在外侧。如与上述情况相反，则说明是伪造现场。

锯割时，通过锯割方向与进出锯方向分析，通常情况是有展平面的部位、阶梯纹指向的部位是锯起端。有时在锯起端有跳锯痕。锯割木质客体时，进锯端木纤维向内倒伏，出口处木纤维向外倒伏，如有锯路波，锯路波与原生痕的锐夹角也指向前进方向。利用这些痕迹反映就可分析判断是从室内向室外锯切，还是从室外向室内锯切。

2. 出入口内外矛盾分析

（1）通过撬挖痕及残留物分析：从室外、院外向室内院内挖洞盗窃，外侧洞口周围有明显的撬挖壁砖痕迹，碎坯、残土明显留在室外、院外的多。如是从室内、屋内向外挖洞，撬挖痕迹明显在里侧，碎坯残土多留在室内、院内。

（2）通过残土分布分析：正常撬挖，残土在室（院）外侧洞口两侧分布。或者说多是横向洞口分布；有些伪造现场，将残土从室（院）内扔向外面，残土分布或呈扇状，或顺向洞口，洞口底部有残土散落；有的现场地面还有扫、跐的痕迹。

（3）洞口周围擦蹭痕迹反映：作为出入口，作案人总会有进出过程，在入口周围伴有触摸、擦蹭等痕迹。有的在洞口周围留有手印，有的在洞底留有脚或腿部的擦痕。如是伪造现场入口，周围就很少有此类痕迹。

（4）洞口大小的矛盾：破窗挖洞，主要是为进出现场方便。无论是侵入现场或携带物品逃离现场，洞口的尺寸应与之对应，如发现洞口尺寸大小出现矛盾则可以认为是伪造现场。沿海某市曾发生一起盗窃汽车配件的案件。作案人挖洞入室，盗走汽车轮胎、发动机等。房门锁具完好，进出均为洞口。测量洞口的宽、高是50cm×80cm，人可以进出，但轮胎与发动机从洞口是出不去的，认定是伪造现场，监守自盗。破案后证实分析意见是准确的。

（5）其他：有的人伪造他人伤害，将自己的内、外衣脱下来，用锐器分别扎穿内外衣制造刺切痕迹。检验时，发现内外衣没有对应的刺口，如果是受害人穿着内外衣被刺扎，会出现对应的刺口。

（四）破坏施力的轻与重的矛盾

破坏客体过程，作用力与破坏程度、痕迹反映是呈正比关系，作用力大，破坏严重，痕迹明显；作用力小，破坏轻微，痕迹弱。要想破坏强度大、固定牢固的客体必须施加较大的外力才能达到破坏目的，相应痕迹大、深、明显，如果发现痕迹浅、破坏程度小，则要考虑是否伪造现场。伪造的现场，有时不需要较大外力就可在破坏部位出现很深、很大的工具痕迹，而有时需较大外力，破坏的地方痕迹却很浅，面积也不大。如某市一起伪造现场，伪造人在自己的木质家具上撬锁扣制造痕迹，由于家具新，价格又高，舍不得用大力撬压，而将固定锁扣的螺丝拧松动后，轻轻一撬锁扣就脱落下来，在家具上留下轻微的压痕。勘查分析认为，形成此轻微压痕所用的力很小，是撬不动锁扣的，更不能使锁扣脱落。由此揭露了伪造现场的行为。

勘查实践中有时也遇到有工具存放地点（如撬门的螺丝刀在屋内办公桌里锁着）的矛盾，及作用力方向的矛盾等。如按照这样的作案方法则该案不能做成，从而反映出伪造的假象。实践中还要对各种不符合客观规律的现象认真分析，揭露种种伪造行为。

第五节　工具痕迹鉴定

一、鉴定常用语

1. 检验常用语

（1）检材：指从案件现场或其他场合提取的用于证明犯罪的物品。一般指现场提取到的痕迹、嫌疑人处提取的工具等。

（2）样本：指在物证检验鉴定中用于与检材比对的物品。一般指利用工具制作的痕迹样本。

（3）自然样本：工具在生产、生活中形成的痕迹，在无法找到工具的情况下，可利用自然样本与现场痕迹进行比较检验。

2. 特征　与其他物证检验一样，工具痕迹检验主要是基于两种特征，即种类特征和细节特征。

（1）种类特征：一类工具共有的特征，往往指宏观的形态特征，如工具的形状和尺寸等特征。还有一种特征也是种类特征，即次种类特征，该特征位于种类特征与细节特征之间，是少量工具共有的特征。如在同一生产线上连续生产的工具，在生产过程中模具或刀具上偶然出现的可在多把工具上形成的相同特征。但是这些特征并不是种类特征，因为这些特征是在工具成型过程中偶然形成的，并不会出现在全部同品牌的工具上；这些特征也不是细节特征，因为这种特征是在加工过程中出现的阶段性特征，会出现在同品牌的一些工具中。在工具痕迹检验过程中，要注意区别次种类特征和细节特征，在检验崭新工具形成痕迹时应尤为注意。种类特征可用于种属鉴定。

（2）细节特征：某把工具独有的特征，通常指工具在使用、维修、存放过程中形成的磨损、破损等特征，或者在加工过程中偶然形成的特征。在进行同一认定时，痕迹细节特征往往需要根据具体工具而定。

二、检验鉴定

工具痕迹检验可分为两个阶段:现场检验及实验室检验,现场检验需结合现场环境、现场其他痕迹物证等进行检验,目的是对犯罪过程、工具的种类及犯罪嫌疑人的个体特征等进行初步分析,尽快为侦查提供线索,现场检验是现场勘查的一部分,现场检验的部分请见第四节;实验室检验是借助实验室的设备对工具痕迹进行分析和鉴定,严格来说,实验室检验需结合现场情况进行,切不可对工具痕迹进行孤立地检验。

三、检验程序

(一)预备检验

1. 了解痕迹及物证相关情况　由于工具痕迹的形成极为复杂,变化因素比较多,不能孤立地单纯地机械比对两者痕迹。对工具痕迹的提取、固定方法、所在部位、形成痕迹的条件、形成过程、提取前的原始状态等均应详细了解。对嫌疑人的职业、健康状况,使用工具范围和使用时间长短,尤其是案发前后的使用情况和存放及保管条件,需全面掌握。了解之前是否做过检验,如对工具痕迹曾做过检验,应澄清并标出承载客体上的实验痕迹,避免与现场工具痕迹混淆,标明嫌疑工具制作样本的部位,实验材料的硬度等情况。工具痕迹特征是否因保管、运送不妥产生变异,如金属受潮锈蚀、因碰撞形成新的擦痕等。

另外应提交现场勘验笔录和绘制的现场图,备检验过程发现问题或矛盾时核实。检验前必须明确送检要求,以便突出重点具体实施检验计划。

2. 根据工痕质量、送检要求、实验内容去选用设备和材料,同时要有助于对工痕特征的发现、认识、比对和记录。如仪器型号、放大倍数、光源种类、光线波长等均要适当选择。为了保证鉴定工作具有科学性,应做到检验过程规范化,特征描述定量化,应用设备现代化。

(二)分别检验

分别检验就是通过现场痕迹和样本痕迹反映的特征,正确认识作案工具和嫌疑工具特征,为进一步比较检验奠定基础。分别检验的顺序应先检验现场痕迹,以便掌握同一认定特征的范围,为检验嫌疑工具或样本痕迹,寻找可比性特征提供明确的方向。

1. 现场工具痕迹的检验　现场工具痕迹是鉴定工作的基础,必须对其进行全面分析,综合判断,为客观、真实地取得实验样本和比对检验创造条件。在现场勘查中,对遗留痕迹的工具种类、形成过程等进行准确地分析判断之后,重点需对工痕特征加以认真、细致的研究。

2. 嫌疑工具的检验　检验受审查客体——嫌疑工具,一般是通过它的反映形象,即由嫌疑工具形成的实验样本痕迹或自然样本痕迹来进行。因为工具和它形成的痕迹,两者特征是凹凸相对、左右颠倒,难以在同等条件下相互对照和比较是否相同或差异。再者痕迹上特征的表现还受到承载客体的反应能力的限制,二者的差异是必然的。为了减少主客观因素导致的差异,应最大限度地重复形成现场痕迹时的各种条件这一准则,首先应通过对工具或痕迹的检验做出某些判断之后才能进行实验,从而取得较为理想的实验样本。

(三)比较检验

对现场痕迹和样本痕迹进行分别检验之后,必须对两者痕迹的特征组合进行全面分析研究,以便确定它们之间的符合点和差异点,为解决是否同一问题提供依据。常用的比较检验方法有特征对照法、特征接合法、特征重叠法、特征测量法、特征并联法和自动识别法等。该检验阶段虽具有独立性,但不能与其他检验截然分开,每一工具痕迹的检验从始至终均有连续性,而采用的检验方法也可交替使用。比较检验时应首先确定两者种类特征是否相同,在种类同一的前提下继续比对细节特征。

（四）综合评断

综合评断是对比较检验中发现的两者特征符合点和差异点进行全面、客观地分析,为做出准确鉴定结论提供依据。重点是评断差异点的性质和产生原因,最后确定能否影响做出同一认定的结论。同时还要评断符合点的组合能否作为认定同一的依据。

四、鉴定意见中结论的表述

通过检验对工具痕迹的特征进行综合评断后,便可形成鉴定意见。工具痕迹的鉴定意见主要分两类,一类是分析意见,一类是鉴定意见。

分析意见是对现场痕迹形成的相关条件进行分析后形成的意见,如现场痕迹是否为某种类工具形成,现场痕迹在某种条件下是否能够形成等。分析意见是在没有嫌疑工具的情况下对痕迹进行检验,得出工具种类或作案手法的一种检验意见。

鉴定意见是对现场痕迹与样本痕迹进行比对后,得出现场痕迹与样本痕迹是否来源于同一工具的结论。鉴定结论常见有三种,有些欧美法庭机构也采用类似的结论等级,即同一认定、不能确定和否定。

五、工具痕迹鉴定书的编写

工具痕迹的鉴定意见是一种法庭证据,常以鉴定文书的形式出具。要求鉴定文书在制作时必须做到文字精炼、客观、准确,用词规范、科学,照片清晰、真实、整洁。鉴定文书只能是有鉴定权的单位才能出具,个人不能出具。没有取得鉴定资格的人员不得在鉴定书上签名。

（一）文字部分

常用的格式包括送检单位、送检日期、送检人、简要案情、送检材料、送检要求、检验内容、论证、鉴定意见、鉴定人和出具日期等内容。

1. 检验部分的内容　本部分的内容包括现场工具痕迹和实验样本痕迹的数量、外观和各个几何尺寸,痕迹的位置、大小、分布等;嫌疑工具的种类、数量、规格、型号,外表特点等;实验材料的名称,实验和检验的步骤,方法,检验过程使用器材的名称、型号;放大倍数,发现特征的数量,所在位置、形状、比对观察的结果等。

先描述现场工痕,后描述对嫌疑工具或实验样本痕迹的检验,最后对两者特征或差异的每个符合点进行对应说明。

2. 论证　对检验过程发现两者的符合点和差异点进行综合评断,论证符合特征组合是否使该客体特定化,并与其他客体绝对相区别。对差异点出现的原因要做出科学的解释。

3. 鉴定意见　对鉴定要求作出直接回答。结论应简要、准确。切忌文字含混不清、先后矛盾,如"两者特征基本相符,但细节特征有差异"等词句是不恰当的。

在文字部分的最后,应写明鉴定人、复核人的姓名(本人签字或盖章)、职称,出具鉴定书日期,然后加盖本单位鉴定专用章。

（二）照片部分

1. 照片内容(图 7-8)

(1)现场物证照片:要附物证全貌照片,并将痕迹所在位置加以突出或局部放大显示。

(2)嫌疑工具照片及其所做实验痕迹照片:除需附嫌疑工具全貌照片外,实验痕迹需要局部放大照片,最好与现场物证上的痕迹照片放大倍数相同。

(3)比对特征照片:现场工具痕迹特征和实验样本痕迹特征照片要对应,如数量、放大倍数、画面所取部位等。部分细节特征照片还应加放比例尺,如用照片比对或在电脑上比对的都必须加放。

2. 照片的顺序　现场工具痕迹在上或左,嫌疑工具或实验工具痕迹在下或右,除全貌照片外,两者比对特征照片需贴两份,一件供标划特征用,另一份不标特征的供审查核对用,不标划特征的放在

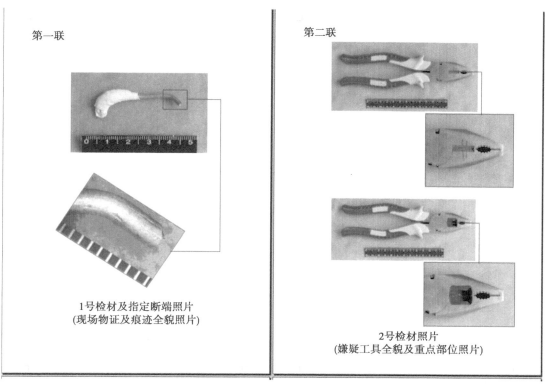

第一联

1号检材及指定断端照片
(现场物证及痕迹全貌照片)

第二联

2号检材照片
(嫌疑工具全貌及重点部位照片)

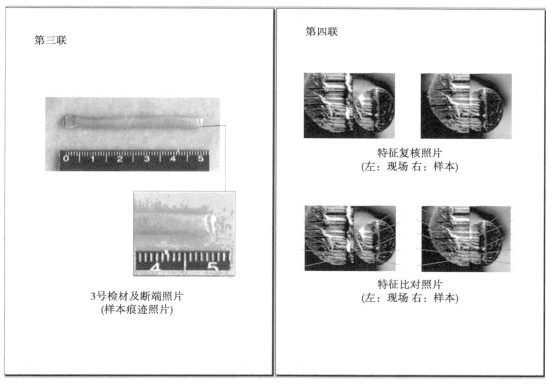

第三联

3号检材及断端照片
(样本痕迹照片)

第四联

特征复核照片
(左:现场 右:样本)

特征比对照片
(左:现场 右:样本)

图7-8 鉴定书照片版式(参考)

上或左侧。在照片页面的下方要写明如"物证全貌照片"等,对"特征比对照片"还要标写"现场痕迹""样本痕迹"。

3. 特征标画方法 两者符合特征和差异特征,分别用两种不同颜色的笔,按顺时针方向从左至右或从上至下用号码逐一标记。标划的线条或箭头不可相互交叉或靠近，以防干扰视线。照片应加盖鉴定章。

（白艳平）

思考题：

    1. 简述工具痕迹检验的任务与作用。

    2. 简述工具痕迹的分类及特点。

    3. 简述工具痕迹发现的重点部位。

    4. 简述利用工具痕迹推断工具种类的步骤。

    5. 简述工具痕迹的检验程序。

第八章 车辆痕迹检验

车辆痕迹是肇事或车辆作案时,车辆的轮胎、车体附加部件或车体形成的痕迹。车辆痕迹不仅反映了相互作用的各物体表面的结构特征、材料物理性质等内容,还可反映相互作用的各物体的力学和运动学特征。车辆痕迹检验(vehicle trace inspection)包括车辆的鉴别、轮胎痕迹的鉴别、车辆碰撞点的勘查、车辆变形和破损痕迹的检验。车辆痕迹检验在刑事案件侦破和交通事故案件处理中起着重要的作用。

第一节 车辆和轮胎的种类

车辆的种类按照驱动方式不同分为非机动车辆和机动车辆。

一、非机动车辆的种类

非机动车辆是指以人力或畜力为动力而行驶的车辆,常见的有以下几种:

(一)自行车

分为普通型、轻便型、载重型、小轮轻型、赛车型等。按轮胎充气后外胎直径的大小,一般分为28(英寸)型、26(英寸)型、24(英寸)型、22(英寸)型、20(英寸)型和16(英寸)型等系列。日常生活中使用最为普遍的是28(英寸)型、26(英寸)型和24(英寸)型。自行车车轮一般为两轮,后轮为驱动轮,前轮为方向轮。

(二)三轮车

车轮结构有三种。第一种是,行驶时一轮在前,居于车体的中轴线上,为方向轮,两轮平行排列在后为驱动轮;第二种是,行驶时两轮平行排列在前,为方向轮,一轮在后,居于车体的中轴线上,为驱动轮;第三种是偏三轮,行驶时两轮位于同一侧,一轮单独位于另一侧。三轮车也使用自行车的车胎。

(三)手推(拉)车

手推(拉)车有单轮(手推)和双轮(推或拉)之分,有工厂制造和手工制作之别。手推车多用充气轮胎,也有使用实胶轮、木轮、铁轮的,但现在较为少见。

(四)畜力车

多指马车,大多数畜力车为双轮,少数为四轮。按车轮的结构和材料分为橡胶轮、铁轮和木轮三种。常见的是橡胶轮畜力车,橡胶轮,一般采用专用轮胎,有的也使用汽车轮胎。铁轮车和木轮车除偏僻农村外,很少见到。

二、机动车的种类

机动车辆是指以汽油、柴油或电能等能源为动力行驶的车辆。主要有汽车、摩托车等。

（一）汽车

按用途可分为：载重货车、客车和专用汽车三种。载重汽车，主要用于运输货物，根据载重量的大小分为轻型、中型、重型三种；客车，主要运送人员，根据载客量的多少分为小轿型车、中型轿车、大型轿车；专用汽车，如消防车、救险车和救护车等。按车轴可分为：两轴四轮车、两轴六轮车、三轴六轮车等。

（二）摩托车

分为两轮和三轮摩托两种，三轮摩托又分为正三轮和偏三轮摩托。

无论是两轮或是三轮摩托，前轮都是方向轮，后轮是驱动轮。摩托车的型号一般是以汽缸的数量和容量来确定的。根据不同的汽缸数量和容量，摩托车又分为轻便型和普通型摩托车。

三、轮胎的种类

车辆的轮胎是车辆痕迹形成的主要部位。不同车辆的轮胎其构造和质材也不同。常见车辆的轮胎一般是由弹性较好的橡胶制成的充气轮胎，也有少数橡胶实心轮胎。木轮和铁轮极为少见。（以下轮胎所指为橡胶充气轮胎）。

轮胎从结构上分为两部分，即外胎和内胎。外胎是由橡胶和帘子布混制而成，主要有胎面、胎体和胎圈三部分组成。外胎胎面具有形态各异的花纹，是与地面接触形成轮胎痕迹的部位。轮胎按适用的车辆不同分为：非机动车轮胎和机动车轮胎。

（一）非机动车轮胎

主要是指自行车、三轮车、手推（或拉）车和畜力车轮胎。

自行车、三轮车和手推（拉）车的轮胎结构较简单，一般分为两种，即硬边（钢丝边）胎和软边胎。胎面花纹一般分为对称和交错两种排列。因各个工厂的模具不同，其花纹形态也不同。

畜力车的车轮因没有统一的规格型号，使用的轮胎比较杂乱。常见的畜力车轮胎一般是使用汽车或摩托车轮胎代替，铁轮和木轮畜力车一般为自制。

（二）机动车轮胎

主要是指汽车和摩托车轮胎。

1. 汽车　按轮胎胎面的宽度可分为：大型轮胎、中型轮胎和小型轮胎。大型轮胎面一般宽为25cm；中型轮胎面宽为 15～20cm；小型轮胎面宽为 10～12cm。

按胎面花纹作用与适用车辆大致分为：高速花纹、普通花纹和越野花纹。

（1）高速花纹：是纵向小曲线构成的花纹，适用于在高级路面上行驶的小轿车或客车。

（2）普通花纹：是锯齿形、三角形、菱形的花纹。一般都有纵横交错的花纹沟，其宽窄不等。客车轮胎面上的较窄，货车轮胎的较宽。

（3）越野花纹：是人字形、工字形和马字形的花纹。主要适用在于野外、雨雪泥泞或条件较差的路面行驶的越野车、工程车以及大型载重车。越野花纹的特点是：花纹单位面积大，花纹沟较深而且宽。

2. 摩托车　轮胎规格采用公制（mm）。常见的有 695mm×106mm，695mm×100mm，686mm×95mm，675mm×87mm，652mm×106mm，645mm×77mm 等。摩托车轮胎，胎面花纹大致可分为普通花纹和越野花纹。

第二节　轮胎痕迹的鉴别

轮胎与路面接触并承受车辆的重量，轮胎的印迹必然反映车辆运动状态的变化。

一、轮胎印迹的宽度与花纹

宽度与花纹是区别不同轮胎印迹的最明显标志（图 8-1）。

轮胎印迹宽度取决于轮胎的规格和形式。不同规格和形式的轮胎充气之后其断面宽度是一定的，在同样路面、负荷条件下，轮胎断面宽度大，轮胎印迹的宽度亦大。轮胎印迹的宽度还与轮胎的负荷和充气压力有关。同一轮胎在负荷大时变形大，轮胎印迹宽度亦较负荷小时宽。汽车制动时由于轴荷转移使前轮负荷增加，从而可从前轮轮胎印迹的突然变宽推断汽车的制动时刻。

充气压力对轮胎印迹宽度也有明显影响。因为轮胎气压低于标准对轮胎变形的影响相当于轮胎超负荷的作用。据试验，轮胎气压为标准值80%相当

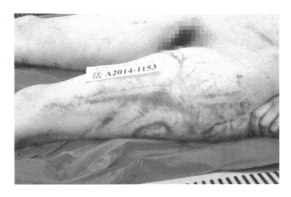

图8-1 轮胎印迹

于轮胎在标准气压下超载20%的断面宽；而气压为55%时相当于超载80%，可见在同样路面条件下，鉴别轮胎印迹的宽度应考虑到上述影响。

鉴别轮胎印迹的宽度和花纹，除鉴别每个轮胎印迹所反映的轮胎宽度、花纹类型外，还必须注意轮印宽度及花纹深浅的差异，并从左右车轮轮胎印迹测定车辆的轮距，使轮胎印迹情况与车辆装用轮胎的类型以及车辆的运动状况联系起来。

二、车轮的运动状态

根据车轮运动状态的不同，轮胎印迹可分为滚动印迹和滑动印迹两类。

车轮在路面上作单纯滚动时留下的印迹即滚动印迹。滚动印迹形状与胎面花纹基本一致。匀速运动车辆的滚动印迹是一条与轮胎宽度相当，且有均匀深浅的连续压印。当车辆在变速瞬间局部印迹花纹有加深现象，其加深的程度与车辆加减速度的大小相对应。

车轮在路面上不是单纯滚动而是其着地部分与地面有相动滑动时留下的印迹即滑动印迹。根据车轮滑动的状态不同，又分为滑转印迹和滑移印迹。发生交通事故时，多数情况下驾驶者都会采取制动措施。因此勘查并鉴别制动印迹是十分必要的。制动印迹必然属于滑移印迹，但在不同制动条件和车辆运动状态下，制动印迹的形态又有所不同。如果将制动印迹分作两段，即将能分辨出轮胎花纹的部分作为前段，不能分辨出花纹的部分作为后段，那么可以看出，在前段，轮胎花纹是逐渐加深直至变形和模糊。后段车轮处于完全的滑移状后一段的制动印迹完全变成了轮胎与路面摩擦后的黑色条带，因此称作"制动拖印"。

三、各种制动印迹

（一）制动压印的鉴别

车辆制动力的大小，并不仅仅取决于驾驶者加给制动踏板的力，它还和轮胎与路面的附着系数有关。而在不同滑移率时，车辆在紧急制动时，有经验的驾驶员并不让车轮拖死，尤其在滑溜路面上，这样不但可获得较短的制动距离，且可减少车辆发生制动侧滑的可能。具有自动防拖死制动系统的汽车，即使在紧急制动下，也能有效防止车轮完全拖死。在车轮不拖死，而是半拖半滚的运动状态下，路面上如果能看到其制动印迹，则必然是制动压印。因此，对制动压印的鉴别，应结合车辆结构、驾驶人的操作经验以及实际效果综合考虑。

（二）制动拖印的鉴别

车辆不发生侧滑时的正常制动拖印是几条与车辆轮距相当的平行印迹，前后轴轮距相同的车辆，印迹较深的一段，即是前后轮印迹的重叠部分。一般载货汽车都是后轮先于前轮制动，故先出现的拖印多为后轮拖印。速度较高的小汽车则多是前轮先拖死，先出现前轮拖印。

（三）制动跑偏印迹

制动跑偏是由于两侧车轮(尤其是两侧转向轮)制动力相差过大造成的。多数是因两侧车轮制动力相差,属于车辆本身的原因。当两侧车轮制动器的制动力不等,或两侧路面附着力不等时,在制动过程中,两侧车轮将处于不同的滑移状态下,其结果必然造成两侧车轮的滑移距离不同,使车辆向滑移距离短、制动作用好的车轮一侧偏转。紧急制动过程中,制动跑偏出现拖印的情况对两侧车轮来说是不同的,往往是跑偏弧线内侧车轮拖印长而外侧车轮拖印短(图8-2)。

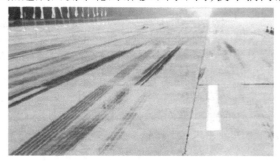

图8-2 制动痕迹

（四）制动侧滑印迹

侧滑是由于轮胎在制动纵向滑移过程中受侧向外力作用而引起某一轴的车轮或全部车轮发生横向滑动的现象。车辆制动过程中所受的侧向力来自外界的冲撞力、侧向风力、道路横向坡度所形成的分力以及车辆转弯、变换车道乃至跑偏所产生的回转离心力等。

四、轮胎痕迹鉴定

轮胎痕迹是以轮胎作为造痕客体,与其他客体相互作用时留在其他客体表面上的结构形象痕迹。轮胎痕迹的鉴定对还原事故现场、推断肇事车辆等至关重要。在交通事故现场勘验中,地面、人体体表、衣物等往往是轮胎痕迹产生的载体,其形态特征与造痕轮胎的外部结构、形态及两者接触形态和作用力的大小等有着密切的关系,通过轮胎痕迹鉴定,可以确定两者是否接触、如何接触。轮胎痕迹鉴定主要方法有以下几种:

1. 特征比对法 对现场的轮胎印迹和嫌疑车辆轮胎进行检验,需检验轮胎的花纹形态特征,包括花纹的形状、花纹块的几何尺寸、宽度、深度等;检验单个轮胎花纹组合特征和几个轮胎花纹的组合特征。检验轮胎痕迹形态特征时,可将样本和实验样本置于同一视野内,对它们的特征进行比对。

2. 特征测量法 是利用测量仪器对现场轮胎痕迹所反映的轮胎形象和嫌疑车辆轮胎的周长、直径、胎面宽度、花纹几何尺寸等方面进行测量,分析特征性等是否相互吻合。

3. 计算机检验法 用油墨捺印提取法或白纸压印拓取法提取轮胎花纹样本,在同等条件下对现场轮胎痕迹(检材)和提取的样本进行拍照或扫描,运用计算机软件,将两者进行重合、比对研究,比较特征出现的部位、形状、大小、间距、分布关系以及两者重合度等方面的异同情况。

4. 理化检验法 在轮胎痕迹形成过程中,轮胎与车体、路面、人体、衣物及配饰等之间会有物质交换,承痕体上往往会留有轮胎表面橡胶微粒,在某些情况下,还会留有原来黏附在轮胎表面的其他外来物质,这种外来物质将具有一定的唯一性;同理,车辆轮胎上也会留有车体、路面、人体、衣物及配饰上的某种物质(沥青、水泥、血迹、纤维等)或者附着物;通过理化检验,可以对外来物质进行种属认定或者同一认定。

第三节 碰撞接触点的勘查

碰撞接触点(collision junction point)是指车辆相互碰撞或碰撞其他物体时,其最初接触部位在碰撞瞬间对地面的投影点。根据碰撞接触点能够推断出碰撞瞬时碰撞体在道路上所处的位置。因此,碰撞接触点对分析事故原因和鉴定事故责任至关重要。

一、车辆碰撞固定物体的碰撞接触点

固定物体的位置是不变的,其碰撞接触点在固定物体与车辆接触部位的下方路面上。汽车碰撞固定物体,如路边树、电线杆、路灯、护栏等,无论碰撞后固定物(包括停驶的车辆)是否产生位移,用固定物体原始位置与汽车的接触点就能确定碰撞接触点。

二、汽车碰撞自行车或行人的碰撞接触点

由于碰撞双方的质量差别悬殊,碰撞接触点位于汽车碰撞部位的后方。碰撞时,由于受到突然的冲击和加速作用,自行车轮胎或人的鞋底可能在路面上留下挫印,在冲击瞬间,从自行车或人体上都可能掉落下物品(零件、佩戴物等),可作为判断碰撞接触点的依据(图8-3)。

三、汽车相互碰撞的碰撞接触点

汽车相互碰撞可分为正面碰撞、追尾碰撞和侧面碰撞等(图8-4)。

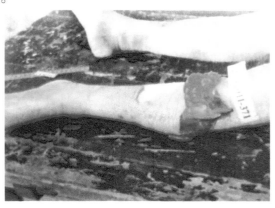

图8-3　轿车与行人碰撞

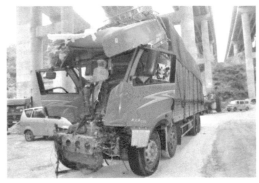
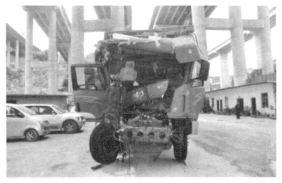
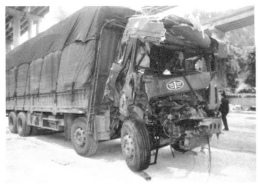
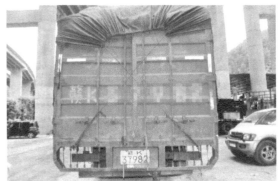

图8-4　车辆碰撞痕迹

(一)正面碰撞

正面碰撞时双方车辆在碰撞瞬时的减速度一般都很大,因此将造成较大的轴荷前移,使前轮负荷骤增,有时甚至将全车负荷都转移到前轮上,前轮印迹相应加宽并加重。正面碰撞的汽车一般偏离其行驶方向的程度较小,如两车轮距不同,碰撞后一车后退,则两车轮交叠部分中后退车的轮印终端,也就是两车相撞时该车的前轮位置,即碰撞接触点。另外,正面碰撞后两车前照灯或挡风玻璃的落地位置,也可作为判断其碰撞接触点的依据。

(二)追尾碰撞

追尾碰撞时后车通常也会出现较大的碰撞减速度,因此可能留下如正面碰撞一样的前轮加重印迹,此外,追尾碰撞也会造成前车尾灯和后车前灯破碎的现象。与正面碰撞的不同是,追尾碰撞可能

只有后车前轮加重的印迹而前车尽管被后车推移加速,但一般不出现可观察到的轮迹变化。

(三)侧面碰撞

侧面碰撞有侧面正交与侧面斜交碰撞之分。两种情况下,被撞车都可能程度不同地偏离原行驶路线。车辆碰撞后的运动趋势受碰撞接触部位、车辆形式和结构、操纵系状态、附着系数诸因素的影响,所以侧面碰撞的碰撞接触点的确定不像其他碰撞形式那么简单。

此外,双方车辆碰撞后都可能出现斜向或横向滑移,使其轮胎与路面横滑,因此在碰撞瞬时,即便车轮处于无拖死制动状态,仍然可能在路面上留下车轮滑移印迹。通常这种印迹较短时,被称作轮胎挫印。横滑印迹和挫印的起点,可作为判断侧面碰撞接触点的重要依据。

第四节　车辆变形和破损痕迹鉴别

交通事故造成的车体痕迹主要有碰撞痕迹、刮擦痕迹和机件损坏痕迹。

一、车体刮擦痕迹

车体刮擦痕迹(vehicles scratch marks)反映了车辆与其他车辆或物体既接触又相对运动的现象。刮擦痕迹的位置通常在车体的侧面,多为长条状,有时还具有凹陷和洞裂的特征。此外,刮擦痕迹有明显的方向性,即从车身泥土被擦掉或漆皮被刮落的形态能明显辨别出刮擦痕的走向。刮擦痕迹上很容易留下对方车辆的漆皮、木质纤维或其他物质。

二、车体碰撞痕迹

碰撞痕迹的特征取决于碰撞力、碰撞部位及碰撞双方部件的特性和形状等因素。通常碰撞痕迹包括凹陷型痕迹、洞裂型痕迹和粉碎型痕迹。

凹陷型痕迹的位置和形状对判断碰撞对象及碰撞接触部位十分有用;凹陷的程度有时也可作为碰撞车速的分析依据。譬如尽管汽车碰撞人体后车身凹陷不大,但有时仍会发现车身留有与受害者被撞部位相吻合的凹坑。

洞裂型痕迹表现为被撞部位产生开裂或破洞,可反映碰撞的接触部位。粉碎型痕迹可反映出撞击振动的程度、方向及碰撞车速(图8-5)。

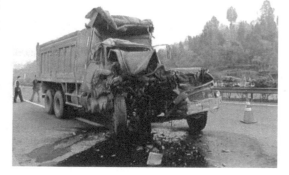

图8-5　车辆碰撞损坏

三、车辆部件损坏痕迹

一般车辆都由转向装置、制动装置、行驶装置、传动装置等机构共同组成。其中转向装置是用来改变或保持汽车行驶方向的机构,制动装置是汽车上用以使路面在车轮施加一定的力,从而对其进行一定程度的强制制动的一系列专门装置。如果这些装置出现故障,驾驶员不能控制汽车的行驶方向及速度,极易诱发事故。其中包括连接件松动或脱落、轮胎爆裂、刹车失灵等事故导致的损坏痕迹。

四、视频证据的提取

目前部分车辆安装有行车记录仪,其可作为交通事故的证据。行车记录仪即记录车辆行驶途中的影像及声音等相关资讯的仪器,能够记录汽车行驶全过程的视频图像和声音,同时把时间、速度、所在位置都记录在录像里,故被称为车辆的"黑匣子"。发生交通事故后,将监控录像记录回放,事故过程一目了然,交警处理事故快速准确;既可快速撤离现场恢复交通,又可保留事发时的有效证据,营造安全畅通的交通环境。

另外,调取相关路段的视频监控录像也很必要,从录像中可以明确整个事故的过程,对交通事故的勘查有很大帮助;其缺陷在于,有时监控摄像头安装过远或视频分辨率太低,对事故发生的细节问题不能做出准确判定。

（李剑波　白艳平）

思考题

1. 怎样进行车辆与机动车痕迹勘验？勘验的重点是什么？
2. 轮胎痕迹鉴定的方法是什么？
3. 碰撞接触点的勘查要点是什么？

第九章　文　书　鉴　定

文书又称文件,指人们在社会交往中形成和使用的各种公文、书报、合同、信件、货币票证等材料的总称。在刑事科学技术和司法鉴定领域内,文书作为一类检验对象,泛指一切以语言、文字、符号、图形为表现形式的书证、物证。文书鉴定(document examination)是指运用文件检验学的理论、方法和专门知识,根据鉴定人的经验,并结合测量、检测的结果,通过综合分析对各类文件的书写人、制作工具、制作材料、制作方法、性质、状态、形成过程等进行的专业判断。在司法实践中,文书鉴定通过对涉案文书科学的检验和分析确定文书与案件事实、文书与当事人或嫌疑人的关系,为查明案件事实提供线索和方向,为法庭诉讼提供证据。

第一节　笔　迹　鉴　定

一、笔迹鉴定的对象和任务

笔迹鉴定的对象是各种涉案笔迹,包括刑事案件、民事案件、行政案件中所涉及的各类文书证据资料上的手写文字、数字、符号和手工绘制的线条、图案、图画等。

(一)笔迹的形成

笔迹(handwriting)是通过书写活动形成的具有个人特点的文字符号形象系统,反映书写人的书写技能和书写习惯。同时,笔迹是以三维空间方式表现出来的书写运动轨迹,能够在一定程度上反映个人书写时的生理、心理状态,体现书写环境、书写姿势、书写衬垫物等外部书写条件。笔迹形成的四要素包括:书写动机、语言文字、书写工具和书写活动。

1. 书写动机　书写动机是形成笔迹的动因,没有书写动机是不可能形成笔迹的。书写动机有主动和被动之分,它发出书写的指令,开启书写活动。需要注意的是,反常的书写动机会干扰书写活动,形成伪装笔迹、摹仿笔迹等非正常笔迹,也就是说书写动机从某种程度上可以通过笔迹反映出来,被我们发现和识别。

2. 语言文字　语言文字是形成笔迹的物质要素。语言是约定俗成的符号系统,破坏其规则,就弄不懂、搞不清其要表达的思想内容。因此,个人的笔迹内容要想被他人所理解,借以传递信息、表达思想,就必须要遵守语言文字的社会规则,包括遣词造句的基本规则、字的基本写法等。

3. 书写工具　书写工具指书写活动中形成笔迹的造型体的总称。常见的书写工具有钢笔、圆珠笔、墨水笔、毛笔等。广义上讲,笔迹形成中的造型客体还应该包括书写载体(如纸张)、书写衬垫物等。

4. 书写活动　书写活动是运用语言,通过书写文字符号记录信息和表达思想的一种书面言语行为,是人类言语活动的一个组成部分。书写活动不是与生俱来的,是通过后天学习和训练获得的。在这一过程中,书写人掌握了书写技能,并逐渐形成具有个人特点的书写习惯。

(1)书写技能:书写技能指个人掌握与运用书写符号系统进行书写、表达思想的技巧和能力。书写技能的形成需要经历识字、仿写和表达这三个过程。掌握书写技能的标志是能写、会写,但作为一种技巧和能力,每个人掌握书写技能的程度是不同的,有高低之分。

(2)书写习惯:书写人在书写实践的过程中形成的自身独有的书写动力定型体系。个人在掌握书写技能后,经过不断的练习或反复的书写实践,书写技能逐步纯熟并稳固下来,成为书写习惯。因此,可以说书写习惯是经过练习巩固下来的,已成为书写者个人需要的,一时难以改变的那部分书写技能。对书写人来说,不论书写技能是高是低,都会形成相应的书写习惯。

(二)笔迹的分类

根据笔迹形成的四要素可以对笔迹进行若干分类,如按书写动机的主动和被动可将笔迹分为自述型笔迹、抄录型笔迹、仿写型笔迹;按语言文字的种类不同可将笔迹分为汉字笔迹、拼音文字笔迹、阿拉伯数字笔迹等。在司法实践中,一般将笔迹分为正常笔迹、非正常笔迹两大类。

1. 正常笔迹　正常笔迹是指在正常的书写条件以及正常的心理、生理状态下书写形成的笔迹。正常笔迹的特点包括:书写水平与语文水平基本适应;书写水平前后一致;文字布局、搭配比例、运笔形态自然合理;相同字、相同偏旁等的特征反应基本一致。

2. 非正常笔迹　非正常笔迹是指在非正常的书写条件或反常的心理、生理状态下书写形成的笔迹。

(1)书写条件变化笔迹:书写条件变化笔迹是指书写人在书写过程中,受到主客观因素的影响而形成的非正常笔迹。书写条件变化的种类包括内部条件变化和外部条件变化:①内部条件变化是指书写人的心理、生理状态变化,常见的内部条件笔迹有老年人笔迹、酒后笔迹等;②外部条件变化指书写工具、书写环境(光照、温度、书写载体、衬垫物等)、书写姿势等的变化。

(2)伪装笔迹:伪装笔迹是指书写人试图改变自身的书写习惯,故意采用某些特殊的书写方式书写形成的非正常笔迹。伪装笔迹的构成要件包括:主观有改变书写习惯的伪装故意;采用的书写方式不同于正常笔迹,可能利用书写条件的变化进行伪装。

(3)摹仿笔迹:摹仿笔迹是书写人以被摹仿人的笔迹作为样本,进行仿写而形成的笔迹。摹仿书写的动机是妄图以他人的书写习惯代替自己的书写习惯,以达到违法犯罪目的,并转移视线,逃避法律追究。

(三)笔迹鉴定的任务

笔迹鉴定指根据书写人的书写技能、书写习惯在笔迹中的反映,通过检材与样本笔迹的比较、鉴别,从而确定文书物证书写人的专门技术。笔迹鉴定的方法是比较鉴别,即同一认定的方法;笔迹鉴定的性质是一种专门技术,是需要具有专门知识的人所从事的专门工作。在司法实践中,笔迹鉴定的任务包括:

1. 根据笔迹认定书写人　笔迹是特定案件(或事件)的产物,笔迹的书写人往往就是作案人或参与人,通过物证笔迹(检材)与嫌疑人或被告人、当事人笔迹(样本)的笔迹鉴别,就笔迹书写人的同一性问题做出判断,可以为查清案件事实、认定作案人提供证据。

2. 根据笔迹确定案件性质　对于案件中的某些关键性书证材料,如现场的留言、遗书等,通过笔迹鉴定可以确定案件性质、厘清案件部分事实、提供侦查或调查的线索和方向。

3. 根据笔迹串并案件　对于发生在不同地点、不同时间的多起案件,如果案件中留有笔迹,可以通过笔迹鉴定,确定是否进行并案侦查,以发挥侦查效能,提高办案效率。

4. 根据笔迹鉴别文书真伪　在司法实践中,办案人员可能遇到多种伪造、变造的文书,如冒名书写或摹仿书写的合同、协议等,通过笔迹鉴定可以判断这些文书的真伪,还原事实真相。

5. 根据笔迹发现嫌疑人　在案件的侦查或调查过程中,可以通过笔迹鉴定进行摸底排查,从众多的对象中分析、鉴别,发现重点的嫌疑对象。

6. 根据笔迹确定参与作案的人数　有些案件中的文书物证有多份,或同一份文书上的笔迹前后不一,情况复杂。这时可以通过笔迹鉴定来鉴别物证笔迹是一人所为,还是多人合写,从而确定参与作案的人数,为深入调查创造条件。

二、笔迹鉴定的原理

(一)笔迹的反映性

笔迹的反映性,指笔迹反映书写活动、暴露书写习惯的必然性,是笔迹鉴定的物质基础。书写人有什么样的书写习惯,有何种书写技能,都会以相应的形式不同程度地表现在笔迹之中。笔迹必然暴露书写习惯的原因是书写习惯具有自主性和能动性。

1. 书写习惯具有自主性　书写习惯的自主性是指书写习惯相对于书写人的主观意识具有独立自主的特性。书写活动是书写人在书写动机的支配下进行的有意行为,书写人可以启动书写活动,也可以部分干扰、调整或抑制活动的某个过程,在一定程度上伪装自己的笔迹或摹仿他人的笔迹。因此,可以说笔迹中个人的书写技能与书写习惯会在一定程度上受到书写人主观意识的制约。但是书写活动不是一种随意性活动,经过书写人的学习和训练,书写活动业已形成动力定型,成为一种自动化的活动。在这种情况下,书写人要想要比较"彻底地"改变自己的笔迹,就必须把自动化的书写活动置于意识的严密监控下,使书写过程中的每个环节、每一个具体动作都不按固有的习惯进行。只有这样,书写人才能"改变"自己长久以来形成的书写习惯。但由于注意的局限性,在书写实践中书写人不可能完全做到"意在笔先",违背习惯的意志行为是难以持久的。书写习惯的自主性使得书写人不能彻底地改变自己的笔迹,部分改变的笔迹也只是以固有的习惯和技能为基础。由于上述原因,在有意改变的笔迹中总会不同程度地反映出书写人固有的书写习惯。

2. 书写习惯具有能动性　书写习惯的能动性是指书写习惯能适应各种不同的书写条件,克服外界干扰和影响,顽强表现自己的特性。人们在学习写字和进行书写练习的过程中一般选择在正常的心理、生理状态下,采用右手执笔、坐姿枕腕、纸张上书写等,并逐步掌握书写技能、形成书写习惯。在书写实践中,一旦遇到其他的书写条件,特别是不利的书写条件时,书写活动势必会受到一定程度影响。但是,受到语言文字社会规范和规则的制约,书写人要想通过笔迹传递信息、表达思想就必须要克服变化了的书写条件,完成书写活动;在视觉及其表象的监督矫正中,加之运动觉及其表象的调节作用和大脑机能的整体协同作用,使得书写活动仍能保留书写人的固有习惯。可见,在书写条件发生变化时,笔迹的变化也是有限度的,书写人的书写技能和书写习惯仍会不同程度地反映出来。

书写习惯的自主性和能动性决定了笔迹反映书写习惯的必然性。在正常的书写条件下笔迹可以反映书写习惯;在伪装、摹仿、改变书写姿势、更换书写工具等非正常条件下,笔迹会受到一定程度的影响,但固有的书写技能、书写习惯也势必会通过笔迹表现出来。在司法实践中,只要掌握伪装笔迹、摹仿笔迹和书写条件变化笔迹的规律和特点,就能够在鉴定时排除干扰,抓住笔迹反映出的书写技能和书写习惯,得出正确的鉴定意见。

(二)笔迹的自身同一性

笔迹的自身同一性是指同一人在不同时间、地点所形成的笔迹中具有同一关系的属性,是笔迹鉴定的基本条件。需要注意的是,笔迹的自身同一是包含着差别的同一,而不是完全的等同,这是因为书写习惯既具有稳定性又具有可变性。

1. 书写习惯的稳定性　书写习惯的稳定性是指个人的书写习惯在基本定型之后,具有因循守旧,重复再现,并在较长的时期内基本保持不变的特性。书写习惯是一种动力定型,是大脑皮层对相关刺激形成的自动化反应系统。书写动力定型建立之后,只要有书写动机,书写活动就会按照一定的布局、写法、搭配和运笔有条不紊地进行,整个过程中主要依靠神经系统的反馈机制进行调节。受到书写动力定型顽固性的牵制,书写活动在较长的时间内总是基本上保持其已经习惯了的那种书写形式,很难从根本上完全改变。另外,由于语言文字社会规范与规则的发展比较缓慢,致使每个人的笔迹长期保持其固有面貌,篇章布局、文字写法、基本搭配等特征不会发生显著变化,这就为笔迹保持自身同一提供了条件。

2. 书写习惯的可变性 事物的运动是绝对的,静止是相对的,书写习惯亦是如此。书写习惯的可变性是指个人的书写习惯存在一种局部的、有限的、渐进式演变的特性。书写习惯的可变性表现为书写水平由低到高的逐步提高,书写技能由单一到多样的渐变发展和部分笔迹特征的新旧更替等。

由于书写习惯具有稳定性和可变性的双重特性,决定了笔迹的自身同一不是完全的等同,而是包含了差别的同一。在司法实践中,正确地理解和掌握笔迹的自身同一性,有利于及时、科学地收集和选择笔迹样本;有利于全面地掌握同一人笔迹变化的客观规律,坚持动态检验,防止机械比对;有利于客观地评断符合点的价值和差异点的性质,从而得出正确的鉴定意见。

(三)笔迹的总体特殊性

笔迹的总体特殊性是指每个人的笔迹在特征总和相互区别,各不相同的属性,是笔迹鉴定的鉴别根据。需要注意的是,个人的笔迹只是总体上特殊,而不是每个字、每个笔画都特殊,都能够区别于他人,这是因为书写习惯既有特殊性又有共同性。

1. 书写习惯的特殊性 书写习惯的特殊性是指不同人的书写习惯各不相同的特性。首先,书写习惯的特殊性与个人素质的差别有关。在学习和练习写字的过程中,受思维能力完善度、书写器官协调度等生理、心理的个体差别影响,加之每个人在努力程度、兴趣爱好等方面相区别,必然造成不同人形成的书写技能、书写习惯存在差异。此外,书写习惯的特殊性与外界影响的差别有关。由于每个人接受教育的时代背景不同,家庭影响不同,个人经历和境遇的千差万别是造成不同人书写习惯不同的重要因素。最后,语言文字的社会规范和规则具有一定的宽容性,不能限制笔迹的个性发展,因此也促进了书写习惯的人各不同。

2. 书写习惯的共同性 书写习惯的共同性是指不同人的书写习惯之间都或多或少相似的特性。首先,语言文字的社会规范与规则虽然具有一定的宽容性,但也具有约束力,因此,个人的书面交际活动需要按照规范的要求进行,这是不同人的书写习惯存在共性的主要原因。此外,共同教育和生活环境的影响,同学、同事、亲人之间的相互学仿,都会导致不同人的书写习惯存在相似之处。

不同人的书写习惯既有特殊性又有共同性,但每个人的书写习惯在总体上是相互区别的。这就要求,在司法实践中,要正确认识笔迹的共性和特殊性,全面分析笔迹特征的符合点和差异点,综合评断各类笔迹特征的总和,从而得出正确的鉴定意见。

三、笔迹特征

笔迹特征是个人书写习惯和书写技能在笔迹中表现出来的各种具体征象。在笔迹鉴定中,笔迹特征是用以认识书写习惯的客观材料,其总和反映了个人书写习惯的总体特殊性。司法实践中,从笔迹的整体到局部、从宏观到微观,都可以发现具有鉴别意义的笔迹特征。

(一)概貌特征

笔迹的概貌特征是笔迹全貌特性的表现,是纵观整篇笔迹所能发现的比较明显的基本特征。它包括书写水平、字形、字体、字的大小和整体布局五个方面的具体特征。

1. 书写水平特征 书写水平特征是书写人书写技能的表现,有高低之分。衡量书写水平的高低主要看运笔是否流利,起收笔、行笔是否有法度;字的结构是否严谨,搭配比例是否适当;全篇字迹的大小、间隔、布局是否适称;写字、用字是否符合规范等。在正常笔迹鉴定中,书写水平特征既可作为认定的依据之一,亦可作为否定的依据之一。

2. 字形特征 字形特征是指个人书写文字的外部轮廓和基本形态特点。虽然汉字为方块字,但在日常生活中,把字写成标准方形的人很少,主要表现为方形、长形、扁形、斜形和圆形。在正常笔迹鉴定中,字形相同可作为认定的依据之一;对于超长、超扁和极不规则的字形,特征价值较高。

3. 字体特征 字体是指按一定书体、流派书写的文字的形体特点。汉字传统的书体有楷书、行书、草书、隶书、篆书等;主要的流派有欧、颜、柳、赵、宋等;近现代以来受广告业的影响,又出现了各类美术体字。在日常生活中,能够写出各类规范的字体的人一般是书法爱好者或特定行业的从业人员。在正常笔迹鉴定中,字体特征具有一定的鉴别意义。

4. 字的大小特征 字的大小特征是指全篇笔迹中文字的平均高度与宽度。在实践中,影响字的大小的因素较多,如笔的种类、执笔的位置、字数多少和纸幅的大小等。在正常笔迹鉴定中,同等条件下字特别大或特别小时,才具有鉴别意义。

5. 整体布局特征 整体布局特征是指全篇笔迹在书写载体上的分布特点。包括字行的方向与形态;字间与行间间隔;字行与格线的关系;页边的大小与形态等。这些特点在一定条件下,可以表现出书写人多方面的习惯和特点,在字数较多、篇幅较长的笔迹中表现得比较充分且稳定。

(二)局部安排特征

局部安排特征,是指整篇笔迹中,行与段落的安排位置、书写格式特征,主要包括分段格式、程式语安排、页码安排、字间组合四个方面的具体特征。

1. 分段格式特征 出于表达的需要,对于篇幅较长、逻辑关系较复杂的文字材料,应当分出段落,但有的人不习惯或不会分段。此外,有的人虽然分段,可在分段开头的位置特征上易表现出个人特点。按规范要求每段文字的开头应空出两个字位,但有的人不空、少空或多空,形成了不同的分段格式特征。分段格式特征是书写人比较稳定的笔迹特征,尤其是不按规范形成的比较特殊的分段格式特征价值比较高。

2. 程式语安排特征 程式语是指信函、契约、报告等文书中使用的称谓、问候、祝颂以及署名、日期等一些较为固定的用语。程式语安排特征是指程式语在安排形式和相对位置关系等方面的特征。对于程式语的安排虽然有社会规范要求,但是有的人不了解或不受其束缚,从而表现出个人的习惯特点。例如写完称谓语接着写正文时,有的人不换行;使用的祝颂语时,有的人使用"此致""敬礼",有的人使用"祝身体健康"等表祝颂;使用署名和日期时,有的人把署名和日期写在页面的末端,有的人紧跟着正文书写署名和日期等。

3. 页码安排特征 页码安排特征是书写人使用页码时,在书写载体上的位置安排特征。在篇幅长、页数多的文字材料中,一般都要编出页码,不同人的页码安排特征不同:有些人习惯于在页面右下角标页码,有的人习惯于在页面的左上角标页码等。此外,不同人书写页码的方式也不相同,如"第1页""P1""1"等。

4. 字间组合特征 字间组合特征是指词或词组中的各个字之间的大小比例和位置关系等方面的特征。这类特征常出现在一些较为固定的词语中,如签名、地名、数字等,由于这些字经常组合在一起使用,在单字间隔的远近、大小等搭配比例关系上具有一定的稳定性和特殊性。

在笔迹鉴定中,局部安排特征比较稳定,书写人在伪装笔迹时也不容易注意到此类特征,因此它既可作为认定的依据之一,亦可以作为否定的依据之一。

(三)写法特征

写法是指字的基本构成成分和形式,即一个字由哪几部分、哪些笔画,以怎样的形式组合在一起的。受历史条件、地域条件和汉字改革的因素的影响,汉字中一个字有多种写法的现象普遍存在。归纳起来,字的写法特征包括:现行规范写法、异体写法、习俗简化写法、行草写法、简缩写法、外来写法等。

1. 现行规范写法 现行规范写法是指1964年中国文字改革委员会、文化部、教育部联合公布的《简化汉字总表》和《第一批异体字整理表》所规定的现行简化字和尚未被简化字代替的那些通用汉字。由于现行规范写法是目前印刷出版物和教学中通用的字,因此使用这种写法的人较多。一般来说,现行规范写法特征的价值较低,但在个别案件中,作为笔迹特征差异点使用,具有一定的鉴别意义。

2. 异体写法 异体写法是指异体字,即与现行规范写法同音同义但不同形,又曾经被社会规范所承认的那些字。包括:繁体字、旧异体字和曾用简化字。

(1)繁体字:繁体字是在汉字简化前长期通用的规范字。随着简化字的推行,加之繁体字结构复杂,笔画较多,不易记忆和书写,因此使用繁体字的人逐步减少。目前,繁体字多出现在老年人、书法爱好者、古汉语从业者的笔迹中。在笔迹鉴定中,容易学写的繁体字特征价值较低,不容易学写的繁体字特征价值较高。

(2)旧异体字:旧异体字是指汉字改革前,同当时的正体字(繁体字)并存、通用,后来在异体字整理时被停止使用的那些字,如"氷(水)""囬(回)"等。旧异体字已被淘汰,使用的人越来越少。由于出现频率较低,故旧异体字的特征价值相对较高。

(3)曾用简化字:曾用简化字是指国家文字改革委员会1977年12月20日公布的《第二次汉字简化方案》(第一表)中推行的248个汉字,称"二简字",如图9-1所示。"二简字"作为规范字试行不到一年即被停止使用,受其影响比较大的主要是当时在校学习的中小学生。但是,曾用简化字中的很多字在《第二次汉字简化方案》公布以前就已经是在某些地区和行业内流行的习俗简化字,因此在对其特征价值进行评断时,要作具体分析。

扩(病) 彐(雪) 卩(部)

式(贰) 辺(道) 北(冀)

图9-1　曾用简化字举例

3. 习俗简化写法　习俗简化写法是指在一定范围内约定俗成的,被人们接受和使用的非规范简化字。这类简化字未被国家规范采用,但由于其字的结构比较简单,笔画较少,便于记忆和书写,因此在一定的范围内使用的人较多。习俗简化写法虽然不是规范写法,但在一定范围内约定俗成,在评断其特征价值时要考虑在具体范围内出现率的高低。习俗简化字可以分为两类:

(1)地区性习俗简化字:地区性习俗简化字主要在某个或某几个地区流传使用,常与当地的方言口音有关,如图9-2所示。

妢(婚)   胒(脑)

钲(镇)   阦(随)

图9-2　地区性习俗简化字举例

(2)职业性习俗简化字:职业性习俗简化字是指从事某种职业的人,对其使用频率较高的字,为方便书写而自行简化的非规范写法,如图9-3所示。

氿(酒) 亡(医) 旦(蛋)

图9-3　行业性习俗简化字举例

4. 行草写法　行草写法是指以快速书写为基础,而形成的一种行书与草书结合的写法。行草写法不是一种严格的书体,没有具体的书写规范,常是在快速书写的基础上形成的带有个人特点的连笔字,这种特征在笔迹鉴定中具有一定的鉴别意义。

5. 简缩写法　简缩写法是指把一个词或词组拼凑成一个字的特殊写法,它具有速记的功能,常出现在固定使用的高频词语中,如图9-4所示。这类字有的使用范围较广,但仅局限在某个行业内。在笔迹鉴定中,评断简缩写法的特征价值,要结合具体的涉案范围分析。

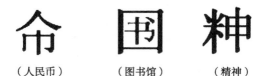

（人民币） （图书馆） （精神）

图9-4 简缩写法举例

6. 外来写法 外来写法是指由使用汉字的其他国家传入的不符合我国汉字规范的写法,如日文汉字,东南亚汉字等。

（四）错别字特征

在笔迹鉴定中,错别字特征是经常出现和使用的一类特征。形成错别字的原因有三种:偶然笔误、故意伪装和习惯性的错别字,只有习惯性的错别字才能作为笔迹特征使用。错别字特征包括错字特征和别字特征。

1. 错字特征 错字是指书写人对字的正确写法和结构不了解或掌握不准而写错的"字",常见错字多是由增减笔画或结构错误引起的,如图9-5所示。错字特征在笔迹鉴定中有较特殊的意义。因为在书写人没有意识到错误以前是不会改的,所以错字具有较强的稳定性;又因为错字在人们笔迹中的出现的频率虽然不少,但出现的是哪一些错字却不同,即使错在同一个字上,通常又错在不同的部位上,即使错在同一个部位上,不同人的细节笔迹特征还存在差异。

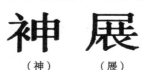

（神） （展）

图9-5 错字举例

2. 别字特征 别字是指字本身的写法和结构正确,只是被书写人用错的字。从形成的原因上,别字可分为同音别字、形近别字、义近别字等。别字是出现率较高的一类特征,习惯性的别字特征可作为认定的依据之一。

（五）搭配比例特征

搭配比例特征,指笔画或偏旁之间的相对位置和大小关系特征。不同人书写同一个字时,往往偏旁或笔画的相对关系不同,因此就形成了搭配比例特征的差异。搭配比例特征分为搭配特征和比例特征两类。

1. 搭配特征 搭配特征是指笔画或偏旁之间的交接部位及相对位置的高低、远近方面的特征,包括偏旁高低远近的位置特征;邻位笔画远近、衔接、交叉的距离特征;笔画交接的位置特征等。

2. 比例特征 比例特征是指偏旁或笔画之间的大小、长短或宽窄的比例关系,包括偏旁之间的大小、宽窄比例关系;笔画之间的长短比例关系等。

搭配比例特征是笔迹鉴定中常用的一类特征,在一般情况下书写人的搭配比例特征是相对稳定的。实践中,受书写字体不同的影响,搭配比例特征会发生一定变化;此外在伪装笔迹中,如果书写人故意通过拉长或缩短某些笔画来破坏字迹的结构,那么搭配比例特征也会发生较大变化。因此,在鉴定中要对个案进行分析,使用那些比较稳定的搭配比例特征。

（六）笔顺特征

笔顺是指笔画或偏旁组合成字时的书写顺序,包括书写笔画的先后顺序和书写偏旁的先后顺序。汉字的笔顺是有书写规则制约的,但由于汉字的结构复杂多样,书写人对规范的理解和掌握程度有差别,进而导致不同人书写同一个字形成了不同的笔顺。如图9-6所示。

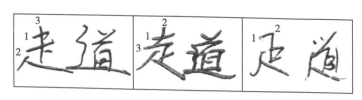

图9-6 笔顺举例

1. 笔顺的分类 按书写规则和流行程度划分,可将笔顺分为规范笔顺、通用笔顺、和特殊笔顺特征三类。其中规范笔顺是按书写规则进行书写时的笔顺,通用笔顺是出现率较高的一类非规范笔顺,特殊笔顺是在少数人的笔迹中才出现的一种笔顺。笔顺越特殊,使用的人越少,特征价值越高。

2. 笔顺的判断 对于连笔的笔顺,只要确定了起收笔即可对笔顺做出正确的判断;对于不连笔的笔顺可根据笔画或偏旁之间的相互关系来判断笔顺。在实践中,一般通过观察和分析起收笔的动向、运笔的趋势、笔画或偏旁的搭配关系、笔画的交叠部位来判断笔顺,如图9-7所示。

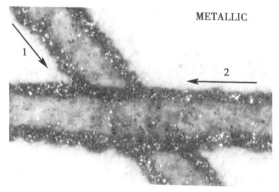

图9-7 笔顺判断举例

(七)运笔特征

运笔特征,指完成一个笔画或连笔时,从起笔、运行到收笔所表现的动作特点。运笔特征属于细节笔迹特征,在正常笔迹检验中既可作为认定依据之一,又可作为否定依据之一。运笔特征主要表现在起笔、运行、连笔和收笔特征上。

1. 起笔特征 起笔特征因人而异,各具特点,主要有以下三类:直起笔、侧起笔、回转起笔。如图9-8所示。

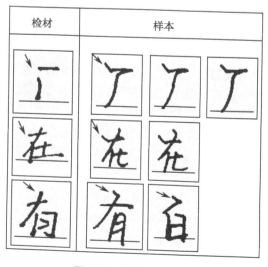

图9-8 起笔特征举例

2. 收笔特征 收笔特征是运笔将结束时,笔尖离开书写面的细节动作特征。收笔特征因人而异,各具特点,主要有以下三类:直收笔、顿压收笔、回转收笔。如图9-9所示。

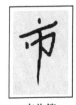 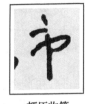 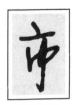

直收笔　　　　　　顿压收笔　　　　　　回转收笔

图9-9 收笔特征举例

3. 行笔特征 行笔特征是指单一笔画起笔后的行进方向和形态特点,主要体现在行笔的笔法、行进的方向、运行的角度和弧度等方面。

4. 连笔特征 连笔特征常出现在书写速度相对较快的笔迹中,不同人书写同一字迹连笔的部位、连笔的方向、连笔的形态不同。

(八)笔痕特征

笔痕特征是指书写活动作用于笔尖而反映在笔画中的特殊细微征象。因为不同笔的笔尖结构存在差别,不同人执笔书写的动作习惯不同,所以不同人和笔所形成的笔痕特征也不相同。笔痕特征主要包括墨点与白点特征、墨线与白线特征、划痕与压痕特征、粗细与浓淡特征。

由于笔痕既包含了书写运动特点,又包含了书写工具特点,因此利用笔痕特征进行笔迹鉴定时应特别慎重,如果发现检材和样本笔迹的笔痕特征相符,那么可认为这是书写人的书写习惯和书写工具共同作用的结果,是认定同一的重要依据之一;反之如果发现检材和样本笔迹的笔痕特征存在差异,则不能轻易得出否定同一的鉴定意见,要考虑这种差异的成因是由书写工具造成的非本质差异,还是同一人书写的本质差异。

四、笔迹鉴定的程序

(一)分析检材选取特征

分析检材的目的是要确定检材笔迹是否为书写形成,是否为正常笔迹,有无伪装、摹仿或条件变化。检材分析的是否准确、透彻,直接影响后续的鉴定工作,关系着整个检验方案的制订和据此得出鉴定意见的正确与否。

检材的形成方式分析 在实践中,一般使用放大镜、显微镜等对物证笔迹进行检验,观察检材书写压痕和墨迹分布形态,分析检材笔迹是否书写形成。在鉴定中,文检人员除了用显微镜来分析外,还会经常使用到文检仪、多光谱仪等相关设备,这些现代化的仪器设备无疑能够帮助我们高效地来分析物证笔迹,其实在科学技术迅猛发展的今天,笔迹鉴定工作也逐渐告别了放大镜这老三样,计算机技术和先进的仪器设备不断融入其中。作为一线的技术员,出现了放大倍率约40倍的便携式显微镜,也能够达到很好的分析效果。

选取笔迹特征 选择检材笔迹特征是为了与嫌疑对象的笔迹样本进行比较检验,只有那些特殊的笔迹特征,才能反映书写人的书写习惯。因此在选取笔迹特征时需要掌握

和笔画中找特征,这种重复出现的特征比较稳定。

特征,细节往往是最容易被忽视的,也是书写人在不自觉流露出的笔迹特征价值很高。

存疑的特征。

理分不开的,一个人的笔迹之所以能够鉴定,是因为笔迹具有反映

性、特殊性和稳定性。笔迹能够反映一个人的书写习惯，这种习惯在人群中具有排他的特殊性，并且在一段时间内保持稳定。重复出现的字和笔画中，能够找到稳定的特征；笔画的细节上能够找出价值较高的特征，直指个人书写笔迹的特殊性，而文字以外的特征和存疑的特征，往往能够在一定程度上反映出个人的书写习惯。

（二）审查分析样本笔迹

样本笔迹作为笔迹鉴定的重要材料要满足三个基本要求：

1. 样本笔迹确为嫌疑人亲笔书写，满足作为证据材料的一般法律特性，即客观性、真实性和关联性。

2. 样本笔迹的形成方式与检材笔迹相近。样本笔迹按形成时间可分为案前样本、案后样本两类；按形成方式可分为平时样本和实验样本两类。在笔迹鉴定实践中应尽可能使用平时样本，尤其是案前样本（最好是与检材标称时间相近的同期样本），这是为了确保样本笔迹书写自然，无伪装，充分暴露书写人的书写习惯，满足样本的质量可比性。在对样本笔迹进行审查分析时，文检人员要本着客观地态度去鉴别样本形成条件与检材间的差异是否会影响到鉴定。

3. 样本笔迹的数量充足、质量可比。样本笔迹的数量是指样本笔迹是否比较充分地包括了检材上的所有字；一般来说，笔迹样本材料越多，越能充分地反映检材中可能运用的特征。样本笔迹的质量可比是指样本笔迹无明显伪装，能够充分展现书写人的书写习惯。

（三）比较检验

1. 制作笔迹特征比对表　比对表的制作可以用传统的手工描绘法，和复制粘贴法，但随着计算机技术在笔迹鉴定工作中的应用，现在一般使用电脑软件来制作比对表。无论用哪种方法来制作比对表，都要遵循以下的基本要求：

（1）《笔迹特征比对表》通常采用左右或上下格式进行编排，左（或上）部分为检材笔迹，右（或下）部分为样本笔迹。

（2）复制的检材和样本特征字首先按照相同单字、词语进行编排，如无相同单字，再按照相同偏旁、部首或笔画进行编排。

（3）比对的特征字间应保持适当间距，尽可能编排整齐，以便观察和分析比对。

（4）笔迹特征的标示既要客观全面，又要简明扼要，标示符号不能对辨识笔迹特征造成干扰。

（5）用同色标注相同笔迹特征，异色标注不相同笔迹特征。通常用红色标示相同的笔迹特征，用蓝色标示不同或变化的笔迹特征。

（6）对有疑问或难以确定的笔迹特征，可标示为"？"。

（7）标示笔迹特征应当使用规范的标示符号。

2. 比较检验异同　分析比较异同，要根据制成的笔迹特征比对表，比较检验检材字迹与样本字迹在笔迹特征中反映。要详尽地分析检材笔迹和嫌疑人样本笔迹八大笔迹特征的异同。笔迹有八大特征，分别是：概貌特征、局部安排特征、写法特征、错别字特征、笔顺特征、搭配比例特征、运笔特征及笔痕特征，除此之外还要关注书面言语特征和数字特征等。

（四）综合评断做出鉴定意见

这是笔迹鉴定中最为重要的一个环节，即对笔迹特征的符合点和差异点进行综合评断并出具鉴定意见。在综合评断时要分析检材字迹与样本字迹笔迹特征符合点和差异点的数量和质量，当符合点数量占优势，且为本质符合时可出具认定的鉴定意见；当差异点数量占优势，且为非本质差异时可出具否定的鉴定意见。

1. 分析符合点　在分析符合点时要考虑这种符合是否符合社会规范和书写规则，是否在某一地区和某一行业内普遍存在，是否在嫌疑范围内常见；如果符合点是普遍意义的共性符合，那么它的价值就低，反之，价值高。

2. 分析差异点　在分析差异点时要考虑差异点的种类和成因。差异点分为本质差异和非本质差异两种。本质差异,是指由于不同书写人所具有的不同的书写习惯在书写过程中所表现出来的笔迹差异。非本质差异,是指由于同一书写人在书写的过程总受到主观或客观因素的影响所形成的笔迹差异。其中主观因素有故意伪装等;客观因素有书写人反常的生理、心理条件,外界书写条件变化,偶然笔误等;客观因素也可能是由样本引起的,如样本笔迹数量不足,样本笔迹与检材笔迹的书写速度、字形字体不具有可比性,样本笔迹与检材笔迹相距的时间间隔较长等。另外也要考虑检材形成后受自然或人为因素的影响发生了变化,故而所形成的差异。

(五)撰写笔迹鉴定意见书

要求格式规范,内容准确,语言简练,检验过程翔实,综合分析有理有据,鉴定意见表述规范。

从理论上讲,鉴定意见应当是确定性的,要么肯定,要么否定。但在笔迹鉴定实践中,确实存在由于检材字迹或样本字迹的数量或质量等客观原因,其反映出的笔迹特征总和的价值尚不能充分反映出书写人的书写习惯的情况。在此种情况下,根据司法实践的需要,鉴定人可依据笔迹特征反映的客观情况,运用所掌握的专业知识和积累的实践经验,对反映出的笔迹特征进行综合评断做出不同程度的非确定性鉴定意见。为了较准确、客观地反映鉴定人对其所作判断的确信程度,笔迹鉴定中非确定性鉴定意见可分为极有可能、很可能(实践中常表述为"倾向")、可能等不同等级。具体的表述方式为:

1. 检材笔迹与样本笔迹是同一人所写。

2. 检材笔迹与样本笔迹极有可能是同一人所写。

3. 检材笔迹与样本笔迹很可能是同一人所写;或倾向认为检材笔迹与样本笔迹是同一人所写。

4. 检材笔迹与样本笔迹有可能是同一人所写;或不能排除检材字迹与样本字迹是同一人所写的可能。

5. 无法确定检材笔迹与样本笔迹是否同一人所写。

6. 检材笔迹与样本笔迹有可能不是同一人所写。

7. 检材笔迹与样本笔迹很可能不是同一人所写;或倾向认为检材笔迹与样本笔迹不是同一人所写。

8. 检材笔迹与样本笔迹极有可能不是同一人所写。

9. 检材笔迹与样本笔迹不是同一人所写。

10. 检材笔迹不是直接书写形成。

第二节 印章印文鉴定

一、印章印文概述

(一)印章印文的概念

印章又称图章,在我国有悠久的历史。据史料记载,我国使用印章始于殷商晚期,迄今已有近三千年的历史。印章历来被人们当作一种信物,在文书上用印是表示对文书内容的认可并负责的行为。印章通常由印面和章体构成,印面一般镌有文字、线条和图案等内容,章体由印体和印柄两部分构成。

印文(stamp seals),又称印鉴,是印章印面在文件上留下的印迹,能够反映印章印面的结构特点,是文件真实性、有效性的一种凭证,也是文书鉴定中的主要对象之一。

(二)印章的种类

按照印章的用途和使用范围不同,可将印章分为公章、专用章、私章。

1. 公章 公章是指党、政、军各级机关,社会团体、企事业单位及其所属机构使用的代表本机关、单位、机构的印章。公章印面上镌有机关团体、企事业单位的法定名称。1999 年国务院颁发的《关于国家行政机关和企事业单位社会团体印章管理的规定》(国发〔1999〕第 25 号)中对公章的规格、式样、字体、印章质料以及制发机关等都作了明确规定。

2. 专用章 专用章是指机关、单位、机构和部门用于专门事务或专项业务的印章。专用章只在一定范围内起证明作用,不能代替公章,不具有普遍的证明作用。常见的专用章有"合同专用章""财务专用章""发票专用章""户口专用章""现金收讫章"等。用于证件和特定文件上的钢印,国务院有关部委外事用的火漆印,护照上的签证戳,邮件上的邮戳等也属于专用章。对于专用章的规格和形状,除主要、常用者(如"发票专用章")外,没有统一规定,但在名称、式样上要与本单位的正式印章有所区别。专用章的印面形状有圆形、椭圆形、方形、菱形、三角形等,大小不一,字体各异。

3. 私章 私章是指印面上镌有个人名字的印章,因此又称名章。私章一般由本人保管,可自由使用,但单位的法定代表人私章应登记备案,由专人保管,按规定使用。私章的规格、式样、材质等没有统一规定常见的私章形状多为方形或圆形,规格较公章和专用章小,字体多为隶书体、篆书体、楷书体或宋体等。私章也常作收藏、校读和鉴赏之用,这类私章的印面上镌有个人名字、别号或书斋名等;可用阴文,亦可用阳文;除具有证明作用外,还兼有艺术性。

二、印章的制作技术

(一)雕刻技术

1. 手工雕刻 手工雕刻是传统的印章制作技术,用刀具直接在印章章体表面雕刻图文线条,形成章面。由于这种印章的字体不规范,对技艺的要求高、耗时费力,因此在制章行业已很少使用。目前常见的手工雕刻印章多为私章,采用的雕刻方法主要为篆刻。

2. 机械雕刻 机械雕刻是以机械加工、接触式切削的方式替代手工进行雕刻,实现印章制作的自动化。根据其原理可分为半自动雕刻、光电全自动雕刻和数控全自动雕刻。

(1)半自动雕刻:是利用手持式触针雕刻机,通过触针的高速旋转将印章章面的非图文线条部分刻掉的技术。这种雕刻技术具有手工雕刻印章的一般特征,其优势在于雕刻的速度快。

(2)光电全自动雕刻:是利用光电转换技术,将印文印稿的光学图像转换为电信号,经电气放大控制后驱动马达,带动雕刻刀对印章章面进行切削加工。

(3)数控全自动雕刻:是利用电脑自动雕刻机对雕刻过程进行数字程序控制,以实现雕刻过程的自动化。

3. 激光雕刻 激光雕刻制章机以激光雕刻技术为依托,集光学、精密机械、计算机数字化控制于一体,用激光代替了传统的刀具对印章章面进行雕刻;使用方便,适用范围广,制成的印章精度较高,已成为目前制章行业中的主流设备。

(二)照相制版技术

照相制版技术是印刷行业用来制作印版的方法之一,它将照相排版得到的图文底片贴合在涂有感光胶的铜、锌板上进行曝光(晒版),经过显影、烤版、腐蚀等处理后得到图文部分凸起的印版。制章行业中引入了这种技术,采用化学腐蚀法制作金属章面。随着新兴材料的出现,照相制版技术也用来制作章面的树脂模型或直接制作树脂章面。

(三)热压成型技术

热压成型技术主要用来制作原子印章、热压渗透印章等自含墨印章的印面。这种技术制作的印章具有章墨一体、印迹清晰等特点,在制章行业中被迅速推广。制作时,首先在印面的凹版模型中填满成型粉,再盖上储墨垫,然后送入数控热压机内,经加压加热使成形粉软化并与储墨垫融为一体,经冷却、切章修整后形成印章章面。

(四)感光成型技术

感光成型技术主要用于制作光敏印章章面。光敏印章章面选用的是一种特殊的化工合成材料——光敏聚酯超微泡材料,这种材料上布满了孔径非常小的微孔,可以储存印油和压渗印油。光敏材料的特性是"光闪熔",在瞬间的强光辐射下,材料表面吸收光能并转换成热能,发生光氧化和热交联作用,熔融状态下的材料温度迅速降低,微孔闭合。制作时,将印文胶片(正片)覆盖在光敏材料上进行曝光,印面上非图文部分微孔因受到强光辐射而闭合,图文部分因有正片遮挡未接受光辐射,保留了微孔,可以储存、压渗印油。

三、印文的形成方式

(一)盖印印文

用印章蘸取印泥(油)等印文色料,或用回墨印章、自含墨印章直接盖印到文件上,是最常见、最主要的用印方式,形成的印文称为盖印印文。文件上的印文通常是盖印印文,这类印文也是文书物证司法鉴定实务中检验的主要对象。

盖印印文会在文件正面上产生压痕,具有凸版印刷特点,蘸墨印章的印迹易出现"中淡边浓"的现象;印泥或印文附着在文件之上,随时间发生渗透和油渍扩散等现象。

(二)压凸印文

压凸印文一般指钢印印文,常见于证件和证书上。钢印是由上下两块印面组成,上印面图文线条为凹入的阴文,下印面图文线条为凸起的阳文。使用钢印时,文件被置于两印面之间,在抑压力的作用下两印面凹凸咬合,同时挤压文件形成压凸印文。压凸印文无色,凸起于承印文件表面,立体感强。

(三)印刷印文

印刷印文常见于批量用印的印刷品上,如发票、公文、证件、宣传品等。在印刷时,将印发单位的印章印文图像制成印模印版,直接套印到文件上形成。这类印文具有印刷文件的相应特征。

四、印文特征

印章印文特征是印章印面结构的特定反映,形成于印章的制作、使用、保存等过程中。在司法鉴定实践中,根据印章印文特征的形成原因、性质及在检验中的应用,可将印章印文特征分为规格特征、细节特征和可变印迹特征三大类。

(一)规格特征

印章印文的规格特征包括印章印文的内容、结构、布局、形状、尺寸特征。这类特征形成于印章的制作过程中,与印章的用途、性质和用户的基本要求相关。

1. 印文内容特征 印文内容特征主要指印文上表明印文所代表的单位、机构、部门的名称或个人的姓名,或其他用途(如财务专用章、合同专用章等)的文字内容,也包括除印面文字外的其他内容,如印文中刊图案、边框线条等。

2. 印文结构特征 印文结构特征是指印章印面上构成印文的基本元素及其特性(如位置和排列),印文结构通常由文字、图案、边框和空白等基本元素构成。由于印文的种类和用途不同,其印面结构也有不同的规定和要求。

3. 印文布局特征 印文布局特征是指构成印文的基本元素如文字、图案、边框之间具体的排列组合、搭配比例等空间分布关系。

4. 印文形状特征 印文形状特征是指印文的外框形态。目前常见的公章为圆形,个别外资企业、合资企业的印章为椭圆形;专用章有圆形、方形、椭圆形、三角形、菱形等;私章的形状更为多样,除上述形状外,有的为不规则形状,有的甚至无外框。

5. 印文尺寸特征 印文尺寸特征指印文外框的大小尺寸,是印文形状外径的几何数值,通常以厘米(cm)或毫米(mm)为单位。

印章制作形成后,印面材质会发生历时性的涨缩变化,反映在印文特征中主要表现为印文形状、尺寸的变化以及图文线条的粗细变化等规格特征的变化,在鉴定时要予以重视。

(二)细节特征

印章印文的细节特征包括印章印文的文字、线条、图案、留白的形态、布局和搭配比例关系等特征。这类特征主要形成于印章的制作过程中,与印章的制作人、制作技术、制作工艺等相关。

1. 印文文字特征 印文文字特征指印文文字的字形、字体及字体大小,单字笔画的长短、粗细、转折及尖角部位形态,单字与单字之间、单字笔画之间的布局、搭配比例等空间分布关系。

2. 印文线条特征 印文线条特征指印文的边框和内部线条的形态、结构和大小、长短、粗细的搭配比例,以及线条之间的相对位置、高低、远近的布局等空间分布关系。

3. 印文图案特征 印文图案特征指构成印文图案的各部分如点、线、面的形状、结构、大小、长短、粗细等,各部分的布局、搭配比例等空间分布关系。

4. 印文留白特征 印文留白特征指印文空白部分的结构、形态等分布状态,及空白部位出现的除印文文字、图案、线条等印文内容外的多余印迹,其出现的部位、结构、形态等分布状态及与印文各部分内容之间的空间分布关系等。这类特征是在印章制作过程中固化于印章章面上的疵点、底纹等。

印章印文细节特征的特定性强、不易仿制、特征价值高,对印章印文同一认定具有重大意义。但是印文细节特征的反映有时会受盖印压力、印文色料、附着物等因素的干扰,导致其固有的特征被掩盖、歪曲;因此在司法鉴定实践中,需要对可疑印文(检材印文)与真实印文(样本印文)的细节特征进行客观、全面、细致地比较检验。

(三)可变性印记特征

印章印文的可变性印记特征包括印面附着物、印面缺损、印面墨迹分布等特征。这类特征主要形成于印章的使用、保存、修补过程中,是印章印面结构发生的一些细微变化。

1. 印面附着物特征 附着物是印章印面和印文色料在保存、使用过程中其表面吸附的来自周围环境的细小物质,如尘埃、毛发、纤维、纸屑、烟灰等;印章盖印时印面与印文色料的接触会使这些附着物相互混杂或转移,因此形成印面附着物特征。印面附着物一旦被使用人发现,一般会及时清除,故这类特征持续的时间不长,是可逆的。

2. 印面缺损特征 印面缺损特征指印章在使用和保存过程中因洗刷、摩擦、磕碰或印面材质的老化等原因形成的印面图文线条、笔画的磨损、残缺及变形等特征。印面缺损特征形成后,在一段时间内保持稳定,多次盖印可重复再现,其形态、位置一般固定不变。随着时间的推移,缺损会增多,原来缺损部位会增大、变形,这类特征是渐变的、不可逆的。

3. 印面墨迹分布特征 印面墨迹分布特征指印章印面墨迹的深浅、浓淡、堆积、露白等的分布特点在印文中的具体表现,以及印章墨迹盖印后在纸张等文书载体上的吸附、渗透、洇散等特点。印章的结构、章面材质、印文色料特性的不同,以及盖印条件的变化和章面老化等原因都会形成印面墨迹不同的分布特点。

五、印章印文鉴定的程序和方法

印章印文的鉴定是运用同一认定的理论和程序、方法来进行的,通过检材印文与样本印文的比较检验,对印文特征的异同进行综合评断,确定二者是否由同一印章盖印形成。印章印文鉴定的程序和方法包括:检材印文检验、样本印文检验、检材与样本印文比较检验、综合评断、出具鉴定意见。

(一)检材印文检验

印章印文鉴定中原则上要求委托方提供被鉴定文书的原件,因为复制件上的印文易发生形变,且不能充分、真实地反映印文的细节特征。对检材印文进行检验要分析:

1. 检材印文的形成方式 主要是通过直观观察、显微检验分析判断检材印文是否为盖印形成。除使用钢印和批量发行的文件外,一般文书上的印章均要求是盖印形成。经分析,如果发现检材印文不是盖印形成,而是采用打印或复印方式伪造的,通常意味着检材印文是伪造的,可以出具相应的鉴定意见。

2. 印文特征的反映情况 检材印文是否清晰、完整,印文特征是否稳定,这是对检材印文是否具备检验条件进行审查。

3. 形成印文的印章情况　初步分析形成印文的印章使用的制作方法、制作材料及其特性等,查明或推断用印的大概时间,以便据此选择印文样本。

(二)样本印文检验

样本印文检验主要是审查样本印文的可靠性、可比性和充分性。一般可将样本印文分为自然样本和实验样本两种。

1. 审查印文自然样本　自然样本是由委托方提供"真实"印文,但在司法实践中,需要对这些印文进行审查。首先,要了解是否存在同名印章、有几枚,启用及更换的情况;其次,审查自然样本的大致形成时间是否与检材印文相近,数量是否充足;再次,检验样本印文是否盖印形成,印文特征的反映是否清晰、稳定;最后要对样本印文是否为同一枚印章盖印形成进行检验,防止将其他印文混淆为样本印文,干扰鉴定。

2. 制作实验样本　在鉴定时,应仿照检材印文的形成条件盖印待检印章的实验样本,作为自然样本的补充,确保样本的质量可比。

(三)检材与样本印文比较检验

对检材印文与样本印文进行比较检验,要求客观、全面、细致地比对二者印文特征的异同。可采用重合比对法、画线比对法、拼接比对法、测量比对法、列表比对法等。

1. 重合比对法　重合比对是将检材印文与样本印文重叠起来,观察比较二者印文的相互重合程度。实践中可利用透射光进行比对,也可利用计算机图像处理软件进行比对,并保存比对结果。

2. 画线比对法　画线比对在检材印文与样本印文上相应地选择若干对清晰的点,连点成线,比对连线所经过的印文部位是否相同。实践中可以借助透明网格板,也可利用计算机图像处理软件实现画线比对,保存比对结果。

3. 拼接比对法　拼接比对法是印章印文鉴定中最为传统的方法之一——"折角验印",将检材印文或样本印文部位折叠起来,然后将相应部位对接,比对二者吻合的程度。实践中一般采用计算机图像处理软件来实现拼接比对,减少对检材或样本的折损,比对结果便于实时记录和保存。

4. 测量比对法　测量比对是对检材印文和样本印文中相应的边框、文字、线条、图案等的长度、宽度、弧度、角度及间距进行测量,比对测量的数据结果,以确定检材印文与样本印文的异同。为保证测量的准确性,实践中多选用经过校准的测量工具或测量软件,选取印文清晰的部位进行多次测量。

5. 列表比对法　列表比对法也成印文细节特征对照法,是指将检材印文与样本印文并列于同一视场中,观察二者印文对应部位细节特征的异同。实践中可以通过直接观察,也可利用放大镜、显微镜或计算机图像处理软件进行比对。

在上述方法中,重合比对法、画线比对法、拼接比对法、测量比对法主要用于比对印文的规格特征,列表比对法主要比对印文的细节特征,实践中往往综合运用上述方法来比对检材与样本印文特征的异同。比对的过程需要形成检验记录并附以相应的图表。

(四)综合评断

通过检材与样本印文的比较检验,二者的印文特征往往既有符合点又有差异点,因此需要进行综合评断,分析符合点与差异点的数量和质量,确定符合点的特征价值,差异点形成的原因等。

1. 评断符合点　主要评断符合点的数量以及符合点的特征价值。一般来说,如果印文特征的符合点属于规格特征,其特征的价值较低;如果符合点属于印文细节特征,其特征的价值较高。因此,一定数量的印文细节特征的符合点,才能构成检材印文与样本印文为同一印章盖印的客观依据。

2. 评断差异点　主要评断符合点的数量以及差异点的成因。印文特征的差异点可分为本质差异和非本质差异。本质差异的成因只有一个,即检材印文与样本印文不是同一枚印章盖印形成。非本质差异的成因较多,由于受印章印面结构的历时性变化、盖印条件等因素的影响,同一枚印章盖印形成的印文也会在印文特征上表现出少量差异,这种差异是印文特征的非本质差异。

（五）出具鉴定意见

检材印文与样本印文相比较,如果印文特征的符合点数量多,且特征价值高,而差异点数量少,且为非本质差异,可做出同一认定的鉴定意见;反之,如果印文特征的差异点数量多,且为本质差异,而符合点数量少,且特征价值低,可做出否定同一的鉴定意见。在司法实践中,印章印文鉴定意见有如下表述形式:

1. 检材印文与样本印文是同一枚印章盖印形成。
2. 倾向认为检材印文与样本印文是同一枚印章盖印形成。
3. 无法确定检材印文与样本印文是否同一枚印章盖印形成。
4. 倾向认为检材印文与样本印文不是同一枚印章盖印形成。
5. 检材印文与样本印文不是同一枚印章盖印形成。
6. 检材印文不是盖印形成。

第三节　印刷文件检验

在国家标准《印刷技术术语》中,印刷的定义是:使用印版或其他方式将原稿上的图文信息转移到承印物上的工艺技术。印刷文件(printing document)是指采用各种印刷方法制成的文件,包括工业印刷设备印制的版型印刷文件,如书刊、报纸、包装、证券等;现代办公设备印制的文件,如打印文件、复印文件等。

印刷文件检验是检验人员运用印刷技术知识,结合利用印刷文件进行违法犯罪活动的规律和特点,通过对印刷文件的特征进行分析或者与样本材料进行比较,从而判定文件的印刷方法和印刷机具,查明文件来源,鉴别可疑文件真伪的一项专门技术。本章主要介绍印刷方法的鉴别以及常见货币票证的真伪鉴别。

一、印刷的要素

印刷需要原稿、印版、油墨、承印物和印刷机具这五大要素。

（一）原稿

原稿是要复制的对象,是制版所依据的实物或载体上的图文信息,是印刷的基础。原稿有反射原稿、透射原稿和电子原稿等。

（二）印版

印版是用于传递油墨至承印物上的印刷图文载体。印版按照图文部分和空白部分的相对位置、高度差别或传递油墨的方式,可分为凸版、平版、凹版、孔版等。工业印刷中印版是必不可少的要素,而现代打印、复印技术中不需要印版。

（三）油墨

油墨是在印刷过程中,被转移到承印物上的成像物质。在工业印刷中称之为油墨,在现代打印技术中依据成分或形态不同称之为墨水、色带、墨粉等。

（四）承印物

承印物是能够接受油墨或吸附色料并呈现图文的各种物质的总称,如纸张、塑料薄膜、木材、纤维织物、金属、陶瓷等。

（五）印刷机具

印刷机具是用于生产印刷品的机器、设备的总称。如平版印刷机、激光打印机、静电复印机等。印刷机一般由输纸、供墨、印刷、收纸等装置组成。

二、文件的印刷方法鉴别

印刷行业中,工业印刷的方法主要为制版印刷,按照印版的结构可分为有凸版印刷、平版印刷、凹版印刷、孔版印刷四种;日常的工作生活中,我们常使用的是办公印刷方法,主要有打印、复印等。不同的印刷方法的印刷原理不同,在文件上形成的特征也会存在差异,为我们鉴别文件的印刷方法提供了依据。

(一)版型印刷文件鉴别

1. 凸版印刷文件　凸版印刷是利用和印章盖印相同的原理,使油墨从凸起的印版表面转移到承印物上,如图 9-10 所示。凸版印刷属于直接印刷方式,所谓直接印刷,是指油墨从印版直接转移到承印物上的印刷过程。印刷时,墨辊首先滚过印版表面,使油墨黏附在凸起的图文部分,然后承印物和印版上的油墨相接触,在压力的作用下,图文部分的油墨便转移到承印物表面。

凸版印刷中的铅活字印刷曾经用来印制杂志、书刊、封面等。目前凸版印刷主要应用在商标、包装装潢、有价证券、防伪印刷等方面。

凸版印刷文件的特征是:墨迹色调实、重;文字、线条在纸面上是轻微的凹入,背面有轻微凸起现象;有中淡边浓、余墨外溢现象,也称"挤墨现象";在图文边缘常附有多余的墨迹,如图 9-11 所示。

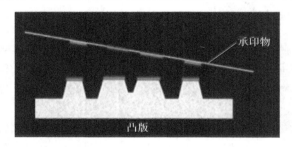

图 9-10　凸版印刷示意图

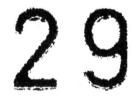

图 9-11　凸版印刷文件局部

2. 平版印刷文件　平版印刷印版上的图文部分与空白部分几乎处于同一平面,利用油水不相溶原理完成印刷过程,如图 9-12 所示。平版印刷使用最多的是 PS 版(预涂感光版),在经过砂目化等处理的铝版基上涂布一层感光胶制成。PS 版经过晒版、显影、定影等一系列过程后即可形成图文部分亲油、空白部分亲水的印版。平版印刷属于间接印刷,印刷时图文先转移到橡皮滚筒上,然后再由橡皮滚筒转移到承印物上,因此平版印刷又被称为"胶印"。印刷时先往印版表面涂水,空白部分沾水形成抗拒油墨浸润的水膜,再向版面涂墨,只有图文部分沾墨,在压力的作用下,图文部分的油墨经橡皮滚筒转移到承印物表面。

平版印刷是目前最常用的印刷方法,被广泛应用于书刊、报纸、杂志、地图、海报、年画以及层次较为丰富、色调柔和的精美印刷品等。其制版工作简便,印版复制容易,成本低廉;套色装版准确,印刷物柔和软调;可以承印大数量印刷。

平版印刷文件的特征是:图文墨迹均匀、墨色平淡;纸上无印版压痕;字迹笔画无挤墨现象,但可能有无规律的露白;空白处常有细小的油墨脏点。

3. 凹版印刷文件　凹版印刷和凸版印刷相反,其版面的空白部分凸起并在一个平面上,图文部分凹下,凹陷程度随图像的深浅不同而变化。印刷时,整个印面先涂满油墨,然后去除空白部分油墨,再压印在承印物上,如图 9-13 所示。

凹版印刷的印版耐印率大,印刷质量好,具有特殊的复制效果和防伪造能力,适合印刷精美高档画册、商标、有价证券、防伪产品等。

凹版印刷文件的特征是:有光泽和立体感;边缘不整齐,呈"胡须"状;正面图文突出、背面凹入等。如图 9-14 所示。手工雕刻凹版具有"防伪"特性。

4. 孔版印刷文件　孔版印刷在薄型版材上制成由孔洞构成的图文,印刷时,油墨透过孔洞漏印到承印物表面形成印刷图文,如图 9-15 所示。

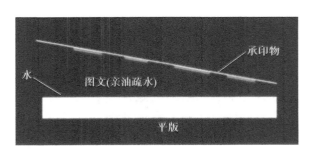

图9-12　平版印刷示意图

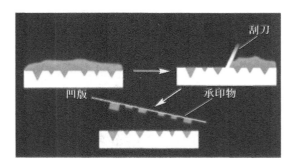

图9-13　凹版印刷示意图

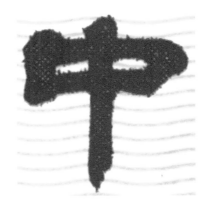

图9-14　凹版印刷文件局部

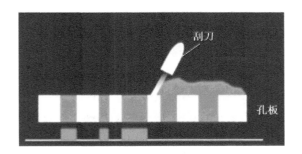

图9-15　孔版印刷示意图

　　孔版印刷属于漏过式印刷,是直接印刷,广泛应用于商业广告、包装装潢材料、线路板以及棉、丝织品的印刷等。由于孔版印刷不受承印物形状的限制,可在一些不规则承印物上进行印刷。

　　孔版印刷文件的特征是:图文由细小墨点构成;纸上(承印物上)无压痕;图文边缘不齐,墨层较厚;承印物表面多有油墨污染痕迹等,如图9-16所示。

(二)电子打印文件鉴别

　　1. 针式打印文件　针式打印机的打印头上安装了一定数量的钢针,当需要打印时驱动打印针击打色带将图文打印在纸张上。针式打印为按行打印。

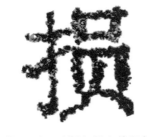

图9-16　孔版印刷文件局部

　　针式打印文件的特征:使用色带,油墨无光泽;纸张上会留有钢针冲击痕迹;笔画边缘不整齐;斜笔画边缘呈阶梯状;文字笔画由小墨点组成;专用纸张上有牵引孔。

　　2. 喷墨打印文件　喷墨式打印机的印字头上是一定数量的喷孔,当需要打印时墨水从喷孔喷向纸张形成所需图文。喷墨打印为按行打印。喷墨打印机按照喷墨技术的不同可分为微压电式喷墨打印机(爱普生品牌)和热发泡式喷墨打印机(惠普、佳能等品牌)。

　　(1)微压电喷墨技术:微压电喷墨技术属于常温常压打印技术,它是将许多微小的压电陶瓷放置到打印头喷嘴附近,压电陶瓷在两端电压变化作用下具有弯曲形变的特性,当图像信息电压加到压电陶瓷上时,压电陶瓷的伸缩振动变形将随着图像信息电压的变化而变化,并使墨头中的墨水在常温常压的稳定状态下,均匀准确地喷出墨水。使用微压电喷墨技术打印出的文件品质相对较高。

　　(2)热发泡喷墨技术:热发泡喷墨技术是通过加热喷嘴,使墨水产生气泡,喷到打印介质上,属于高温高压打印技术。其工作原理是:利用薄膜电阻器,在墨水喷出区中将墨水瞬间加热至300℃以上,形成无数微小气泡,气泡以极快的速度(小于10微秒)聚为大气泡并扩展,迫使墨滴从喷嘴喷出。这种喷墨技术的打印速度相对较快。

　　喷墨打印文件的特征:使用液态油墨,色泽暗淡;打印字迹外表平滑,边缘不齐;字迹笔画边缘有洇散显现;笔画周围有喷溅墨滴;有时笔画中会出现露白;有时会出现擦蹭或笔画模糊;彩色打印时有多色墨滴,如图9-17、图9-18所示。

图9-17　热发泡喷墨打印文件局部

图9-18　微压电喷墨打印文件局部

　　3. 热敏打印文件　热敏式打印机的印字头上是发热块,当打印时发热块产生热量通过热敏色带印在普通纸上或直接印在热敏纸上。热敏打印为按行打印。

　　(1)通过热敏色带打印在普通纸上的文件特征:字迹油墨有光泽、颜色鲜艳;放大观察图文呈热熔黏附形态,细小点痕呈方形;如果用多次性或陈旧色带打印笔画中间会有小白点或出现大面积露白。

　　(2)直接印在热敏纸上的文件特征:打印字迹墨色暗淡;纸遇热变色;长时间放置,字迹褪色。

　　4. 激光打印文件　激光打印的原理是当带有文字信息的激光束照射到光导体时,在暗态下给光导体曝光形成静电潜像,经过显影、转印、定影等过程将图文打印在普通纸上。激光打印为按页打印。

　　激光打印文件的特征:墨迹平实,清晰度好,色泽鲜艳。分辨率高,笔画边缘齐整,点阵现象不明显;分辨率低,撇笔画有明显的锯齿痕。字迹笔画由墨粉颗粒堆积形成,或成片状、块状。文件空白处会有细小的墨点存在。文件上有时会留下感光鼓的损伤或其他污染痕迹,如图9-19所示。

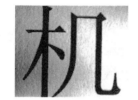

图9-19　激光打印文件局部

(三)静电复印文件鉴别

　　静电复印机是集静电成像技术、光学技术、电子技术和机械技术于一体的办公设备。它采用的主要成像方法有两种,放电成像法(即卡尔逊法),逆充电成像法(NP法,佳能品牌)。放电成像法中复印机的感光鼓是由表层光电导体和导电底基组成,光电导体材料有硒、氧化锌和有机光导体。逆充电成像法中感光鼓是由透明的绝缘层、光导层和导电底基三层构成,光电导体材料一般为硫化镉。静电复印的原理与激光打印文件相似,通过对原稿的扫描,将当带有文字信息的激光束照射到感光鼓上,感光鼓曝光形成静电潜像,经过显影、转印、定影、分离等一系列过程将图文复制在普通纸上。

　　静电复印文件的特征与激光打印文件相似,多次复印后特征明显:文字线条边缘不齐,中断露白现象增多,图文反差明显;随着复印次数的增加,纸张空白处遍布墨粉颗粒,疵点越来越多;有可能出现多重稿边痕迹;由于复印机的比例误差会造成多次复印件上图文规格的变化。

三、货币真伪鉴别

　　通常,每个国家只使用唯一的一种货币,并由中央银行发行和控制。各国货币的印制遵循共同的生产工艺和基本要求,都采用最高的印刷技术,选择专门的印刷材料,充分利用各种防伪措施形成的。下面主要以第五套人民币百元纸币(2005版)为例,简要介绍纸币的防伪技术和真伪鉴别方法。

(一)纸币印刷及其主要的防伪技术

　　1. 纸张　纸币的纸张原料大都采用棉、蔴纤维等植物做纸浆,特制的纸张光洁坚韧、挺度好、耐磨力强,长期使用不易松散、不易发毛、不易断裂。同时在生产纸张时,有意识地采用了一些防伪措施:

（1）水印：水印是指造纸时用铜丝网制作一个特定图案，当纸浆经过铜丝网抄纸时，按照铜丝网不同的深浅度，使纸张纤维呈现出不同的密度，即形成了所需要的水印。水印有黑水印和白水印之分，黑水印处图案部分纸张纤维密度大，透光度差；白水印处图案部分纸张纤维密度小，透光度高。

（2）安全线：安全线是一条金属薄条或塑料薄条，在纸张定型前将其放在纸张的夹层中。安全线，最早使用的是金属线，现在已发展为不透明的塑料线、微型字母安全线、荧光线等。

（3）纤维丝：它是指抄纸时，在纸张内掺入纤维或小片（点），也有的在纸张未定型前，将纤维丝或小片散在未干的纸张表面上，而形成带有纤维丝或小片的纸张。有些纤维丝或小片在可见光下不可见，在紫外光下有荧光反映，如图 9-20 所示。

2. 制版和印刷技术　纸币的制版技术主要有手工雕刻、机器雕刻等；采用的印刷技术有平版印刷，凸版印刷和凹版印刷三种。

（1）凸版印刷。纸币上的冠字号和顺序号为凸版印刷形成，且所有字母和数字呈两头小中间大的"枣核状"排列。如图 9-21 所示。

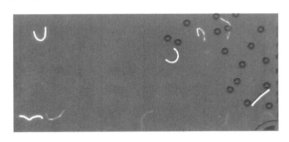

图 9-20　荧光纤维丝　　　　　　　　　　图 9-21　冠字号和顺序号

（2）凹版印刷：纸币上的主景图案、国徽、行名、面额数字等均采用雕刻凹版印刷，立体感强，墨迹凸起于纸面之上。纸币正面右上方的隐形面额数字亦是凹版印刷形成，这是一种防伪印刷技术，通过调整隐形图案内直线排布角度，使面额数字的观察更加方便，效果更加明显，见图 9-22。此外，纸币反面"100YUAN"与"2005 年"之间的缩微文字也是凹版印刷形成，见图 9-23。

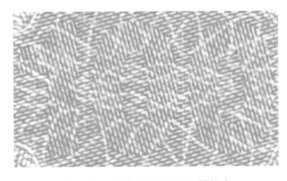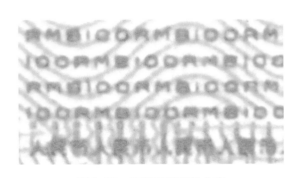

图 9-22　凹版印刷隐形面额数字　　　　　图 9-23　凹版印刷缩微文字

（3）平版印刷：纸币上的底纹、几何花纹图案、大部分缩微文字等均为平版印刷，包括花纹对接、接线印刷、彩虹印刷、双面对印等防伪印刷技术。

3. 油墨　纸币上使用的油墨本身具有一定防伪能力。这些防伪油墨是专门研究机构和生产部门在保密的情况下精心调制的，配方保密。从油墨本身的防伪特性来说，主要在油墨中加进了一些特殊的复合原料，如磁性介质，荧光介质，光变介质等。

（1）荧光油墨：纸币正面行名下方胶印底纹处，有用无色荧光油墨印刷的面额数字"100"，在特定波长的紫外光下显现黄色荧光"100"字样，如图 9-24、图 9-25 所示。纸币背面主景上方图案中的红色纹线是用有色荧光油墨印刷的，在紫外光下显现橘黄色荧光图案。

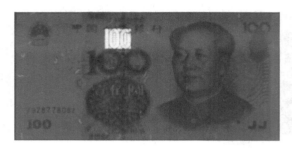
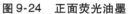

图9-24　正面荧光油墨

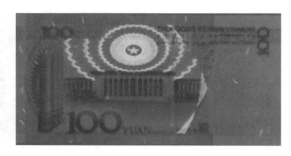

图9-25　背面荧光油墨

（2）光变油墨：纸币正面左下方的阿拉伯面额数字"100"，采用了当前世界上防伪性最好的光变油墨。这种油墨在眼睛与票面垂直角度观察为绿色，倾斜一定角度观察则变为蓝色。

（3）光变油墨：纸币的黑色顺序号在印刷时使用了磁性油墨，可用磁性检测仪能检出。

（二）纸币真伪的鉴别技术

1. 直观比较法　直观比较法指通过眼观、手摸和耳听来鉴别纸币真伪的方法，是日常生活中一般人均可掌握的简单识别技术。

（1）眼观：通过透光观察可以看出纸币上的黑水印和白水印，真币的水印层次分明、立体感较强；而假币一般没有水印，即便有也是后期加工形成的，平视时有"水印"轮廓，透光观察时"水印"的清晰度、立体感较差。真币的安全线有明显的金属光泽，其上有缩微的"￥100"字样，如图9-26所示；假币的安全线呈灰黑色，缩微文字不清晰，如图9-27所示。真币正面上有用光变油墨印制的"100"字样，在垂直角度观察为绿色，倾斜一定角度观察则变为蓝色；假币上同部位的"100"字样是用普通油墨印制的，其颜色与真币存在一定差异，且变换角度观察时颜色不发生变化。真币图文清晰，完整，对接准确，如图9-28所示；而假币印刷质量较差，有时在颜色上与真币存在差异，如图9-29所示。

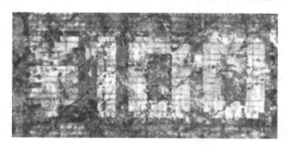

图9-26　真币安全线局部

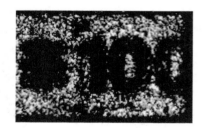

图9-27　假币安全线局部

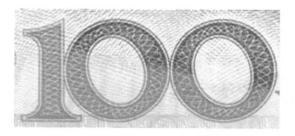

图9-28　真币局部

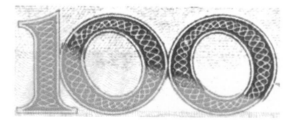

图9-29　假币局部

（2）手摸：首先摸纸质，真币用纸是专门制造的，其手感厚薄均匀、挺拔坚韧。假币用的纸张一般都是从市场上购买的胶印纸，手感厚薄不均、粗糙松软、挺度差，耐折度差。然后摸凹版印刷部位，真币票面上的行名、主景图案、图徽、深色花纹和盲文点均采用凹版等工艺印刷，墨层厚，用手摸上去有明显的凹凸感；假币采用平版印刷，票面无凹凸感。

（3）耳听：耳听是指在耳边扇动纸币，听其发出的声音，真币发音清脆响亮，假币声音低沉发闷。

2. 仪器鉴别法　日常生活中，普通人可以通过验钞机、假币鉴别仪来确定纸币的真伪。在印刷文件检验中，检验人员通常使用显微镜、文件检验仪、磁性检测仪等来鉴别纸币的真伪，并根据假币上出现的各类特征将其进行分类，并案侦查，追本溯源。

3. 理化检验法　化学检验法是通过对纸张、油墨、防伪部位的定性、定量检测，来鉴别纸币的真伪，并分析各种印刷材料的理化性质，为案件的侦查提供线索和方向的一种专业性较强的方法。

第四节　污损文件检验

污损文件（destroyed document）是指受人为和自然条件的影响而被污染、损坏或发生其他变化的文件，包括被擦刮、消退、添加、掩盖、挖补、浸泡、烧毁等类型的文件。在司法实践中，文件被污染损坏的原因主要有三种，一是违法犯罪嫌疑人为了骗取财物或销毁罪证，有意篡改票据、合同、证明和档案等文件或将文件撕碎、烧毁；二是因年代久远加之保存不善损坏了文件或使字迹变得模糊不清；三是由火灾、水灾等意外原因使文件污染损坏。

无论是何种原因导致了文件的污损，都会使文件在纸张、墨水、油墨等构成要素上发生相应的理化变化。因此，污损文件检验是检验人员运用物理、化学的原理和方法，检验各种污损文件，借以整复文件，查明文字记载，显示文件变化，揭露案件事实的一项专门技术。按照污损文件的形成与变化，可将其分为变造文件、模糊文件和损坏文件三大类。

一、变造文件检验

变造文件是指在原文件上利用擦刮、消退、添改、挖补、拼凑等方式篡改其内容而形成的一种污损文件。不同类型的变造文件会在各种检验条件下暴露出其反常迹象。

（一）擦刮文件

擦刮文件是利用机械的方法将原文件上的部分字迹内容去掉而形成的一种变造文件。擦刮时要将有关字迹彻底去除，必然会对纸张表面造成严重损坏，导致擦刮部位的纸张变薄、纤维翘起甚至断裂等异常现象；一般可通过侧光检验和透光检验来发现变造事实，如图 9-30 所示，但要显现出被擦刮掉的原文字比较困难。

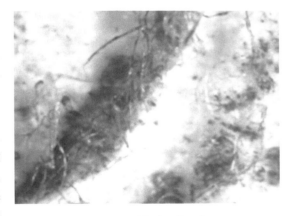

图 9-30　擦刮文件局部

（二）消退文件

消退文件是利用化学或物理方法去除原文件上的部分字迹内容，而形成的一种变造文件。在实践中一般使用消退剂进行消退，常见的消退剂有双氧水、84 消毒液、柠檬酸、醋酸、氢氧化钠、乙醇、二甲基甲酰胺等。文件被消退后多数会留下消退斑痕，表现为：纸张上被消退部位周围的字迹笔画有变色、退色及残缺不全等现象；消退部位的纸张表面有被化学溶液作用后形成的黄褐色、淡黄色或白色污斑，纸面无光泽，并有皱缩现象；有色纸张或有底纹、格线的纸张，消退部位的纸张底色、花纹与格线也可能一并退色。此外，消退部位的纸张表面施胶层被破坏，纤维易翘起；消退不净时会留有残余笔画等。这些反常现象能够帮助检验人员发现消退事实。

对消退文件进行检验时，可以通过相关的理化技术方法来部分还原被消退的字迹。例如，可利用多波段光源、文件检验仪等来增强字迹与文件背底之间的明暗反差、颜色差别、荧光强弱等，从而将被消退的字迹显出；可利用硫氰酸气体熏显出被氧化性消退剂消退的蓝黑墨水字迹等。

（三）添改文件

添改文件是指在原文件上通过添写或改写某些字句或笔画，以改变文件原意的一种内容虚假的文件。由于添写或改写的内容与原来的内容不是同一次连续书写，通过直接观察、显微观察、光学检验和仪器分析等技术方法可发现添改文件的反常之处：言语内容前后矛盾，文字布局反常，笔迹特征前后不符；添改部位与原部位书写笔的种类不同，二者在字迹颜色、笔画粗细、色料成分等方面存在差异；原文件可能经过擦刮、消退等处理，导致添改部位的字迹色料出现异常的洇散现象；可疑部位的笔顺反常，笔画交接处有细微的修饰、重描痕迹等。

二、模糊文件检验

模糊文件是指不易看清文字内容的文件。对模糊文件进行检验主要是对文字内容进行辨读并记录、固定。

（一）书写压痕的辨读

书写压痕是书写过程中，由于硬质笔头挤压书写纸张，于是在纸张的衬垫页上形成的无色凹陷字痕。书写压痕的文字内容与原文件的字迹内容完全一致。实践中，书写压痕越深就越容易进行辨读，而书写压痕的深浅与书写工具的种类、书写压力大小、纸张厚度及衬垫物的软硬程度等相关。由于书写压痕字迹是无色的，因此辨读压痕文字就要设法增加其与纸张其他部位的明暗或颜色的反差。辨读压痕文字常用的方法有侧光检验法和静电压痕仪检验法。

1. 侧光检验法　侧光检验法是用适当的光源以小角度或掠入射的照明方式进行打光，让平行光束从一侧照射至纸张表面，从而形成阴影，加强压痕字迹与纸张其他部位的明暗反差。侧光检验的结果可以通过拍照进行固定，也可用文件检验仪的侧光功能直接完成检验和图像存储。纸张表面的压痕较明显时，侧光检验通常能达到比较理想的效果，如图 9-31 所示。

2. 静电压痕仪检验法　静电压痕仪又称静电压痕显现仪（图 9-32），它是基于电容器原理，使待检文件上印压痕迹与纸张平面之间形成电位差，并在成像薄膜上感应出稳定的静电图像；再通过黑色显影粉末的吸附作用，将成像薄膜上的静电图像显现成可见的图像；最后可通过拍照和粘贴的方式将薄

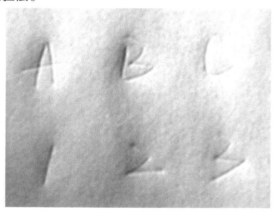

图 9-31　侧光检验书写压痕

膜上显示出的字迹压痕进行固定。压痕文字的显现效果与空气的湿度有关：一般温度在 20℃时，空气相对湿度在 40%～60% 时，显现的效果较好；北方气候干燥，显现前可以在加湿箱内对待检文件进行加湿的预处理（图 9-33）。静电压痕仪的操作步骤为：加湿、抽真空、高压电晕、喷撒墨粉显影、拍照固定或透明胶带粘取。

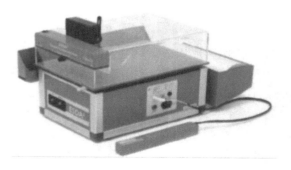

图 9-32　ESDA-静电压痕仪

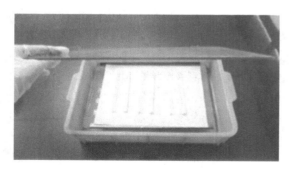

图 9-33　加湿待检文件

（二）涂抹掩盖文件的辨读

涂抹掩盖文件是指文件上的部分字迹因人为故意或意外因素，被书写色料、血迹、涂料等不透明的有色物质涂抹、掩盖，而形成的内容不易看清的模糊文件。检验被涂抹掩盖文件的主要任务是辨读出被掩盖的字迹内容。

1. 透光检验　由于涂抹掩盖文件上被掩盖的字迹部分既有掩盖层色料，又有被掩盖层色料，而待检的其他部位只有掩盖层色料，这就导致二者的加层密度存在差异，进而导致二者的阻光特性不同。使用透光检验的方法，用较强的光源从文件背面照明，再从文件正面观察；由于被掩盖的字迹部位能吸收更多的光线，则在昏暗背景的下可呈现出较暗的被掩盖字迹内容。透光检验可以通过透光照相来实现，也可以使用文件检验仪的透光功能进行检验并存储图像。

2. 红外光检验　由于不同物质对红外光的吸收、反射特性不一致，故当掩盖层和被掩盖层的字迹色料对红外光的视频光谱特性不一致的情况下可以采用此方法进行检验。掩盖层能够透过红外光，而被掩盖的字迹完全不透过红外光，二者形成了明暗反差，可辨读出被掩盖字迹。红外光检验可以通过红外照相来实现，也可以使用文件检验仪的红外功能进行检验并存储图像。

3. 化学溶解检验　选用化学试剂将掩盖层的色料物质溶解掉，以达到显出被掩盖文字的目的。选用化学试剂的原则是：所选用的化学试剂只对掩盖物质起溶解消除作用而不影响被掩盖的文字。常用的化学试剂有漂白粉、草酸、氢氧化钠、氯仿、乙醚、丙酮等。

4. 溶压转印检验　溶压转印法显出被涂抹掩盖字的基本原理是不同书写色料的溶解能力存在差异，因此可以选择合适的化学试剂，它不能溶解掩盖物质，但能充分溶解被掩盖的字迹色料。检验时首先将滤纸浸泡在试剂中，然后取出放在待检部位上，再施加一定的压力，使滤纸上的化学试剂和待检部位充分接触，一段时间后被掩盖字迹即析出至滤纸上。

5. 数字图像处理　扫描仪对颜色很敏感，扫描时的光线可以穿透掩盖物质层，记录下被掩盖字迹色料中的紫红色成分的信息。将待检文件通过扫描仪保存为数字图像，使用图像处理软件进行分析，直至显出被掩盖文字。

（三）褪色字迹的辨读

文件因风吹、日晒、水浸或长期使用磨损，会使文字褪色而不易辨认，但只要有部分字迹色料的物质成分保留在原来的位置上，就可以使用各种物理、化学方法通过加强字迹与背底的反差，使褪色的字迹得以显现。

1. 光学检验　基于分色照相和荧光照相的原理，使用多波段光源或文件检验仪对待检文件进行检验，通过变换光源的波段和光照强度，选择合适的滤光镜来辨读褪色字迹。

2. 化学检验　若浅淡的文字是用含铁离子的蓝黑墨水书写的，则可以利用铁离子与酚羟基的特性显色反应，或与硫氰酸的显色反应，加强字迹与背景的反差，通过化学检验来显出褪色字迹。

三、损坏文件检验

损坏文件是指文件遭到烧毁、浸泡、断裂、揉搓等破坏而使文件的原貌受到严重损坏、字迹内容不易辨读的污损文件。在司法实践中会遇到违法犯罪嫌疑人烧毁证据的情况，因此主要介绍烧毁文件的整复和检验。

（一）文件整复

烧毁文件是指文件经过焚烧以后形成程度不同的焦化、炭化和灰化的文件。文件被烧毁的过程实质是文件物质与空气起剧烈的化学反应而发光发热的过程。对烧毁文件的整复有软化摊平和固定整复两个步骤。

1. 软化摊平　软化摊平的方法有喷雾法、气熏法、水漂法和涂刷法。

（1）喷雾法是用温水或15%的甘油水溶液放在喷雾器内，向置于玻璃板上的烧毁文件上方喷射雾液，使其逐渐浸湿柔软，再小心展平。

(2)气熏法是在加湿箱下层倒入热水,架好金属网,然后把烧毁文件放在金属网上吸收蒸气,待纸灰柔和平坦后取出。

(3)水漂法是用玻璃板托起纸灰,再小心将纸灰连同玻璃一起缓慢放入水中,待纸灰在水的表面张力作用下,摊平在玻璃板上之后,用软毛刷将皱褶按平,之后托出纸灰玻璃板,控水阴干。

(4)涂刷法是用软毛刷蘸取15%的甘油水溶液,从一端或中段起逐渐涂在被烧毁的文件上,使其柔软并小心展平。

2. 固定整复　固定整复的方法有玻璃板固定法、单面成膜固定法等。其中单面成膜固定法是在烧毁文件的背面形成水膜,然后用树脂类聚合物的醇溶液,少而匀地滴在文件上,十分钟左右后即可成膜。这种被固定的烧毁文件既有柔韧性,又不影响进行理化检验。

（二）内容辨读

1. 侧光检验　书写工具在书写压力的作用下会在纸张表面形成沟痕,使纸面的光滑状态变化;文字色料中某些物质及其转化物的沉积,导致有文字部位的反光性能有别于空白部位;这两个因素为侧光检验提供了依据。通过变换照明光的种类、强度和角度,可以在某一种光照条件下辨读出部分文字内容。

2. 红外光检验　若被烧毁文件的原有文字是由墨汁或碳素墨水等含碳色料构成,由于碳的化学稳定性而不易为纸张烧毁的过程所破坏,所以含碳色料仍然保留在原来位置。又由于含碳色料强烈吸收红外光,而烧毁文件的非字迹部分能反射部分红外光,因此可呈现出较亮背景下的暗色调文字,显出文件内容。

3. 化学检验　如果被烧毁文件上的原有文字是用含铁离子的蓝黑墨水书写,则可利用化学方法进行显现。具体过程是:用20%的硫酸、5%的高锰酸钾、黄血盐饱和溶液及20%的盐酸依次滴加在被烧毁文件上可能有文字的部位,每滴一种溶液后停一会儿,将废液倒出;然后再滴下一种溶液;按照顺序依次滴加后可辨读出烧毁文件上的部分文字内容。

第五节　文件制成时间检验

文件制成时间的检验是当前中外文书鉴定领域一个重要而又艰难的课题,目前尚未建立起一套成熟、可靠的系统检验方法。究其原因,并不是缺乏精密的分析仪器,而是作为检验对象的纸张和字迹色料等易受到诸多因素的影响和制约,如文件保存的环境、温度、湿度等,在实践中无法精确地掌握其变化规律。目前,文件制成时间检验主要是依据制作文件的纸张、字迹色料等的历时性的变化规律,综合采取各种手段进行检验,相互印证,系统检验。

一、文件制成时间检验的概念

文件制成时间检验,是对形成时间不明的或对其标称时间有争议的可疑文件进行检验,根据所获取的科学事实,对其实际形成时间所作的鉴别和判断。

文件制成时间,一般以文件的落款时间为准。但在各类违法犯罪活动中,经常通过伪造文件的制成时间来达到某种特殊目的,如将现在制成的文件日期标为若干年之前的,或将已过期的文件通过添改等方式变造成现在的日期等。概括起来,文件制成时间可分为绝对制成时间和相对制成时间两类。

文件绝对制成时间是指某一份文件或文件中的某部分内容具体是何年何月形成的,也就是文件形成后到现在经历了多长时间,是历时性问题。文件相对制成时间是指几份文件或一份文件中的某几部分内容是否同时形成,也就是文件各部分形成的相对时间关系,是顺序性问题。

二、文件制成时间检验的依据

文件的制成离不开制作文件的人、工具、物质材料和当时所处的历史环境,文件制成后又是按照一定的规律逐渐变化的。所以说文件的制成条件具有客观性、有序性和渐变性,这为我们进行文件制成时间的检验提供了依据。

(一)从文件制作人分析

对于有手写字迹的文件,笔迹能够反映出个人的书写技能、书写习惯演变规律,实现从文件制作人的角度来分析文件制成时间。每个人的书写技能和书写习惯在保持相对稳定的同时也存在着历时变化,如旧特征的消失、新特征的出现、新旧特征的交替出现等。在比对样本材料充分的情况下,检验人员首先可按文件的标称时间进行排序和分析,找到书写人书写习惯的发展演变规律;然后分析检材上笔迹所反映出的书写技能、书写习惯是处于发展演变规律中的哪个阶段,进而推断文件的制成时间。

(二)从文件制作工具、材料分析

根据制作文件的工具、材料及其历时性变化,可以推断文件制成时间。在实践中,用于制作文件的工具种类很多,主要有:书写工具、印章、打印机、复印机、传真机等;用于制作文件的物质材料有纸张、墨水、墨粉、油墨、印油、印泥等。每种工具、材料一般都有具体的生产、入市时间,而使用这种工具、材料制作的文件其形成时间一定在其问世之后。在司法实践中,可利用工具的问世时间来推断文件标称时间的真伪,例如某激光打印文件的落款时间标称是 20 世纪 50 年代,则可判断该文件的真实制成时间与落款时间不符,因为激光打印机的问世是 20 世纪 80 年代,该文件的制成时间必然在 20 世纪 80 年代之后。

此外,用于制作文件的工具和材料都有其历时性变化。制作文件的工具在使用过程中会因磨损、老化而产生历时性变化,这种历时性变化的特征也会呈现在其制作形成的文件上。换言之,可利用文件上反映出工具历时性变化的特征,判断文件的标称时间与真实制作时间是否相符。制作文件的各类物质材料也有其自身的发展、变化状态,总结和把握其变化规律即可推断文件的制成时间。

(三)从文件言语内容分析

语言文字有鲜明的时代性特点,在某个特定的时代背景下制作形成的文件内容中会带有时代性的特征,如用字、用词的特征。如果这方面特征和文件落款时间有矛盾,也可从某种程度上反映出文件的落款时间可能存在问题。

三、文件制成时间的检验方法

(一)文件绝对制成时间的检验方法

在司法实践中,文件绝对制成时间的检验一般通过文件内容和言语时代性特征,文件制作工具和材料的种类和特点等方面进行分析,综合评断得出文件制作形成的大致年代。

文件制成绝对时间的检验一般只需要检材,而无须委托方提供比对样本,但这种检验常常需要依托于已经建立起的完善的样本库,如国际墨水样本库。国际墨水样品库的建立,可追索到 20 世纪 20 年代,首批墨水样品的捐献者有美国联邦调查局、邮政局及一些文件检验从业人员。至 20 世纪 60 年代,瑞士苏黎世的警察实验室建立了墨水、圆珠笔油墨标准样库,根据各种墨水配方的不同,参照标准样本可分辨墨水制造的最早时间。检验时,将检材上所用的墨水与标准墨水进行比对,墨水的不同配方可以反映出文件产生于哪个年代,文件上显示的日期不应早于该墨水问世的日期。墨水库的建立,为文件的绝对制成时间检验提供了有效的参考依据,检验人员利用墨水库揭露文件制成的真实时间,为案件调查提供了线索和证据。但这种方法也存在一些问题,例如检材上的墨水不在库内,而又与库内的某一种墨水配方相近;文件上的墨水可能会发生退色等物理和化学变化,因而导致错误的结果。由于常规的墨水库比对会使检验结果出错,在 1975—1979 年间,美国发明了墨水标记法,就是在墨水中加入特殊化学物质作为标记,生产墨水的厂家每年都要改变标记物,建立了新的墨水样本库。在检验时,通过对文件墨水成分中标记物的检测,与墨水库中墨水中的标记物进行比对,来分析判断文件形成的时间。但是,由于墨水更新换代的速度过快,并有大量的外来墨水流入市场,使得这种检验方法受到了严重的挑战;目前利用墨水库来检验文件绝对制成时间的案例以鲜有报道。

(二)文件相对制成时间的检验方法

文件制成相对时间的检验一般需要全面考虑文字布局、笔迹特征、制作工具历时性变化特征、文字笔画交叉顺序,文字色料与纸张结合的牢固程度等诸多方面,综合分析,系统检验,得出文件相对制成时间的检验结果。文件相对制成时间的检验往往需要大量的比对样本,根据文字色料的种类不同,需选择相应的理化检验方法。

1. 硫酸盐离子扩散程度测定　对于含有硫酸盐、硫酸的酸性墨水(蓝黑墨水、纯蓝墨水),其书写时间越长,硫酸盐的扩散程度越大。因此可以通过测量检材和样本字迹色料的硫酸盐扩散程度来推断二者的相对书写时间。

2. 草酸溶解退色程度测定　蓝黑墨水中的 Fe^{2+} 被氧化成 Fe^{3+},与墨水中的鞣酸反应生成的鞣酸铁盐不溶于水。蓝黑墨水在纸张上停留的时间越长,字迹色料与纸张越牢固,滴加草酸后越不容易被溶解退色。利用字迹笔画在草酸溶液中溶解和扩散的速度快慢可确定检材和样本的相对书写时间。

3. 溶解能力测定　运用溶剂溶解字迹色料并辅以一定的压力,将待检文件与嫌疑时间、标称时间的文字材料在同一条件下转印到新的载体上,从转印色料的深浅,判断文件制成的相对时间。书写时间越短,压印提取的色料越多;书写时间越久,压印提取的量越少。该方法可用于鉴别圆珠笔油墨、钢笔墨水、复写纸色料及部分签字笔色料的相对书写时间检验。

4. 溶解速率测定　本方法采取观察溶剂滴在笔画上后色料溶解的速度来确定相对书写时间。圆珠笔油墨随时间的推移在纸张上发生变化、挥发和渗透。用溶剂萃取时,刚写的字迹溶解很快,易于提取,纸张上仅留下很淡的痕迹;书写时间较长的字迹则需要一定时间才能萃取下来,溶解速度慢且纸张上留下的痕迹也比刚写的字迹浓。

5. 双溶剂提取测定　书写时间短的字迹与纸张结合牢度较差,字迹成分在纸张中渗透、扩散较小,用溶剂提取可以得到较多的染料。因此可通过测定字迹提取液的浓度,与已知样本比对,鉴别圆珠笔字迹相对书写时间。在实践中,一般选择双溶剂连续提取的方法:先选用弱极性溶剂提取,再选用强极性溶剂提取,计算两次萃取液的浓度比值:R = C 弱/(C 弱 + C 强)×100%。

6. 染料比值—薄层色谱法　染料比值法是通过使用薄层色谱将书写色料各成分分开,形成各斑点,利用薄层扫描仪对各斑点进行色谱扫描,可得出各成分的相对含量,根据各斑点的相对吸收峰峰面积比值(Ratio,%)的差值来确定文件的制成时间是否一致。这种方法适用于检测含有有机染料的字迹色料,如圆珠笔油墨、染料型墨水、印泥、印油、复写纸色料、打印色带等。

四、文件制成时间检验的现状及发展趋势

(一)尚未建立起一套系统检验方法

文件是一个系统,组成文件的各要素之间按一定时空秩序相互联系、相互作用。基于系统论的观点和方法对文件制成时间进行检验,需要采取综合手段对文件中各要素的成因、方式、变化、结果进行分析,客观全面,相互印证。拟建立的系统检验方法应能够满足高效并灵敏、无损或微区的要求。

(二)尚未建立起已知时间的标准样品库

较为完善的标准样品库是进行文件制成时间检验的根本和基础,但由于收集样品的工作十分艰巨,且搜集来样本无法穷尽所有的保存条件,如温度、湿度、光照程度等,因此,在我国尚未建立起能够广泛适用的标准样本库。

(三)对可比样本的要求比较苛刻

现有的检验方法大多数都是比较检验,由于文件制成时间受到的影响因素较多,因此检验中必须要具备可比条件严格的已知时间样本,包括:检材和样本纸张相同或相近;检材与样本的字迹色料的种类、成分相同;检材与样本存放条件相同或相近。在实际办案中,寻找完全符合条件的样本很难,但使用不符合要求的样本,检验结果的准确性和可靠性又很难保障。

（四）现有检验方法存在局限性

有些技术方法在理论推导上符合逻辑，但在实践中却缺乏可操作性；有些技术方法仅适用于某种特定色料的形成时间的鉴别，不能泛用；目前大多数方法都只能确定文件的相对形成时间，不能确定文件的绝对形成时间。

（五）含碳色料的检验方法尚未成熟

含碳色料稳定、不透光、不溶解，很难采用有效的理化手段对其进行分析。虽然有学者通过气相色谱来测定含碳色料中挥发性溶剂成分含量的变化来推断文件制成时间，并取得了一些突破；但碳素墨水、含碳签字笔、激光打印文件的形成时间检验，仍是文件检验工作者面临的一个难题。

（六）文件形成时间检验标准化建设工作的步伐缓慢

标准化建设是社会发展的趋势，应尽快推进文件制成时间检验的标准化建设，统一术语、界定检验范围、规范操作流程等，最大程度地减少检验中的主观因素影响。

（陈维娜）

思 考 题

1. 笔迹鉴定的程序和方法有哪些？
2. 伪造印章印文的方法有哪些？
3. 纸币印刷中的防伪技术有哪些？
4. 添改文件检验的方法都有哪些，分别适用于哪些检验对象？
5. 文件制成时间检验的根据是什么？应注意哪些问题？
6. 新的刑诉法修改以来对文书鉴定工作提出了哪些新的要求？

第十章　言语识别与鉴定

在违法犯罪活动中,存在大量的言语信息,诸如恐吓电话的录音、反动传单、匿名信等。这些言语信息与案件中的其他证据一样,不仅可以反映违法犯罪嫌疑人的个人特点,为案件侦查提供线索和方向,也能够直接或间接地证明案件事实,甚至认定作案人。

第一节　语言、言语与违法犯罪

一、语言与言语

(一)语言

语言(language)是由说话者长期约定俗成的音义结合的词语和语法规则构成的符号系统。其中,语音是语言的物质外壳,语法规则是大家说话的时候必须遵守的习惯,词是语言中能够独立运用的最小的符号,文字是记录语言的书写符号系统。

语言是一种社会现象,是人类最重要的交际工具和进行思维的工具。语言是全民的,我们日常的学习、生活和工作都离不开语言,它深入社会经济、文化、政治等方方面面,自然也存在于各类违法犯罪活动中。在司法实践中,涉案的反动宣传品、敲诈勒索信、恐吓电话录音、权限交易录音等经常成为案件的关键证据,这些材料无不与语言相联系。可以说,语言是违法犯罪活动直接或间接的工具之一。

(二)言语

言语(speech)是个人运用语言的行为和结果,具体是指说出或写出的话。

言语与违法犯罪活动的联系是广泛的,它是嫌疑人直接或间接地运用语言形成的结果,如一封恐吓信、一份欺诈合同、一段行贿录音等。这些言语材料既以其所载明的内容证明案件事实,又以其属性、特征等来证明案件事实,既是书证也是物证。在违法犯罪活动中,嫌疑人有时会不自觉地留下言语信息,如抢劫案中作案人威胁受害人时所说的话语等,这些言语信息虽然无法直接证明案件事实,但可以反映作案人的个人特点,如籍贯、年龄、性别等,为案件的侦破提供线索和方向,间接指向案件事实。可以说,言语是违法犯罪活动直接或间接的证据之一。

二、案件言语

(一)案件言语的概念

在各类刑事、民事、行政等案件中出现的直接或间接与案件事实相关的言语材料,统称为案件言语。也就是说,当言语材料与违法犯罪事实相联系时,这些言语材料就成为案件言语。案件言语是证明案件事实的直接或间接证据,是证据链的组成部分。案件言语是言语识别与鉴定技术的研究对象,本章中所称的"言语识别""言语鉴定"中的"言语"均特指案件言语。

（二）案件言语的种类

在司法实践中,对于案件言语的分类有很多标准,如:按照案件性质的不同可将案件言语分为刑事案件言语、民事案件言语、行政案件言语等;按照案件言语证明力的不同可将其分为直接证据案件言语、间接证据案件言语等。

在言语识别与鉴定技术中,我们主要关注从言语的表现形式上对案件言语进行分类,可分为口头案件言语和书面案件言语两类。

1. 口头案件言语 口头言语主要是指以语音形式存在的言语;这类案件言语有的存在于受害人记忆中,有的以录音或录像的方式被保存下来。被保留下来的口头言语其载体形式多为视听资料,如电话录音、监控视频等。

2. 书面案件言语 书面言语主要是指以文字形式存在的言语,这类案件言语的载体形式主要包括:书写稿件、打印稿件和电子稿件等,其中电子稿件多存储于个人计算机、手机和网络服务器中。

（三）案件言语的收集

在司法实践中,案件言语具有一定的隐蔽性,需要通过勘验、询问、调查等手段才能发现。口头案件言语以语音形式存在,故办案人员应注意收集与案件有关的视听资料,并在现场访问和调查活动中,挖掘作案人的口头言语信息,如说话的内容、方言口音、有无口吃等,并加以记录。书面案件言语以文字形式存在,故办案人员应注意收集相关文件物证、书证,如反动传单、匿名信、恐吓信等;以及可能留有与案件有关的其他形式的书面言语材料,如违法犯罪嫌疑人与被害人、第三人往来的电邮、短信、微信等。

在办案过程中,充分收集案件言语,全面挖掘其中的相关信息,对于及时、准确地侦破案件具有十分重要的现实意义。收集案件言语时要依法、合规;对收集的言语材料要及时登记并妥善保管,以防丢失或发生污染、损坏等。

第二节 言语识别

一、言语识别概述

（一）言语识别的概念

言语识别(speech recognition)是依据侦查学的基本原理,运用语言学的理论、观点和研究成果,研究各类社会群体人的言语特点和规律,分析、鉴别涉案材料中的言语特征,并以此判断违法犯罪嫌疑人的群体属性,为案件侦查提供方向、范围的一种专门技术手段。

在司法实践中,通过分析涉案言语材料,可推断言语人的籍贯、年龄、民族、职业、性格类型、习惯爱好以及是否有精神疾病或言语功能障碍等。言语识别技术在我国有悠久的历史。据史料记载,早在三国时期,就有进行言语识别的成功案例——"国渊比书"。《三国志·魏书·国渊传》记载:"魏国渊为魏郡太守,时有投书诽谤太祖者,太祖疾之,必欲知其主。渊请留其本书,而不宣露。其书多引《二京赋》,乃勒功曹曰:'此郡既大,今在都輦,而少学问者。其简开解少年,欲遣就师'。功曹差三人,临遣引见,训以'所学未及,《二京赋》,博物之书也,世人忽略,少有其师,可求能读者从受之。'又密喻旨。旬日得能读者,遂往受业。吏因请使作笺,比方其书,与投书人同手。收摄案问,具得情理。"讲的是三国时期,国渊出任魏郡太守时,有人写匿名信讽刺朝政,太祖曹操很痛恨这种举动,想知道写信人是谁。国渊请示把原信留下,而不把它宣传泄露出去。信中很多地方引用了后汉张衡所著《二京赋》的内容,国渊对下属说:"这个郡本来很大,现在虽是首都,却少有学识渊博的人。你选择聪明有知识的年轻人,我想派他去拜师学习。"下属选派了三个人,国渊在他们临行前说:"你们学习的东西还不广泛,《二京赋》是博学多识的书,世上人忽略了它,很少有能讲解它的老师,你们可以去找寻能读懂它的人,向他请教。"又秘密地告诉他们自己的真实意图。花了十来天时间就找到了能读《二京赋》的人,三人就去拜师,并趁机请那个人写了一纸笺书,与匿名信一比较,二者的笔迹相符。随即把那人拘捕审问,得到了全部事实真相。

(二)言语识别的理论基础

1. 语言的共性与变异 语言是一个民族全体成员在长期的言语实践中约定俗称的音义结合的符号系统,具有共性,这是由语言的本质和社会交际功能所决定的。但人们在使用语言的过程中也会产生各种变异,如地域性变异、时代性变异、社会性变异等,使交际产生分歧,破坏语言的共性。语言正是在不断消弭分歧的过程中,发展演变,迸发活力,发挥着社会交往中的"工具"作用。

2. 言语的共性 言语的共性是指不同人运用同一种语言进行社会交际所表现出的共同属性,这是由语言的共性决定的。言语的共性使交际者能够彼此听懂对方所说的话语,认识对方所写的文字,理解对方的意思。正是因为言语具有共性,我们才能够从案件言语中发掘各种信息,研究其中的规律和特点,进而对其进行识别。可以说言语的共性是进行言语识别的基础和前提。

3. 言语的群体特殊性 言语的群体特殊性是指某一群体在运用同一种语言进行社会交际的过程中所表现出的不同于其他群体的特殊属性,这是由语言的变异性决定的。我们每个人在社会交际中都同时处于多个群体,被贴上了群体的标签,如籍贯、性别、年龄、职业、文化程度等,每个群体都有其区别于其他群体的独特属性。不同群体的人,在对同一种语言习得的过程中也会潜移默化地受到群体属性的影响,导致其言语的特殊性。受到语言变异的影响,不同群体在交际中逐步形成了各自的言语特点和言语风格。不同群体言语的特殊性,在言语材料中,外化为各种言语特征,能够被我们发现并进行分析,从而为案件言语识别提供了客观依据。

(三)言语识别的任务

通过对案件言语材料的分析,刻画违法犯罪嫌疑人的基本特征,为侦查破案提供线索和方向,是言语识别最主要的任务,具体包括:

1. 根据案件言语材料所反映出的言语特征分析判断言语人的籍贯、性别、年龄、民族、文化程度、职业等基本情况。

2. 根据案件言语材料分析判断言语人的健康状况。这里主要是判断言语人是否患有精神疾病,是否存在语言功能障碍等。

3. 可以根据案件言语材料涉及的内容,分析犯罪嫌疑人的经济收入、家庭状况、亲友关系等;或从心理学的角度分析言语人的性格类型、心理状态、习惯爱好等有关情况。

(四)言语识别的内容

案件言语识别属于种属认定,是一种种类识别,在司法实践中言语识别的内容主要包括:

1. 不同地区、籍贯群体人的地域性言语识别。

2. 不同年龄群体人的时代性言语识别。

3. 不同性别群体人、不同文化程度群体人、不同职业群体人,以及违法犯罪群体人的社会性言语识别。

4. 精神病人和聋哑人的病态言语识别,等等。

二、地域性言语识别

地域性言语识别的目的是判断言语人所在地区、籍贯。我国的幅员辽阔、人口众多,尽管宪法和国家通用语言文字法中均确立了普通话作为"国家通用语言"的法定地位,但有相当多的人依然使用汉语方言进行交际。方言是语言的一种地域性变体,汉语方言俗称地方话,只通行于一定的地域,是局部地区使用的语言。由于不同地区、籍贯群体人所用的方言不同,使得言语材料中反映出的方言特点存在差异,这为地域性言语识别提供了检验依据。

地域性言语识别,是通过对案件言语材料中方言、地域性文字、地域性言语内容等特征的分析和识别,判断言语人所在地区、籍贯,为侦查破案提供方向和范围的一种言语识别技术。地域性言语识别的关键是全面、准确地选取方言特征。

（一）现代汉语方言分区

汉语方言分布的地域辽阔,语言现象非常复杂,有的省、地区,甚至一个县都存在着不同的方言。形成汉语方言的要素很多,既有社会、历史、地理方面的因素,如人口的迁移,山川地理的阻隔等;也有语言本身的要素,如语言发展的不平衡性,不同语言的相互接触、相互影响等。

汉语方言分区的主要依据是语音的差别,其次是词汇和语法的差别,同时参考方言的地理分布。对于汉语方言的分区方案业内人士有不同的看法和主张,其中较为通行的一种是将汉语方言分为:北方方言、吴方言、湘方言、赣方言、粤方言、客家方言、闽方言等 7 种。1987 年中国社会科学院和澳大利亚人文科学院共同编辑出版的《中国语言地图集》,将汉语方言分为:官话、晋语、吴语、徽语、湘语、赣语、闽语、粤语、客家话、平话等 10 种。

1. 官话 又称官话方言,旧称北方方言,是汉语中流行地域最广、使用人口最多的一个方言;现代汉语普通话,也是由官话演变而来。官话主要分布于长江以北地区和长江以南的云、贵、川等地区;湖北、湖南、广西、江西、江苏的部分地区也使用官话。根据古入声在官话区的不同演变情况,可将官话分为:北京官话、东北官话、北方官话(也称冀鲁官话)、胶辽官话、中原官话、兰银官话、西南官话、江淮官话等 8 种。

(1)北京官话:主要分布于北京市(除平谷)、天津市武清县,辽宁省西部、河北省、内蒙古自治区、新疆维吾尔自治区等地。语音总体上接近普通话,但内部仍存在差异,如北京地区的儿化音较多等。

(2)东北官话:主要分布于吉林省、黑龙江省、辽宁省大部分地区(除辽南、辽西部分市县)、内蒙古自治区东部等地。语音特点总体表现为:声调的调值偏低;古入声清音声母字今读上声(三声)的比北京话多,如:"插、福、触"在东北官话中均读为上声(三声);平卷舌音相混,大部分地区没有 r 声母等。

(3)北方官话,也称冀鲁官话:主要分布于北京的平谷区、天津市大部分地区、河北省大部分地区、山东省中西部地区、山西广灵县等地。北方官话的部分地区只有 3 个声调,古入声清音字大多数地区读阴平(一声),与其他官话不同。

(4)胶辽官话:主要分布于山东省济南以东地区(胶东半岛),辽宁南部地区(辽东半岛),黑龙江省的虎林市、抚远县。在语音特点上古入声清音字今读上声,与其他官话不同;一些地区分尖团音(如青岛话中酒和九的读音不同);大部分地区没有 r 声母等。

(5)中原官话:分布范围以河南、陕西省的关中地区、山东省的东南部为中心,所以定名为中原官话。从东至西分布于江苏、安徽、山东、河北、河南、山西、陕西、甘肃、宁夏、青海、新疆等地区,人数众多。在语音特点上古入声清音字和次浊音字,今都读阴平,以此区别于其他官话;一些地区鼻音中的 en 与 eng、in 与 ing 相混等。

(6)兰银官话:主要分布于甘肃省大部分地区、宁夏回族自治区、新疆维吾尔自治区的大部分地区。在语音特点上古入声清音字和次浊音字今读去声,区别于其他官话;绝大多数地区只有 3 个声调;zh、ch、sh 与 u 相拼,部分地区读[Pfu]、[P'fu]、[fu]等。

(7)西南官话:主要分布于四川、云南、贵州三省、湖北省部分地区,湖南省部分地区(湘西、湘北、湘南),广西、陕西的部分地区,甘肃、江西的个别地区,人数众多。主要语音特点有:古入声清音字大都读阳平;部分地区没有"ü"韵母;大部分地区没有介音 u;平卷舌音大都相混,大都读作平舌音;n、l 互混等。

(8)江淮官话:主要分布于安徽省、江苏省长江以北的沿江地带;江西九江至江苏镇江的长江南岸若干不连接地区;湖北省东北部长江以北的孝感、黄冈地区。语音中有入声,入声以喉塞音收尾;声调 5~7 个,调值与普通话有差别;n、l 不分;前后鼻音相混;大多没有平卷舌音的区别等。

2. 晋语 主要分布于山西省的大部分地区,河北省西部、南部,河南省黄河以北地区,内蒙中部黄河以东的部分市县旗,陕西省北部的部分市县。晋语中有入声,多带明显的喉塞音韵尾;n、l 不分,如:

"难""兰"同音,"年""连"同音;前鼻音韵尾多混入后鼻音韵尾,如太原话中"跟"读作"庚""新"读作"星"等。

3. 吴语　主要分布于江苏省东南部,江西省东部,安徽省南部,上海市、浙江省大部分地区,福建省个别地区。吴语有8个声调,平、上、去、入各分阴阳,有的上声不分阴阳,有7个声调;入声收喉塞音,读音短促;语音中保留了古全浊声母[b]、[d]、[g],清浊不同音;多数地区没有卷舌声母,卷舌声母读平舌音声母;单元音韵母丰富;只有后鼻音韵尾,前鼻音韵尾混入后鼻音韵尾,如上海话中金、斤、京同音等。

4. 徽语　主要分布于安徽省南部新安江流域的旧徽州府地区,江西省的个别地区和浙江西北部的个别地区。语音特点中古全浊声母清化,多读送气清音;鼻音韵尾多脱落;n、l 在 a 音韵母、u 音韵母前不分等。

5. 赣语　主要分布于江西省赣江中下游与抚河流域及鄱阳湖地区,湖南东部及东南部,湖北东南部,安徽南部,福建西北部个别地区。语音特点表现为:古全浊声母清化,今读塞音、塞擦音时,绝大多数地方为送气音,如"币"读作"披""巨"读作"去";n、l 在 a 音韵母、u 音韵母前不分,如"南"读作"兰",但在 i 音韵母、ü 音韵母前能够区分;f、h 不分;后鼻音混入前鼻音;大部分地区有入声,不同程度保留塞音韵尾,如南昌话中"杀[sat]""福[fuk]"等。

6. 湘语　主要分布于湖南省湘水、资水、沅水流域的大部分地区以及广西的个别地区。湘语中古全浊声母比较完整的保留着;很多地区有入声,但无辅音韵尾;n、l 在 a 音韵母、u 音韵母前不分,但在 i 音韵母、ü 音韵母前分;f、h 不分;大部分地区后鼻音混入前鼻音;zh、ch、sh 与合口呼韵母相拼,一律读 j、q、x,如长沙话中"朱"读作"居"、"春"读作"区"、"书"读作"虚"等,而 zh、ch、sh 与开口呼相拼,一律读 z、c、s,如招(zao)、潮(cao)、少(sao)等。

7. 闽语　主要分布在福建省、台湾地区、海南省和广东的潮汕地区、雷州半岛以及广西壮族自治区的东南部。闽语的声调一般有7~8个,上声一般多不分阴阳,有入声;语音中古全浊声母清化,今读塞音、塞擦音时,无论平仄,多数读不送气音;唇齿音 f,读成双唇音 b、p;卷舌音 zh、ch 分别读成 d、t;sh 在齐齿呼韵母前读 x;不同程度保留古塞音韵尾-p、-t、-k 和喉塞音韵尾等。

8. 粤语　主要分布在广东省、香港特别行政区、广西和海南的大部分地区。粤语声调较多,有9~10个;声母与普通话差不多但韵母有53个,比普通话多1/3;鼻音韵尾比普通话多一个-m,并有塞音韵尾-p、-t、-k;舌尖声母 z、c、s 和 zh、ch、sh 以及舌面声母 j、q、x 合流为舌叶音 g、k、h;如"交"读作"高";声母 h、f 在合口呼韵母之前读 f,如"夫"读作"呼"等。

9. 客家话　主要分布在广东、广西、江西、福建、海南、台湾等地;海外客家话主要分布在马来西亚、新加坡、印尼等地。客家话中浊音清化一律读送气音,如:部[p'u]、大[t'ai]、件[k'ian];h、f 不分,如"灰[hoi]","花[fa]";zh、ch、sh 读作 z、c、s;没有声母 j、q、x,变为 z、c、s 或 g、k、h;没有 ü 韵母,ü 多读成 i,如"雨"读作"以"、"局"读作"机"等;有[m][n][ŋ]韵尾和[p][t][k]韵尾,如"法[fap]"。

10. 平话　集中分布在广西交通要道附近,说平话者几乎全是汉族人,他们的祖先自古从中原到达广西。战争、屯兵、屯田和移民是平话形成的主要历史原因。语音中浊音清化一律读不送气音;有边擦音,发 l 音的时候加摩擦;有[m][n][ŋ]韵尾和[p][t][k]韵尾等。

（二）利用方言特征进行地域性言语识别

1. 方音特征分析　语音是语言的物质外壳,不同方言的语音特点不同,具体表现在声调、声母、韵母这三个方面,这些差异为我们利用方音进行地域性言语识别提供了条件。

（1）听辨分析:对于录音中的口头言语,可以使用听辨的方式进行地域性言语识别。通过听辨感知录音中的各类方音特征,并加以记录,然后进行综合评断,对言语人的所在地区、籍贯做出鉴别。

（2）方音别字分析:方音别字指在书面言语材料中出现的那些体现方音特点的"同音"别字。方音别字出现的原因是规范字的读音与言语人所使用的方言中某字的读音相同或相近。方音别字在书面言语材料或使用拼音输入法撰稿的文件中出现的几率很高,例如将"痛改前非"输入或写为"痛改前悔",表现出言语人的方言中"非"与"悔"同音,声母 h、f 不分,韵母 ei 转为 uei 的特点,再结合其他方言特征,即可推断言语人所在的地区、籍贯。

(3)地区性习俗简化字分析:地区性习俗简化字是指流行于某一地域的不规范汉字,这些汉字的使用与所在地区的方言、历史、地理以及社会习俗都有着一定的联系。由于地区性习俗简化字有比较明确的使用范围,因此可以帮助我们进行地域性言语识别。地区性习俗简化字主要出现在书写形成的书面言语材料中,例如将"狮子"的"狮"写作"犭西",反映出在当地方言中"shi"读作"xi"的方音特点。

2. 方言词汇特征分析　方言词汇是方言的组成部分之一。方言词汇具有独特的地域性色彩,每种方言都有一些不同于其他方言的特殊方言词汇,这些词只通行在某一个方言区或某几个方言区。汉语方言词汇的分析可以从词汇的种类、构成方式和带地域性色彩的人名、地名词汇三方面入手。

(1)方言词汇的种类:汉语方言词汇与普通话词汇相比较可分为"同词异义"和"同义异词"两类。所谓"同词异义"是指方言和普通话相同词汇的词义范围不同,有的词义扩大,有的词义缩小,有的进行了词义的转变等。例如:"水"一词在粤语、客家话中,即指"水"又指"雨",将"下雨"说成"落水",词义扩大了;而"水"一词在浙江南部平阳闽南方言中专指"凉水",词义缩小了。所谓"同义异词"是同一词义,方言和普通话用不同的词汇来表示。例如:普通话中的"玉米"一词,济南说成"棒子"、沈阳说成"包米"、西安说成"包谷"、合肥说成"六谷"、温州说成"苞罗栗"、梅县说成"苞栗"、厦门说成"麦穗"、福州说成"游天炮"等。

(2)方言词汇的构成方式:方言词汇与普通话词汇相比较,其多表现为词素颠倒、词素部分不同、词义宽窄不同、附加成分不同、自然地理条件不同、运用修辞方式不同、保留古语词、借助外来词等方式形成。例如,普通话的"喜欢"在苏州话中说成"欢喜",表现为词素颠倒;普通话的"自行车"在广州话中说成"单车",表现为词素部分不同;普通话的"罐子"在北京话中说成"罐儿"、昆明话中说成"罐罐"、苏州话中说成"罐头"表现为附加成分不同;普通话中的"冰镇"在广州话中说成"雪藏",表现为自然地理条件不同;普通话中"肮脏"一次在东北话中说成"埋汰"是借了满语词等。

(3)带地域性色彩的人名、地名词汇:受自然地理环境和传统影响,各地区都形成了带有一定地域性色彩的人名、地名,在涉案言语材料中出现频率较高。例如吴语区、粤语区的人名多带字头"阿",称"阿贵""阿福"等。

3. 方言语法特征分析　方言语法的差别不如方音、方言词汇那么明显,官话和普通话的语法基本相同,东南地区的各方言与普通话的语法存在一些差异,因此在实践中,一般通过语法特征分析,只能够判断言语人是南方人或北方人,进一步进行地域划分是有一定难度的。方言语法特征具体表现在方言词法特征、方言句法特征等方面。

三、时代性言语识别

语言具有鲜明的时代性,反映着所处时代的政治、经济、文化、科技等社会生活的方方面面。言语是个人对语言运用,必然会打上时代的烙印,体现出某个时期特有的特点。不同年龄段的人,由于受认知能力、社会阅历等因素的影响,其言语习惯存在一定的差异。认识和掌握不同年龄群体人的言语特点,就可以推断出言语人的大致年龄。

时代性言语识别,是通过对案件言语材料中体现时代性特点的语言要素、文字、言语内容等特征的分析和识别,判断言语人的大致年龄,为侦查破案提供方向、范围的一种言语识别技术。在司法实践中,通过时代性言语识别不能确定违法犯罪嫌疑人的准确年龄,只能推断大体的年龄段,如违法犯罪嫌疑人是少年人、青年人、中年人、老年人或者其年龄约为 20 ~ 30 岁、30 ~ 40 岁、40 ~ 50 岁等。时代性言语识别的关键是认识和掌握不同年龄段群体人的言语规律。不同年龄群体人的言语在语音特征、词汇特征、语法特征、文字特征、言语内容特征等方面有不同的表现。

（一）少年人的言语特点

少年人的声带短而薄，因此语音的音高较成年人高；但由于其发音器官尚处于发育阶段，使得少年人的言语在语音的速率、节奏、清晰度、流畅度等方面较成年人有所欠缺；处于变声期的少年，特别是男性，嗓音声音嘶哑、音域狭窄。受认知能力、教育的程度、生活阅历等因素的影响，少年人的思想简单、不成熟，说话的口气大，但表达方式较为幼稚，用语不规范。受新鲜事物的影响，少年人言语中易出现网络流行语和一些简单的英文词汇，如"喜大普奔""累觉不爱""ps"等。少年人的书面言语中口语化程度较高，大都使用较为规范的简化字，也会出现"火星文"等非正规文字符号。少年人的笔迹多为"学生体"，书写水平不高、搭配松散、运笔呆板、笔力稚嫩，常出现错别字、非规范的文字布局和标点乱用等现象。与此同时，在少年人的言语材料中少见伪装现象，检案中有时可通过分析言语内容来发现作案动机及言语人的自身情况。

（二）青年人的言语特点

青年人的发音器官一般已发育成熟；声带较少年时期变厚、变长，喉腔体积变大，音高有所降低；语音的速率、节奏、清晰度和流畅度等均优于少年时期。由于青年人思想叛逆而又缺乏社会经验，故而敢于冒险、争强好胜，表达方式较为直接，喜欢修饰文藻，表露才华；在其言语材料中会出现涉及自然科学、社会科学及新兴事物的术语词汇，兼有网络流行语和英文词汇等。受互联网时代交际模式的影响，青年人使用语法越来越不规范，如无疑而问的"元芳体"等。青年人的书面言语中口语成分较重，绝大多数都使用较为规范的简化字，偶尔会在常用字上出现繁体字、异体字、简化字等非规范写法。青年人的笔迹中字迹书写较为流利，行草写法增多，形成具有个人特点的连笔字；错别字出现的几率有所降低，文字布局的规范性增强，但仍旧会出现标点乱用的现象，如中西文标点混用、一"逗"到底等。特别是出于表达情感的需要，青年人书面言语材料中会重复使用感叹号、问号等标点。青年人的言语材料中时有伪装，但伪装的程度不高，伪装的手段也比较简单，言语内容多涉及恋爱婚姻、职业规划、人生理想等方面，言语表达具有一定的逻辑性，但有时用语粗俗，带有攻击和谩骂。

（三）中年人的言语特点

大多数人在成年后其发音器官已基本定型，故而中年人的语音在音高、发音速率、语音清晰度、流畅度、响亮度等方面与青年人相比较并无明显差异。由于中年人一般具有较为丰富的生活阅历，使得其言语表达能力较强，语调会有抑扬顿挫的节奏感。中年人的社会经验丰富、知识博杂、考虑问题比较全面，表达方式不像青年人那样直截了当，而是委婉、含蓄甚至客套、虚伪。中年人的书面言语中遣词造句较为规范，易出现一些反映特定时期的词汇，如"下海""下岗"等；会出现繁体字、二简字和习俗简化字等非规范写法。中年人的笔迹中字迹书写流畅，比较注重行文格式，标点符号的使用较为规范。中年人善于伪装自己的言语，具有一定的欺骗性，不易暴露作案动机和自己的真实身份。言语内容多涉及家庭、工作和隐私秘闻等，反映和揭露社会问题，诉求明确。

（四）老年人的言语特点

老年人的生理机能逐渐衰退，声带和喉头肌肉都变得松弛，发音时气力不足，音高变低，语速变慢，易出现语音模糊和话语重复等现象。老年人的人生阅历丰富，思维体系相对稳定，表达方式比较隐晦曲折。由于老年人大多接受的是旧式教育，因而在其书面言语材料中习惯使用文言词语，喜爱引用古文、典故；易出现繁体字、异体字等非规范写法，东北地区的老年人会使用日文汉字；标点符号的使用不规范。老年人的书写技能受生理因素的影响发生退化，导致老年人笔迹出现下笔不准、运笔抖动和结构松散的等现象。老年人的言语内容多为回忆过去，常用今昔对比的方法发泄对现实的不满。

四、社会性言语识别

社会性言语是表现社会群体性特点的言语。我们每个人在社会生活中都处于一定的群体范围，如某职业群体、某文化程度群体等。受语言变异性的影响，不同社会群体内部都有其特定的通行用语，称为社会习惯语。

社会性言语识别,是通过对案件言语材料中体现社会群体性特点的社会习惯语、文字、言语内容等特征的分析和识别,判断言语人的社会群体属性,为侦查破案提供方向、范围的一种言语识别技术。在司法实践中,主要是通过社会性言语识别来分析、判断违法犯罪嫌疑人的性别、文化程度、职业等属性,服务于侦查活动。社会性言语识别的关键是要掌握不同社会群体人的言语特点。

(一)不同性别群体人言语识别

由于受生理、心理及社会因素的影响和制约,男性和女性在语言习得、语言能力和语言运用等方面均存在一定的差异,导致男性和女性的言语特点不同。

1. 男性的言语特点 一般来说,男性的声带比女性的声带宽且短,因此声音会比较低沉,即语音的音高较女性低。男性的言语内容多涉及政治、经济、社会等方面;表达方式上较为直接,往往就事论事,善于逻辑推理。遣词造句时多使用陈述句、结构复杂的长句式;易出现粗鄙词汇,风格较为粗犷等。

2. 女性的言语特点 女性的声音细而尖,语音的音高较男性高。由于女性具有语言因子的优势,使得其语音易向普通话靠拢,方言特征不如男性明显。女性的言语内容多涉及情感、生活等方面;在表达方式上注重对事件过程的描述,细腻而具体。遣词造句时多用短句,使用疑问句、感叹句的频率比男性高;语气词和叹词较多,易出现表感情色彩的动词和形容词;粗鄙词较少,风格婉约等。

(二)不同文化程度群体人言语识别

文化程度是指一个人受教育的程度,一般可用学历来衡量,如小学、初中、高中、大学等。需要注意的是文化程度的高低与学历的高低也不是完全对应的,有的人接受学校正规教育的时间很短暂,但通过自学同样也可以达到较高的文化程度。因此,可将文化程度划分为低、中、高3个等次。不同文化程度的人其知识水平、认知水平不同,应用语言文字的能力自然也不相同,这就导致了不同文化程度群体人的言语特点存在差异。

1. 较低文化程度群体人的言语特点 较低文化程度群体人一般接受正规教育的时间短,受普通话的影响较小,因此其方言特征较为明显。这类人驾驭语言文字的能力往往较差,故而表达能力欠佳,表达方式单一、直接,词汇匮乏。书面言语多口语化,内容单调且缺乏逻辑性。句式多为短句、简单句式,一旦使用复杂句式则易出现前言不搭后语、文理不通、表意不明等现象。文化程度低的人书写水平一般也较低,行文格式不规范,标点符号混乱;错别字特征明显,特别是在一些常用字上出现错别字。这类人常常难以伪装自己的言语,有时想显得文化程度高一些,反而弄巧成拙,错误百出。

2. 中等文化程度群体人的言语特点 在我国,中等文化程度的人口居多,这类群体人一般接受过正规的小学、初高中教育,或多或少地会受到普通话的影响,因此方音特征有向普通话靠拢的趋势。这类人驾驭语言文字的能力有所提升,能够采用多种表达方式进行完整表意。书面言语的逻辑性较为通顺;句式多以长、短句相结合;词汇量增多,但受知识水平的制约,会出现错用和误用等现象。中等文化程度的人书写水平有一定的提高,字迹书写流畅;行文分段落层次,懂一些程式语安排;标点符号有使用不当的现象;在一些常用字上出现错别字的几率较低;字的写法增多等。

3. 高等文化程度群体人的言语特点 随着文化程度的提高,人们对外交往的机会增多,方音特征向普通话靠拢的趋势明显,相当多的高等文化程度人能够说较为标准的普通话。这类人驾驭语言文字的能力较强,表达方式富于变化,善用修辞、典故,言语生动。书面言语材料的层次分明、结构完整、语句通顺,善用书面语,词汇丰富、使用准确,句式富于变化且运用较自如,个人风格突出。这类人的书写水平一般较高,运笔动作自然流畅,行文规范,标点符号使用得当;错别字较少。言语内容涉及的知识范围较广,对当下的热点问题常常能够提出自己的分析和见解。值得注意的是,这类人的言语材料中常常伴随着伪装,更有甚者模仿他人的语气行文,具有一定的迷惑性,在司法实践中要注意发现和识别。

(三)不同职业群体人言语识别

随着生产力的发展,社会分工逐步细化,进而形成不同的职业。由于不同职业所需的专业知识不同,工作内容、工作方式等存在差异,导致了各类职业群体人的言语特点不同。

1. 农民的言语特点 农民居住和生活的地点主要在农村,受文化程度、生产生活条件的限制,这类职业群体人的交际范围较窄,平时和外界接触较少,信息相对闭塞,因此其言语中有大量的方言特征,如方音和方言词等。言语内容多涉及耕作、农业政策、承包土地、拆迁补偿、计划生育、检举揭发村干部等与农村生产、生活息息相关的话题。农民的文化程度一般不高,书面言语口语化,表达方式直接,言语风格较为粗犷。行文格式不规范,用词粗俗、表浅,句式单一且多为短句。字迹的书写水平一般不高,常出现错别字、习俗字;标点符号的使用也不规范。

2. 工人的言语特点 工人居住和生活的地点主要是城镇,一般具有中等以上文化程度,社会交际的范围相对广泛。言语内容多涉及本行业内部,如企业政策、分配制度、生产状况等,常与自身的就业情况、经济水平、家庭生活相关联。书面言语中经常出现行业内部的专业词汇和行业简化字等。字迹的书写水平、行文规范程度等其他言语特点与言语人的性别、年龄、文化程度等属性相关,在司法实践中需要进行综合分析。

3. 军人及复转军人的言语特点 部队成员来自全国各地,方言混杂,加之生活环境相对封闭,工作性质比较特殊,使得军人的方言特征中经常融入多地的方音和方言词,情况复杂。言语中多涉及部队换防、内部人员调动、战训演习、复员转业等情况;常使用部队特有的称呼和术语,如称呼"妻子"为"家属"等;善于使用指示性、口号性的话语。部队中强调学习,多数军人的字迹书写水平较高,运笔熟练,行文格式较为规范。

五、病态言语识别

某些生理、心理有缺陷或障碍的人,在运用语言进行社会交际过程中产生病态性变异,形成病态言语。病态言语识别,是通过对案件言语中非正常的语言要素和言语内容等进行分析和识别,判断言语人是否具有某种生理缺陷或心理障碍,为侦查提供方向和线索的一种言语识别技术。

(一)精神障碍患者言语识别

精神障碍患者的临床症状之一是思维异常,逻辑混乱,这就导致其言语表达不能按照正常的方式进行,言语行为和结果难以被人理解。在司法实践中,需要注意由精神障碍引起的病态言语是多样的,这与精神病的具体类型、严重程度有关,也涉及言语人的文化程度、社会经历、职业等多方面因素。一般来说,患者的言语内容荒谬,随意联想,重复啰嗦,句式紊乱,表意不明。书面言语材料中易出现怪异的生造字词、图形、符号等,这些语言要素的意义只有患者本人知晓。行文的格式特殊,署名方式新奇;字迹潦草、凌乱,易出现涂改显现等。图10-1是一篇精神障碍患者的书面言语材料,我们很难读懂该材料所要表达和传递的信息。

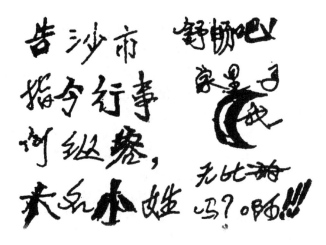

图10-1 精神障碍患者言语材料

（二）聋哑人书面言语识别

聋哑人的大脑思维正常，只是生理上存在言语功能障碍，无法正常地进行言语表达，但利用手语、唇语等也可进行社会交际。通过学习和训练，部分聋哑人可以发出带有语义的声音，这种发音不标准，容易识别。聋哑人能够撰写书面言语材料，但言语内容一般比较简单，表达方式直接，主要运用简单句式。聋哑人的词汇量较少，常用词易出错，很少使用虚词和语气词。遣词造句时常常借助于现成的句子（书、报上的句子），或在句前加上某个词，或在句子后加上某个短语，组成一个新的句子，因此会出现大量错误，如词素颠倒、词语堆砌、褒贬不分、语序颠倒、搭配不当、随意省略或添加句子成分等。字迹的书写水平较低，运笔不熟练，多为"学生体"；错别字较多，因聋哑人在识字过程中是通过视觉完成的，故同音别字少，形近别字、错字多；行文时很少使用或误用标点。

六、犯罪隐语

（一）犯罪隐语的概念

犯罪隐语亦称"黑话"，又名"切口""切口语""反切语"，还有的称作"江口语"，是刑事犯罪团伙内部使用的隐秘词语，是违法犯罪分子或犯罪团伙之间互相结交、互相联络、交换信息、进行违法犯罪活动的语言工具。

隐语形成由来已久，所谓"隐其本事而假他辞出之"，是旧时的商铺、工匠、巫师、娼妓、帮会、赌徒等行当内部使用的暗语。据传我国早在春秋战国时期就已出现了隐语，发展到明末清初的"洪门会"，专门将其使用的隐语写成《春典》一书，在会内传播。新中国成立以前，我国境内盗匪横行，帮会林立，反封建的秘密社团俯拾皆是，隐语和行帮术语相互交织，更具隐蔽性。虽然这些行帮术语、秘密社团用语不能称为犯罪隐语，但其为犯罪隐语的充实发展起到了很大的作用。新中国成立后，随着帮会、秘密社团的解体，盗匪的消除，隐语失去了赖以生存发展的土壤，曾一度销声匿迹。但近年来，随着刑事犯罪案件的增多，集团犯罪亦有所抬头，一些犯罪团伙为掩人耳目，表明身份，重新拾起了过去遗留下来的隐语，并在原来的基础上加以发展创新，隐语种类和数量有所增多，其内容和表达方式更有所变换。改革开放以后，境外犯罪团伙将一些隐语带入境内，于是出现了隐语由地方性、区域性向国际性融合和交叉。

在司法实践中，违法犯罪嫌疑人利用隐语互通信息，相互串通勾结，侦查刑事犯罪的案子时有所闻。随着互联网的普及，手机等通讯设备的迅猛发展，不仅为犯罪分子和犯罪团伙之间的联络沟通提供方便，也为犯罪隐语的传播和蔓延提供工具。因此在可以看出在这种条件下对犯罪隐语作以研究并把握其特点规律进而对犯罪隐语进行识别，对预防、打击和控制犯罪活动都有着积极的意义。

（二）犯罪隐语的特点

犯罪隐语是以全民共同语为基础，在全民共同语主流文化的背景下产生的，是语言的一种社会变体，是一种特殊的语言符号。犯罪隐语不是独立的语言系统，而是犯罪集团或犯罪群体为了回避外部人了解其内部言语交际的内容所派生出来的一种具有封闭性质的语言变异现象。它是一种"语言的语言"，存在于全民共同语之中，受共同语的制约。也正由于此，犯罪隐语有其特殊的本质。

1. 内容的隐讳性　构成犯罪隐语的词语从语素上看并没有特别的内涵，但整个词语内容的含义却有其特殊的指代内容，即语意的特指性。犯罪分子为防止罪行的暴露，往往采取惜字、蔽词、比喻、借代、谐音等方式隐讳词义，使外人难于理解，以便于他们相互交际进行违法犯罪活动。如果不是深谙此道之人实在难于理解更不要说交流了。例如：沈阳地区的盗窃团伙把开始学扒窃称为"起皮子"，上海地区把犯罪内行人称为"懂经"等。也有不少是借用全民共同语中的常用词语作为犯罪隐语的，例如：把入室盗窃称为"查户口"，把用竿挑偷窃衣物称为"钓鱼"等。这样，即使是公开使用也不会引起其他群众和公安民警的怀疑，隐蔽性强。犯罪隐语也正是依仗这一点得以在社会中肆无忌惮地自由使用，在犯罪集团中巩固和沿袭下来。

2. 形式的简短性 由于违法犯罪分子的文化层次大都不高,简短的语句便于记忆,容易掌握、快速传递信息准确,故犯罪隐语多由二字或三字构成,多则六个字,少则只有一个字。例如"起"字在广西地区指扒窃,流传于南方一些省市的"采花"指奸淫妇女,"挑钻的"在沈阳是指卖假表行骗,等等。这些词语虽然看起来很难成为一个完整的词句,但在犯罪分子和犯罪团伙中间使用时,大都知道其所指。

3. 涉及范围的广泛性 犯罪隐语覆盖的范围很广,几乎遍及日常用语的各个方面,除此以外,犯罪分子还根据其作案特点,编制了一部分特殊词汇。按照犯罪分子制造、使用犯罪隐语的目的及心态,可将常用的犯罪隐语分成两大类,若干小类,见图10-2。

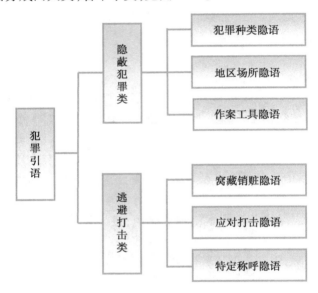

图10-2 犯罪隐语涉及范围

4. 变化的规律性 作为一种语言变体的犯罪隐语具有易变性,这是因为旧的犯罪隐语一旦被人们识破,就必须用新的来替换,这是犯罪隐语发展的必然现象。但是。无论怎样变化,却始终保持着隐语与犯罪之间的必然联系。如盗窃隐语中的"搬家""钻窑""老撬"等,所采用的"家""窑""搬""撬"是和犯罪所侵害的客体和犯罪手段方式分不开的。由此可见,虽然犯罪隐语的易变性给言语识别工作将会带来一定的难度,但只要我们能从中抓住它的规律特点,就能为我们的工作找到一条行之有效的途径。

5. 地区使用的差异性 犯罪隐语使用者分布在不同的方言区,犯罪团伙自身的封闭性及文化、方言的差异,体现在犯罪隐语的使用上也出现了一些地域性的差异。例如"鸦片"一词在北京称"黑货",在上海称"黑金",在云南称"黑泥巴",在河南、安徽和湖北等地称"黑土"。"抢劫"在北京称"横一挡子",在沈阳称"横把",在黑龙江称"吃硬的",在四川称"吃诈钱",在重庆称"硬取",陕西称"袭人",两广地区成"洗油",等等。但是,这种地域性的差异,随着现代通讯工具和交通工具的发展,必将逐渐缩小,最终可能会打破地域差异而与全国性甚至是国际性的犯罪隐语融合和交叉。

(三)司法实践中的工作对策

侦查人员应当能熟悉和了解犯罪分子所使用的隐语,这样做便于在阵地控制和打击现行犯罪过程中及时发现犯罪分子;有利于外线侦察和特情贴靠,打入犯罪集团内部,开展侦察活动;在讯问犯罪嫌疑人时,能从嫌疑人所讲的隐语中获取线索,揭露犯罪;在案情分析中有效利用犯罪隐语所透露出来的信息能够帮助侦查人员确定侦查方向、划定侦查范围。

在司法实践中,侦查人员应当把犯罪隐语作为犯罪资料加以收集和积累,提高制敌水平。当制作

笔录的时候,要注意处理好那些与案情有关的犯罪隐语,对必须反映的犯罪隐语可以根据情况的不同分别采用两种方式进行记录:

1. 记录为普通话 倘若犯罪隐语仅仅是同其他口语一起担负表情达意任务的,那么可直接将犯罪隐语"译"成普通话。例如"你马上嗓草!"一句可直接记作"你马上逃走!"。

2. 原样记录 有些犯罪隐语往往反映了案件的某些关键性的细节,如犯罪分子在预谋时所说的或在作案时属于指令性的犯罪隐语,这些犯罪隐语必须原样地记录在笔录中,因为这些犯罪隐语对确认某一犯罪分子在案件中处的地位和应负的罪责,保持证据的客观性和有效性等,均具有直接的、重要的作用。但要注意,当记录犯罪隐语原始状况时,都必须在所写的犯罪隐语之后进行注释,以免产生歧义。

犯罪隐语形式多样,具有易变性和地域差异性,在侦查活动中要注意犯罪隐语的这些特点,根据不同的需要掌握时机和技巧,把握犯罪隐语的规律性,在克敌制胜的同时也不可以随意乱用,防止犯罪隐语的扩散传播。

第三节 书面言语鉴定

一、书面言语鉴定概述

(一)书面言语鉴定的概念

书面言语是以文字形式存在的言语。书面言语鉴定是应用语言学的知识、原理和方法,通过对未知案件的言语(检材)与已知嫌疑人的言语(样本)进行言语特征的比对、分析和鉴别,认定犯罪嫌疑人,证明案件事实的一种刑事科学技术手段。

书面言语鉴定是一种人身鉴定技术,属同一认定范畴,产生于 20 世纪 80 年代中后期。在我国,书面言语鉴定是文件检验学的一个重要分支;在国外,它是司法语言学的四大领域之一,被称为"discourse analysis"即"言语特征分析"。司法语言学家常被邀请对有争议的书面材料,如警察笔录、证人证词、书信、自杀留言等,通过提供句法和语体标记方面的证据进行作者鉴定。这种方法也常应用于处理著作权纠纷案件。这种鉴定既基于对言语材料的直觉,同时也基于大型语料库的语料分析,如调查统计某一书面材料中的常用词和词汇同现(co-occurrence)或搭配形式,从而判断该书面材料的撰稿人。如果被调查的对象的社会背景(年龄、文化程度等)不同,此时要鉴定某一言语材料的撰稿人需借助特定语域(register-specific)和特定语言使用者(user-specific)次语料库,把有争议的书面材料的言语特征跟与之相对应的语域和语言使用者的言语特征进行对照,从而判定撰稿人。

(二)书面言语鉴定的理论基础

书面言语鉴定是建立在个人言语习惯的反映性、稳定性和特殊性基础上的。人的言语技能不是与生俱来的,是通过后天的学习和训练得到的。在学习言语技能的过程中,通过反复实践所巩固下来、具有一定规律性的、一时难以改变的那部分言语技能就成为了个人言语习惯。

1. 言语习惯的反映性 言语习惯的反映性是指言语材料反映言语人言语习惯的客观必然性。在言语材料中,言语习惯外化为一系列有规律的语言要素和语言手段,这些语言要素和语言手段能够被人发现并识别,为书面言语鉴定提供了物质条件。

2. 言语习惯的稳定性 众所周知,习惯是日积月累形成的,它较为顽固,要想以打破旧的习惯,形成新的习惯需要相当长的时间。言语习惯的稳定性是指个人言语习惯形成后,在较长的一段时期内保持相对不变的属性。在司法实践中,涉案的言语材料(检材)与嫌疑人真实的言语材料(样本)往往不是同时形成的,二者的时间间隔少则几天,多则数年,如果在此期间言语习惯是不断变化的,则无法从中发现规律性,同一认定也无从谈起。因此,可以说言语习惯的稳定性为言语鉴定提供了客观条件和可能性。

3. 言语习惯的特殊性　言语习惯的特殊性,是指个人的言语活动内部包含着的区别与其他言语人的特殊属性。在学习言语技能的过程中,我们每个人既会受到群体因素的制约,在言语上表现出一定的共性;又会受自身生理、心理条件的影响,在言语上表现出独特的个性,使自己的言语区别于其他人的言语。可以说言语习惯的特殊性是进行书面言语鉴定的根据。

二、书面言语特征

随着科学技术的发展,办公用具日益现代化,在我国手写的书面言语材料越来越少,采用打印方式形成的书面言语材料越来越多。与此同时,司法实践中书面言语鉴定的案件数量也逐年增多。在这种紧迫的现实条件下,研究和发展书面言语鉴定技术具有重要的现实意义。

在言语材料中,言语习惯外在表现为一系列有规律的语言要素和语言手段。在言语材料中多次重复出现的同一类语言材料和语言手段,就可视为言语特征。书面言语鉴定的关键就在于准确识别并选取特征价值高的书面言语特征。

(一) 文字特征

文字是语言的视觉形式。汉字记录的是汉语中最小的意义单位,字母记录的主要是语言中的音位。文字作为一种语言要素和语言手段,表现着言语人的言语习惯。在书写的言语材料中,错别字、繁体字、异体字、方言字等都可能成为言语特征;在打印的言语材料中拼音文字、繁体字、网络文字等可能体现言语人的言语习惯。

值得注意的是在打印文件中错别字不一定反映言语人的言语习惯,这常与选择的输入法软件有关:使用五笔输入法时易产生错字,使用拼音输入法时易产生同音别字。但在打印的言语材料中,繁体字、拼音文字、外文和网络文字等常会出现。这是因为港澳台胞以及一些汉语言文字学专业的学生多习惯使用繁体字,留学国外的学生或外语人才易在文章中习惯性地使用外文,经常上网的"网虫"可能会使用时下流行的网络文字,如"火星文"等。这些特征常对判断言语人的社会属性、串并案件、排查线索等提供依据。

(二) 语音特征

语音是人讲话时发出的声音,它是语言的物质外壳,具有物理、生理、社会三大属性。在声纹鉴定中,常利用音质、音高等语音特征来认定嫌疑人,为法庭诉讼提供证据。在书面言语鉴定中,语音特征主要通过同音别字、儿化韵和连读变音等方式表现出来。在书写言语材料中,由于各方言的同音系统不同,因而同音别字反映书写人的方音特点;例如,把"湖南"写作"符兰"。在打印的文字材料,采用拼音输入法的,一般不容易反映方音特点,但儿化韵、连读变音等发音习惯会在打印言语材料中体现出来;例如,把"花"打印作"花儿",由于连读音变将语气词"啊"在不同的字后打印作"呀、哇、哪"等。

文字特征和语音特征在书写体言语材料中均会有一定的反映,但是在打印材料中,受到输入法、字库等条件的限制或制约这种表现减少,如异体字、旧字形等。但如同音别字、繁体字、拼音文字、外文等文字特征,儿化韵、连读变音等语音特征也会有所表现,要引起重视。这些言语特征的反复出现,正体现出言语人顽固、成定式的言语习惯。

(三) 词汇特征

词汇是词语的综合,不仅包括词,也包括熟语。现代汉语词汇主要可分为基本词汇和一般词汇、古语词、新词、方言词、行业语、外来词、熟语(固定)结构等。

词是最小的能够独立运用的有意义的语言单位。不论是书写或打印的言语材料,都会有词语特征的具体表现。按照词的语法功能,现代汉语的词可以划分实词和虚词两大类:

1. 实词　现代汉语中将意义比较实在的词称为"实词",具体包括名词、动词、形容词、状态词、区别词、数词、量词、代词等。言语材料中实词使用一般会受到文章体裁、题材和内容的限制,但那些赋予了言语人感情色彩和特殊含义的实词,也能够充分反映言语人的言语习惯。比如,韩寒在时评中常用"妖孽"一词表示事情存在需要深挖的内幕,并由此剖析开来。在分析实词时,要注意词义,特别是词被赋予的临时意以及词的感情色彩和语体色彩。在检验鉴定时,要结合上下文判断词的类别和含义,深入、细致地分析,谨慎使用。

2. 虚词 对意义比较抽象,在句中表示一定语法意义的词称为"虚词",具体包括副词、介词、连词、助词、语气词、感叹词、拟声词等。虚词的个性很强,同一类里各虚词在用法上的差别可以很大,由于不受题材的限制,较易表现出来,价值比较高。

此外,按照现代汉语的词汇构成来分类的话,还应该包括古语词、新词、方言词、术语、外来词等。其中,文言词语是古语词的一种,在言语材料中使用文言词语可以使文字精炼、生动,也可变现出庄重的感情和态度。一般惯用文言词语的人或年龄较长,或使用语言的水平较高。生造词是任意造出的词,不属于新词,但与滥用简缩语一样,能反映出言语人独特的言语习惯,因而特征价值较高。

词汇中也包括成语、谚语、歇后语、惯用语等,总起来叫熟语,也叫固定结构。熟语的结构比词复杂,结构和构成成分比较固定,意义往往有整体性。成语形象鲜明、言简意赅,有很强的表达作用,在写作和日常谈话中常常运用;错用成语和篡改成语往往能够反映出言语人的言语习惯,如:将"寄人篱下"改为"依人篱下"等。谚语、歇后语的口语性较强,常见于文艺写作中。

词汇特征纷繁复杂,是言语鉴定中最重要也最容易识别出的一类特征,但在分析和识别词汇特征时,特别要注重词的兼类以及词汇在上下文中意义的变化,要对词类,词的义项、临时意、附加意及感情色彩等有充分的认识,注重同义词、反义词的应用;只有对词汇的意义、应用剖析准确,才能真正把握好词汇特征。

(四)语法特征

语法是一种语言组词造句的规则。在言语鉴定领域中,我们所指的语法特征专指以句子为单位表现出的语法特征。从表达的角度,句子是一个基本表达单位,由句子组成段落,由段落形成篇章。从语法的角度说,句子是最大的语法单位。从语法结构角度,句子可分为主谓句、非主谓句和复句三种形式;从句子所表达的内容、言语人的目的分为陈述句、疑问句、祈使句、感叹句、呼应句等。

在言语鉴定中,我们要特别注意一些表达形式,如:句子的语气;句子是否采用了倒装、插说、复指等形式;结合词汇特征,句子是否使用了"把""被"等虚词,成为"把"字句、"被"字句,或者句子是否使用了适当的关联词语等。这些语法特征,往往能够体现出言语人遣词造句的习惯。

在识别和选取语法特征时,还要注意发现一些常见的语法错误,如:句子成分的残缺、赘余、杂糅;句子结构混乱、相关成分搭配不当等。这些语法错误也是言语人的语法特征,从一定程度上反映出言语人的言语习惯,而且特征价值较高。

(五)修辞特征

修辞是在使用语言的过程中,利用多种语言手段收到尽可能好的表达效果的一种语言活动。所谓好的表达,包括它的准确性,可理解性和感染力,并且是符合自己的表达目的,适合对象和场合的,得体的、适度的表达。修辞有民族性,不同民族各有自己的修辞习尚。

现代汉语常见的修辞方法有比喻、拟人、借代、夸张、对偶、排比、设问、反问、反语、引用、双关、对偶等。通过这些修辞方法,能够把言语人要表达的意思更准确、鲜明、生动地表现出来,当然也反映了言语人特有的言语习惯。

(六)标点符号特征

1996年6月1日起实施的国家标准《标点符号用法》中指出:"标点符号是辅助文字记录语言的符号,是书面语的有机组成部分,用来表示停顿、语气以及词语的性质和作用。"标点符号分为点号、标号、符号三大类。点号有:句号、问号、感叹号、逗号、顿号、分号、冒号等;标号有:引号、括号、破折号、省略号、着重号、书名号、间隔号、连接号、专名号、叹号等;符号包括:释号、隐讳号、虚缺号、斜线号、标识号、代替号、连珠号、箭头号等。每个言语人使用标点符号的类型和频率有一定的特定性,标点符号特征可作为鉴定的参考依据。附表 2 列举了规范的标点符号使用方法,可供鉴定时参考。

(七)结构和布局特征

篇章结构特征包括文章总体框架的结构、段落层次的安排以及开头、结尾的方式等。此外,言语材料中文字的安排和分布情况,包括行文格式、文字间距、行距等除了能够反映出打印言语材料的版面规格特征外,也是打印材料撰稿人行文习惯的一种体现。比如,有些人习惯使用总分总即三段论的结构形式,行文时非常注重首行缩进、规范行间距等布局方式。

(八)内容特征

在司法鉴定实践工作中,遇到反映同一个人情况的匿名信、反映同一个问题的言语材料时,这些言语材料的内容往往相近,这对串联检材、串并案件起到了重要的作用。

三、书面言语鉴定的程序和方法

(一)分析检材——涉案言语材料

分析检材——涉案言语材料,主要是为了确定涉案言语材料是否满足书面言语鉴定的条件。不是任何涉案文件都能进行言语特征同一认定的,涉案文件必须同时满足以下两个条件才能进行鉴定:

1. 文章篇幅足够长 言语特征可被发现和识别的一个必备物质条件是检材要有一定的文字容量。这是因为,个人的言语特征都是在多元语言要素(字、词、句、篇)层级性的发展过程中表现出来的。只有当语言要素的总量达到足以反映个人言语特征时,才有可能对言语特征做出准确的判断。乌克兰司法鉴定专家帕丽提出俄文书面言语个人识别的文件篇幅不得少于 500 个单词,并且强调这对于认定文件撰稿人非常重要。汉语文件以多少字为限,目前尚无界定,但要表达一定的思想内容,并反映出个人言语特征,在司法实践中一般限定字数为 600 ~ 1000 字。一般说来,文件篇幅越长,言语特征反映得越全面。

2. 文章体裁不限制言语特征的表现 个人言语特征的表现要受到某些体裁的限制。个人的言语交际都是在一定的交际场合,为完成一定的交际任务而进行的。在需要和能够表现个人言语特征的交际场合中,个人在遵守某种体裁要求的公共规则时,可以附带地构成个人所特有的言语特征。但是,个人的言语特征并不是在所有的交际场合中都能表现的,如果交际场合受到了限制,个人言语特征的构成亦受到限制。在某种交际场合中,个人甚至不能构成自己独特的言语特征。如在程式化严格的公文材料中,个人的言语特征就不可能产生。因为每一个写公文的人都要依照固定的格式去写,不能自创一套个人的言语。又如在新闻报道的交际场合中,因为新闻报道要求简短和通俗,一般个人的言语就不容易构成自己的特征。但是在某些交际场合中,个人就有可能构成不同的言语特征。例如在时评政论的交际场合中,个人除了运用一般的社会公认的时评政论类言语构成言语作品之外,还可以体现自己独特的言语特征。总之,体裁越自由、限制越少,言语特征的表现就越明显、全面。

(二)选取检材言语特征

准确选取足够的言语特征是进行书面言语鉴定最为关键的一个环节。在司法实践中,检验人员需要在全面审阅言语材料的基础上,逐字逐句地选取言语特征,主要把握以下方面:

1. 在具体语言环境中选取言语特征。

2. 在重复出现的、有规律性的语言要素中选取言语特征。

3. 既要选取非规范性的言语特征,也不能忽视规范性的言语特征。

4. 对一时无法确定的语言要素,可在与样本的比较中进行确定,并选取言语特征。

(三)提取样本——嫌疑人言语材料

用于书面言语鉴定的样本是违法犯罪嫌疑人的自述型言语材料,除文章篇幅和体裁要满足于检材相同的要求外,还要注意提取的方式隐秘性、真实可靠性和质量可比性。

1. 方式隐秘性　主要是指在提取嫌疑人言语材料样本时要尽量避免被其发觉,从而阻挠、破坏或有所伪装。隐秘提取的嫌疑人言语样本一般有三个来源:一是档案里的自述型材料,二是通过搜查等方式在其工作场所、居住处所得到的自述型材料,三是案后在相关部门配合下,通过考试、征文等方式提取的自述型材料。

2. 真实可靠性　主要是指提取的样本材料确实为嫌疑人的自述型言语,防止混入他人材料,特别是对于合写、代写的文章,要仔细甄别;对于有摘抄部分的文章要认真审阅,以确保样本真实可靠。

3. 质量可比性　一是指提取的样本材料在体裁、主题、撰稿时间等方面与检材尽量一致,确保样本的"质"。二是指提取的样本数量越多、越充分越好。

(四) 比较检验

对检材和样本中的言语特征进行比较检验,全面分析、比较各类言语特征,并制作言语特征比对表,摘录相关言语特征,并进行标识和说明,如表 10-1 所示。

表 10-1　言语特征比对表

特征	检材(编号 JC-1)	样本一(编号 YB-1)	样本二(编号 YB-2)
		词汇特征	
语气词	唠叨一下吧 美丽的回忆啊 北欧人好客呢	一定要为我开心哦 累啊 然而呢	多美的事情啊
死	等那该死的北极光 爱死了那些呆头呆脑的瑞典鹿	就觉得自己要这样死掉	在终于完成该死的 project 之后
好	要过一个好好棒的 2007 年	我想变得好懒 好想就这样张开双臂 好想对着对岸大声喊 好累	
		语法特征	
排比句	在这样的北欧城市里,在这样的冬天里 当然还有滑雪和滑小雪橇,还有在孤岛上赏月和探险,还有还有	一个诺曼底省的小到不能再小的城市,一个完完全全的旅游城市 感受了基本的杆法,感受了那种老打不到球的刺激,感受了那种把球打得高高时的喜悦…… 回到巴黎,回到现实的忙碌中	在这样不太冷的午后,在这样美丽的小岛上
		外文特征	
英文	Stockholm Happy New Year Excellent Career So on P. S.(话外音,补充说明)	Action Blog potter Etretat P. S.(话外音,补充说明)	projet
法文	Kiruna YOUPY		Mont Saint-Michel

续表

特征	检材（编号 JC-1）	样本一（编号 YB-1）	样本二（编号 YB-2）
	标点符号特征		
感叹号	美丽的回忆啊！ YOUPY！	好喜欢好喜欢！ 给自己买片草地！ 嗨，英国，你好！ 一会儿就好！ 总有美梦成真的一天！	
	结构布局特征		
小标题	- Stockholm - Kiruna	Action1 Action2 Action3	

（五）综合评断

通过比较检验总结出检材与样本言语特征的异同，对符合点和差异点的数量、质量进行动态分析、综合评断。首先要对符合点做出言语特征价值的判断，区别这类言语特征是群体特征还是个体特征，群体特征在相似人群中几率较高，特征的价值相对低；个体特征在相似人群中出现几率较低，特征的价值相对高。

然后要对差异点产生的原因进行分析，区分本质差异和非本质差异，引起本质差异的原因只有一个：即不同言语人的言语习惯不同；而引起非本质差异的原因有很多：如果检材与样本言语材料的形成时间跨度过大、形成条件不一致、言语有伪装等。

（六）出具鉴定意见

通过检材与言语材料的比较检验和综合评断，如果言语特征的符合点量多、质优，且差异点属于非本质差异，则可以认定同一；反之，如果言语特征的差异点数量多且为本质差异，符合点仅表现为群体特征上的一般符合，则可以否定同一。在司法实践中，书面言语鉴定应与文书鉴定相结合，利用文书的打印特征、笔迹特征等进行系统检验。一般来说，书面言语鉴定的鉴定意见表述有五种形式：

1. 检材言语材料与样本言语材料是同一人撰写。
2. 倾向认为检材言语材料与样本言语材料是同一人撰写。
3. 无法确定检材言语材料与样本言语材料是否同一人撰写。
4. 倾向认为检材言语材料与样本言语材料不是同一人撰写。
5. 检材言语材料与样本言语材料不是同一人撰写。

第四节　声纹鉴定

一、声纹鉴定概述

（一）声纹鉴定的概念

语音是人类发音器官发出来的、具有一定意义、能起社会交际作用的声音[1]。随着信息技术的发展和各类电子产品的广泛应用，语音的传输、获取、存储、处理变得更加便利。在司法实践中，技术人员需要对涉案语音（如绑架案中勒索赎金电话的录音，经济纠纷中当事双方的谈话录音等）进行检验，分析说话人的身份、判断涉案语音（检材语音 questioned voice）与特定对象语音（样本语音 known voice）是否来源于同一人，进而为案件的调查提供线索和方向，为法庭诉讼提供证据。对涉案语音的同一性问题进行分析和判断的技术可称为声纹鉴定，是法庭语音及声学（forensic phonetics and acoustics)的核心内容,属于法庭科学(forensic science)范畴。

（二）声纹鉴定的术语厘清

在司法实践中,利用语音来识别说话人有着相当长的历史,经历了从耳闻证据到科学证据的一系列变迁。自20世纪60年代以来,这项技术有了长足的发展,国内外的专家、技术人员从不同角度赋予其声纹鉴定、说话人鉴定、语音鉴定、说话人比对、语音比对等称谓,概念之间相互交叉、易混淆,有必要进行厘清。

1. 耳闻证据(ear-witness evidence)　在法庭上,证人(也可能是刑事案件中的受害人、一般案件中的当事人等)就嫌疑对象的语音做出感知和判断,由法庭决定是否采纳证人的判断结果。这种由证人进行的说话人语音识别相当于耳闻证据,是一种单纯的听觉鉴别,有相当程度的主观性。尽管如此,在当时的历史条件下,在很多案件中法庭采纳证人耳闻证据,并将其作为判案依据:如1660年英格兰的威廉·休利特(William Hulet)被指控作为刽子手杀死国王查尔斯一世(King Charles I)案,1907年美国佛罗里达州的一起强奸案,1935年美国飞行家查尔斯·林德伯格(Charles Lindbergh)之子被绑架案等。

在现代,法庭上将耳闻证据视为常规证人证言,即"受害人和证人进行的说话人鉴定(speaker identification by victims and witnesses)",并非科学证据,与司法鉴定专家对涉案语音进行的听觉分析有着本质的区别。

2. 声纹鉴定(voiceprint identification)　声纹(voiceprint)一词是由美国贝尔实验室的物理学家克斯塔(L·G·Kersta)最先提出的,指借助有关科学仪器(如声谱仪)分析、显示出来的人的语音图像。克斯塔将语音图像类比为指纹进行研究,于1962年发表了名为《声纹鉴定》(voiceprint identification)的研究报告,他对123名健康美国人的"I,you,it"等语音样本的25000份声纹进行了50000多项分析,实验准确率为97%~99.65%。声纹鉴定这一称谓的诞生标志着现代法庭语音比对技术由耳闻证据迈入科学证据。声纹鉴定的主体不是普通证人而是拥有专业知识的技术人员(专家证人),对语音的分析判断不再依靠听觉感知,而是依靠声谱比对,并用实验的方法对其可靠性进行验证。

随着法庭语音比对技术的发展,从业人员逐渐意识到人的发音存在变异性,声纹不具备指纹那种终身基本不变的属性,使用"voiceprint"这一术语会给人带来误导;同时该技术的检验方法不断革新,单纯地依靠声谱比对已经不能满足司法实践的需要,于是不少专家、学者已不再沿用声纹鉴定这一称谓。

值得一提的是,我国大陆地区对"声纹鉴定"的称谓争议较大,大多从业人员认为该技术自20世纪80年代引入我国以来就叫"声纹鉴定",并且比照国内指纹鉴定、足迹鉴定等传统法庭科学的命名习惯,似乎已约定俗成的,无需更改。但要指出的是,根据司法实践的需要,目前我国大陆地区对"声纹鉴定"这一概念的内涵和外延进行了重新界定:声纹鉴定的概念有广义和狭义之分。广义的声纹鉴定,泛指刑事司法领域中有关声音的所有检验鉴定技术;狭义的声纹鉴定,则指语音同一认定技术。

3. 说话人鉴定(speaker identification)　说话人鉴定是指鉴定专家通过对涉案语音(检材语音)与嫌疑对象语音(样本语音)进行比对,使用一种或多种方法对各种各样的语音特征进行分析,得出二者是否是同一人或不同人所说的结论。说话人鉴定是继"声纹鉴定"后对法庭语音比对技术的又一称谓,有学者为突显检验的客观对象——语音,也将说话人鉴定的称为"语音鉴定"(voice identification)。

4. 语音比对(voice comparison)近年来,一些国外专家用"语音比对"(voice comparison)或"说话人比对"(speaker comparison)来替代之前的说话人鉴定(speaker identification)。司法鉴定专家之所以改用"比对(comparison)"一词的原因在于从业人员意识到他们的工作只是对检材语音和样本语音进行客观地比对,给出的结果是一种比对的意见,并非"鉴定(identification)"得出的结论,同时避免给事实裁判者(法官或陪审团)提供一种"最后定论"的印象。

到目前为止,国内外就语音同一认定技术尚无统一称谓,在术语的争议和变迁中,映射着该项技术的发展历程和从业人员证据意识的提升。其实,无论是国内所称的声纹鉴定,还是国际上较为流行的称谓说话人鉴定、语音比对,这些术语的内涵都是相似的:检验的对象是语音,通过科学、有效的检验方法,解决语音的同一性问题,对语音的实际发出者——说话人做出鉴别。不同术语之间的差别在于侧重点不同,有的更强调检验对象,有的更关注检验目的。因此,不妨沿用已经约定俗称的"声纹鉴定"这一称谓,故本章中涉及语音同一性认定问题均称为"声纹鉴定"。

二、声纹鉴定的理论基础

通过语音进行说话人的个体识别是法庭科学中一个较新的领域,每个人的语音都是独一无二的这一观点,被成功地运用于司法实践中,但也有专家对此类证据的可靠性和有效性提出质疑。对科学证据进行评价的核心问题是科学知识,探讨声纹鉴定所依据的科学知识,是对声纹鉴定进行原理性的阐析。

(一)声纹鉴定的科学基础

语音是人们在言语交际过程中发出的声音,实际上是由联结说话人大脑和听话人大脑的一连串心理、生理和物理的转换过程完成的,可分为"发音—传递—感知"三个阶段。人们进行言语交流时,首先由大脑发出一定意义、概念的指令,指挥发音器官发出语音,这是心理—生理的转换过程;语音通过空气传到人耳是物理过程;语音通过听觉系统被大脑感知、释义是生理—心理转换过程。声纹鉴定的检验对象是语音,探讨声纹鉴定所依据的科学知识,要基于语音的生理基础、物理基础和心理基础三个方面。

1. 语音的生理基础 语音的产生是发音器官及相应的肌群在大脑、神经系统支配下的一种生理活动。首先由大脑发出指令,神经系统把指令传达给各个发音器官。呼吸器官接到指令,肺部运动产生气流,提供发音的动力。气流通过气管进入喉腔,喉腔里面是声带,声带在气流的作用下发生振动,产生声源音。声源音进入声道,经由口腔、咽腔(有时还有鼻腔)产生共鸣,调制形成不同音质、不同响度、携带各种各样信息的语音,最后辐射到空气中。因此,语音是由发音器官的生理结构及其运动形态决定的。发音器官的个体生理差异和发音习惯的不同直接导致了不同人的语音存在差异,这为声纹鉴定提供了物质基础。

2. 语音的物理基础 语音同其他声音一样,由振动发声,以波形运动在空气中传播,可以从音质、音高、音强、音长四个方面对语音进行声学分析。司法实践中,技术人员通过测量语音单元的频率、时长和振幅等信息来判断语音的声源特性和声道传输特性,解决语音同一性问题。语音的声学基础为声纹鉴定技术提供了客观地评价指标。

3. 语音的心理基础 长久以来,人们有一个共识,那就是在相同的语言交际环境中,我们不但能听懂每个人说的话,而且有能力分辨出每个人特有的语声,这体现了人类对语音的感知能力。研究语音感知阶段的生理和心理特性,也就是研究耳朵是怎样听音的,大脑是怎样理解这些声音的,和心理学关系密切。实际上,从耳闻证据时期人们就一直用这种感知的能力进行语音比对,而这种能力在今天仍被视为声纹鉴定从业人员最基本的素质。

发音器官和发音习惯的不同是个人语音具有唯一性的根本原因;司法实践中,专家和技术人员可以通过感知来解析被检验的语音,用客观的声学指标去描述和评价,综合评断待检语音与特定嫌疑对象语音是否来源于同一人。

(二)声纹鉴定的根据和条件

语音的产生、传递和感知是一个复杂的过程,人们往往使用语音特征(characteristic)对其进行解析和描述。声纹鉴定作为一种认识活动,属同一认定范畴。同一认定的根据是客体的绝对差异性——客体的绝对差异使得我们能够将某一客体与其他客体相区分并将该客体与其自身相等同。客体的性质往往深含于客体的内部,它必须被一些征象或标志标识出来,也就是说它必须以一定的特征具体表现出来才能为我们所认识,才能被我们用于同一认定。由此可见声纹鉴定的根据离不开对语音特征的分析和解释;而这些语音特征能够充分反映、相对稳定,并且特征的集合能够表征语音的总体特殊性,是声纹鉴定能够顺利进行的必要条件。

在司法实践中,语音受到各种主客观因素的影响,往往表现出动态性的特点,有学者称为"同一说话人语音内部的变化"(intra-speaker variation/within-speaker variation)。事实上,同一说话人在不同生理、心理条件下,在不同场合、不同环境下说话时语音特征的表现往往存在差异:如一个人在严重感冒时说话语音的鼻化特征明显,在兴奋状态下说话语速会变快、音调会升高,电话录音中基频会受到影响等,如果语音存在伪装那么语音特征的变化更大。此外,录音时长、录音质量等也会影响语音特征的表现。司法鉴定专家意识到声纹鉴定的前提是不同人的语音差异性要大于同一人的语音变异性,并就此做了大量的研究工作。

此外,声纹鉴定离不开基于语音特征的人口统计数据(population statistics)。一个语音特征在人群中是普遍存在的还是极为特殊的,关系着语音特征的价值判断。显而易见,在人群中出现几率越高的语音特征,其价值越低;而在人群中出现几率越低的语音特征,其价值越高。通过对某个语音特征的人口统计,如果此特征在不同说话人之间的差异更大,而同一说话人内部的变化更小,则认为这一语音特征在声纹鉴定中会更有用处。

三、声纹鉴定的常用仪器

(一)语图仪

语图仪,也称为声谱仪,是一种动态音频频谱分析仪,它能把语音信号转变成可视的语图,即声纹。常见的用于声纹鉴定的语图仪有:美国 KAY 公司生产的 7800 型语图仪、DSP5500 语图仪等。

(二)语音工作站

语音工作站是 20 世纪 90 年代随着计算机技术的高度发展而开发出来的基于 PC 计算机的语音信号分析系统。常见的用于声纹鉴定的语音工作站有北京阳宸电子技术公司的 VS 系列语音工作站,科大讯飞公司的智能声纹鉴定工作站(forensic intelligent audio studio,FIAS),美国 KAY 公司的 4300 语音工作站、4500 语音工作站。

(三)说话人自动识别系统

说话人自动识别系统的开发与应用,声纹数据库的建设是声纹鉴定领域研究的热点和难点问题。目前国内的声纹鉴定主要采用听辨与视谱比对结合的方法(即视听方法),有鉴定资质的人员借助于计算机或电子设备,针对涉案语声与嫌疑人语声中相同的发音片段,对各种语音特征进行人工比对分析,给出鉴定意见。这就要求鉴定人员必须经过大量的专业培训,熟悉语音学、声学等相关专业知识。即便如此,当涉案语声与嫌疑人语声中没有足够数量的相同发音片段,或鉴定人听不懂录音中说话人所讲的方言、外语时,鉴定工作往往无法正常开展。说话人自动识别系统可以较好地解决上述问题,对涉案语声与嫌疑人语声进行自动识别,给出比对置信度,供鉴定人员参考使用。

完整的说话人自动识别系统是由预处理、特征提取、模型训练、模式匹配和判决(包括判决阈值选择)等几大部分组成。按其最终完成的任务可分为说话人自动确认(automatic speaker verification)和说话人自动辨认(automatic speaker identification)两类。本质上它们都是通过一定的程序和算法提取语音中与说话人本人特征有关的信息参数,建立语音模型,再与储存的参考语音模型比较,做出正确的判断。如图 10-3 是说话人自动识别系统示意图。

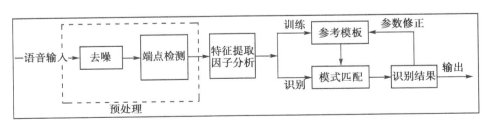

图 10-3 说话人自动识别系统示意图

四、声纹特征

（一）语音的图像

声纹（voiceprint）是借助有关科学仪器分析、显示出来的人的语音图像，是说话人语音声学特征的总和。在司法实践中，常使用语音的波形谱图、曲线谱图、三维谱图、功率谱图等。

1. 波形图（waveform）　是指声波的波形图，表征振幅随时间的动态变化，它包含了语音的所有信息。波形图主要有元音形成周期波和辅音形成的非周期波。波形图横坐标表示时间，纵坐标表示振幅，见图10-4。

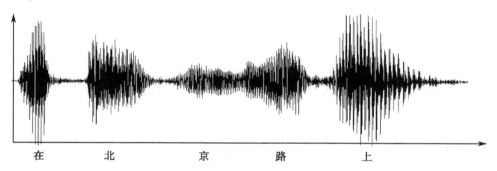

图10-4　普通话"在北京路上"的波形图

2. 曲线图

（1）振幅曲线（amplitude）：是指声波的振幅包络，是一条高低起伏的曲线，表示语音强弱随时间的动态变化。横坐标表示时间，纵坐标表示强度，见图10-5。

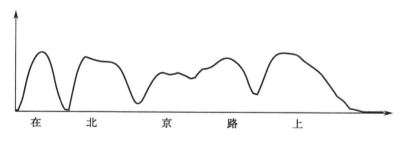

图10-5　普通话"在北京路上"的振幅曲线

（2）基频曲线（pitch 或 fundamental frequency）：基频是表征音高的重要参量，它是复合音中各频率分量的最大公约数。基频曲线表示基频随时间的动态变化，横坐标表示时间，纵坐标表示基频的数值，可利用光标进行测定。一个音节的基频曲线即该音节的声调曲线（tone），短语或句子的基频曲线即该短语或句子的语调曲线，见图10-6。

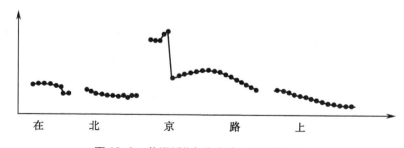

图10-6　普通话"在北京路上"的基频曲线

3. 三维谱图　表征语音的频率、强度和时间关系的谱图，横坐标表示时间，纵坐标表示频率，谱图的灰度表示语音强弱,故称三维谱图。

(1)宽带谱图:时间分辨能力较高、频率分辨能力较低,适合于表现和检测共振峰特性,见图10-7。

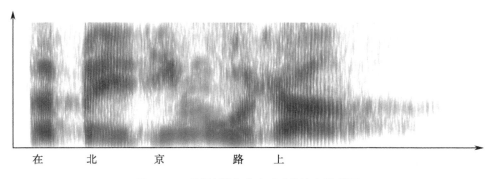

在　　北　　京　　路　　上

图 10-7　普通话"在北京路上"的宽带谱图

(2)窄带谱图:频率分辨能力较高,时间分辨能力较低,适用于表现和检测基频与谐波的形态及频率值,见图10-8。

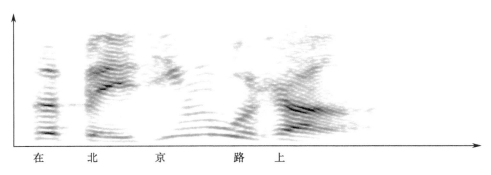

在　　北　　京　　路　　上

图 10-8　普通话"在北京路上"的窄带谱图

4. 二维谱图　前述各种谱图都是在时间域内实现的,相应的谱图分析称为时域分析。时域信号经傅里叶变换就可得到频域信号。声音的振幅随频率变化形成的谱图,称为频谱,相应的谱图分析称为频谱分析。二维谱图的横坐标表示语音的频率,纵坐标表示语音的强度。二维谱包括三种:即时频谱、光标间功率谱、长时平均功率谱。

(1)即时频谱为某时刻的语音频谱,显示语音各个谐波的频率和振幅的数值。可以用以检测共振峰的频率和振幅数值,特别是重叠共振峰的检测。

(2)光标间功率谱(区间功率谱)是两个光标之间的时间内语音的平均强度按频率分布,适用于某个音段、音节的元音共振峰、辅音强频区的频率和振幅数值的检测。

(3)长时平均功率谱是表征个人在特定环境下、一段时间内语音的谱包络特性,既可对语音进行形态学的定性分析,又能够根据谱包络中的峰值信息和强度参量,对声纹进行定量检测,如图10-9。

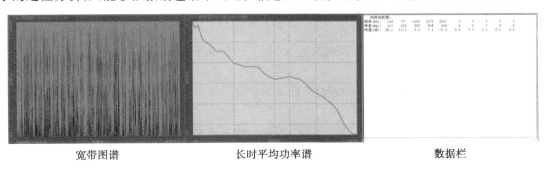

宽带图谱　　　　　　　　长时平均功率谱　　　　　　　数据栏

图 10-9　长时平均功率谱

（二）声纹模式

声纹模式一般指元音、辅音宽带谱图的频率和时间关系的形态。最基本的声纹模式可分为横杠、冲直条和乱纹三种。横杠是由噪音形成，冲直条由短暂的爆破音形成，乱纹由延续的噪音形成。这三种基本模式互相结合，就构成了不同语音的各种声纹模式，如图10-10所示。

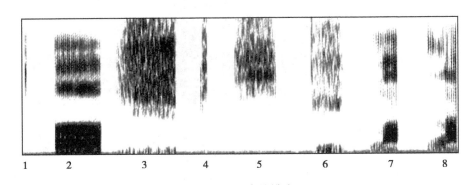

图10-10　声纹模式

1. 塞音冲直条；2. 噪音横杠；3. 擦音乱纹；4. 送气清塞音；
5. 送气清塞擦音；6. 送气浊塞擦音；7. 鼻音；8. 边音

（三）声纹特征

说话人的语音特征表现在多个方面，如口头语、言语缺陷特征、表达方式、言语速率、节奏、语音清晰度、流畅度、响亮度、方言口音以及音调、气嗓音特征、鼻音特征、清辅音浊化现象、协同发音现象等。上述语音特征有些可以反映在语图上，表现为噪音起始时间（VOT）、音渡特征（升降、斜率、趋向）、音节间过渡特征、共振峰特性（共振峰阶数、频率、强度、趋向）、韵律特性等，称为声纹特征。实验研究和以视听方法进行声纹鉴定的实践表明，以下几种声纹特征稳定性相对较强，应用价值较高。

1. 共振峰特性

（1）共振峰频率特征：共振峰频率是指每个元音和浊辅音音素各次共振峰的频率值。在语图上表现为灰度较深的横杠。选取涉案语声与嫌疑人语声中相同的发音片段，在光标间功率谱上可显示出共振峰频率的具体数字，供参考使用。

（2）共振峰走向特征：共振峰走向特征是指共振峰中心线的曲线形态，反映语音动态性。在语图上可参考彩色线纹的走向来进行判断，比对涉案语声与嫌疑人语声中相同的发音片段共振峰中心线的斜度、凹向、弯曲程度等。

图10-11中显示出120报警电话中报警人语声（涉案语声）与嫌疑人张某的语声中相同的发音片段共振峰频率特性一致；与嫌疑人王某的存在差异。

2. 过渡音征

（1）音节内过渡音征：指一个音节内部声纹的过渡形态，特别是辅音与元音相衔接处的动态性音段的形态。

（2）音节间过渡音征：指两个音节紧密相连时，前音节结尾处的元音与后音节辅音之间过渡段的走向形态及共振峰末端的频率位置。

图10-12中显示出120报警电话中报警人语声（涉案语声）与嫌疑人张某的语声相同的发音片段的音节内过渡音征表现相符。

3. 韵律特性　韵律特性反映说话人音强、声调和口齿清晰度。检验时，在语图上依次比对涉案语声与嫌疑人语声中相同的发音片段的振幅曲线、基频曲线及过零率曲线，综合分析涉案语声与嫌疑人语声韵律特性的差同。韵律特性受发音人生理、心理以及录音环境、录音条件等主客观因素的影响，

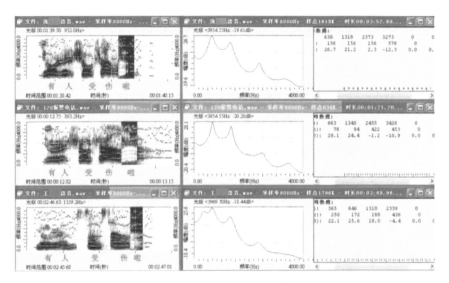

图 10-11　共振峰频率特性

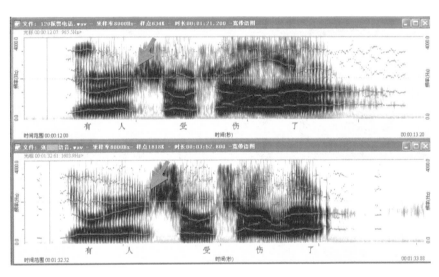

图 10-12　音节内过渡音征

易发生变化,可作为参考性指标。

　　图 10-13 中显示出 120 报警电话中报警人语声(涉案语声)与嫌疑人张某的语声相同的发音片段的韵律特性表现相近。

　　4.长时平均功率特征　长时平均功率特征反映一段时间内语音各谐波分量的平均强度。实践证明,时长超过 30 秒的长时平均功率谱具有一定稳定性,能够在一定程度上反映说话人的音质,可作为声纹鉴定的参考指标。

　　图 10-14 中显示出 120 报警电话中报警人语声(涉案语声)与嫌疑人张某的语声长时平均功率特征相符;与嫌疑人王某的语声长时平均功率特征不相符。

五、声纹鉴定的程序方法

(一)检材录音和样本录音的采集

　　检材和样本录音的采集是进行声纹鉴定的一项十分重要的前期工作,采集质量的好坏关系是否能够真实、清晰地反映出检材和样本语音的特征。

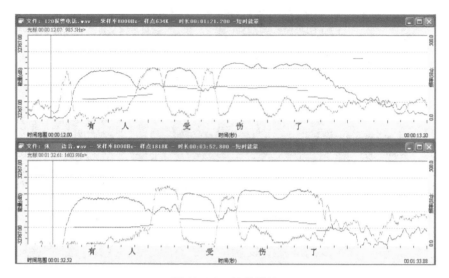

图 10-13　韵律特性

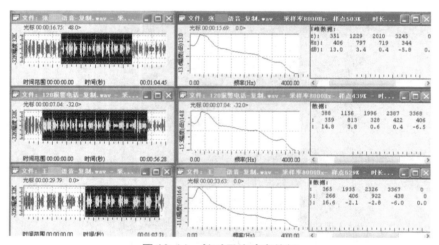

图 10-14　长时平均功率特征

1. 模拟录音的采集

（1）选用高质量的放音设备进行播放，可适当调节音量，以保证最佳输出。

（2）选用高质量的连接线和转接头连接放音设备和采集设备。

（3）选用高质量的采集设备，设置适当的采样率、采集时间、采集声道等参数。实践中，多使用语音工作站作为采集设备。

（4）采集时应保证录音电平适中，既不能过载也不能信号过低。

（5）采集的录音应保存为语音分析系统所能接受的文件格式，或能够在不损失录音质量的情况下转换为语音分析系统所能接受的格式。

2. 数字录音的采集　数字录音的采集主要通过计算机复制来实现。通过只读设备将录音设备与计算机相连接，以保证数字录音的原始属性不被修改。必要时需通过适当的软件进行格式转换，使其能够被语音分析系统所接受。

对于采集的录音应进行唯一性标识，必要时应对其进行检查或校验，保证其没有失真并适于分析。

3. 语音样本的录制　声纹鉴定中语音样本的提取是在找到嫌疑人的情况下录制的，录制前应进行精心的设计和安排，采取的录音设备、录音方式、录音距离尽量与检材录音相一致；嫌疑人所使用的方言、语速、语调、音量应尽量与检材录音相一致，防止其刻意伪装，应设计一段谈话，使嫌疑人自然地说出检材录音中的语句,以便检验;如果没有办法提取到嫌疑人自然对话的语声,也可提取朗读样本。注意,检材录音与样本语声中相同发音片段要达到一定的数量才能进行鉴定。实践中,具体操作步骤如下:

（1）熟悉被鉴定人语音的内容和特点,反复辨听,熟悉被鉴定人的对话内容,必要时进行书面记录。通过听觉和声谱检验,对检材语音进行分析,注意选取听辨清晰、谱图明显、特征价值高的语音,以备录制样本时重点提取。

（2）录音设备和环境要求

1）录制环境:尽量在无外界干扰的安静环境录制样本,不得模拟检材录音现场的噪声和回声效果。

2）录音方式:尽量采用与录制检材录音相同或相似的录音方式和传输线路,以保持样本与检材的信道影响一致。

3）录音设备:尽量使用录制检材的录音设备,如录制检材的录音设备无法获取或工作不正常,则应使用高质量的录音设备。如有可能,建议同时使用录制检材的录音设备和高质量的录音设备录制样本,以增加样本录制的可靠性及了解检材录制设备对语音的影响。

录制实验语音样本时工作人员应加入导语,内容应包括录制时间、地点、环境、录制人、在场人、被鉴定人、录音设备等事项,表明此录音只作为声纹鉴定的样本语音,并记录被鉴定人的配合程度、有无伪装等情况。

（二）审查检材录音与样本录音

1. 审查检材录音

（1）审查检材录音的原始性和真实性:声纹鉴定原则上要求提供原始的检材和样本录音。鉴定过程中发现不是原始录音的,一般应要求委托鉴定方提供原始录音;在鉴定过程中发现检材录音经过剪辑处理的,原则上不对语音的同一性出具鉴定意见,并向委托鉴定方说明理由。经过剪辑的检材录音就失去了证据价值,审查检材录音是否经过剪辑的方法有:

1）反复审听检材录音,看语速是否正常、语流是否连贯,如果语速不正常、语流不连贯,就有剪辑的可能;

2）记录检材言语内容,审查语意是否连贯,如果语意不连贯,有跳跃现象,就有剪辑的可能;

3）做出语音连续声纹图,审查背景噪音是否连续,如果背景噪音有中断、跳跃现象,语音就是编辑的;

4）发现可疑编辑处,看声纹图上共振峰的协同性是否被破坏,是否出现与语音无关的噪声乱纹,是否存在剪辑造成的"声痕迹";

5）审查检材录音中相同词语的声纹,如果一模一样,没有任何差别,就是由复制形成的。因为同一人不同时间说的相同话语声纹特征不可能完全相同。

（2）审查检材录音是否具备鉴定条件

存在下列情况,且程度严重,导致进一步的检验失去意义的,鉴定人可判定为检材不具备鉴定条件。

1）检材语音频率范围偏窄,第三以上（含第三）的共振峰基本没有得到反映;

2）检材录音听辨不清或严重失真的。如录音信噪比偏低,检材语音基本被其他声音所掩盖,导致听辨不清,特征反映不明显;录音大幅过载,导致检材语音特征不清晰或严重失真;

3）有效检材录音时间较短,清晰的语音的数量过少,导致检材语音特征反映不充分。

2. 审查样本录音　样本语音是否具备比对条件主要从以下几个方面考虑。如果判断为不具备或不满足比对条件的,应要求委托方进一步提供样本。

（1）录音质量:样本语音特征是否能够得到反映。

（2）样本语音的可比性:语种、方言与检材语音是否相同;发音方式、语速、语气是否与检材语音相同或相近;录音信道是否与检材语音相同或相近。

（3）样本语音的充分性：是否有足够的与检材语音相同的语音段。

（三）比较检验

根据我国公安部物证鉴定中心制定的"语音同一认定方法（IFSC 11-01-01-2010）"和司法部司法鉴定管理局颁布的"录音资料鉴定规范（SF/Z JD0301001-2010）"中"第 3 部分语音同一性鉴定规范"，可将我国大陆地区声纹鉴定的比较检验概括为"听、看、测"三个层面。

1. 听 "听"是指听觉鉴别，即通过听辨对说话人的语音特征进行分析，具体包括说话人的言语速率、节奏、清晰度、流畅度、响亮度、气嗓音特征、鼻音特征、方言口音以及音调、口头语、言语缺陷特征等。

2. 看 "看"是指视觉鉴别，即通过语图仪等分析仪器或计算机软件显示出的语音图像，对语音声学特征的异同进行直观比较；具体包括特定语音单元的声学特征和声学模式，如嗓音起始时间（VOT）、辅音过零率、辅音浊化、音渡特征（升降、斜率、趋向）、共振峰特性（共振峰阶数、频率、强度、趋向）、韵律特性等；视觉鉴别需要与听觉鉴别相结合。

3. 测 "测"是指定量比对，即通过测量或在数值分析模式下，对语音的声学参数值的异同进行比较，具体包括共振峰参量、振幅曲线参量、基频曲线参量、长时平均功率谱参量音节时长等；还要运用统计学的原理和方法进行多参量的统计分析。

此外，在司法部方法中还指出可以用实验分析法，即通过模拟实验对一些难以把握的语音特征进行分析；也可以通过一定设备或软件，对微弱的、受干扰的、不清晰的语音进行处理，使语音特征易于识别和分析。

比对表的制作：根据检验需要和语音特点，选择适当的分析模式、频率范围、分析带宽等参数；在语音工作站上并列检材语音和样本语音的声谱，制作比对表；通过标音、文字等方式对图谱的语音或内容进行标注；在比对表上对检材与样本语音特征的符合点和差异点进行标注。

（四）综合评断

在综合评断时要对检材录音与样本录音中声纹特征的符合点和差异点数量、质量进行动态分析判断，以出具鉴定意见。人的发音习惯动力定型后，即使同一人连续发相同的音其声纹特征也不会完全一致，因此，在进行综合评断时必须对差异点逐对进行动态分析，基本要点如下：

1. 结合案情 分析涉案语声与样本语声的差异是否是由于录音环境、录音设备、录音条件等客观因素不同所引起的；分析嫌疑人是否存在伪装，其生理、心理情况变化是否为差异点形成的主要原因。

2. 细致分析 对差异点所在的发音片段反复进行审听，判断音段形成时发音人的舌位、嘴型是否一致，是否产生了鼻化、浊化、协同发音等现象。分析这些发音方式的差异是不同人发音习惯所致，还是由同一人不同次发音导致的偶然现象。

3. 实验研究 对难以用已有理论和实践经验进行解释的差异点可采用实验的方式进行研究，通过有针对性的实验，来对差异点的产生进行定性。

通过动态分析，认为存在的差异点是可以解释的非本质差异，即可做出认定同一的鉴定意见，否则只能否定同一。

（五）鉴定意见

鉴定人员经过比较检验、综合评断后做出鉴定意见。鉴定意见有五种：

1. 认定同一 此意见要求检材、样本中可供比对的音节有 10 个以上，每个音节有 3 条以上有效共振峰；所有可供比对音节的特征符合率超过 90%。或者可供比对的音节有 6 个以上，每个音节有 4 条以上有效共振峰，特征符合率超过 95%。如果检材、样本有伪装，则不能下此鉴定意见。

2. 倾向认定同一 此意见要求检材、样本中可供比对的音节有 10 个以上，每个音节有 2 条以上有效共振峰；所有可供比对音节的特征符合率超过 80%。

3. 无法确定 此意见的检材、样本条件至少为以下之一者：检材、样本中可供比对的音节不足 10 个；音节的有效共振峰在 2 条以下；噪音过大；语音畸变严重。

4. 倾向否定同一　此意见要求检材、样本中可比对的音节有 10 个以上,每个音节有 2 条以上有效共振峰;所有可供比对音节的特征差异率超过 80%。

5. 否定同一　此意见要求检材、样本中可供比对的音节有 10 个以上,每个音节有 3 条以上有效共振峰;所有可供比对音节的特征差异率超过 90%。或者可供比对的音节有 6 个以上,每个音节有 4 条以上的有效共振峰,特征差异率超过 95%。如果检材、样本有伪装,则不能下此鉴定意见。

(陈维娜)

思考题

1. 言语识别的任务是什么?
2. 地域性言语识别的依据是什么?
3. 如何根据案件言语材料判断言语人的年龄、文化程度和职业?
4. 声纹鉴定的理论依据是什么?
5. 如何提取声纹鉴定所需的语音样本? 有哪些注意事项?

第十一章 刑事毒物分析

刑事毒物分析(criminal toxicological analysis)是运用化学、生物、物理、药学等学科的理论与技术,对检材进行定性和定量分析,确定中毒案件、毒品案件中的毒物、毒品。

毒物(poison,toxicant)是在一定条件下以较小剂量进入机体并作用于生物机体后,导致机体功能障碍甚至死亡的化学物质。

毒品(illegal drug)是指鸦片、海洛因、甲基苯丙胺(冰毒)、吗啡、大麻、可卡因及国家规定管制的其他能使人形成瘾癖的麻醉药品和精神药品。

常见的犯罪形式有投毒、贩毒、制毒,目前犯罪分子使用的毒物面广,作案手段隐蔽,近年来此类案件的发案率逐年上升。药物或者毒品的自杀、误服、医疗事故也时有发生。近年来环境污染中毒案件、食品安全案件也时有发生。

对于投毒案件和毒品案件,刑事科学技术人员的工作包括提取证据、刑事毒物分析、结合案情综合分析重建证据链。毒品也是毒物,毒品过量引起死亡的案例常有报道,毒品的鉴定方法也与毒物鉴定相同。本章中重点介绍刑事毒物基本知识、证据提取以及刑事毒物分析。

第一节 刑事毒物分析概述

古代有关毒物制备、毒物使用和毒物鉴别已有记载。《神农百草经》一书中记载的 365 种药物中有 125 种属于"多毒,不可久服"的药物。因此毒理学(toxicology)是人类最古老的一门科学。几种记载中常见的毒物中毒:

铅中毒:铅是具有神经毒性的重金属元素。铅熔点低易于冶炼,曾被广泛用做制作器皿的材料,导致了中毒死亡的案例。

砷中毒:砷元素的化合物均有毒,以矿物的形式存在自然界,人们很早就认识到砷和它的化合物的毒性,曾经被用于投毒的毒药。

生物碱中毒:生物碱是含毒的动植物的有效成分。自然界许多动植物均含毒素。例如蝎子、毒蛇、蜈蚣、毒蛙、河豚、斑蝥都是典型的有毒动物;乌头则是典型的含毒植物的代表。

随着化学技术的蓬勃发展,人工合成了越来越多的化合物,一些化工原料、农药、除草剂、灭鼠剂、镇静催眠类的药物也出现在中毒案件中。

一、毒物的概念与分类

毒物是指在一定条件下进入机体后,能与生物体之间发生相互作用,导致机体组织细胞代谢、功能和(或)形态结构损害的化学物质。物质是否有毒,与剂量和使用方式有关。该观点最早由瑞士毒理学家巴拉塞尔苏斯提出。一些医用药物,同时也是剧烈的毒物,如阿托品、吗啡;一些视为无毒的物质如食盐,一次服 250g 以上也可引起食盐中毒。所以,毒物的含义是相对的,很多临床药物在使用量恰当的时候可以用来治病,但是当误服或超剂量服用时就会扰乱或破坏生物机体,导致其功能损害而演变成为毒物。

机体由于毒物的作用,器官、组织、细胞的代谢、功能和(或)形态结构遭受损害而出现的疾病状态称为中毒(poisoning,intoxication)。因中毒而导致的死亡称中毒死亡(death from poisoning)。

毒物按照毒理作用进行分类,包括腐蚀性毒物、实质性毒物、酶系统毒物、血液毒和神经毒。也可按毒物的理化性质分类,包括挥发性毒物、非挥发性毒物、金属毒物、气体毒物和水溶性毒物等。按毒物毒理作用的差异,结合毒物的用途和来源几方面,可将毒物分为7类(表11-1)。按毒性大小分类,可将毒物分为5类(表11-2)。目前毒物的种类繁多,多按照惯例分类,尚无一个统一的标准的分类法。

表 11-1　毒物分类

毒物种类	代表毒物	特点
腐蚀性毒物	强酸、强碱及苯酚	对所接触局部有强烈腐蚀作用的毒物
毁坏性毒物	金属毒、磷化锌、某些毒蕈	被吸收后引起实质器官(肝、肾、心、脑等)发生损害的毒物
阻碍功能的毒物	催眠镇静药、酒精、各种麻醉剂与兴奋剂、氰化物、一氧化碳	吸收后阻碍脑、脊髓或呼吸功能的毒物
农药	有机磷、有机汞、有机氯、有机氟、无机氟	用于防治危害农作物、农产品病虫害及去除杂草
杀鼠剂	毒鼠强、氟乙酰胺、磷化锌	用来杀灭鼠类的毒物
有毒植物	乌头类植物、钩吻、雷公藤	此类植物在用后会产生毒性
有毒动物	毒蛇、河豚、斑蝥	此类动物的整体或部分器官组织具有毒性

表 11-2　WHO 的急性毒性分级标准

毒性分级	大鼠一次经口 LD_{50}(mg/kg)	6 只大鼠吸入 4 小时死亡 2~4 只的浓度(ppm)	兔经皮 LD_{50}(mg/kg)	对人可能致死估计量(g/kg)	总量(g/60kg)
剧毒	<1	<10	<5	<0.05	0.1
高毒	1~	10~	5~	0.05~	3
中等毒	50~	100~	44~	0.5~	30
低毒	500~	1000~	350~	5~	250
微毒	5000~	10000~	2180~	>15	>1000

二、判断中毒案件的法律依据和刑事毒物分析的任务

我国刑法中涉及毒物的罪行主要有危害公共安全罪中的投放危险物质罪、故意及过失杀人罪。

平时所说投毒案件是指作案人故意投放毒物致使人、畜伤亡,或者使公私财物遭受重大损失的犯罪案件。它是严重侵犯公民人身权利和危害公共安全的犯罪,新《刑法》把投毒犯罪规定为危害公共安全罪。

与投毒罪的主观故意不同,过失杀人罪是指过失致人死亡的行为,包括疏忽大意的过失致人死亡和过于自信的过失致人死亡。疏忽大意的过失致人死亡是指行为人应当预见自己的行为可能造成他人的死亡结果,由于疏忽大意而没有预见,以致造成他人死亡。行为人如因为过失或自信使得他人中毒身亡,也属过失杀人罪。

现代刑事科学技术中的毒物鉴定重点解决以下问题:确定是否发生了中毒;确定何种毒物引起中毒;确定进入体内毒物的量,并判断是否足以引起中毒或死亡;分析毒物进入机体的时间、途径和形式。

刑事科学技术人员必须具备毒物基本知识,完成以下几方面工作,才能回答上述问题,推断中毒或中毒死亡方式,是自杀、他杀、意外灾害抑或其他类型中毒。

1. 提取毒物分析的检材　对于活体,尿液样本提取方便快速,尿液检测成为毒物检测普遍的方法。对于疑似中毒的当事人,可以取得尿液的应采集尿样,并记录采集时间。毒物代谢物进入尿液需要一定时间,因而成为影响尿检结果的重要参数。血液也是重要的检材。10ml 血液可满足大部分常见毒物的筛选和确证。头发可以用于鉴定有较长期吸毒史的吸毒者。唾液也可以用于毒物鉴定。尸检中还可以采集一些体液和器官检材。胃内容物是常规检材。对于高度腐败的尸体,可检测玻璃体液。其他常用检材还包括脑、肝、脾、胃等。

2. 查找与毒物有关的器皿　饮用毒物的器皿,如一次性杯子、茶缸、碗等;药物、毒物的原包装。这些对毒物的定性和定量分析具有重要作用,并可为案件提供非常有价值的线索。

3. 毒物分析　毒物分析一般经过初筛、确证和定量三步。选择合适的毒物分析方法,是获得客观准确结果的前提。初筛和确证阶段需要运用多种方法进行。检材和毒物类型决定采用何种检测方法。挥发性有机毒物可用气相色谱法进行检测。重金属毒物可利用发射光谱或电感耦合等离子体-质谱联用法检测。非挥发性有机物,包括大部分药物、毒品,可以利用免疫方法初筛,而确证实验可以选择气相色谱-质谱法和液相色谱-串联质谱法。定量可采用气相色谱法和液相色谱法。

4. 综合分析　毒物分析仅仅是实验室检查,实验误差会导致假阳性或假阴性的结果。因此,必须结合侦查提供的案情,进行综合分析,才能真实客观地确定毒物的种类,剂量,致死量。

第二节　常见毒物中毒

刑事案件中常见的毒物类型有有机磷农药、杀鼠剂、金属、醇类、医用药物、一氧化碳、氰化物、乌头属植物、毒品等。中毒症状和尸体检查对判断毒物类型有重要的指导意义,可采用相应的分析方法进行检测。

一、金属毒物中毒

金属毒物是认识较早的毒物之一,其中毒性较大的有砷、汞、铅、铬等及其化合物。除投毒外,一些特殊领域中工作人员因长期接触重金属也可能导致慢性中毒。

1. 砷化物中毒　砷(arsenic)又称砒。砷中毒主要由砷的化合物引起,其三价化合物比五价化合物毒性更大。三氧化二砷,即砒霜或白砒,是典型代表。纯砒霜为白色粉末,无臭、无味。近年来砷逐渐被其他农药所取代,中毒案件已很少见。

砷易于从黏膜吸收(包括阴道黏膜),也能从皮肤吸收。砷与毛发、指甲和皮肤的角化组织有亲和力。

亚砷酸离子 AsO_3^- 与体内酶蛋白的巯基(—SH)结合,使酶失去活性,影响细胞的正常代谢。砷对黏膜有刺激作用,直接损害毛细血管,使其麻痹扩张,增加渗透性,并可引起肝、肾变性和坏死。少量砷化物多次进入机体可导致慢性中毒,而一次多量砷化物则导致急性中毒。急慢性砷中毒可累及机体多个系统,一般消化道症状和中枢系统的症状最为突出(表11-3)。

表11-3　砷中毒症状类型

中毒类型	消化道症状	中枢系统症状	其他
急性中毒	腹痛、腹泻、水样大便,有时带血,严重者酷似霍乱	中枢神经系统麻痹症状,意识模糊、谵妄、昏迷	发生四肢疼痛性痉挛
慢性中毒	胃肠道症状较急性时轻	神经衰弱症候群	多见皮肤黏膜病变与多发性神经炎

尸体检查特征:急性中毒死者呈脱水外貌,尸僵明显,腐败较慢,病变视中毒严重程度及死亡时间快慢而有所不同,如数小时内死亡的,胃肠道黏膜仅呈轻度刺激现象。迁延 24～48 小时以上死亡者,胃肠炎症显著,黏膜出血、糜烂,可有血性黏液。迁延至数日后死亡者,心、肝、肾等实质脏器脂肪变性,左心室内膜下常出现点状或条纹状出血,特别是室间隔部位明显。

慢性中毒者有较多特殊征象:毛发脱落、皮肤色素沉着,过度角化,特别是手掌和足底部。全身营养不良、贫血及恶病质。

急性中毒者的呕吐物、胃肠内容及肝、肾,尿等均为有用的化验检材。亚急性与慢性中毒时,要特别注意收集毛发、指甲及骨骼进行砷测定。对于砷检验,即使尸体埋葬已久,挖掘后仍有检验价值。由于砷分布范围较广,泥土和某些衣服色素中均含有砷,故同时应收集棺木四周的泥土、棺木及棺内衣物作为对照化验。采用电感耦合等离子体—质谱联用法检验。

2. 汞及其化合物　汞(mercury)及其化合物在工业上应用较多,除由此产生的中毒外,有些中毒死亡是由于其在医药方面的使用而造成的。如过去在医院和诊所中常广泛地采用 $HgCl_2$ 作消毒之用。另外有些中毒事件是由于食用了被工业生产中的含汞废料污染的鱼和其他食物所致。

急性汞中毒与砷中毒的机制和症状类似,也会出现肠胃不适等症状,但汞中毒还伴有流涎和肾衰。慢性汞中毒以牙齿的疏松、流涎、黑牙龈、肾衰为特征。

急性砷、汞中毒者治疗时,除了洗胃、催吐等措施加快毒物排出外,还可使用解毒剂二巯丙磺钠、二巯丙醇等。

体外检材以查获的剩余食物、不明液体或粉末、呕吐物等为佳。体内检材取中毒者洗胃液、血、尿或死者胃及内容物、血液、尿液、脏器、毛发等检材。采用电感耦合等离子体—质谱联用法检验。

二、甲醇与乙醇中毒

甲醇(methanol,methyl alcohol)、乙醇(alcohol,ethyl alcohol)均为无色透明的可燃性液体,易挥发。二者都是化工、医药等工业用原料和溶剂,用途很广。乙醇也是酒类饮料的主要成分,一般乙醇中毒以过量饮酒多见,甲醇中毒以误服或自杀多见。

甲醇、乙醇蒸气可以经过呼吸道吸收;甲醇、乙醇液体通过消化道吸收比较快,皮肤接触也可吸收,甲醇与乙醇直接进入血液吸收最快。甲醇、乙醇在氧化酶的作用下先氧化成醛、继而氧化成酸。乙醇通常服用 6 小时后血液中查不出原体,可以通过乙醇的特异性代谢物乙基葡萄糖醛酸苷的检测来判断。

甲醇轻度中毒有头痛、头晕、兴奋、步态不稳、共济失调等症状。中度中毒呈恶心、呕吐、出现幻觉、视物模糊、四肢厥冷等症状。重度中毒呈面色苍白、呼吸抑制、意识模糊、昏迷、最后因呼吸和循环衰竭而死亡。

乙醇中毒兴奋期可见眼充血,表情无忧无眠,欣快感,言多粗鲁,眩晕等。共济失调期神志错乱、语无伦次、行走不稳、动作笨拙、吐字不清等。昏睡期可见多汗、昏迷、血压下降、心跳加快、呕吐、大小便失禁、呼吸鼾声最后因呼吸中枢麻痹而死亡。

体外检材以查获的可疑液体为佳。体内检材取血、尿、胃组织及内容物、脑、玻璃体液等检材。体外检材可以直接用顶空萃取方法处理。体内检材也可以采用顶空萃取方法处理。主要采用顶空气相色谱法、顶空气相色谱-质谱联用法。也可以在提取处理后采用液-质联用法检测,也可以将检材沉淀蛋白后检测甲醛或乙醛代谢物,也可以在检材中加入浓硫酸并甲酯化衍生后检测甲酸或乙酸代谢物。

检测乙醇,可以在血液、尿液检材中添加内标(如 D5-EtG)后加入甲醇、高氯酸、乙腈等有机溶剂沉淀蛋白,用液-质联用法检测乙醇的特异性代谢物葡糖糖醛酸苷。

三、医用药物中毒

医用药物中毒是临床用作治疗的药物因过量使用或使用不当而引起的中毒甚至死亡。临床用药物容易引起中毒而导致伤害和死亡的有苯二氮䓬类、巴比妥类及吩噻嗪类等镇静催眠药,胰岛素和利多卡因、丁卡因等麻醉药等。这类药物中毒,对急性中毒的患者可采用洗胃、催吐、利尿等措施加快毒物排出。检材以洗胃液、尿液、胃内容物、血液为宜。

1. 苯二氮䓬类(benzodiazepine)药物是抗焦虑药,同时具有镇静催眠、抗惊厥等作用。该类药物包括氯氮䓬(chlordiazepoxide)、地西泮(diazepam)、硝西泮(nitrazepam)、奥沙西泮(oxazepam)、氯硝西泮(clonazepam)、艾司唑仑(estazolam)、三唑仑(triazolam)等。其中三唑仑、艾司唑仑等,不仅在临床上使用很普遍,也常被犯罪分子用于麻醉抢劫和麻醉强奸。氯氮䓬成人致死量约为2g,最小致死血药浓度为3mg/100ml;地西泮致死量为100~500mg/kg,最小致死血药浓度为2mg/100ml。

苯二氮䓬类中枢神经系统药物的主要毒性作用是抑制中枢神经,中毒后一般出现不同程度的嗜睡、头昏、乏力、共济失调等症状。大剂量可发生昏迷,呼吸循环抑制。

尸检可见明显尸斑,口唇、指甲青紫,内脏淤血,肺水肿、脑水肿,有时在胃中可见有色胶囊的残留物或残存未溶解的粉末或药片。

该类药物可用单抗免疫测试进行初筛,气质联用法或液质联用法可用来确证毒物。

2. 巴比妥类(barbiturates)药物为早些年普遍采用的镇静催眠药,是巴比妥酸的衍生物。临床常用巴比妥(barbital)、苯巴比妥(phenobarbital)、异戊巴比妥(amobarbital)、司可巴比妥(secobarbital)。此类药物药效和毒性差异较大,常规治疗量的10倍以上可致中毒。常用药物的成人致死量巴比妥为5~10g,苯巴比妥为4~9g,异戊巴比妥为2~5g,司可巴比妥为1~5g。

巴比妥类药物对中枢神经系统有广泛的抑制作用,其毒理机制可能与其抑制丘脑网状上行激活系统、阻断兴奋传导有关。急性中毒会出现嗜睡、神志不清、昏迷、体温下降、呼吸缓慢、发绀、肢体软弱、深昏迷等症状。慢性中毒症状为皮疹、语言不清、失眠、健忘、共济失调等。

尸检所见与苯二氮䓬类药物中毒相似,可用单抗免疫测试进行初筛,气质联用法可用来确证毒物。

3. 吩噻嗪类(phenothiazine)药物是一大类精神抑制药,包括氯丙嗪(chlorpromazine)、三氟拉嗪等,其中氯丙嗪是其典型代表药物,此类药物临床上通常用于治疗精神病患者,也用于增强麻醉、催眠或镇痛等作用。一般而言,该类药物的致死量为15~150mg/kg,血中致死浓度约为0.5mg/100ml。

该类药物的主要作用是抑制中枢神经系统,大量服用造成急性中毒可出现暂时性兴奋,继而嗜睡、共济失调、肌肉僵直、痉挛、血压和体温下降、呼吸缓慢、瞳孔缩小,最后因反射消失、休克窒息而死亡。

该类药物可用气质联用法或液质联用法来确证毒物。

四、一氧化碳中毒

一氧化碳(carbon monoxide,CO)是一种无色无味无刺激性的有毒气体。CO容易造成意外死亡和自杀。

CO意外中毒的危险普遍存在:在通风不良的室内烧煤取暖;烟囱、锅炉、燃烧器、空调等出现故障或使用不当;汽车引擎排气中含有CO,坐在封闭的汽车中或睡在房车里的人可能会在不知不觉中中毒;火灾中,木材、家具和织品燃烧时产生大量的CO,连同其他有毒的气体会致人中毒甚至死亡。

CO中毒主要原因是它和血红蛋白的巨大亲和力,极少量的CO就能够把氧气从血红蛋白中取代出来而生成碳氧血红蛋白(HbCO),从而降低血液运输氧气到组织的能力。

一氧化碳中毒的表现为血液呈现樱桃红色。在尸斑皮肤、肌肉、血液和内脏脏器,嘴唇也表现出特殊颜色。但是在达到高饱和度之前,这种特征是不明显的;迁延死亡者,尸斑和血液不呈樱桃红;年老和贫血者,血红蛋白浓度的减少降低了这种颜色的强度。

血液是判断是否CO中毒的重要检材,检测碳氧血红蛋白有很多种方法:用气室法将血液中释放的CO与氯化钯反应,既简便又实用;分光光度法检测是利用碳氧血红蛋白光谱中的特征吸收;气相色谱顶空技术配以 MS 或 FID 检测 CO 有较高准确性和灵敏度。一氧化碳中毒尸体腐败缓慢,如妥善保存,血液检材中的碳氧血红蛋白可保存 1 年左右,但甲醛固定后的检材,则无法准确检测碳氧血红蛋白或一氧化碳。

五、氢氰酸和氰化物中毒

氢氰酸及其盐类均为剧毒物质,常用的氰化物是其钠盐和钾盐。氢氰酸(hydrocyanic acid)是具苦杏仁特殊气味的无色液体。氰化钠和氰化钾为白色粉末或结晶,在空气中易吸收二氧化碳而逐渐变成碳酸盐。

氰化物被广泛用于多种领域,如实验室、照相、电镀、造船业等,因此氰化物自杀和投毒案件时常发生。

氢氰酸的口服最小致死量为 0.7mg/kg 体重;当在空气中的浓度达 0.2~0.5mg/L 时,即可致人死亡。氰化钠与氰化钾的口服致死量为 1~2mg/kg 体重。致死血浓度为 1mg/100ml。口服苦杏仁 40~60 粒,小儿口服 10~20 粒即可引起中毒或死亡。苦杏仁炒熟后,毒性大减。

氰化物进入体内,可使细胞失去对氧的利用能力,从而引起“内窒息”。

急性中毒者很快发出尖叫,全身痉挛,呼吸立即停止,一般出现闪电式昏迷和死亡。死亡一般在几秒钟内发生,但也有小剂量摄入,持续数十分钟,最后丧失意识而死亡。

中毒死者,尸斑、肌肉及血液均呈鲜红色。这需要与 CO 中毒相区别。如果大量吞入氰化物中毒者,胃内有苦杏仁味。消化道各段均可见充血水肿,尤其以胃及十二指肠糜烂出血严重。

氢氰酸和氰化物不稳定,应及时进行检验。氰化物的检验适合选用的方法有普鲁士蓝反应法,也可经氯胺 T 衍生化后,进行气相色谱法或气质联用法检测。

六、有机磷农药中毒

有机磷农药(organophosphorus pesticides)多为淡黄色或棕色油状液体,具有类似大蒜样的特殊臭味,易溶于多种有机溶剂及动植物油中、难溶于水。多数有机磷农药不能耐受高温,在氧化剂或生物酶催化作用下容易被氧化。

有机磷农药能经无损伤的皮肤、呼吸道、消化道进入体内,迅速分布到全身各组织器官并与组织蛋白牢固结合,其毒性作用主要源于抑制机体内胆碱酯酶(ChE),使之失去活性,从而丧失分解乙酰胆碱的能力,乙酰胆碱在体内蓄积,引起神经系统功能紊乱的中毒表现。当分布于平滑肌和腺体的节后神经纤维受累时产生毒蕈碱样(M 样)症状;节前神经纤维和运动神经纤维受累,出现烟碱样(N 样)症状;脑内神经受累,出现中枢神经系统症状。

有机磷的种类、剂型不同,出现症状的快慢、中毒程度均有差异。轻度中毒以 M 样作用为主;中度中毒时,既有 M 样作用又有 N 样作用;严重者,除上述作用还出现中枢神经系统的功能障碍。中枢神经系统症状有兴奋、躁动、共济失调,继而转入抑制、昏迷、呼吸麻痹而死亡。

对有机磷中毒死亡者,进行尸体解剖,可看到如下特征:尸斑显著,呈暗紫色,指甲与口唇青紫。瞳孔细小,口鼻周围有白色泡沫,有些尸检个例有特殊气味。切开胃可闻到有机磷特殊气味,甚至有可能见到棕黄色油状农药原药浮于胃内容物之上。

勘验中毒现场时应及时采取呕吐物,洗胃液、剩余饮食物。除此而外,胃及胃内容物是口服中毒死者毒物分析的首选检材,肝、血、肾、肌肉、皮肤视具体情况酌情采取。通常利用气相色谱法和气质联用法定性鉴别。

七、杀鼠剂中毒

杀鼠剂种类多达上百种。最早采用的杀鼠药为无机物,如砷化合物(砒霜、亚砷酸等)、磷化物(如磷化锌、磷化铝等),随后氟化物[氟乙酸钠(1080)、氟乙酰胺(1081)]、毒鼠强等鼠药也曾被广泛采用。目前我国已禁止生产使用氟乙酰胺和毒鼠强等易造成二次中毒的鼠药,普遍采用以香豆素类和茚满二酮类为代表的抗凝血类杀鼠剂,如敌鼠、华法林、杀鼠迷、大隆等。

1. 磷化锌(zinc phosphide,Zn_3P_2)　灰黑色粉末,有电石气臭味。入体后与胃酸作用生成磷化氢(PH_3),主要作用于中枢神经系统及实质性脏器的酶系统等,影响功能代谢,造成死亡。$2 \sim 3g$ 可引起成人死亡。尸检可发现腹腔及胃内有特殊电石气味,胃底部及黏膜皱褶处有黑色粉末附着。磷化锌的检验可考虑检测磷化氢及锌离子,采用溴化汞试验、硝酸银试验、二硫腙反应等方法检测。

2. 氟乙酰胺(fluoroacetamide,1081)　高效的有机氟杀鼠剂。人口服 $0.1 \sim 0.5g$ 可中毒死亡。我国早已禁止生产使用,但由于结构简单,易合成,因而价格低廉,加之无色无味,已成为刑事案件中常见的毒物。

氟乙酰胺的毒性机制主要是破坏体内三羧酸循环,最终造成神经系统的损害。检验时以检测氟乙酸根为主,化学显色法常用硫靛反应、纳氏反应。此外还可经衍生化后采用气相色谱法和气质联用法检测。

3. 毒鼠强　毒鼠强(tetramine)又名"424"、鼠没命等,化学名为四次甲基二砜四胺。该化合物是1949 年由德国拜尔公司首先合成,其毒性很高,超过氰化物,早已禁止生产、销售和使用,但 20 世纪90 年代我国该化合物的滥用达到高峰,危害十分严重。

中毒症状出现很快,重度中毒者表现为类似"癫痫"(羊癫风)的大发作,倒地抽搐、昏迷,数小时便死亡。毒鼠强中毒目前没有特效解毒药,只能对症治疗。毒鼠强的检验可通过气质联用法进行。

4. 抗凝血类杀鼠药　抗凝血类杀鼠药品种繁多,其毒理机制通常是通过抑制维生素 K1,干扰或破坏体内凝血酶原的合成,从而破坏凝血机制。同时使毛细血管变脆,抗张力减退,血管通透性增加,造成内脏和皮下大出血,导致死亡。尸检能见到的主要特征是全身广泛性出血。

检材毒物分析时,注意选择灵敏度较高的方法检验。因为通常中毒后,病程较长,死亡时体内脏器中药物的含量往往较刚中毒时低。可采用气质联用法或液质联用法进行分析。

八、乌头属植物中毒

乌头属毛茛科乌头属植物。很多乌头属植物作为药用已有很久的历史。该属的植物品种很多,约 50 多种。有如药典收载的川乌(radix aconiti)和草乌(radix aconiti kusnezoffii),其中成分较明确。而有些乌头属中草药,至今尚不明确其中起毒理作用的化学成分。

除川乌、草乌外,较重要的还有雪上一枝蒿(aconitum brachypodum diels)、铁棒锤(aconitum szechenyianum gay)等。乌头属植物多数具有剧烈的毒性。许多谋害、自杀和意外的悲剧都是乌头造成的,特别是过量服用乌头浸泡的药酒或使用未经炮制的乌头而引起的中毒事件经常发生。

乌头属植物中含有的毒性成分主要是双酯型生物碱,包括乌头碱(aconitine)、次乌头碱(hypaconitine)、新乌头碱、乙酰乌头碱等。

双酯型生物碱不稳定,极易水解。乌头中药炮制机制就是通过加热水解使之成为单酯型生物碱达到减低毒性的目的。

1. 毒性及中毒症状　乌头中毒一般致死量:川乌 $3 \sim 5g$,草乌 $3 \sim 4g$,雪上一枝蒿 $0.5 \sim 2g$,炮制附子 $30 \sim 60g$。纯乌头碱的中毒量为 $0.2mg$,致死量为 $3 \sim 5mg$,但纯乌头碱中毒的情况很少。因乌头碱吸收较快,所以中毒症状出现早。吸收后主要作用于神经系统和心血管系统。

中毒症状表现为:口唇、舌尖麻刺感,四肢发麻,全身有麻木和蚁走感等症状。胃内烧灼感,并伴有恶心、呕吐、腹痛、腹泻等肠胃症状。心慌、气短、烦躁不安、四肢无力等,严重者因呼吸和循环衰竭死亡。

2. 尸检及取材　尸检可能会见到胃中有中药状的残渣和粉末,胃黏膜表面黏液较多。由于乌头碱极易水解,故取材后应及时送检。取材除胃内容物、血、肝等常用检材外,应注重收集剩余药渣、浸泡液,尤其注意采取当地乌头类植物或药材作为对照。

3. 毒物检验 乌头生物碱检验主要用液相色谱法或通过 N-甲基-N-三甲基甲硅烷三氟乙酰胺（MSTFA）衍生化后用气质联用法分析。不过目前检测乌头生物碱及其水解产物最有效手段应属液质联用法。在应用分析结果时应考虑到如下可能：由于乌头生物碱的中毒量很小，且极易水解，所以如果受条件限制检测不出该成分及代谢物时，不可轻易排除中毒的可能性。

九、番木鳖碱中毒

中药马钱子又名番木鳖，是马钱科植物马钱或云南马钱的干燥成熟种子。马钱子中含有吲哚类生物碱，主要为士的宁（又名番木鳖碱）和马钱子碱（又名布鲁辛）。硝酸士的宁在临床用于治疗瘫痪和肌肉松弛等症，因毒性大，安全范围小，现已少用。士的宁和马钱子碱都有很强的苦味，不易经口施行谋害。中毒多因误服、用药不当等所致，偶有自杀或谋害。

士的宁的毒性较大，一次摄入 5mg 即可出现中毒症状，30mg 可致死。士的宁和马钱子碱对脊髓有高度选择兴奋作用，能阻断抑制性递质甘氨酸对神经元的作用，造成兴奋在脊髓中持续性传播。

主要中毒症状有全身强直性痉挛，或阵发性抽搐、最后因呼吸肌痉挛而窒息死亡。士的宁入体后很快被吸收，排泄缓慢，有蓄积作用；在活体内可逐渐被代谢消失，在尸体中可经久不变，埋葬数年的尸体内脏仍有检识价值。

尸检可见尸僵发生早而强，延续时间较长，往往出现四肢痉挛性屈曲，手脚掌向外翻转，手背弯于胸前。

检材提取后，可用气质联用法或液质联用法检验。

十、斑蝥

斑蝥属于有毒动物，为芫菁科昆虫。斑蝥的有毒成分为斑蝥素，药用的主要有南方大斑蝥和黄黑小斑蝥的虫体。

临床主要用于治疗腰腿痛、风湿痛及疥癣、恶疮等。近年来也有研究用它治疗恶性肿瘤。最常见的中毒原因是谬论误传，比如斑蝥可用作堕胎或治疗和预防狂犬病。亦有因药酒用量过大而中毒致死的事件。

口服斑蝥 0.6g 可引起中毒，1.5g 可致死。10~60mg 斑蝥素可使人致死。

由斑蝥虫体及其粉末或制剂引起的中毒多见，纯斑蝥素中毒的事件罕见。斑蝥素有破坏组织细胞的作用，使接触部位的皮肤、黏膜发疱，吸收入体内迅速，入体内后随血液循环分布于各脏器，解剖可见内脏脏器受损。斑蝥素经口进入可导致消化道、肾、尿道、膀胱等起疱引发剧烈疼痛。对肾的损伤尤为突出，尿中可见血凝块。

检材中斑蝥素的分离净化主要依据其溶解性能、升华性能和碱性水溶液中开环溶解等性质，可以得到较好的效果。斑蝥素的检验采取升华显微结晶试验及对二甲氨基苯甲醛、间苯二酚等化学方法。斑蝥素能升华且对热稳定的性质使之适用气相色谱法检测。用气-质联用法可确切鉴定。

第三节 中毒案件的线索与证据

受害人、受害人亲属、报案人、犯罪现场等与案件有直接间接关系的客观事实对于判断案件是否为投毒案件，判断毒物的类型，推断投毒分子特征都有重要意义。

一、受害人线索

受害人对于判断事件性质和确定侦查方向有重要帮助，可以提供揭露犯罪的重要信息。刑事科学技术人员应该全面地收集和分析受害者的各种信息，包括他们的健康状况、社会关系、经济背景等。

（一）案情

在判断当事人的死亡或不良健康状况是否由毒物引起时,刑事科学技术人员应掌握那些有提示作用的案情线索(表11-4)。受害人周围那些对事件表示怀疑的亲友或目击者,最可能提供这种线索。

表11-4　案情线索对案件事实的提示

案情	线索意义	注意事项
健康状况良好的人,无任何征兆的突然死亡;现场及受害人没有暴力作用的征象	可能是中毒,也可能为猝死	应在排除器质性病变,并获得确凿毒物分析证据后方可定为中毒死亡
有人干扰受害人接受医疗救助	可能是担心受害人被救活,也可能担心医务人员发现问题	注意调查干扰者和受害人之间的社会关系
受害人的病态表现很像自然疾病,但针对相似自然疾病的治疗总是无效	只是对症治疗,没有消除毒物摄入,因而治疗无效	也可能是疾病诊断和治疗有问题
受害人的病态表现循环复发,在家发病,在医院康复后,回家又发病	可能是受害人家中被密切接触者投毒,在医院中因为治疗或是投毒者无机可乘而缓解	需要和慢性疾病相区分
受害人的病态表现,出现在有某种关联的一个小群体中(如一个单位,一个宿舍)	可能为集体投毒	需要和传染性疾病相区分
受害人出事后,通知、召集受害人亲戚、朋友的行为被人阻扰;有人坚持不要尸检;有人坚持快速火化	可能是投毒者干扰侦破	注意调查干扰者和受害人之间的社会关系
受害者死后,家人或朋友没有沉浸于悲痛,而是随意的散布死亡原因	可能是投毒者有意转移调查者注意	应在补充案情调查的基础上下结论
有人对毒物很熟悉,或是曾经关注、学习毒物知识	为投毒作准备	注意调查他是否有作案动机和作案时间

（二）尸体检查的病理发现

对于可能是中毒后死亡的尸体,刑事技术人员应该注意以下问题:

1. 受害人尸体检查未见到那些可直接归因于毒药作用的形态改变时,存在以下毒物中毒的可能:急性中枢神经系统抑制剂,如醇类、醚类、镇静剂、氯仿、安眠药等;化学性窒息气体,如一氧化碳、氢氰酸;有机磷毒物,如马拉硫磷、对硫磷;生物碱,如士的宁、阿片制剂。

2. 存在系统性的细胞损伤证据,但却在体腔入口处未见到明显损伤。这时可考虑砷化合物和硝基苯中毒。

3. 在体腔入口处存在损伤,而未见到系统性细胞损伤。这时应该考虑那些造成了急性细胞坏死的腐蚀性毒物和刺激性气体(氯气、二氧化硫)。

4. 局部损伤和系统性损伤均存在。这种情况应该考虑重金属毒物,如氯化汞、砒霜、锑、铅。

（三）中毒后的典型表现

一些典型的症状和体征可以提示刑事技术人员有关受害人中毒的种类(表11-5)。

表 11-5　常见的毒物中毒临床表现

症状体征	提示可能的毒物类型	举例
脱发	慢性重金属中毒	砷中毒、锑中毒、铊中毒等
瞳孔缩小	中枢抑制性药物中毒	阿片类毒物、有机磷农药、生物碱、吗啡、氯丙嗪等
瞳孔放大	生物碱、氰化物、酒精	阿托品类、氰化钾、钩吻碱、乌头碱
异常气味	有机磷农药	1059、敌敌畏
口腔烧灼感觉	腐蚀性毒物、酸类、氢氧化钠等碱类	氢氧化钠、苯酚
严重胃肠道症状	烈性动植物类毒物、重金属毒、腐蚀性毒	斑蝥、河豚、乌头、藜芦、瓜蒂、砷、氢氧化钾
反复发作胃痉挛	慢性中毒的典型症状	慢性砷中毒
脆指甲或白色横纹	重金属中毒	慢性砷中毒

以上症状也可见于疾病时(表 11-6),通过调查走访,了解当事人既往病史,结合其他伴发症状体征和具体案情,一般可以鉴别。

表 11-6　中毒与疾病的鉴别

症状	中毒	疾病
迅速死亡	氰化物、有机磷	冠心病、脑溢血
恶心、呕吐、腹痛、腹泻	重金属毒、腐蚀性毒、氰化物、斑蝥、河豚、乌头、藜芦、瓜蒂等	胃肠炎、阑尾炎、肝、肾疾病、尿毒症、肠梗阻,多种传染病
抽搐	士的宁、有机磷、有机氟、氰化物、局部麻醉剂、酚	破伤风、子痫、脑膜炎、小儿高热
昏迷	酒精、催眠镇静剂、氰化物、CO、农药	脑血管意外、肝昏迷、尿毒症、疟疾
瞳孔散大	颠茄碱类、氰化物、酒精、钩吻碱、乌头碱	青光眼、CNS 疾病、视神经萎缩、交感神经兴奋
瞳孔缩小	阿片、吗啡及其衍生物、有机磷、冬眠灵、毒蕈碱、毒扁豆碱、毛果芸香碱	脑出血、脑肿瘤、颈交感神经麻痹
全身或局部麻痹	CO、钡、乌头碱,肉毒中毒	脑和脊髓疾病、神经炎
呼吸减慢	阿片、吗啡、CO、催眠药、酒精	颅内压升高,深度缺氧
呼吸加快	颠茄类、士的宁、咖啡因	急性呼吸器疾病、酸中毒
呼吸困难	士的宁、氰化物、CO、亚硝酸盐	心脏或呼吸系病、过敏、尿毒症
发绀	亚硝酸盐、有机磷、巴比妥类、阿片	同上

二、中毒案件的现场勘查

刑事科学技术人员应仔细勘查现场,努力收集那些可以帮助我们锁定毒物源头和投毒者的证据。

1. 案情搜集　除了解中毒者的一般情况,如姓名、年龄、性别、职业、住址等外,中毒调查中刑事技术人员应该重点掌握受害人发病情况、以往健康状况及社会关系情况(表 11-7)。

2. 证据提取地点　投毒案件在策划、准备和执行中往往涉及多个地点。每一地点的证据都是确定犯罪事实的证据链条中的重要部分(表 11-8)。

表 11-7 受害人案情收集

发病方面	以往健康方面	社会关系方面
最初出现症状的位置	是否患有慢性疾病或正在服药	财产情况如何,随身物品是否丢失
具体症状都有哪些	精神状态如何	家庭成员关系如何
发病现场有哪些目击者,呼救者是谁	是否存在安定、酒精等药物依赖的情况	是否存在仇人或被人记恨,是否曾被人威胁恐吓
是否在饮食之后发病,同饮食者情况如何	是否存在不健康生活习惯	事发之前受害人是否收到过意外的邮件、包裹、礼品

表 11-8 中毒案件现场证据的提取

常见地点类型	线索提示	举例
发现受害人地点	收集含有受害人残留毒物的物品,是中毒的直接证据	水杯、呕吐物、衣服等
投毒地点	可能为饭店、厨房、浴室、诊所等地。对于推断作案过程和刻画投毒者特征有重要指示	药瓶、饮料瓶、餐具等
丢弃或处理毒物地点	处理毒物的细节可反映投毒者的心理素质和行为特征	垃圾桶、下水道、洗手池等
准备毒物地点	常为投毒者感到安全和秘密的地点,可提供查找投毒者的线索	含有残留毒物的袋子、包装盒、器皿等
获得毒物地点	医院、药店、化玻店、实验室等处,可以获得间接证据	购买凭证、人证、处方等相关物证

3. 证据提取的注意事项 现场调查中,最先发现受害人的目击者的描述很重要,应搞清楚受害人在治疗之前的原始表现:受害人是否被清理过;清理受害人的材料有哪些;刑事科学技术人员应该牢记那些看起来很明显的现象可能全是错误的;对于物证的提取不该有选择性,应该全面提取,全面检查;对现场物品要仔细甄别;提取痕迹物证要分别提取、分别包装。提取痕迹物证所使用的工具不能重复使用,以防污染。证据提取应完备,例如残余的食物、药物、毒品、化学试剂、瓶子、餐具、污染的被单、衣物等都应完整提取。

有些投毒案件现场很难提取有价值的痕迹物证,给侦查破案带来一定的难度,可根据毒物的特性有针对性的提取物证。如毒鼠强,人体一旦沾上很难短时间内清洗掉。怀疑毒鼠强投毒的案件,对于嫌疑对象随身的附着物应该仔细检查,如当天所穿的衣服,衣服口袋内的物品,十指指甲,随身所带的包等。

三、投毒者的心理分析

以往侦破的投毒案件,暴露出一些投毒罪犯心理、精神状况和行为方式的规律。掌握这些规律对我们判断案件性质,制定分析方案,很有帮助。

投毒者的动机:选择毒害对象的方式,常常可以反映出投毒者的投毒动机。有些投毒者选择了特定的毒害对象,而另一些则随机的选择对象。这两类投毒者的动机完全不同。依据受害者的特异性我们可以将投毒者分为两大类:①有特定毒害目标的投毒者,其动机常常是图财害命或是嫉妒、仇恨以及政治目的;②随机选择作案目标的投毒者,其动机主要是异常甚至变态的心理或精神状态。这类投毒者常具有敏感而极端的自尊心,想要玩弄他人,仇视社会或是空虚无聊。按照犯罪计划和实施的速度,每一类又可分为两个亚群,缓慢而谨慎实施犯罪者和仓促急忙实施犯罪者。不同的亚群又反映出不同的犯罪动机。当然有些投毒者为了掩饰犯罪动机,迷惑侦查,而伪装其他投毒方式。例如,丈夫为了杀死妻子,而不惜在妻子工作的工厂投毒,造成群体中毒的严重事件。

投毒者心理:投毒者选择毒物作为工具,而放弃了匕首、枪、棍子、绳子等传统工具。为了理解隐藏在此种选择之后的动机和心理,国外的刑事调查界对已经定罪的投毒者展开了细致的研究,希望可以找到他们行为和背景上的一些共性。显然这种研究对于指导投毒案件的侦破有重要意义。大多数情况下,投毒者都是狡诈、贪婪、怯懦的,在躯体上和精神上都惧怕对抗,抱着侥幸逃脱罪责的心理。他们的这种心理活动,有学者描述为 B 型病态人格,即自恋型人格障碍。

第四节　毒物分析程序

毒物分析的程序包括,检材提取,毒物分离和分析方案的制订,确定毒物分析方法,实验分析,书写实验记录和报告。

一、检材的提取与保存

1. 提取　无论是临床急救,还是现场勘查,或是尸体解剖,都应注意及时收集供毒物分析用的检材。倘若错过时机,如剩余饮食或呕吐物被倒掉,尸体被火化,检材便不可复得。其中最重要的检材是取自中毒者体内的器官组织和体液。只有从中毒者体内的器官组织内检出足够量的毒物,才能作为中毒的有力根据。若仅仅从胃内容物发现毒物,也不能完全肯定毒物是生前进入体内。必须从血、尿和内脏检出毒物及其代谢产物,才表明毒物已被吸收,但腐蚀性酸、碱等是例外。因为酸、碱只能在消化道内检出,吸收到体内即改变其形式,且腐蚀性酸碱中毒必须定量。

解剖取材,除血、尿、粪以外,还应充分收集各种脏器和组织,包括空腔脏器及其内容物。器官的采取以含毒量最多为原则,更依案情而有所选择(表 11-9)。

表 11-9　适宜于毒物分析用的检材

检材	所需量	中毒种类
胃及胃内容物	全部或 100g	多种中毒
肠内容物	全部或 100g	多种中毒
血	20~50ml	多种中毒
尿	100ml	多种中毒
胆汁	全部	吗啡、美沙酮、导眠能
肝	100g	多种毒物,特别是金属毒、安眠药
肾	一侧肾	多种毒物,特别是金属毒、磺胺类
脑	100g	挥发性毒物,脂溶性毒物
肺	一侧肺	有毒气体,挥发性溶剂
骨	200g	铅、砷、镭或其他放射性物质
头发,指甲	5g	砷、铊
脂肪组织	50g	杀虫剂,特别是 DDT
肌肉	200g	多种中毒(当内脏高度腐败时)

2. 保存　各种检材应分装于各容器内,及时冰冻冷藏,冷藏对所有检材的保留最为理想。不宜加防腐剂,必要时可加乙醇(分析纯),送检时并附送一瓶所用乙醇样品作对照。

3. 送检　检材装毕,严密封签,注明死者姓名,检材名称,收集日期,经手人签字。这样既防止挥散逸漏,也防止有人从中倒换或故意添加毒物。随同检材需另附一份材料,载明案情、中毒症状,尸体检查所见及化验目的。

经过调查研究,周密地制定分析方案后,慎重使用,因检材一经消耗即不可复得。特别注意保留三分之一的检材,加上封签,冰冻保存,不得动用,专供必要时由其他专门机构复验用。否则,在对化验结果有疑问需要进行复核时,如检材已全部用完,将造成无法复验核实的严重后果。

二、制订毒物分析方案

在了解中毒过程、临床症状、尸体解剖所见、法医或医师的初步判断和意见、检材的种类和数量等情况后,综合制定分析方案。

其中特别是中毒经过要核实并慎重分析。如果案情十分明确,中毒史、尸检所见、现场调查都表明某一毒物中毒可能性较大,即可将该类型毒物作为分析方案的重点。经过初步预实验,证明确含有该毒物,即可选用适宜的检材和分离鉴定方法进行该毒物的定性和定量分析。

但应注意不要受假象所蒙蔽,如现场表现是煤气中毒,但也有可能在暴露于煤气之前曾给过某种毒物。切忌听信错误的"线索",不再做调查研究,将仅有的少量检材投于某一毒物的化验或无计划地进行试验,结果浪费了检材,造成不可弥补的损失。

三、毒物分离和分析

一般检测生物组织中所含毒物,需要选择适当方法先从大量"杂质"中将毒物分离,才能分析鉴定,而这些毒物又多是未知的,并且检材一经消耗不可复得,因此,必须选择分离效果好、回收率高的分离方法和可靠而灵敏度高的分析方法。

(一)分离方法的选择

依据毒物的化学性质,选择合适的方法才可进行有效分离。一般有下面一些常用的分离方法(表11-10)。

表 11-10　从组织(体液)中分离毒物的方法

方法	可分离的毒物	代表毒物
顶空萃取	挥发性毒物	氰化物、乙醇等
直接萃取	非挥发性毒物	巴比妥类、吩噻嗪类、吗啡等
液液萃取	非挥发性有机毒物	同上
固相萃取	非挥发性有机毒物	同上
固相微萃取	挥发性毒物、非挥发性有机毒物	氰化物、乙醇、巴比妥类、吩噻嗪类、吗啡等
灰化法	金属毒物	砷、汞、铊、铅
透析法	离子型毒物	强酸、强碱、亚硝酸盐

(二)分析方法

优先选择国家标准、行业标准、地方标准或公认的规范方法。对于未知毒物的检测,先采用筛查方法进行筛查,如免疫法、色谱法等,再对可疑毒物进行确证,确证方法有气质联用法、液质联用法等。随着科学技术的不断进步,毒物分析方法也随着发展,现代毒物分析方法包括薄层色谱、气相色谱、液相色谱、气质联用、液质联用、紫外光谱、红外光谱、毛细管电泳、电感耦合等离子体—质谱联用、核磁共振等。必须熟悉分析方法的专一性,灵敏度和干扰因素。最好先选用无损于毒物检材的方法(不破坏、消耗毒物),如一些光谱法。并应注意:①确证试验最好能有图谱、结晶、色斑等可保存的结果记录;②应注意仅靠一种非专属反应不能确证毒物的存在;③定量分析应对分析方法进行方法学评价。

除化学方法外,中毒鉴定也采取生物学的方法。例如利用青蛙试验观察士的宁引起的典型痉挛,散瞳试验鉴定阿托品及皮肤发疱试验鉴定斑蝥素等都是十分灵敏而有价值的方法。

当某种毒物有效成分不十分明了或尚无满意的化学分析方法时,也可采用动物试验,观察毒物对生物体的作用,包括中毒症候、生物化学及病理学等方面的变化,与案例做比对,以辅助鉴定。

四、毒物分析结果判定

毒物分析的结果对确定是否中毒与毒物的性质固然起决定性作用,但不是唯一的证据,由于许多因素能够影响分析结果,阳性结果不一定能肯定中毒,阴性结果不一定能否定中毒,因此必须具体情况具体分析,全面综合地看待获得的结果,才能避免鉴定出错。

结果为阳性,应考虑以下问题:毒物是否作为药物进入机体;化验结果与全部调查材料是否相互吻合;毒物是否死后进入尸体;采取检材过程中有无毒物污染;技术操作是否正确;仪器、试剂是否纯净,试验时是否因混有其他物质而产生假阳性;有些毒物分布极广,到处有微量散布,有些金属元素在正常人体也有微量存在,所以必须有量的估计,不可贸然定为中毒。

结果为阴性,应考虑以下问题:收集检材是否及时妥当;一般超过 24 小时,许多常见毒物从体液中就已检测不出,它们可能已在体内被分解、结合或排泄,尤其是服用量不大时;毒物是否在尸体中随腐败分解或逸失。如挥发性毒物经过短期后即不能检出;所推想的毒物有无灵敏的检出方法,或用现有的方法能否检出;某些有毒动植物目前还没有合适的检测方法,此时尤其应该考虑;技术操作是否精确熟练;试剂和配制是否合乎规格。近年研究发现,腐败组织可产生氰化物,多种细菌能产生乙醇,腐败时还可产生少量 CO(<10%)及多种挥发性成分,这些组织腐败产物均可混淆化验结果,所以对腐败检材分析的结果评定时应予注意。

第五节 毒品及其鉴定

毒品犯罪日益猖獗,引发了严重社会问题。非法制造、销售、储存各种法律管制的毒品,是很多国家都严厉打击的犯罪。毒品使用过量导致死亡,也会引起许多法律问题。因而掌握毒品的概念、分类,熟悉常见毒品的理化性质和药理学特性,以及常用毒品鉴定方法是刑事科学技术人员的必备素质。

一、基本概念

1. 毒品(drugs,illicit drugs) 是国际禁毒公约和有关法律法规规定管制的能够使人形成瘾癖的麻醉药品和精神药物的统称,具有成瘾性和社会危害性两种特点。1997 年《刑法》第 357 条第 1 款对毒品做了立法解释:本法所称的毒品,是指鸦片、海洛因、甲基苯丙胺(冰毒)、吗啡、大麻以及国家规定管制的其他能够使人形成瘾癖的麻醉药品和精神药品。我国根据国际公约和本国实际情况,将 238 种麻醉药品和精神药品纳入了管制的范围。

2. 吸毒 是指某些人为了变换情绪或诱导欣快感,非法使用明令禁止的药物(即毒品)的违法行为。也就是说,使用的药物是除特殊医疗目的以外禁止生产、销售和使用的,并且使用这些药物的目的不是为了治病,而是为了寻求不正常的情感享受。吸毒在任何国家都是违法行为。吸毒即"滥用毒品","毒品成瘾","毒品依赖"。与"药物滥用"(drug abuse)概念和范畴有区别,吸毒是药物滥用的一部分,吸毒和药物滥用不是等同的,药物滥用范围更广泛,所涉及药物也更多。

3. 药物依赖性 是指由致依赖性药物(成瘾物质)与机体相互作用所产生的特殊精神和躯体状态,表现为强制性连续不断使用药物来取得特定的心身效应、或以此避免药物戒断综合征出现。自我用药导致了耐受性增加、戒断症状和强制性觅药行为(compulsive drug seeking behavior)。所谓强制性觅药行为是指使用者冲动性使用药物,不顾一切后果,是自我失去控制的表现,不一定是人们常常理解的意志薄弱、道德败坏的问题。

药物依赖性分为身体依赖性(physical dependence)和精神依赖性(psychic dependence)。身体依赖性又称生理依赖性,它是由于反复用药所造成的一种病理性适应状态,主要表现为耐受性增加和停药后出现戒断症状。精神依赖性又称心理依赖性,指用药后使人产生的一种愉快满足的或欣快的感觉,驱使使用者为寻求这种感觉而反复使用药物,表现所谓的渴求状态(craving)。

4. 药物滥用(drug abuse)　指与医疗目的无关的反复大量使用某种或某些具有依赖性潜力的精神活性物质的行为。表现为强迫性觅药并持续性及不断加大剂量的自行用药行为。

5. 戒断状态(withdrawal state)　指停止使用药物、减少使用剂量或使用拮抗剂后所出现的特殊的心理生理症状群,其机制是由于长期用药后,突然停药引起的适应性的反跳(rebound)。不同药物所致的戒断症状因其药理特性不同而有所差异。一般表现为与所使用药物的药理作用相反的症状。

二、毒品的分类

根据有关国际公约和我国的法律法规一般将毒品分麻醉药品和精神药物两大类,它们有时被称为"精神活性药物(psychoactive drugs)";另外还有一些具有依赖性特性的药物(毒品)分为以下三大类:

1. 麻醉药品(narcotic drugs)　是指连续使用后易产生依赖性、能形成瘾癖的麻醉药品(表11-11)。

表 11-11　麻醉药品

种类	常见药物	案件情况
阿片类	吗啡、可待因、海洛因、哌替啶、美沙酮、芬太尼等	中毒多见于医疗上过量使用或误用
可卡因类	古柯叶、古柯糊等	西方常见毒品,中毒多见于滥用者过量使用
大麻类	各种大麻制剂	西方常见毒品,我国多见于新疆地区;急性中毒少见,多为慢性中毒,常伴有精神症状

2. 精神药物　是指能够影响人类情绪、行为、改变意识状态,并有致依赖作用的一类化学物质,人们使用这些物质的目的在于取得或保持某些特殊的心理、生理状态。毒品中有一部分就属于精神药物(表11-12)。

表 11-12　精神药物

种类	常见药物	案件情况
镇静催眠药和抗焦虑药	巴比妥类,苯二氮䓬类等	多见于治疗,偶见误服,罕见投毒
中枢兴奋剂	苯丙胺,甲基苯丙胺(冰毒),摇头丸等	滥用群体主要为城市中年轻人,以娱乐为目的的使用中发生过量应用而中毒
致幻剂	麦角酰二乙胺(LSD),麦司卡林、色胺类致幻剂,苯环己哌啶	我国应用较少;LSD中毒致死少见,药物产生幻觉、妄想后的自杀、他杀和意外可导致死亡

除了以上两类毒品,还有其他一些毒品,因为导致瘾癖的能力和对使用者生活的影响力都相对较低,因而社会管制的程度也较轻,如烟草、酒精。此外,一些挥发性有机溶剂,如甲苯、丙酮、四氯化碳等,也具有成瘾性,广义上讲也是毒品。

三、阿片类毒品鉴定

阿片(opium)是罂粟科植物罂粟或白花罂粟,未成熟蒴果壳浆的干燥物,呈黑褐色膏状。阿片中含有几十种生物碱,其中含量最高的为吗啡(morphine),可超过10%;其他比较重要的生物碱有可待因、那可丁、罂粟碱和蒂巴因。

阿片和罂粟果作为止痛镇咳药使用已有几千年历史,从阿片中提取出来的吗啡、可待因、罂粟碱等纯品化合物也是临床上常用的药物。阿片类药物反复使用可使人产生依赖性,属于国际麻醉药品管制品种。海洛因(heroin)又名二乙酰吗啡,其毒性作用和成瘾性比吗啡更强,是当前对社会危害最大的毒品。

1. 阿片类的体内代谢　阿片类药物可通过不同的途径给药,如口服、注射或吸入等。阿片类药物口服吸收较慢,皮下或肌肉注射吸收率较高,皮下注射 30 分钟后即可吸收 60%,约 1/3 与血浆蛋白结合,游离型吗啡迅速经血液分布于全身实质器官,如肺、肝、肾、脾及骨骼肌。吗啡对中枢神经系统并无特殊亲和力,仅有少量吗啡可通过血-脑脊液屏障,足以产生高效的药理作用。当吗啡被乙酰化成为海洛因后,则较易透过血-脑脊液屏障,所以静脉注射海洛因所体验到的瞬间快感比注射吗啡更为强烈。

吗啡主要在肝脏进行生物转化,60%～70% 的吗啡在肝内与葡萄糖醛酸结合成 6-葡萄糖醛酸吗啡而失效,10% 脱甲基成为去甲基吗啡,20% 为游离型,主要自尿排出。葡萄糖醛酸结合吗啡及少数游离吗啡于 24～48 小时内大部分自肾排泄,5%～14% 由粪便排出,只有 2%～12% 经代谢转化的吗啡以原型从尿中排出。另有少量吗啡经乳汁和胆汁排出,也可通过胎盘进入胎儿体内。吗啡的血浆半衰期 2.5～3h。

2. 阿片类常见中毒症状　急性中毒的症状是中枢神经系统深度抑制所致。早期症状表现为颜面潮红、头晕、沉重、意识模糊、精神恍惚、疲劳感,常有恶心、呕吐,逐渐进入昏睡状态。呼吸深度抑制、瞳孔缩小、发绀为阿片中毒三联症。严重者可发生全身性抽搐,意识不清,昏迷,甚至死亡。

长期使用阿片类药物表现为消瘦、贫血、精神萎靡、早衰、食欲缺乏、便秘、性功能减退或消失,窦性心动过速和频发室性早搏,不同程度呼吸困难等症状。

3. 阿片类毒品鉴定　缴获物品中怀疑有阿片类毒品的,可以通过形态学鉴定、显色反应、薄层色谱、高效液相色谱、气相色谱等方法鉴定。形态学和显色反应用于初筛,显色反应的阴性结果可用于排除毒品,而阳性结果则需要进一步通过色谱的方法确证,因为一些非阿片生物碱的有机物也可以与显色剂发生反应。

抓获嫌犯怀疑吸食阿片类毒品,或是怀疑阿片中毒、死亡的,应该进行体内阿片类毒品代谢物的检测。尿液和血液是检测代谢物的常用检材。免疫层析法、ELISA 法、放射免疫分析等的免疫学方法可用于快速初筛。例如,目前广泛使用的胶体金试纸是专门用于尿、血中吗啡筛查的免疫层析法检测。利用嫌疑人少许尿液,插入试纸数分钟后,质控区有紫红色带,而测试区没有紫红色条带,则为阳性,说明嫌犯吸食过吗啡。但应注意假阳性的情况,如操作不当或是尿样中有漂白粉、明矾时。

阴性结果可以排除,但阳性结果则需要进一步开展确证实验,常用的确证实验有气相色谱、毛细管电泳和高效液相色谱等。

四、大麻类毒品及其鉴定

大麻(cannabis sativa)是桑科植物中的一种,原分布于亚洲,其主要活性成分是四氢大麻酚、大麻酚(cannabinol)和大麻二酚(cannabidiol)等。吸食大麻的方式有烟吸、吞服、甚至加工后注射,其中将其混于烟叶中制成烟卷吸食的方式较普遍。大麻类毒品具有精神兴奋和致幻作用,过量吸食后会导致类似醉酒的症状,长期服用会导致幻觉,孕妇吸食易影响后代的正常发育。大麻很少致死,亦无明显戒断症状。取材对于活体以尿液、毛发为佳,而对于吸食致死者除采取血、尿、胃内容物、肝、肺等组织外,手指、牙齿上的烟釉或口腔清洗液也可用于检测。

鉴定中主要对大麻中的大麻二酚(CBD)、大麻酚(CBN)和四氢大麻酚三种有效成分进行定性和定量测定。常规化学检验,操作简单、快速,反应明确,是非常简易的定性和筛选方法,常用快兰 B 盐实验和快速 Duquenois 实验。当然,薄层色谱、高效液相色谱和气相色谱也可检测各类大麻成分。

五、苯丙胺类毒品及其鉴定

苯丙胺类药物是一类人工合成的非儿茶酚胺拟交感神经药,是苯丙胺及其衍生物的统称,有很强的中枢兴奋作用,并易形成药物依赖性,涉及有几十种类型。

1. 苯丙胺类药物分类　根据本类药物化学结构及药理作用不同可分四类(表11-13)。

表 11-13　苯丙胺类药物分类

种类	代表药物	备注
兴奋型	苯丙胺、甲基苯丙胺、哌醋甲酯	我国广泛滥用的"冰毒"就是甲基苯丙胺
致幻型	二甲氧基甲基苯丙胺、溴基二甲氧基苯丙胺	致幻作用比麦斯卡林强100倍以上
抑制食欲型	苯甲吗啉、苯双甲吗啉、芬氟拉明、右旋芬氟拉明	精神作用弱,滥用较少,临床可用作减肥药
混合型	亚甲二氧基甲基苯丙胺、亚甲二氧基乙基苯丙胺	"摇头丸"是兴奋型和混合型苯丙胺混合制成的片剂

2. 中毒症状　兴奋型苯丙胺类药物急性中毒症状表现中枢神经系统兴奋,精神与体力均显活跃,焦虑,眩晕,意识紊乱;外周交感神经症状,也可因高血压危象、循环衰竭死亡。

致幻作用的苯丙胺类药物,可导致急性中毒。临床症状表现为兴奋,心动过速,呼吸急促,急性肾衰竭,高血压危象,恶性高热,体温可达40～44℃,可因循环衰竭和急性心律失常而死亡。苯丙胺类药物的长期滥用,可使体重减轻,营养不良,严重者可出现心功能障碍和精神障碍。

3. 苯丙胺类毒物　鉴定判断中毒的间接证据包括:①苯丙胺类药物接触史;②中毒症状反映出中枢兴奋和交感神经兴奋的症状;③长期滥用者体形消瘦,有幻觉、妄想等精神症状;④尸检见心肌损害、肝肺等肉芽肿形成、指甲脆化、脑出血等。

毒物分析时可获得直接证据。尿液和血液是必须提取的检材;尸体取材常选择肝脏、肾脏、脑组织。甲醛-硫酸反应、亚硝基铁、氰化钠反应是毒物分析的首选化学反应,也可利用色谱、紫外吸收光谱法进行确证。

六、可卡类毒品的鉴定

可卡因(cocaine)又名古柯碱,是目前常见的滥用药物。近几年,被滥用的是药效更强的可卡因游离碱"crack",其兴奋效果强且出现迅速,短时间内产生依赖性。

可卡因依赖临床表现为对中枢神经的刺激作用,如大脑皮质兴奋产生欣快感和消除疲劳及饥饿等。慢性依赖可引起精神障碍和各种器官功能衰退。大剂量服用的临床症状为深度精神抑郁、精神失常,甚至呼吸衰竭,心律失常而导致死亡。

利用尿样进行定性分析是目前较常用的方法,尿中含有原药以及代谢产物,可以作为鉴定滥用者的凭证。也可采用血液进行毒物分析,可以减少个体因素对毒物分析结果的影响,但是有时血液中可卡因代谢物的浓度偏低,给毒物分析造成困难。毛发的毒物分析可以确认长期滥用药物者。

七、氯胺酮毒品的鉴定

氯胺酮(ketamine),系非麻醉性镇痛药类,属于苯环利定的衍生物,临床上用做手术麻醉剂或麻醉诱导剂,具有一定精神依赖性。氯胺酮为白色粉末,故俗称"K粉",其化学全名为2-邻-氯苯基-2-甲氨基环己酮,是苯环己哌啶(phencyclidine,PCP)的衍生物,属NMDA(N-甲基-D-天门冬氨酸)受体拮抗剂。2004年7月国家食品药品监督局将氯胺酮制剂列入第一类精神药品进行管制。

1. 毒理作用　氯胺酮可经鼻吸、口服、静脉注射、肌注、气雾法摄取等多种途径吸收。氯胺酮作用机制复杂,涉及 NMDA 受体、阿片类受体、单胺类受体、毒蕈碱受体和电压依赖性钙通道受体等,同时具有中枢兴奋、中枢抑制、镇痛、抗焦虑、麻醉、致幻等作用。

2. 中毒症状 氯胺酮作用较快,用药后一般 5~10 分钟内即可达到滥用者追求的轻微梦幻感。摄入 10mg 的量便足以产生自我感觉良好的、幻觉的、漂浮的、知觉轮换和扩张的感觉。

服用氯胺酮后都会出现"去人格化"(depersonalization)、"去真实感"(derealization)、人体形象(body imagery)改变、梦境、幻觉以及恶心、呕吐。这些梦境和幻觉有些是愉悦的,有些则是痛苦的,这些梦境和滥用者近期的梦境及经历的事件有关,这种梦幻作用因滥用者个体精神状况和滥用场景而异。

氯胺酮的作用概括为"正性"和"负性"反应两类。氯胺酮的"正性反应"包括浮漂感和分离感、刺激感、幻境、增加认知感或精神联系、欣快感。"负性反应"包括运动失调、讲话含糊不清、头昏、精神错乱、过度兴奋、不愉快感觉、视物模糊不清、负性幻觉、社交能力下降、焦虑、恶心、失眠、性欲下降。

氯胺酮滥用而发生急性中毒死亡的很少见。氯胺酮的毒性反应呈剂量相关的特点,使用剂量越大,反应越明显,普遍的毒性反应包括眼球震颤、瞳孔散大、胸闷、胸痛、呼吸抑制、焦虑、血压上升、心跳过速、呕吐、流涎、谵妄、尖叫、兴奋、烦躁不安、定向障碍、认知障碍、易激惹行为、鲜明的梦幻觉、错觉、精神分离状态或分裂症、中等肌张力增加和颤抖等。有些甚至发生氯胺酮过敏反应,表现为急性荨麻疹、眼结膜水肿、喉水肿、休克,常伴有呼吸道分泌物增多、咳嗽、呼吸急促、心动过速等。氯胺酮急性中毒死亡原因多为急性呼吸、心搏骤停。长期使用氯胺酮者有明显的精神依赖性,并可出现一定的耐受性。

3. 氯胺酮毒品鉴定 体外检材可直接用化学反应或光谱法进行筛选,体内检材应用色谱法进行分析。尿液是氯胺酮及其代谢物分析检测的首选检材。血液中药物成分相对稳定。口服者取胃组织及胃内容物。长期滥用氯胺酮者还可采取毛发作为检材。另外还可提取脑、肝、胆汁、肾等组织进行氯胺酮含量检测。注射用药者还应采取注射局部的皮肤及皮下组织及非注射处的对照组织作为检材。

(张玉荣 曾晓锋)

思考题

1. 简述毒物的概念和常见毒物的分类。
2. 试述砷中毒症状和尸体检查特征。
3. 医用药物中毒中所涉及的药物主要有哪些。
4. 简述毒物检材选择的一般原则。
5. 简述毒品分类和常见毒品鉴定。

第十二章　生物物证鉴定

　　刑事科学生物证据（bio-evidence）在刑事与民事案件审判中起着至关重要的作用，是我国刑事诉讼法中规定的一类重要证据。生物物证主要指与人体有关的生物性检材，包括人体组织与器官、体液、分泌物、排泄物及由它们形成的斑痕。如血液、精液、唾液、骨骼、牙齿、毛发、肌肉、皮肤、黏膜等。随着现代科学技术的不断发展，新的技术和理论的出现，生物证据分析与 DNA 鉴定技术给刑事科学理论与技术带来革命性变化。现代 DNA 识别技术可以达到完全认定犯罪嫌疑人，为犯罪的侦查提供了有利的线索，为审判提供了可靠的科学证据。

　　犯罪在实施过程中总会留下各种各样的物证，在常见的凶杀、斗殴、抢劫、性犯罪等暴力犯罪以及交通事故和一些民事案件中，由于个体间、个体与周围物体（凶器、肇事车辆等）的接触，常常在犯罪现场可以发现血痕（液）、精斑（液）、毛发、烟头、组织碎屑等各种物证检材，将这些物证检材进行检验并与犯罪嫌疑人或受害人进行统一认定比对，从而认定犯罪嫌疑人。我们时常听说关于如何使用血液样本中的 DNA 来进行个体身份认定。但是血液本身的一些信息，如它滴落在哪里，如何落下的，血滴或血迹的形状和大小都是罪案调查中的重要信息。

　　血迹形态分析领域需要数学、物理学、生物学和化学方面的知识。当然，血迹形态分析工作并不像电视剧中演的那么简单。如果遇到多人遇害的案件，血迹分析工作就会更加复杂。尽管如此，训练有素的血迹分析专家还是可以为案件的侦破提供大量的重要信息。现在血迹分析已经成为了犯罪现场调查中的标准程序。

第一节　现场生物检材的采集、保存

　　生物检材的采集、保存是生物物证鉴定的第一步，包括检材的发现、提取、包装、保存等，正确的检材采集、保存是生物物证鉴定工作的前提保障。

一、检材的发现

　　大部分物证检材是在现场勘查中发现的，也有在搜查犯罪嫌疑人及检查被害人时发现的。物证检材可出现于任何地方，需认真仔细地勘验寻找，不断积累经验，提高勘验水平。

　　1. 血痕　　血痕（blood-stains）多分布于现场的地面、草丛、墙壁、家具、衣服、鞋帽、被褥、蚊帐和凶器上或人体头发间、指甲缝里。有些案件还需拆开物件才能发现，如刀刃与刀身结合部、地板缝、衣缝、鞋底与鞋面结合部等。

　　2. 精液（斑）　　精液（斑）可附着于衣裤、被褥、手帕、草纸和草席等处，也可附着在被害人腹壁、大腿和阴毛上。

　　3. 唾液斑　　唾液斑（salivary stain）可见于现场的香烟头、口香糖、牙签、饮料容器以及咬痕上。

　　4. 毛发　　毛发（hairs）常见于地面、草丛、家具、被褥以及凶器上，也可见于死者手中、口中和衣服上。强奸案件，应注意被害人内衣、外阴部和大腿间，发生交通事故时，肇事车辆，特别是轮胎上，可能遗留遇害者的毛发。

5. 皮肤及其他脏器组织碎片　皮肤、组织碎片等可见于被害人或罪犯指甲内。交通事故案件中，可与血液同时附着于车轮、挡泥板、保险杠及底盘上等。

二、检材的提取

提取检材前，要先拍照、绘图、测量和记录其检材的原始状态，再根据检材的种类和特点采用适当的方法进行提取（图 12-1）。

1. 犯罪现场血液样本的收集　新鲜血液用注射器吸取，注入含 EDTA 的小瓶；新鲜潮湿的大血块加等容积的生理盐水保存红细胞；采集人全血，每人采血 5～10ml，用两个试管分装，一管加抗凝剂（EDTA 或 ACD），另一管不加抗凝剂，立即送实验室检验，如必须过夜则冰箱冷藏保存，但不能冷冻。

2. 犯罪现场血痕样本收集

（1）干血痂的收集：将血痂刮在小瓶内或净纸上，包好装入信封，也可在血痂表面用胶带提取。注意收集血痂周围基质作对照。

（2）含血小刀、石块、室内装饰物、地毯（织品）的收集：可将整个物品直接送检，也可切割含血部分送检。注意提取不含血部分作基质对照。

（3）墙壁上小血痕的收集：用生理盐水湿棉线擦拭提取，使棉线颜色和血痕色泽相同，尽量多提取几根棉线，晾干备用，也可用胶带提取。注意提取血痕周围基质作对照。

（4）细小血痕的收集：同样用棉线提取（用较少的棉线）或胶带提取。

（5）大血斑的收集：将血斑于刮在净纸上，包好，装入信封。

（6）衣物上血痕的收集：将衣物于室温晾干，避免日光直晒，衣物要各自分别装入包装袋内，用订书钉封口，不要用塑料袋包装。

3. 体液、分泌液、排泄物及器官组织　对被奸杀或死因不明的女性尸体，应用棉签或纱布提取阴道内容物，必要时，取肛门、会阴部或口腔标本以检查精子。同时提取血液和唾液作对照样本。

4. 皮肤、碎骨、脏器碎块　用镊子或戴手套收集，分别置于干净容器内，切勿用酒精或甲醛固定或加各种防腐剂。

5. 毛发　单个的几根毛发可用手或镊子提取，也可用真空吸尘器、提取带毛纤维收集器，然后把毛发放入纸中折叠起来再放入纸袋中，贴上标签，注明提取地点、时间，然后封口。

三、检材的包装、保存

生物性检材易受各种理化及微生物的破坏，离开身体时间越长，能检验的项目越少。所有检材应尽快送检。若不能及时检验，较好的办法是低温保存，温度越低，保质时间越久。

无冷藏条件，需要远道送检的检材，要晾干保存。不同的检材应分别包装，并注明检材的名称、来源、数量、提取日期，包装应注意密封，以避免检材的意外丢失、污染等（图 12-2）。

四、物证检验的程序和要求

物证采集后应及时检验。受委托单位检验，若系专人送检，应详细了解案情、现场情况和物证采集的情况，再与送检人共同核实检材包装情况及件数，填写登记表（表 12-1）。如检材条件不足（量过于微少或无对照等），应事先解释清楚、要求补足。若系邮寄送检的检材，收到后，先详细阅读来函，然后检查包装情况，是否与来函清单相符，若发现异常或检材条件不足，应及时通知送检单位，或要求补齐检材，得到答复后方可进行检验。

对于送检的各种不同的法医生物性检材，应针对其送检要求制定出检验方案。一般先进行简单的直观检查、物理检验等不破坏检材的检验，然后再进行化学或生物学检验。所耗检材一般不超过三分之一,其余作为复验或再鉴定时使用。对于检材量甚微,不可能有剩余,则应事先声明,征得上级许可或委托单位同意后,方可耗尽。对在检验过程中出现的各种矛盾或疑难问题,应组织专家讨论制订解决方案。检验完毕后,要撰写物证检验鉴定书,及时交寄送检单位,剩余检材应妥善保存或退还送检单位。

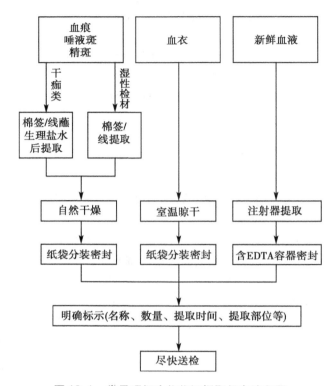

图 12-1　常见现场生物物证提取保存流程图

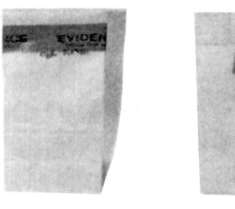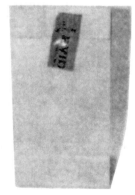

a   b

图 12-2　检材的包装
a. 正确的检材包装方法;b. 错误的包装方法

表 12-1　生物检材送检登记表

送检单位			联系电话			
案件类型		案件编号			检材编号	
检材名称		采集人			采集时间	
采集部位		对照基质			包装物	
检材数量		抗凝剂			送检时间	
检材承载物	棉签□　棉线□　衣物□　无承载物□　其他_____					
检验要求	个体识别□　亲子鉴定□　死亡原因□　其他_____					
检材描述						
备注						

送检人签字：

接收单位：

接收人签字：

接收日期：

第二节　血迹形态分析

血迹形态分析(bloodstain pattern analysis,BPA)是刑事科学领域内一个重要内容。使用血迹(血痕)作为法庭证据并非近几年才有的事,然而现代科学理论的应用将这门学科带到了一个新的高度。新技术尤其是 DNA 分析技术的进步,在侦探和犯罪学专家破案和对犯罪嫌疑人进行定罪的过程中起到了很大作用。

血液(斑)是最常见的生物检材,其鉴定包括依据血迹形态分析和血痕刑事科学鉴定,如血迹形态分析包括血迹各种形状、血迹形成的高度和角度、血迹大小、血迹运动方向和轨迹等;血痕刑事科学鉴定包括血液化学实验、血清学试验、种属鉴定、性别鉴定、个体识别等。一个调查人员开始重新构建案发当时的经过,比如案件是何时在哪里发生的,凶手使用的是怎样的武器,其与受害者的关系如何等,如何获取这些信息的呢? 一小滴血能告诉我们什么呢? 在本节主要讨论血迹形态分析和相关知识。

血液滴在平面上呈圆形滴状,如落下的距离加长,其周围边缘呈明显锯齿状,甚至周围再溅出逗点状小血痕(图 12-3)。血液斜向滴在平面上则在行进的方向形成突起,此锯齿状突起可指示行进的方向,如倾斜到某种程度滴下,可呈线条状或流注状。动脉出血时,出血周围的墙面、地面及家具等物品上可出现喷溅状血痕。静脉出血时,血液向低位流下,可在受伤者身体上出现流柱状血痕。由凶器叩击流出的血以及产生的飞沫,或粘有血液的凶器上下挥动时,由于离心力,飞溅出的血均可落在相当远的地方。血泊所在地往往是原始现场,根据血泊大小可估计出血量。凶犯手上粘有血液时,往往在凶器柄上、门框或门把上留有血指纹或血掌纹。凶犯脚踩血液,则可遗留血鞋印或血足印,这些都属于

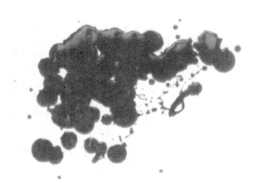

图 12-3　血迹

血印痕,对确认凶犯有特别价值。被害人受伤后有行动能力时,可留有指纹或血足印等血印痕,应加以鉴别。

一、血迹分析的历史

尽管在 19 世纪 90 年代前后就已有一些涉及血迹类型分析的研究出现,但是调查人员一直都未能意识到其真正的价值。第一个比较著名的血迹研究是由波兰法庭科学研究所的 Eduard Piotrowski 博士进行的。他的研究成果最终成为一本专著《头部击打损伤案件中血迹的来源、形状、方向和分布》。而包含对血迹类型说明的案件则是在这本专著出版的 50 年之后才出现。在俄亥俄州 Samuel Sheppard 的著名案件中,Paul Kirk 博士首次将血迹证据引入法庭调查。这个 1955 年的案件标志着法庭系统对于血迹证据重要性的首次承认。Kirk 博士通过血迹证据不但演示出了罪犯和受害者的位置,而且证明罪犯是用其左手攻击的受害者。

在这一领域的另一个重要人物是 Herbert MacDonell 博士,他在 1971 年出版了专著《人类血液和血滴类型的飞行特征》。MacDonell 同时还培训了很多血迹类型分析专家。1983 年,他和第一届血迹研究所年会的其他参会者们成立了国际血迹分析协会(IABPA)。从那时起,血迹分析开始得到重视和发展。现在血迹分析已经成为了犯罪现场调查中的标准程序。

在一些案件中,血迹类型分析专家可能无法到达犯罪现场。他们只能借助于其他的调查人员和技术对现场血迹进行长距、中距和近距离照相。这一技术需要标明每个血迹与犯罪现场其他部分的关系,比如家具。随后,分析专家们通过观察这些照片并最终得出结论。如果无法获得足够的照片,就无法进行血迹类型分析。这些临时性的技术和一些现场的调查人员可能会毁掉一些血迹证据,所以分析专家们还需要分辨一下哪些血脚印是受害者留的,哪些是警察留的。

血迹分析领域需要数学、物理学、生物学和化学方面的知识。犯罪学和司法专业的学生们可以从法科学课程中学到这方面的知识。但是目前大多数的分析专家都属于半路出家,他们是通过参加各种上岗培训课程和研讨会取得相应的执照。国际血迹类型分析协会(International Association of Bloodstain Pattern Analysis,IABPA)会时常提供很多这方面的培训。IABPA 为血迹分析工作制定了一个 40 个学时的标准课程。此外,其他的组织,比如国际鉴定协会也为血迹分析工作提供相关课程和资质认证。加拿大皇家骑警和渥太华警察学校也向法医学员提供血迹分析方面的培训,而后者的培训课程同时向全世界开放。

二、血液的基础知识

(一)血液

血液是一种人体组织,它能够在人体内循环并向身体的其他部分提供支持和给养。对于一个健康人来说,血液的重量大约占了体重的 8%。对于一个 70kg 的人来说,大约有 5.6L 的血液。

1. 生物学上的注意因素　血浆(血液基质)中主要含有三种成分:红细胞、白细胞和血小板。

红细胞:是一种运输细胞。其主要功能是通过产生大量的血红蛋白来运输氧气。通过心脏的血液由于携带了大量的氧气而呈现鲜红色,而回到心脏的血液则呈现暗红色。一般情况下,人类血液中有大约 3000 亿的红细胞在循环流动。

白细胞:是一种防卫细胞。白细胞的作用主要是帮助身体抵抗有害细菌和微生物的侵害。白细胞主要有五种,每种的大小、结构、形状和功能均有所不同。白细胞与疾病和感染对抗。一般情况下,人类血液中有大约 4300 亿的白细胞在循环流动。

血小板:这是一类体积较大的血细胞,在骨髓形成并释放到血液中,这种细胞只包含一些由膜包裹的细胞质,并不包含细胞核。该组分在止血机制中发挥重要的作用。

血浆:携带这些细胞组分的淡黄色液体,包括 92% 的水,7% 的蛋白质以及如盐、废料和激素在内的其他物质。血浆占全部血液的 55%。剩下的 45% 则是由细胞和血小板构成的。由于血浆比血细胞和血小板的密度都要轻,故二者可以轻易地用沉降的方法分离。但由于在人体中血浆与血细胞一直处在动态运动过程中,因此二者不会相互分离。

2. 物理学上的注意因素 在物理学上,有两种连续的物质状态:固态和液态。当血液离开人体之后,就以液态形式存在,这时所有物理定律都适用于血液。

重力:一旦血液离开身体,就会立刻受到重力作用。在正常情况下,血液遵循弹道理论运动。

黏度:是液体内部摩擦力的量化表示,用来描述液体对于流动的抵抗作用。

表面张力:是液体维持其形状的力。当两股液体相互靠近时,这种力会使所有的分子相互吸引。

(二)血迹形态分析的作用

当一个犯罪行为导致流血时,这些流出的血液会成为血迹。血迹类型分析可以成为其他证据的佐证,为调查人员提供新的线索;它是调查人员日后破案的重要物证和犯罪现场重建的主要依据。血迹类型分析工作是一项耗时费力的工作,而且只是破解案件谜团中的一个环节,不可能仅仅看几眼血滴的形状就告诉你要抓的嫌疑犯是谁。然而,通过细致的分析,血迹可以告诉我们:

1. 凶器的类型和击打速度。

2. 打击的次数。

3. 攻击者的习惯手。

4. 受害者在被伤害与攻击者之间的运动和位置。

5. 哪个伤口是首先造成的。

6. 受伤的类型。

7. 罪案是多久之前发生的。

8. 受害者是立刻伤害致死的还是伤害之后较长一段时间才死。

血迹可以帮助犯罪现场的重建。离开人身体的血液遵循液体的运动和重力定律。由于表面张力的作用,血滴会形成球状液滴。血液中的分子具有较强的黏性,因此血液会产生一种内聚力,直到血滴具有最小的表面积为止。当外来的力量作用于它们的时候,这些血滴的运动方式是可以预测的。

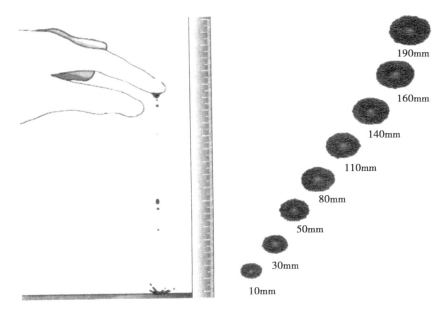

图 12-4 血迹大小与高度的关系

想象一下,当你将水滴洒在地板上的时候会发生什么。水会缓慢地落在地板上,并且形成一个圆形的水泊。水泊的大小和形状取决于你泼出去的水量的多少以及你从多高的地方洒的水,此外还取决于水掉落的表面材料(图 12-4)。水量大时会形成一个较大的水泊。如果水滴从很高的地方落下,水泊的直径会较小。较硬的表面所形成的更加完美的圆形水泊,而地毯的表面会吸收一部分水,从而使得水泊边缘出现渗透现象。

(三)干燥和凝结

随着时间的推移,血迹会逐渐干燥。干燥过程的快慢是由血迹溅落的表面、血量以及犯罪现场的温度和湿度来决定。外层的血液会率先干燥。完全干燥的血迹形态会发生很大变化,往往最后只剩下一个原始血迹边界处的血环。分析专家可以根据血迹的干燥程度推断出凶案发生的时间。尽管最初血液是液态的,但后来会慢慢凝结。凝结过程会在15分钟内发生。如果一些血迹比其他的血迹的凝结程度更强,那表明在较长的时间内可能发生过多次伤害或者枪击。血迹中有时可能会包含一些组织碎片和骨头。这通常是由于高速冲击所致,而组织的类型可以帮助我们确定伤口的深度和严重程度。

三、血迹形态分类

血迹形态分类是将其他领域内的科学知识应用到刑事科学调查研究中解决实际的问题的方法,它涉及生物学、化学、数学和物理学等众多学科。只要分析人员遵循科学的分析模式,这门学科可以产生强而有力的采信证据,为调查人员提供非常有效的分析工具。

(一)被动血迹

被动血迹是指由重力所产生的血迹。

1. 被动血迹 仅由重力作用所产生的血迹。

2. 滴落状血迹 由血滴滴入其他血迹中所产生的血迹。

3. 流动状血迹 由于重力或者运动等因素影响而在方向和形状上发生变化的血迹。

4. 血泊 当血液保持静止相当长一段时间后所产生的血迹。

(二)投射血迹

当某种形式的能量作用到出血源上时产生的血迹称为投射血迹。

1. 低速碰撞飞溅(low velocity impact spatter,LVIS) 对出血源的低速碰撞/外力作用所造成的血迹模式。击打往往可以造成这种血迹类型。一般而言是当某物体以小于1.5m/s的速度与出血源发生碰撞导致的(图12-5)。这种情况下血迹的主体直径超过3mm,大小在4~8mm左右。这类血迹通常发生在受害者受伤之后,而不是暴力袭击发生时。比如,如果一个受害者被匕首捅伤,流着血走来走去寻求帮助,这时的血滴就是典型的低速飞溅血迹中的被动血迹(图12-5)。低速飞溅血迹也可能会由受害者或者血迹转移物(比如凶器)周围的血泊形成。当出现像流血的伤害时,就会出现这种血迹。

2. 中速碰撞飞溅(medium velocity impact spatter,MVIS) 一般是由某物体以1.5~7.5m/s的速度与出血源发生碰撞导致的,血迹主体部分直径一般在1~3mm之间。造成这种血迹模式的机制一般包括钝器创伤或砍/捅的动作,其直径通常不会大于4mm。与低速飞溅血迹不同的是,当受害者受到打击或刀刺时,动脉会受到损伤。如果这些动脉与皮肤非常接近,由于心脏的跳动,受害者的血就会流得非常快并从伤口处喷溅出来。这会导致大量出血,且血迹类型也会非常不同。分析专家称这种现象为投射血迹。如果我们还用水的例子来说的话,中速飞溅血迹就相当于一个高速喷射水枪产生的水滴。

3. 高速碰撞飞溅(high velocity impact spatter,HVIS) 对出血源的高速碰撞/外力作用所造成的血迹模式。击打往往可以造成这种血迹类型。当某物体以大于30m/s的运动速度与出血源相撞时,这种情况下血迹的直径一般小于1mm。这种模式下通常观察到的是雾状血迹。引起高速碰撞飞溅血迹模式的机制包括枪击或爆炸,也可能是工业机械、咳嗽或打喷嚏。就像喷雾器喷出的水珠一样,其直径在1mm以内。枪伤比较特别,因为它能够产生回溅和前溅血迹,或者只是回溅血迹。这取决于子弹进入人体之后是否停在人体内。在大多数的案件中,回溅的血迹往往比前溅的血迹要小很多,

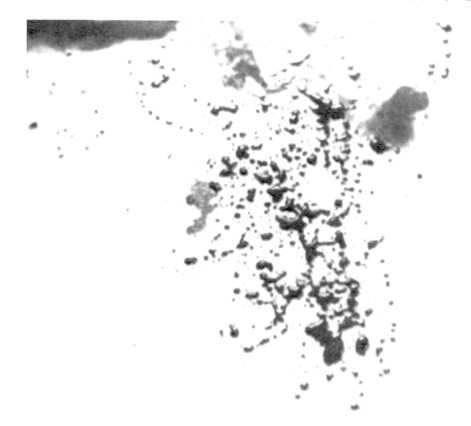

图 12-5　飞溅血迹

因为血滴的运动方向与子弹运动方向一致。血迹分析专家往往要寻找没有血迹的空白区域,因为这意味着这片区域之前曾经覆盖着一些东西。在高速飞溅血迹的案例中,这可能意味着罪犯身上沾有一些受害者的血迹。有时,血滴看起来有很高的运动速度,然而实际上却只是中速或低速飞溅血迹,抛甩产生的小血滴可能是从较大的血滴中来的。一个聪明的分析专家会从很多小血滴中寻找较大的血滴以此来判断那些小血滴是否是从大血滴中抛洒出来的。这些血滴也经常能从天花板上找到。

4. 抛甩状血迹　是指沾血的物体运动时在载体上留下的血迹,其最常见的运动方式呈弧形,如挥动沾血的器械、摆动出血的肢体等。

5. 动脉喷出血迹　该血迹类型是当血液从破损的动脉血管中喷出体外时所产生的。

6. 回溅状血迹　该血迹类型是当血液朝着其作用来源的方向滴落时所产生的。

7. 呼气喷出血迹　该血迹类型是当血液由于空气的压力或气流而从鼻、口或者伤口处流出所产生的。

（三）转移/接触血迹

转移/接触血迹是当一个带有血迹的物体与另一个不带有血迹的物体表面接触时所产生的。这种血迹可以用来帮助判断留下血迹的物体的形状。

擦拭状血迹:是指沾血的物体以碰撞、触摸、擦蹭等运动方式直接与载体接触所形成的血迹。

重击状血迹:该血迹类型是当血液从一个移动的物体上转移到一个没有血迹的表面时所产生的。通过血迹的边缘形状,可以帮助人们判断出运动的方向。

除以上所述外,目前还有其他的一些分类方法用于血迹的分类。比如,由于跟物理学运动速率相关,对于 LVIS,MVIS 和 HVIS 的用词不当就存在很多争议。目前血迹分析科学工作组（SWGSTAIN）的一个下属委员会已经开始着手解决血迹类型分类学术语的问题。

四、血迹的轨迹和飞溅形成重建

血迹的轨迹技术是指用线将所有的血滴连接起来,查看他们汇聚在哪里,这个技术只是确定汇聚区域的方法之一。而在连线的方法中,分析专家们使用坐标系标示出每个血迹的位置。

(一)血迹的轨迹

通过这些弹力线的使用,分析专家们将所有的线集中到层级线上来。之后,他们使用一个分离器来确定每个血迹的飞行角度。如果大多数的血迹都集中在墙上,分析专家们会分析汇聚区域与墙壁的距离从而确定出受害人的位置,之后建立层级线来表示出天花板和地板上的血迹都是怎样产生的。

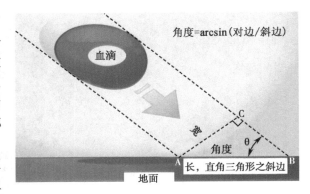

图 12-6　血迹角度与三角形的形成

有些分析专家会用三角函数计算出汇聚区域的位置。血迹的尺寸成了一个三角形的边,血迹的长度是三角形的斜边而其宽度则是分析专家们需要的角度的对边(图 12-6)。

首先,分析专家们对血迹进行定位并度量出其长度和宽度。之后他们使用这一公式进行计算:作用角度 = arcsin(对边/斜边)。在这里,分析专家要做这些工作:测量血迹的长度和宽度;用血迹的宽度除以它的长度;算出那个值的 arcsin 值,一般用科学计算器或者计算机即可。

当一滴血垂直下落时,其血迹是圆形的。而随着作用角度的增加,血滴变得越来越长甚至出现拖尾(图 12-7)。这个拖尾指向血滴运动的方向,但是其长度不应计入血迹的长度里。

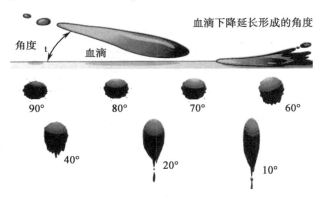

图 12-7　血迹形态与角度关系

血迹长度和宽度的差距越大,作用角度就越大。比如,一个 2mm 宽、4mm 长的血迹,相除之后的值为 0.5,arcsin0.5 = 30,因此血滴撞击表面的角度是 30°。而对于 1mm 宽、4mm 长的血迹来说,其角度大约是 14°。

第三种办法需要将血迹的长度宽度以及汇聚区域的测量数据一起放入计算机程序中去,比如 No More Strings 一类的程序(图 12-8)。这些程序可以创造出一个三维模型来模拟犯罪现场,并表示出汇聚区域。就目前而言,计算机程序比证词证言以及相片都要有说服力。

到目前为止,我们讨论了如何正确地进行血迹类型的分析工作。

(二)确定碰撞角度

正如前面提到的,一滴血在自由落体过程中会以球体形态存在。如果这滴血碰撞到一个表面并产生了一个易于观察的血迹,则分析师就可以计算出该血滴与表面发生碰撞时的角度。这些计算是根据主轴长度、副轴长度以及碰撞角之间的固有关系进行的(图 12-9)。

一个标准的血迹会以二维椭圆形状存在。椭圆的短轴/长轴比是碰撞角的正弦函数的值。这样通过仔细测量血迹的尺寸参数就可以准确估算碰撞角度(图 12-10)。

1. 碰撞角度 αβγ　由于血滴运行的是三维轨迹,因此在我们的坐标系中也就存在着 3 个碰撞角:α、β 和 γ。最容易计算的是 γ 角:γ 角即血滴运动轨迹同该表面的铅垂线之间的夹角(图 12-11)。α 角的计算也比较简单:即血滴轨迹在该表面运动时的碰撞角(图 12-11 上方血迹旁边的 α 角)。第 3 个 β 角是血滴轨迹围绕竖轴(z 轴)旋转的角度(见图 12-11 下方在地板上标出的 β 角)。这 3 个角通过下面将要引用的三角函数关系式发生联系。

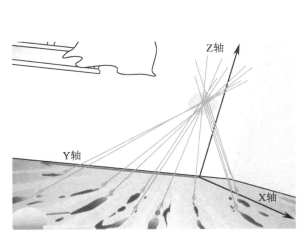

图 12-8　血迹汇聚中心

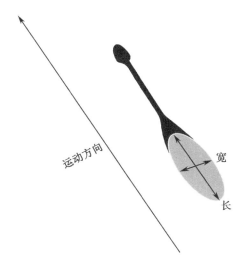

图 12-9　向上运动的血迹,表现出椭圆形

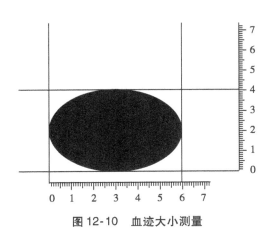

图 12-10　血迹大小测量

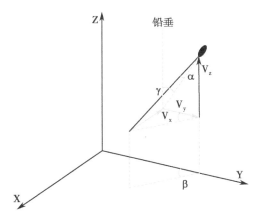

图 12-11　血迹角度的三角函数关系

2. 计算 α 角

l = 椭圆长轴的长度(主轴)

w = 椭圆短轴的长度(副轴)

α = 碰撞角

则这三个变量的关系为:

$\alpha = \arcsin w (w/l)$

由此得出:$\sin\alpha = (w/l)$

3. 三个碰撞角 α、β 和 γ 之间的关系　$\tan\beta = \tan\alpha / \sin\gamma$

准确测量血迹参数,计算碰撞角要求分析人员具有一定的勤劳和敬业精神。在过去的案例中分

析人员使用过一系列不同的仪器。如今经常使用的方法一般有:使用一种孔径以 0.2mm 长度(或更小)递增的检视仪器——检视环,对血迹参数进行测量。分析人员通常也会使用科学计算器或电子表格软件来完成角度的计算。血迹形态分析(BPA)软件:首先获得某个血迹形态的清晰照片,使用一个参数可变的椭圆与该图片进行图像重叠,然后由软件自动计算出碰撞角。

使用软件计算得到的结果往往非常准确,而且具有较好的可测量性和可重现性。

(三)飞溅形成重建汇聚点和汇聚区域

为了对发生汇聚的点/区域进行定位,分析人员必须首先确定血滴运动的轨迹。某个血滴的切线飞行路径可以根据碰撞角和墙上血迹的偏移角共同加以确定。这个过程可以通过一种"拉弦"的方法来进行可视化分析。这里为了计算出汇聚点的位置,我们只需要血滴飞行路径的顶视图。需要注意的是这是一个二维(2D,图 12-12)而非三维(3D)的交叉。

1. 汇聚点　指的是两条血滴飞行路径的交点,导致的两个血迹来自两种相反的碰撞模式。

2. 汇聚区域　指的是由一系列不同的碰撞模式得出的血滴飞行路径之间相交得到的一个区域(图 12-13)。

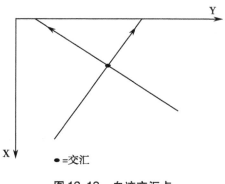

图 12-12　血迹交汇点

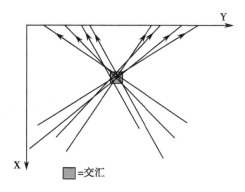

图 12-13　血迹交汇区

3. 出血区域　指的是发生流血事件时出血源被定位在一块三维立体区域。源出血区域包含汇聚区域在第三维——z 轴上的分布情况。由于 z 轴是垂直于水平面的,因此源出血区域也是有三个维度的参数并且具有体积大小。

第一,出血源不会是一个点。只有在如下理想状态下出血源才可能是一个点:所有导致出血的事件都发生在三维空间中的一个确定不变的位置,出血的创口一次只释放一个血滴,并且该血滴有足够的初始动能来形成可被观察的血迹。这些假设在实际情况下是不存在的。第二,机体是动态的,除了受害者本身可能有的物理运动外,皮肤的弹性和骨的易碎性也会造成出血源的运动偏移。一旦有外力施加到机体上时就会对施加者本身产生一个等量且反向的作用力(牛顿第三定理),该反作用力部分会使得出血源发生或多或少的移动,哪怕是 1 毫米的移动也会使得正在出血的位置发生位移。因此实际情况下计算出的出血源应当位于一个有体积大小的三维区域内。

同汇聚区域类似,源出血区域也可以使用 BPA 软件方便地进行计算,只不过计算源出血区域的数学方法更复杂一些,其中最常用的一种就是切线法。源出血点/区域:即三维空间内的区域,其中包含一系列血迹飞行轨迹的汇聚点,模拟血迹现场重建(图 12-14)。

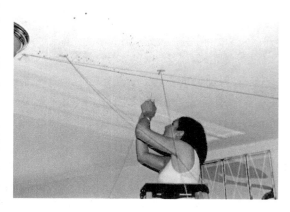

图 12-14　血迹现场重建

五、血迹的摄影术

犯罪现场血迹摄影术有一些特殊的要求。由于在犯罪现场有流血的痕迹,因此除了需要一些基本的摄影知识外,还需要对血迹给予特殊的关注。目前用于记录现场的仪器主要包括:35mm(B&W,彩色,专业胶卷),数码相机(如 Nikon D200 及其他)或者摄像机(Hi-8,DV 和其他格式摄像机)。不同方法有各自的优缺点,通常我们选择使用多种方法对现场进行记录。对视频摄像术的探讨也包含在这里,因为基本上都遵循相同的原则,并且也是旨在为犯罪调查提供现场影像。

犯罪现场的照片分三类:

全局视图:广角图像(28～35mm 范围),对现场全局进行记录的照片。这类图像可以为没有进入现场的人员提供一个关于犯罪现场总体布局的了解。

中程视图:使用正常镜头(45～55mm 范围)拍摄的,比全局视图包含更多细节资料的图像。在发生流血事件的犯罪现场,中程视图对每一个血迹进行捕捉和记录。

近观视图:使用放大镜头对具体细节进行最大限度显示而拍摄的图像。比如一次中速碰撞飞溅可能导致成千上万个单独的飞溅血迹,其中绝大多数会是直径介于 1～3mm 之间的小血痕,对这些血痕就需要使用近视图进行调查研究。

但很多情况下分析人员不能直接进入到流血事件发生的现场进行取证。因此分析人员只能根据其他的犯罪现场影像记录或到达现场人员的记录展开工作。这时可以采用的有用的图像就应当是这三种图像的一种:全局视图、中程视图和近观视图。对全局视图而言缩放比例应当以平行或垂直于水平面为准,因为只有这样,当别的分析人员在看到这幅图像时才会对所观察的画面大小有一个正确的认识(图 12-15)。需要注意的是在某些案件中全局视图和中程视图并没有一个明确的缩放比例。

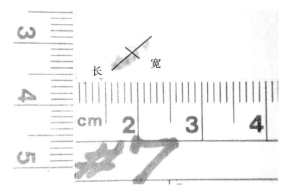

图 12-15　画面缩放比例

第三节　生物检材的确定和个体识别

刑事案件中常见的生物检材有血液(痕)、精液(斑)、唾液(斑)等,对这些生物检材的鉴定往往能够为案件提供关键性的证据因而对于案件顺利侦破十分重要。

DNA 分型技术出现前,人们认为个体识别不可以做,也没有正确的方法。而该技术出现后,人们也曾经简单地以为取一点 DNA 分析一下,就能认定罪犯是孩子的亲生父母。这种错误思想一度制造了大量错案,美国每年在百件,全世界在千件,使这项技术因极低的可靠性而不能使用。人们这才越来越清楚地认识到:只有发现和建立稳定的 DNA 遗传标记、群体 DNA 数据库、精确的 DNA 分型技术和计算软件,解决了理论和技术瓶颈,才能避免 DNA 技术错误利用存在的巨大风险,使得这项技术发挥应有的巨大应用价值和潜力。

DNA 个体识别是个系统工程,而不是单一的技术,涉及人类基因组学、遗传学、数学分析、生物信息、平台软件等学科,缺一不可。毋庸置疑,它是一个新兴的、学科交叉的崭新领域。为有效地开展 DNA 个体识别和鉴定,国际标准化 DNA 技术为我国基层的标准化应用和质量控制铺平了道路,成为技术推广的强力推进器,极大地减少和避免错误事件的发生。

一、血液(斑)的确定和个体识别

(一)血液(斑)的确定

血痕联苯胺试验可以作为血痕的预试验,灵敏度达千分之一;鲁米诺试验是发光试验,特别是黑暗、黑色背景时作为首选血痕的预试验;血痕经血色原结晶试验(Takayama crystal test)、种属鉴定(species identification)等确定检材为人血后,即可对血痕进行个人识别。血痕个人识别主要是测定血型(blood group)等多态性遗传标记。包括红细胞血型、红细胞酶型、血清蛋白型等遗传标记的测定及DNA分型等,目前DNA分型已广为使用。有时还需对血痕的性别、年龄、出血部位、出血时间、出血量等进行检验。

(二)血痕的个体识别

血痕的DNA分型可提供比其他血型系统更多的个体遗传信息,使血痕的个人识别更加有效和准确。血痕的DNA分型方法与血液相同,关键是血痕在提取、包装、保存、送检过程中要严格防止生物性污染,血痕的DNA分型必须有已知样品对照。血痕的DNA分型主要选用的遗传标记是STR(short tandem repeats),STR基因扫描(gene scan)技术流程见图12-16所示。

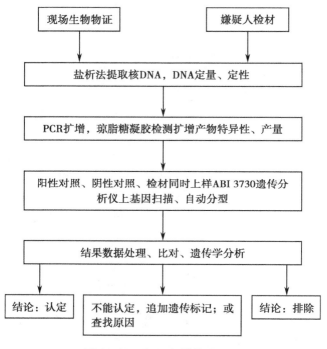

图12-16　STR扫描技术流程

STR基因扫描技术是常染色体的STR位点分型技术最常用技术。中华民族群体基因组多态性数据平台拥有93个群体STR基因位点的有效等位基因数目、等位基因频率、基因型频率、观测杂合度、期望杂合度、多态信息量、个体识别率、非父排除率、遗传距离、聚类分析等群体遗传学数据。该技术不仅在基因分型、遗传作图等遗传学研究方面极为关键,同时适用于降解DNA样本和微量生物检材的分析,也为遗骸DNA分析技术的创立奠定了理论和技术基础。

二、精斑确定和个体识别

精斑是精液干燥后形成的斑痕。法医学鉴定中涉及强奸或猥亵行为、离婚、亲子鉴定以及死因不明而疑有性犯罪致死的女性尸体等,均需作精液(斑)检验。精斑常见于受害人的衣、裤以及女性外阴部或大腿内侧等部位,现场的地上、被褥、床单、毛巾、卫生纸等物品上。

精斑检验主要包括精斑确认和个体识别。精斑确认是检验精液(semen)中的特有成分,其阳性结果可以确证精斑。主要有形态学方法如精子(spermatozoa)检出法;免疫学方法如抗人精(或抗 P30)沉淀素试验及生物化学方法如电泳检验 LDH-X 带等。

检出精子是认定精斑最简便、可靠的方法(图 12-17)。精斑中的精子相当稳定,陈旧精斑也能查出精子。阴道内射精后,精子检出的期限在尸体比在活体的期限较长,有的 3 个星期后还可检出。但不适用于输精管结扎术者、精子缺乏症患者或其他无精子形态的检材。

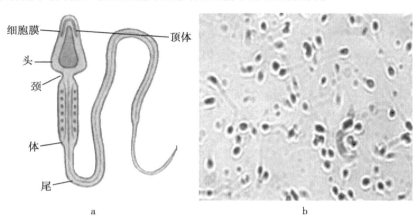

图 12-17　精子

a. 精子结构示意图;b. 精子镜下图

确证人精斑后,测定精斑中的遗传标记可进行个人识别,可使用 ABO 血型、酶型、DNA 分型等(表 12-2),下面主要介绍 DNA 分型。

表 12-2　精液各成分遗传标记检测类型

	遗传标记	检验方法	适用检材	遗传标记特点
精子细胞	STR	基因扫描	含精子样本	个体识别率高
精浆	精斑 ABO 血型	中和试验/ELISA	无精子检材	多态性较差
	血清型(Gm、Km、GC 等)	电泳	(如输精管结扎、无精症等)	个体识别率低
	酶型(PGM1、Fu 等)	ELISA		
		电泳/等电聚焦		

精液中的精子含有大量 DNA,可分析 DNA 多态性进行个人识别。精子细胞核是富含二硫基的交联蛋白组成的网状结构,能抵抗各种类型的去污剂作用,对外源性蛋白酶水解也有相当强的抵抗作用,必须在 DTT 等试剂的作用下,使二硫键断裂,将-S-S-还原成-SH,核蛋白才能被 SDS、蛋白酶 K 分解,释放出 DNA。精子核蛋白在没有还原剂时极为稳定,在还原剂存在时不稳定,利用这种特性可用二步消化法从精液与阴道液的混合斑中提取精子 DNA。

精斑的 DNA 分析方法与血痕相同。目前最常用的精斑 DNA 遗传标记是 Y 染色体 STR。从精斑中提取 DNA 后,经 PCR 扩增特定 STR 基因,扩增产物经电泳分析,以人类等位基因分型标准物为对照,可判定精斑的 STR 型。Y 染色体 STR 位点常用位点有 DYS19、DYS385a/b、DYS389I/II 等 12 个。利用 Y 染色体 STR 基因位点特异引物,采用分子克隆技术制备等位基因分型标准物。这些遗传标记荧光分型和银染分型都是常用的方法。应用这些技术方法,可以彻底解决父方缺失(如去世或失踪)情况下的亲权鉴定和强(轮)奸案中混合斑个体认定的技术难题。

三、唾液(斑)确定和个体识别

唾液及唾液斑检验在物证检查中也是较常见的。现场遗留下的烟头、果壳、手帕、咬痕等均可粘附有唾液斑,唾液是由腮腺、颌下腺,舌下腺三个腺体的分泌液所组成的,其中除含有大量淀粉酶及上皮细胞外,还含有大量 ABO 等血型物质。

唾液斑的确定方法有化学方法如唾液淀粉酶的检出,形态学方法如口腔脱落上皮细胞的检出,免疫学方法如抗腮腺素沉淀试验等。其中以淀粉酶的检出最常用。唾液中含大量淀粉酶能将淀粉分解为糖,淀粉遇碘显蓝色而糖与碘无显色反应,以此判断检材中是否含有唾液。可疑检材中检出口腔上皮细胞,即可确证为唾液斑。

ABO 血型、酶型、蛋白型都是唾液斑个体识别的经典方法,如唾液碱性蛋白(salivary parotid middle-band proteins,Pm)、唾液酸性蛋白(salivary acid proteins,Pa)、腮腺中带蛋白(salivary parotid middle-band proteins,Pm)、唾液富含脯氨酸蛋白(salivary proline rich proteins,Pr)、唾液双带蛋白(salivary double-band proteins,Pb)等。

DNA 分型技术也是唾液斑个体识别的常用技术。例如,常染色体 STR 基因分型、Y 染色体基因分型和 X 染色体基因分型等。X 染色体 STR 位点常用位点有 DXS6789、DXS6799、DXS6804 等 14 个。利用 X 染色体 STR 基因位点特异引物,采用分子克隆技术制备等位基因分型标准物。这些遗传标记荧光分型和银染分型都是常用的方法。X 染色体 STR 解决了缺乏双亲检验的女孩的亲权鉴定问题,在 X 连锁遗传致病基因定位、易感基因的检出、发病分子遗传机制的研究、药物的设计及使用等方面有独特的优势。

四、遗骸确定和个体识别

地震、海啸等重大自然灾害,火灾、爆炸等重大意外事故或谋杀、碎尸等案件,会造成多人遇难、尸体毁损,遗留物只有骨、牙等硬组织。传统的个体识别方法应对这种情况时多无能为力,致使 90% 以上的案例无法鉴别身份。此时唯一能利用的资源就是遗骸,因此遗骸的 DNA 分型就显得极其重要。常规的遗骸个体识别包括性别、年龄、死亡方式、个体识别等。遗骸个体识别可以通过外表特征、骨头和牙齿 DNA、容貌复原、颅像重合等进行。下面主要介绍骨骼、牙齿的个体识别。

(一)遗骸组织学分析

遗骸的预实验是指利用人类骨骼生长发育特点,利用遗骸形态学进行是否为人骨以及在判定为人骨的基础上进行年龄的推断。

1. 人骨的确定　形态学方法:骨骼检查首先要确定是人骨还是兽骨。对完整的骨骼根据解剖学形态不难判定。对不完整的细小骨片,则应作骨磨片,进行显微镜检查(图 12-18)。显微镜下人骨与兽骨的区别见表 12-3。

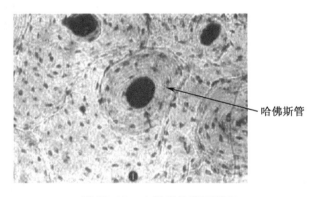

哈佛斯管

图 12-18　人骨磨片镜下观察

表 12-3　显微镜下人骨与兽骨区别

骨种类	哈佛斯管	骨板层	每视野平均哈佛斯管数(180 倍镜)	
人骨	形态规则,多呈圆形,数目不多,较动物骨少约 2~3 倍	排列规则,哈佛斯管系统间界清楚	7~9 个	
动物骨	形态不规则,多呈椭圆形,管径小,管数多	排列不规则,哈佛斯管系统间界不清楚	羊 17~19 个　牛 10~12 个　鸡 34~37 个	猪 15~17 个　狗 14~16 个　鸭 24~27 个

2. 年龄判断　根据哈佛斯管直径可以大致推断年龄(表12-4)。年龄判断对于尸体个体识别,缩小刑侦范围有重要作用。

表12-4　年龄与哈佛斯管直径的关系

年龄	哈佛斯管直径(μm)
新生儿	27~28
10 岁	35
20	38
30	40
40	42
50	43~44
60	45
70	47
80	49

(二)骨骼的个体识别

骨骼的个体识别与其他生物检材类似,也包括利用血清型、酶型、DNA 等遗传标记对个体身份进行认定,但骨骼 DNA 提取方法与其他检材有所不同。

1. 血清、酶型分析　ABO 血型测定:将骨锉成粉末,做吸收试验;或将骨粉粘于透明胶带上,剪碎做解离试验。其余步骤同血痕的 ABO 血型测定。对于带有软组织的骨骼,可用软组织做 PGM1 及 EsD 等酶型测定。

2. 骨的 DNA 提取　骨骼 DNA 提取是遗骸个体识别的重要步骤,DNA 提取质量对检验结果至为重要。骨 DNA 提取常用酚-氯仿提取法进行。

3. 骨的 DNA 分析　对于带有软组织的遗骸可以做以 PCR 为基础的核 DNA 分析,如 VNTR、STR 的分析。对于完全白骨化的骨骼只能采用线粒体 DNA(mitochondrial DNA,mtDNA)序列分析。陈旧骨、牙等遗骸的核 DNA 仍然具有高度稳定性和遗传多态性,采用 VNTR、STR 等 DNA 分型技术,对于 2~60 年不同保存时限的骨、牙组织的核基因组 DNA 全部可以正确分型,提出遗骸 DNA 分析完全可以代表个体遗传标记的新理论,创立了遗骸核 DNA 提取方法——Class-milk 改良法,成功从死亡 60 年左右个体的陈旧骨中提取出 DNA。陈旧骨骼 DNA 分析技术的成功建立,从根本上否定了既往学者普遍认为骨牙等特殊组织不存在 DNA,或者认为已经钙化,不能正确代表个体的各种说法,为法医学民事、刑事案件的侦破开辟崭新途径,同时为利用遗骸 DNA 研究生物医学、考古学和人类学提供了科学依据。

牙齿也是遗骸鉴定工作中的重要检材,除可以运用牙医记录、齿痕进行个体识别外,对牙齿的牙髓细胞进行 DNA 分析也成为重要的个体识别手段。牙齿结构与牙髓 DNA 所在位置如图 12-19 所示。

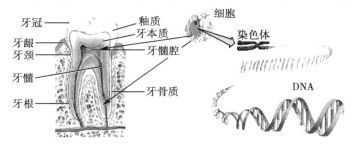

图 12-19　牙齿结构与牙髓 DNA 所在位置

第四节　毛发确定和个体识别

毛发为皮肤的附属器官,由排列规律的角化鳞状上皮细胞组成。在凶杀、强奸、抢劫、盗窃、交通事故等案件中均可出现,是重要物证检材。毛发检验要解决的问题有:区分检材是毛发还是纤维;鉴别是人毛还是动物毛;区别毛发来自人体何部位;鉴别是自然脱落还是暴力拔脱,推断致伤物;毛发的个人识别。

(一)人毛发的确认

毛发的预实验内容包括区分检材是否为毛发,是否为人体毛发,在此基础上依据人体毛发特点判断毛发部位以及毛发是否有损伤。

1. 毛发与其他纤维的鉴别　根据毛发的结构及理化性质,一般可确认毛发。毛发分为毛根(hair root)、毛干(hair shaft)和毛尖(hair tip)三部分。在显微镜下,毛发的结构由外向内可分为三层,即毛小皮(hair cuticle)、毛皮质(hair cortex)和毛髓质(hair cortex)。毛小皮位于毛发的最外层,由极薄的角化无核扁平鳞状上皮细胞组成,呈叠瓦状或鳞片状重叠,其游离端指向毛尖,形成具有特征的纹理。毛皮质位于毛小皮的内侧,由纵行排列的纤维状角化细胞组成,有散在分布的色素。毛髓质位于毛干中心,由退化的多角形上皮细胞组成,细胞内有黑色素颗粒和空泡。毛发的主要成分为角蛋白中的硬角蛋白,理化性质稳定。毛发的角蛋白中含有3%～5%的硫,燃烧时发出特殊的臭味。

2. 人体毛发的确证　实际工作中需要对疑似毛发检材鉴别,人体毛发、动物毛、人工纤维的鉴别通常在显微镜下可以明确区分(图12-20,表12-5)。

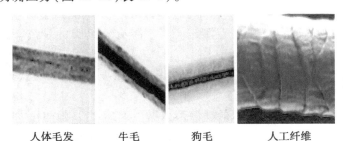

| 人体毛发 | 牛毛 | 狗毛 | 人工纤维 |

图12-20　人体毛发、动物毛、人工纤维镜下观

表12-5　人毛发、动物毛、人工纤维镜下区别

种类	结构特点	毛小皮印痕
人毛发	毛小皮鳞片薄、短,皮干比>0.7,髓干比<0.3	细、不规则
动物毛	毛小皮鳞片厚、粗,皮干比<0.5,髓干比>0.5	粗、锯齿状
人工纤维	无上述结构	

3. 人毛发部位的确定　可根据长度、粗细、色泽、末端、尖端、断面及附着物等进行判断。头发最长,直径平均为70～100μm,横断面近似圆形。胡须的尖端呈切断状,横断面近似三角形。阴毛短而卷曲,尖端逐渐变细,横断面呈卵圆形,其表面有时黏附有精液或月经血。腋毛也常呈弯曲,但较阴毛直,毛尖较钝,横断面呈椭圆形,表面常附有腋窝大汗腺的分泌物,呈黏胶状。眉毛与睫毛平均长度约1cm,较粗,毛尖突然变细,表面平滑。

4. 毛发损伤的鉴定　毛发有一定的生长期,自然脱落的毛发,毛根萎缩呈棍棒状,并与毛囊分离,被新生的毛发推出而自然脱落。拔下的毛发带有毛囊,毛根部湿润,内腔下方呈开放状,末端在显微镜下可见一层半透明组织(图12-21)。在活体时毛端随着时间的经过而逐渐变钝圆,被锐利刃器切断的毛发断端整齐、锐利,由剪子、理发推子切断的毛发,断端显示不规则的凹凸,拉断的毛发断端成不规则的纵行分裂状。从断端的性状可推断理发后或刮胡须后的时间。

毛发受损后,损伤痕迹难磨灭。从损伤的性质,可推断凶器:①被锐利刀刃切断的毛发断端整齐、锐利;②由推剪切断的毛发断端呈不规则凹凸;③钝器打击可将毛干压窄成扁平状;④高热作用可使毛发变色,失去光泽,角质膨胀,出现空泡、卷缩、炭化。

(二)毛发的个人识别

毛发分为带毛囊毛发与无毛囊毛发,利用毛发进行个体识别时两类检材有所不同,带有毛囊毛发检测方法与普通检材类似,而无毛囊毛发主要通过 ABO 血型和线粒体 DNA 进行个体识别。

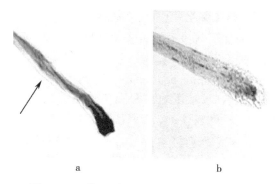

图 12-21　拔下的毛发与自然脱落毛发镜下观
a. 拔下毛发,可见毛发表面有一层半透明组织;
b. 自然脱落头发,表面无半透明组织

人毛发中含有丰富的 ABH 血型物质,且不易分解破坏。检出时限可超过尸骨和牙齿等硬组织。测定方法可用解离试验或混合凝集试验。检测时需充分压扁毛发(直径大于原毛发的三倍)使毛发皮髓质中的 ABH 血型物质分压暴露,其余步骤同血痕的 ABO 血型测定。对于带有毛囊的毛发,可用毛囊组织细胞解离液 PGM1 及 EsD 等酶型测定及以 PCR 为基础的 DNA 分析,如 VNTR、STR 的分析,其方法与血痕类似。对于仅有毛干而无毛囊的毛发检材,现在可采用线粒体 DNA 序列分析。

线粒体基因组 SNP 分型是人毛发的个体识别的常用技术,有着独特的优势。由于每个细胞中 mtDNA 的拷贝数较高,因此即使毛干样本,甚至高度降解的检材中也可以检测出足够的 mtDNA,对于陈旧骨、高度腐败或者焚烧的遗骸及毛干,其检出率远比核 DNA 高。它是特殊生物检材——遗骸、牙齿、绒毛、降解检材等的个体识别,以及线粒体相关疾病、人类起源等领域研究的关键技术。

根据毛发的颜色、形态、微量元素及附着物等还可进行年龄、性别、种族、中毒、染色等的估计与推测。

第五节　亲缘关系鉴定

依据遗传学的基本原理,采用现代 DNA 分型检测技术来综合评判争议个体之间是否存在亲生、隔代或其他血缘关系。

一、亲子鉴定(Parentage Testing)

又称亲权鉴定、父权鉴定,是应用医学、生物学和遗传学的理论和技术,判断有争议的父母与子女之间是否有亲生关系。

1. 适用范围　无名尸认领和灾难性事故遇难人员身份确认、失散儿童及失散亲属的确认、妊娠胎儿生父确认、离婚案中孩子的抚养权和遗产继承权的确定、超生或非婚生子女的血缘鉴定、公证中血缘关系的认定、户口申报、寻亲认祖、人工授精及试管婴儿的生父母确认等。

2. 常见检材　新鲜血、血痕、毛发(带毛囊)、唾液(斑)、烟蒂、口香糖、汗现及显现指纹、精斑及混合斑、羊水、绒毛、骨骼及牙齿、软组织、甲醛固定组织、石蜡包埋和切片组织等。

3. 鉴定标准和依据　《法庭科学 DNA 实验室规范》(GA/T382-2002)、《法庭科学 DNA 实验室检验规范》(GA/T383-2002)、《法庭科学人类荧光标记 STR 复合扩增检测试剂质量基本要求》(GA 815-2009)、《检测和校准实验室能力认可准则在法医物证 DNA 检测领域的应用说明》(CNAS-CL28:2010)、司法鉴定技术规范《亲权鉴定技术规范》(SF/Z JD0105001-2010)。

4. 常见术语和定义

(1)三联体亲子鉴定(parentage testing of trios):被检测男子、孩子生母与孩子的亲子鉴定。

（2）二联体亲子鉴定（parentage testing of Duos）：被检测男子与孩子的亲子关系鉴定。

被检测女子与孩子的亲子关系鉴定也属于二联体亲子鉴定，但本标准界定的是被检测男子与孩子的亲子关系鉴定。

（3）遗传标记（genetic marker）：具有多态性的基因座。用于亲子鉴定的遗传分析系统由一定数量的遗传标记组成，常用的有常染色体短串联重复序列（STR）、Y 染色体短串联重复序列（Y-STR）、X 染色体短串联重复序列（X-STR）。

（4）排除概率（power of exclusion，PE）：对于不是孩子生父的随机男子，遗传分析系统具有的排除能力。它是遗传分析系统效能的评估指标。

（5）亲权指数（paternity index，PI）：亲权指数是亲权关系鉴定中判断遗传证据强度的指标。它是两个条件概率的似然比率。

PI = 概率1（检测到当事人的遗传表型/假设被检测男子是孩子的生物学父亲）÷概率2（检测到当事人的遗传表型/假设一个随机男子是孩子的生物学父亲）

5. 基因座选择　常染色体 STR 基因座应符合如下要求。

（1）经过群体遗传学调查，多态性高，非父排除率在0.7以上。

（2）经过500次以上减数分裂的家系调查，基因座的突变率在0.002以下。

目前，建议采用商品化试剂盒进行检验，检测系统的累计非父排除率应达到99.99%以上。如 D3S1358、THO1、D21S11、D18S51、Penta E、D5S818、D13S317、D7S820、D16S539、CSF1PO、Penta D、VWA、D8S1179、TPOX、FGA、D2S1338、D19S433、D12S391、D6S1043、Amel. 等基因座（图12-22）。

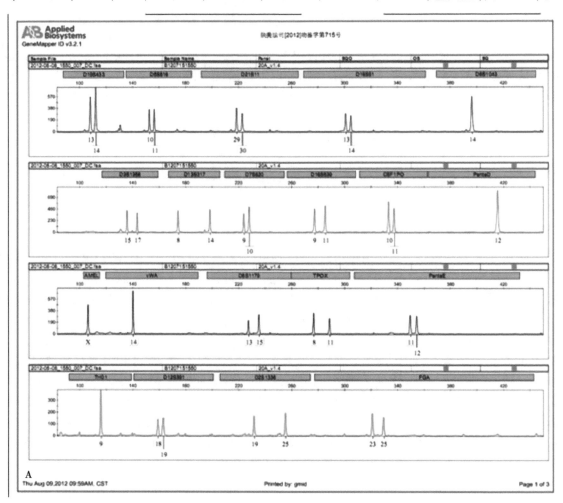

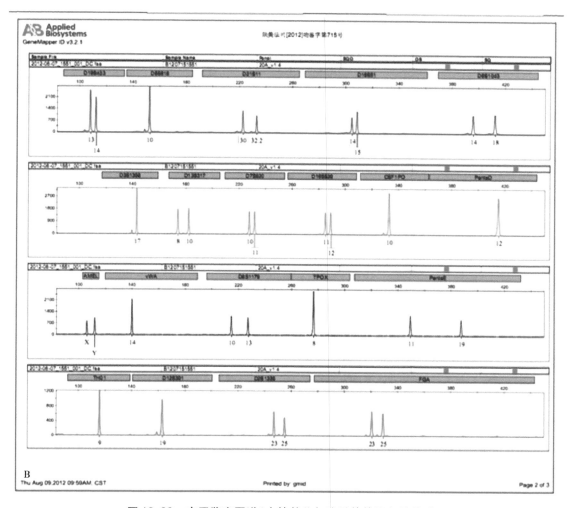

图 12-22　亲子鉴定图谱（支持某父与孩子某某的亲子关系）
A. 20- STR 基因图谱；B. 20- STR 基因图谱（孩子）

6. 鉴定意见　是依据 DNA 分型结果对是否存在亲权关系作出的判断。鉴定意见一般分"排除存在亲权关系"和"支持存在亲权关系"两种情形。

（1）排除存在亲权关系：经过累计非父排除率大于99.99% 的多个基因座的检测，发现有 3 个以上的基因座不符合遗传规律，可以排除亲权关系的存在。

（2）支持存在亲权关系：经过累计非父排除率大于99.99% 的多个基因座的检测，发现基因座均符合遗传规律，此时必须计算亲权指数 PI（即似然率 LR），若 CPI≥10000，则支持亲权关系的存在。

二、其他亲缘关系鉴定

利用 DNA 分型技术，根据有关的遗传学原理来评判被鉴定的个体之间是否存在亲缘关系。主要包括：同胞关系鉴定（如同父同母全同胞、同父异母或同母异父半同胞兄弟姐妹）；祖父母与孙子（女）之间的亲缘关系鉴定；叔（伯）侄、姨（舅）甥、堂（表）兄妹的亲缘关系鉴定；曾祖父母与曾孙子（曾孙女）亲缘关系鉴定；父系或母系祖先的亲缘关系鉴定；其他复杂亲缘鉴定。

1. 全同胞关系鉴定（full sibling testing）　通过对人类遗传标记，如常染色体 STR 基因座的检测，根据遗传规律分析，对有争议的两名个体间是否存在全同胞关系进行鉴定，其参照关系为无关个体。

（1）状态一致性评分［identity by state（IBS）score］：两名个体在同一基因座上可出现相同的等位基因，这些等位基因的"一致性"即称为状态一致性。该等位基因也称为状态一致性等位基因。相应地,在 1 个 STR 基因座上,两名被鉴定人间的状态一致性等位基因个数称之为 IBS 评分(IBS score, ibs),若采用包含 n 个相互独立的常染色体遗传标记分型系统对两名被鉴定人进行检测,各个遗传标记上的 ibs 之和即为累计状态一致性评分,记作 IBS。

(2)基因座选择:必检 19 个常染色体 STR 基因座:vWA、D21S11、D18S51、D5S818、D7S820、D13S317、D16S539、FGA、D8S1179、D3S1358、CSF1PO、TH01、TPOX、Penta E、Penta D、D2S1338、D19S433、D12S391、D6S1043。建议在 19 个必检 STR 基因座基础上,每次增加 10 个常染色体 STR 基因座,如检测 29 个或 39 个,以下 22 个常染色体 STR 为部分可供选择的补充基因座(排序不分先后):D1S1656、D2S441、D3S1744、D3S3045、D4S2366、D5S2500、D6S477、D7S1517、D7S3048、D8S1132、D10S1248、D10S1435、D10S2325、D11S2368、D13S325、D14S608、D15S659、D17S1290、D18S535、D19S253、D21S2055、D22-GATA198B05。

(3)鉴定意见:依据 19 个常染色体 STR 基因座的分型结果进行全同胞关系鉴定时,该检测系统的效能约为 0.7500,即采用该系统同时依据相应的判定标准能够得出明确结论的可能性约为 75.00%,得出的倾向性鉴定意见的准确性不低于 99.00%;分别依据 29 个常染色体 STR 基因座和 39 个常染色体 STR 基因座的分型结果同时依据相应的判定标准进行全同胞关系鉴定时,检测系统的效能分别约为 0.8500 和 0.9500,得出的倾向性鉴定意见的准确性均不低于 99.90%(表 12-6)。

表 12-6 不同常染色体 STR 检测系统对应的生物学全同胞关系鉴定 IBS 阈值和检测系统效能

常染色体 STR 检测系统	鉴定意见	阈值	检测系统效能
19 个必检基因座	倾向于认为两名被鉴定认为全同胞	IBS≥22	约 0.7500
	无法给出倾向性意见	22>IBS>13	
	倾向于认为两名被鉴定人为无关个体	IBS≤13	
19 个必检基因座基础上补充 10 个 STR 基因座	倾向于认为两名被鉴定人为全同胞	IBS≥32	约 0.8500
	无法给出倾向性意见	32>IBS>21	
	倾向于认为两名被鉴定人为无关个体	IBS≤21	
19 个必检基因座基础上补充 20 个 STR 基因座	倾向于认为两名被鉴定人为全同胞	IBS≥42	约 0.9500

2. 父系鉴定 曾祖父、祖父与曾孙子之间,同胞兄弟之间、叔侄之间等同一父系的亲缘关系鉴定。

由于 Y 染色体系男性特有,Y-STR 呈父系遗传,在父系的所有男性个体中,包括兄弟、父子、叔侄、堂兄弟和祖孙等都具有相同的 Y-STR 单倍型。可明确或排除父系关系,但不能作为亲子鉴定或同一认定。常用基因座:DYS391、DYS389I/II、DYS439、DYS438、DYS643、DYS456、DYS458、DYS437、DYS635、DYS448、DYS527a/b、Y GATA H4、DYS447、DYS19、DYS392、DYS522、DYS393、DYS388、DYS390、DYS385a/b、DYS444 等。

3. 母系鉴定 是指祖母与孙女之间,同胞姐妹之间等同一母系的亲缘关系鉴定。母系鉴定可采用 X-STR 检测或线粒体 DNA 测序。

X 染色体上的遗传学标志可以作为其他 DNA 遗传标记的补充,用于法医学的个体识别和亲子鉴定。X 染色体 STR 基因座具有一些常染色体遗传标记无法比拟的优势,可解决一些特殊的亲子鉴定,如:缺乏双亲的同父异母姐妹亲缘关系鉴定、涉及父女关系的单亲亲权鉴定、涉及母子关系的单亲亲权鉴定、涉及祖母孙女关系的隔代亲缘关系鉴定等。另外,X-STR 可用于法医学上的性别鉴定和混合斑鉴定。男性个体在 X 染色体上的每一个基因座只有一个等位基因,女性个体则有两个等位基因。在强奸案件鉴定中,若在 X 染色体上的单个 STR 基因座上检测到两个以上的等位基因,说明检材可能是混合斑。采用 GATA172D05、HPRTB、DXS6789、DXS6795、DXS6803、DXS6809、DXS7132、DXS7133、

DXS7423、DXS8377、DXS8378、DXS9895、DXS9898、DXS10101、DXS10134、DXS10135、DXS10074 等X-STR基因座进行分型。

　　人类线粒体DNA（mtDNA）是唯一存在于细胞核外的DNA，其在个体之间存在大量的序列差异，这些差异主要存在于线粒体控制区（非编码区）的D-环附近。线粒体DNA属母系遗传，同一个体的生物学检材其mtDNA的D-环区序列相同，对其HV-Ⅰ（15996-16401号碱基）和HV-Ⅱ（29-408号碱基）测序并与Anderson标准序列进行比对，可以鉴定不同个体的检材是否来源于同一母系。

（李生斌　张保华）

思 考 题

　　1. 法医物证中常见的生物检材的包装、保存方法是什么？

　　2. 简述血迹形态分析的作用。

　　3. 血迹形态分类有哪些？

　　4. 对无精症嫌疑人现场留下的精斑如何进行个体人别？

第十三章　相貌识别与人像鉴定技术

　　个人识别(personal identification)是指对犯罪嫌疑人、身源不明的未知名尸体以及失踪者等进行认定。在刑事科学技术领域,个人识别主要包括相貌识别与人像鉴定技术,其在案件的侦破中有着至关重要的作用。

　　相貌(physiognomy)是个人识别的重要依据之一,其早已被犯罪侦查学所重视。在两千多年前的我国战国时期,就开始用"画影图形"通缉和辨认作案人犯。自从1841年发明照相技术之后,利用摄影技术记录罪犯的相貌就在各国警察机构中逐渐推广普及,成为最早的一种刑事登记和通过人像照片进行个人识别的手段。自此之后,根据人类学(anthropology)和人体测量学(anthropometry)等的成果,一些学者开始运用摄影技术将一般人的相貌分解为各式各样的单元,并依照目击者的描述组合成与侦查对象相貌相似的人像,这就是相貌合成技术,也称为刑事模拟画像技术(criminal imitate draw)。随着计算机技术的发展,刑事模拟画像的效率和质量得到了大大提高。此外,由于在实际案件中经常面临的是完全毁容或白骨化的尸体,前苏联在20世纪40年代开始采用颅骨面貌复原(facial reconstruction)技术进行身源鉴定,而英国学者则根据颅骨与人像照片的重合来鉴别死者身源。这两项技术相继被德国和中国学者进一步改进和完善,研制出更加科学、可靠的颅骨身源鉴定的设备和方法。因此,根据人的相貌照片进行人身的同一认定,是相貌个人识别的重要组成部分。

第一节　相貌识别的任务和作用

　　狭义的相貌特指人的面部的长相,而广义的相貌,还包括人的习惯表情、神态和服饰打扮。相貌是一个人所独有的特质,在某一年龄段内通常不会有过大的改变。在公安实际检案中,个人识别可以根据人的各方面的特性来进行,如人的皮纹、视网膜图像、DNA结构、语声、笔迹、步法和相貌,以及人身上各种特定的标记等,而相貌识别正是个人识别的重要技术之一。相貌识别是根据每个人的相貌特征及其总和的特定性,对人身进行同一认定,即对被寻找的人做出鉴别和判断的过程。相貌识别在侦查工作中是非常重要,有助于快速锁定和排除犯罪嫌疑人。

一、相貌识别的任务

相貌识别在案件侦破中具有重要的价值,其主要任务有以下几点:

1. 根据目击者的描述绘制或合成人像,供通缉或辨认。
2. 根据颅骨恢复软组织相貌,提供辨认。
3. 根据颅骨与其生前照片的颅像重合,进行人身同一认定。
4. 根据尸体相貌照片与失踪人的生前照片,进行相貌的同一认定。
5. 根据在逃人犯的相貌照片与嫌疑人的照片进行相貌的同一认定。
6. 根据护照等证件上的人像照片或持证人的照片与犯罪信息资料中的有关人像照片,进行相貌的同一认定。

7. 根据防盗、监控系统录制的人像与嫌疑人像,进行相貌同一认定。

二、相貌识别的作用

相貌识别除了上述任务,在案件侦破中还发挥着以下作用:

1. 排除或锁定犯罪嫌疑人　根据目击者的描述所绘制或合成的作案人员的人像,经过相关人员辨认可以锁定诸如杀人、抢劫、强奸、诈骗等违法犯罪活动的嫌疑人,并排除无关人员。

2. 认定被侦缉的罪犯　锁定犯罪嫌疑人或侦缉对象之后,为了进一步甄别该嫌疑人是否就是要寻找和缉拿的违法犯罪行为人,还需要通过相貌的同一认定加以确认,为法庭认定犯罪人提供科学证据。

3. 鉴别死者身源　在有人身伤亡,特别是死者身份不明的案件中,查明死者身源是澄清案件事实真相的关键之一,尤其是自焚、爆炸等案件的死者身源鉴定是案件侦破的必要条件。通过对未知名尸体的相貌照片或颅骨与失踪人相貌照片进行人像鉴定或颅像重合,可以对死者与失踪人员进行同一认定。

第二节　相貌描述与模拟画像

案件当事人或目击者报案后,公安侦办人员要及时访问当事人或其他目击证人,请他们仔细回忆犯罪嫌疑人的体貌特征。对于失踪者,如果相关亲友无法提供其近期照片,则应请其尽可能详尽地描述该人的体貌特征。

一般来说,人们对一个不相识的人的视觉印象通常是模糊和残缺的,但对引人注目的主要特征可能有深刻的印象,例如面部较明显的疤痕、胎记、肉痣和文身等。在当事人或相关目击者口述时,首先要让其平静下来,回溯到当时情景之中,并允许按其自己的方式叙说被描述者的相貌特征,然后通过有序地提问,诱发新的、深化的回忆,使描述的相貌尽量清晰、完整、客观且准确。

一、体貌特征的描述

在实际案件中,侦察人员需要当事人及相关目击者将对嫌疑人或失踪者的相貌特征进行描述。描述的顺序,可依实际情况,从整体到局部,即衣着、体形到面部特征,也可从局部到整体。描述的内容应包括:性别、年龄、身高、体态、口音、下意识的习惯动作、生理或病理性的缺陷、脸形、肤色、须发、五官形态及其比例、疤痕、痣、文身,以及衣着、鞋帽、妆饰等方面的特征。为了使描述更加准确,可以在场工作人员作为描述的参照对象。

二、模拟画像

模拟画像是运用绘画技巧,将当事人或目击者语言描述的相貌转化为具体形象的技术。绘画人在听了描述后会形成一个初步的印象,然后把这个粗略形象构画出来,让描述人观察指点,修改后再观察、指点,经过耐心的反复观察、修改,突出其相貌的主要特征,最终绘制成近似度较高的人像。

三、相貌合成

随着科学技术的发展,近年来使用计算机技术进行相貌合成已逐渐普及。使用计算机技术进行相貌合成,要比人工模拟画像方法容易掌握,而且效率更高。

计算机人像组合与相貌合成系统,主要包括人像数据库和人像组合操作系统、图像处理系统等部分组成。该类软件通常需要预先把不同年龄段的某一特定人群如某民族的各种样式的脸形、眉毛、眼睛、鼻子、口、耳朵、发际、发式、胡须等图片分别建立数字模型,最后汇总成完整的相貌特征数据库。操作人员可以根据当事人或目击者的描述,从库中调取不同的相貌各组成部分的图像合成模拟人像,以供当事人或目击者选择和确认。该类软件通常可以随意调换各个组成部分的式样,能够加长、加宽或缩小某一部分的尺寸,修正某个局部的形象,并可以添加皱纹、伤疤和面部的特殊标记。此外,还需要根据不同年龄人群对儿童相貌作减龄处理,对成人相貌作老龄化处理。人像经过反复修改和处理并被目击者所认可,就可直接导出合成相貌,并可以打印制成模拟人像。

人工模拟画像和计算机合成的人像与真实的人像通常只能达到最大程度的相似,而不可能像照片那样逼真。这种缺陷不仅受合成技术的限制,更主要的是还到受当事人或目击者记忆的明晰性、描述的准确性与客观性,以及操作人的理解程度的影响。因此,除非根据个别的特殊相貌特征如面部文身、胎记、疤痕等进行人身同一认定之外,通常只能用于侦缉犯罪嫌疑人、查找失踪人员,不能作为同一认定的法庭证据。至于嫌疑人是否就是所要寻找的人,应综合多方面的情况,包括目击者对嫌疑人的直接辨认等加以确认。

第三节　照片的人像鉴定

利用照片所记录的相貌进行人身的同一认定,是通过被检验人像与已知人像之间的比较鉴别,就其是否为同一人做出鉴定结论,这种结论可作为诉讼证据。

进行人像鉴定的照片,包括未知名尸体的相貌照片、被通缉的人犯照片、失踪人的照片、可疑证件上的照片、涉案书刊上刊印的相貌照片、涉案录像上的相貌照片,以及其他需要进行相貌鉴定的人像照片等。

相貌的同一认定,必须提供已知人的相貌照片与被检验人相貌照片,然后进行比较检验。已知人的相貌照片,是指疑似死者生前的照片,或是疑似失踪者、犯罪嫌疑人、被拐骗妇女儿童近期的照片,或其他相关照片如证件照等。

一、照片人像的鉴定条件

无论是被检验人像,还是已知人的人像,都必须能够充分、真实地反映相貌特征,且在拍摄的时间和拍摄的方向、角度等方面尽量相接近,从而为人像鉴定提供必要的条件。在实际案件中,虽然有些被检验人像照片无选择余地,但供比较的照片可以通过数量或质量上得以弥补不足。在拍摄未知名尸体的相貌照片时,应当在拍摄其原始面貌之后,再拍摄经过敛容师整理后的相貌照片。此外,应当模拟疑似死者或失踪者生前拍照的方向、角度连续拍摄多张照片,并且面部的特殊个人识别特征和牙齿特征要拍特写镜头。拍摄犯罪嫌疑人的照片时,也应当从不同角度多拍几张。收集失踪人的照片或死者的生前照片时,需尽量多收集,以便全面掌握其相貌特征。

二、相貌特征

照片所反映的相貌特征,是人像比较鉴别的具体着眼点,其总和的异同是认定或否定相貌同一的基本根据。相貌特征表现在以下各方面。

(一)脸形

脸形指颜面的整体轮廓,由前额、颧部、下颌的外缘构成。其细节包括发际的形态、颧部外缘形态、下颌角的形态和角度、颏部下缘形态。脸形可因拍照时的仰俯角度不同、发型遮掩以及胖瘦变化而呈现不同程度的差异。有些人发际线随着年龄的增长而上移,其形态会有所变化。此外,随着近年来整容手术的流行,脸型经手术后可能会完全改变,在实际检案中需要引起重视。

(二)眉毛

眉毛的特征包括双眉的轮廓与走向、疏密分布、眉间距远近等。其粗细、走向,可因文眉、化妆而略有变化;表情的明显差异可影响眉毛走向、眉间距(图 13-1)的变化。

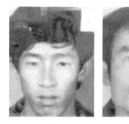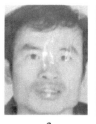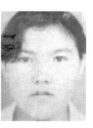

1　　　　　　　　2　　　　　　　　3

图 13-1　眉间距示意图

1. 眉间距细窄;2. 眉间距中等;3. 眉间距较大

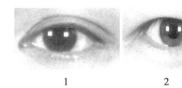

1　　　　　　　　2　　　　　　　　3

图 13-2　眼睑示意图

1. 重睑;2. 单睑;3. 蒙古褶

(三) 眼睛

双眼包含丰富的特征,包括上下睑的形态(图 13-2)、眼裂的高度、走向(图 13-3)、宽度(图 13-4)、双眼皮的形态结构、内外眼角的形态和走向等。

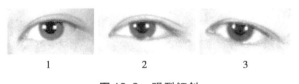

1　　　　　　　　2　　　　　　　　3

图 13-3　眼裂倾斜

1. 内低;2. 水平;3. 内高

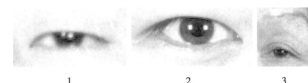

1　　　　　　　　2　　　　　　　　3

图 13-4　眼裂宽度

1. 眼裂宽度细窄;2. 眼裂宽度中等;3. 眉眼间距高

眼睛富于神态和表情,瞳孔随注视方向而动。此外,经过手术或临时加工,可将单眼皮变成双眼皮,比较时应注意这种变化。

(四) 口唇

口唇部特征包括口裂的大小、口角的形态、上下唇缘的形态、上下唇高的比例、鼻唇沟的深浅和大小等(图 13-5)。

口唇是面部活动幅度最大的部分,很容易受表情的影响而发生相应变化(图 13-6)。

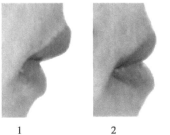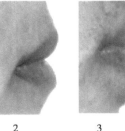

1　　　　　　　　2　　　　　　　　3

图 13-5　上唇侧观示意图

1. 突唇;2. 正唇;3. 缩唇

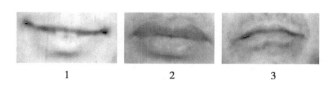

图 13-6　口型示意图
1. 上翘;2. 水平;3. 下垂

（五）牙齿

牙齿特征包括牙列形态、牙间隙形态、畸形牙、缺牙的位置以及义齿等。牙齿特征是不易变化的,但可缺失或修补,但一般照片不易暴露全部牙列特征(图 13-7)。

（六）耳廓

耳廓的结构形态比较复杂,形象特征丰富。具体包括耳廓、对耳屏、耳垂、耳轮、对耳轮,以及它们之间的各个凹窝的形态特点。耳廓是皮包软骨组织。人体胖瘦,尸体轻、中度腐败对其结构形态影响不大。在尸体相貌鉴定中应充分利用。但照片侧面像很少,耳廓又易被头发掩盖,往往只能利用其部分特征(图 13-8)。

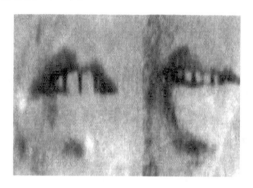

图 13-7　牙齿的形态特征

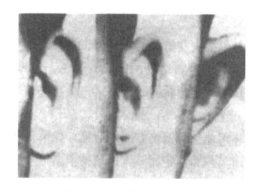

图 13-8　耳廓的形态特征

（七）特殊标记

特殊标记是指面部的具有特征性的伤疤、痣、疣、生理或病理缺陷、胎记、色斑以及文身等的形态、大小、分布位置。对于一个人来说,某些特殊标记可从无到有,或从有到无。影响美观的标记,在艺术摄影照片上可通过修版将其影像消除。随着近年来智能手机的普及,各种美颜相机软件在拍照时也会自动除去面部某些面部特殊标记,在运用此类特征进行案件侦破时要慎重对待。

（八）皱纹

面部皱纹主要有前额皱纹、眼角皱纹、眉间皱纹、鼻唇皱纹。包括皱纹的部位、条数、走向等特征。皱纹随着年龄的增长而增多,依表情、胖瘦而变化,以及环境光照角度不同而明显程度有别。

（九）各部分的关系

各部分的关系是指构成颜面的各个部分之间的相对比例和相对位置方面的特征。包括眉、眼、鼻翼、口裂长度的比例、眉头与内眼角的位置关系。从面部中心垂线看,发际点-眼间点-鼻底点-口裂点-颏下点各段之间的比例以及耳廓上缘或耳垂下缘相对外眼角或鼻底的位置等。颜面各部分的相对位置关系,可因仰俯角度不同或偏转角度不同而发生相应变化。比较时,应当根据其变化规律评断特征的异同。

（十）须发

须发是指胡须与头发,包括头发的颜色和式样,胡须的分布、颜色和式样等特征。但是除了发际线的形态、胡须的分布之外,须发的颜色、长短、式样很容易改变。因此,在须发特征相同时,具有认定相貌同一的意义;须发特征不同,一般不能成为否定相貌同一的根据。

此外,在人像鉴定中还可能结合服饰方面的特征。如眼镜、首饰、帽子、上衣的式样、花色等。此类特征相同仅可作为个人同一认定的辅助依据。

三、人像鉴定的技术流程

人像鉴定是采取同一认定的理论和一般方法进行的。由于人像鉴定是通过被检验人像与已知人像之间的比较鉴别来实现的,因此相比较的人相照片是否清晰,拍摄的时间是否相近,缩小的倍率是否一致,拍摄的方向、角度是否相同等细节是首先应当明确的问题。通过对相比较照片的分析、研究,明确比较检验的条件,一方面可以设法补充收集条件相近的人像照片,以改善比对条件;另一方面,预知比对条件的差别,可以防止盲目地机械比对。例如,要通过人像鉴定确认未知名尸体的身源,需提供该尸体的相貌照片和嫌疑失踪人的相貌照片。收集失踪人的照片时,着重选择其近期拍摄的,方向、角度相近的或从不同方向、角度拍摄的照片。如果经过努力无法改善比对条件,如只能提供失踪人十年前的照片,那么在检验中要依照相貌特征的年龄变化规律,去选择特征并评估其异同。

为便于比对,应经过翻拍,将相比较的人相按同一标准放大成 12cm × 8cm 大小的相貌照片。为了更充分地反映相貌特征,在翻拍、放大照片时,可选择适当的滤光镜、感光片、曝光时间和显影方法,以加强或减弱照片的明暗反差。所谓按同一标准放大,是指在相比较的人像上分别选定共有的某两点,并以相同的两点间距放大人像。如果相比较的人像均为正面像,可以相同的瞳孔间距放大。如果比较人像均向某一侧偏转,可以相同的眉间(或眉头)点至鼻底点的距离放大人像。这种复制放大的人像照片,可在比较检验中使用。

(一)全面比对,充分揭示相貌特征的异同

照片人像的比对,主要是采用被检验人像与已知人像的并列比对。这就是通过对人像的整体到局部、从宏观到细节的反复、仔细地对比观察,充分发现两者之间的相同或不同之处,并将其一一标记出来。在比对过程中,着重注意那些细节的、不易变化的、具有特定意义的相貌特征的异同。

在人像偏转角度、仰俯角度相近的情况下,还可用画线法、拼接法或测量法等比较眉、眼、鼻、口、耳的相对位置关系和各部分间的比例关系。

(二)综合评断相貌异同,做出事实上结论

通过认真比对,发现相貌特征的异同并不困难,但确定同一个人或非同一人的依据并不容易。为此,要对比较检验的结果进行科学、客观地综合评断。

1. 相比较人像之间的符合特征,是否具有特定意义,这是首先要思考的问题。因为各人的相貌虽然有许多相似之处,但在总体上、细节特征的总和上又体现了每个个体的特殊性。在人像鉴定中首先要防止把不同人之间的相似当成同一人。同一人的相貌首先表现在特殊标记的相同,如左眼下方有颗痣,不但其位置相同,形态大小也相同。还表现在细节上,如上下眼睑到内外眼角汇合成的具体形态特征,外耳轮移行到耳垂、耳垂与面颊移行的轮廓特征,这些细节特征的总和的相同也具有特定性。从相貌的整体到局部均相符合,没有本质上的差异,也可以成为认定同一的根据。

2. 相比较的人像之间的差异,是非本质的差异还是本质的差异,是需进一步确定的问题。所谓非本质的差异,是同一人像貌在不同的照片上呈现的差异。这种差异可因拍摄的年代不同,反映出人的相貌年龄差别。这可以通过了解人相的拍摄时间、个人经历并根据相貌的时间变化规律来验证。生前与死后的相貌也有差别,特别是尸体腐败、颜面外伤对相貌的整体和相关的局部特征有显著影响。这种差异可以根据软组织腐败变化的规律和损伤与相貌特征的因果关系等分析推断。照片的拍摄角度不同,如正与偏、仰与俯,可造成颜面左右或上下比例,以及相关局部形态的变化,这种变化可以根据相貌的角度变化规律来分析判断。人像表情不同,特别是尸体呆板的相貌与生前微笑的相貌的差异,主要表现在口唇、眉眼及皱纹的相应变化。一般的化妆,可改变须发的式样、颜色,眉毛的粗细、疏密和眉梢的走向,红唇、皱纹的明显程度。整容手术可将单眼皮变成双眼皮,除掉皮肤上的某些斑点,甚至改变整个面型。牙齿的整形与修补,也可以改变相应牙齿的明显特征以及上下颌的形态。这些

变化,可以通过直接观察研究尸体的容貌,了解失踪者的整容史进行分析判断。经过艺术处理的失踪者照片,可以修去影响美观的面部特殊标记,使皱纹消失或不明显,这时可以放大观察照片的相关部位,发现其修版或修像的痕迹。出于某些特殊目的进行全面整容后的个人识别,通常无法单独依靠照片人像鉴定来解决。但一般而言,凡属相貌的非本质差异均可通过上述的分析比较得到正确的结果。根据具体情况和相貌变化的一般规律,不能证明是非本质的差异,那么这种差异往往说明相比较的人相不是同一人的相貌。

3. 相貌特征有异有同,究竟哪一方面是根本的、主要的方面,是最后要解决的关键问题。经上述分析、推断,如果相貌特征符合数量多,其总和具有特定性,并且差异点少,能用实际存在的非本质差异的形成原因加以解释者,就可以认为相貌相同点为主要方面,依此可以认定相比较的人像属于同一人。如果相貌特征的符合点少,且属一般性的相似,而相貌之间的差异点数量较多,又不可能用相关的形成非本质差异的原因加以证明,则差异点是主要方面,据此可以做出相比较的人相不是同一人相貌的鉴定结论。

面貌复原、模拟画像与人像比对,其相似度仅有侦查辨别的参考,没有个人识别(尤其是儿童)价值,颅像重合技术鉴定才具有个人识别价值。因此,面貌复原与人像比对、人像组合的相似照片在侦查工作中应慎用,否则容易导致侦查的错误。

第四节 人类颅骨与外貌关系

面貌复原技术基于人类颅骨与头面部的解剖学特点与规律,是体质人类学与雕像艺术的结合产物。人的颅骨头面部被肌肉、皮肤和毛发等软组织所包裹,并因人种、民族、性别、肥瘦以及肤质等不同而呈现出千姿百态的相貌,这就是法医人类学面貌复原的科学基础。

人类的颅骨位于脊柱的正上方,由 29 块形状和大小各异的扁骨和不规则骨所组成。在这 29 块骨中,除了听小骨、下颌骨以及舌骨外,其余各骨间彼此借助骨缝或软骨牢固连接,起着保护和支持脑与其他附属器官的作用。

颅骨根据其形态与功能分为脑颅和面颅两部分。脑颅由枕骨、额骨、蝶骨和筛骨各一块以及一对顶骨、颞骨组成,并一起构成颅腔将柔弱的脑组织包裹其中。颅腔的顶部称为颅顶,其前起眉弓,后抵上顶线和枕外隆凸,在两侧位置通过上颞线与颞区分界。颅顶的最前方是额骨也就是额头,额骨则通过冠状缝与后面的两块顶骨紧密结合。两块顶骨之间是矢状缝,两块顶骨再通过人字缝与后方的枕骨相连。颅腔底部是脑组织与外界联通的最主要通道,其上有许多容纳血管和神经管等的开口,结构十分复杂。颅骨的前下部分为面颅,其包括成对的上颌骨、颧骨、泪骨、鼻骨、腭骨和下鼻甲骨,以及单个的犁骨、下颌骨和舌骨。面颅包含了眼眶、鼻腔和口腔等结构,构成面部容貌的大部分支架。人的面貌与面颅形状高度相关,因此面部整形手术也是通过刮骨或填充假体来改造骨骼,从而达到整容的目的。

第五节 颅面复原技术

一、颅面复原的技术原理

颅骨面貌复原技术简称颅面复原,是根据颅骨形态特征与面部容貌特征之间的关系,在对颅面部各标志点的软组织厚度、五官形态与位置等分析后,在颅骨或翻制的颅骨模型上,用可塑物质如橡皮泥、黏土、塑像蜡等雕塑造型艺术技法来复原死者生前的近似相貌。

人类颅骨并不是完全圆滑的表面,其上存在许多突起和凹陷,而面部软组织也会随这些凹凸而起伏,成为相应的体表标志点。在临床颅面外科学中,面部的表面标志点主要有双侧下颌髁突、腮腺导管、面动脉、面神经颊支、面神经干、眶上孔、眶下孔、颏孔、下颌孔以及鼻唇沟这 10 对。在法医学颅面复原技术中,由于所研究的对象是骸骨,因此外科学上大多数体表标志点应用价值不大。为了达到面貌复原这一目的,需要对大量的人类面部不同部位的软组织厚度进行测定,这些体表定位点所对应的颅骨部位即颅面复原测量点。颅面复原的科学基础就是建立在对这些测量点的软组织厚度进行的大数据采集以及与之对应的五官形态及位置与颅骨形态间的关系等之上的。

颅面复原技术出现较早,其最早由解剖学家 Schaffhasen 于 1877 年提出,并由另一名解剖学家 His 通过测量 24 具自杀死亡的男性尸体面部软组织厚度后总结归纳出发际、眉间、鼻根、鼻背、上唇根部、人中、颏唇沟、颏隆突、颏下以及双侧眉中央、眶下缘中点、下颌下缘、颧弓上缘、下颌升支、下颌角 15 个测量点。其后,随着更多的学者对该领域的研究,颅面复原技术也不断进步与完善。瑞士学者 Collman 和 Buchly 于 1898 年对 His 的方法进行了改进,改用预先使用油烟熏黑的钢针作为穿刺工具,对 29 具尸体进行了面部软组织厚度测定,并在 His 的 15 个测量点基础上增加了 3 个测量点。此外,他们还根据尸体的营养状况将其分为极瘦型、瘦型、营养良好型和营养极好型,而这种分类方法也沿用至今。1925 年,Stadtmüller 在 Collman 等的 18 个测量点基础上在正中线再添加了 2 个。日本学者铃木尚于 1948 年在前人的基础上,重新调整了一些测量点的位置,在颅骨正中线上选取了发缘点、额中点、眉间点、鼻根点、鼻尖点、鼻下点、颏唇沟点、颏前点以及颏下点这 12 个,在侧面上选取了双侧颌颞点、眉心点、眶外缘点、眶下点、颧骨点、鼻唇沟上点、鼻翼点、颧弓点、上颌第一磨牙点、下颌第一磨牙点、下颌支点、下颌角点、颏点以及颅侧点这 11 对。1960 年日本学者小川对铃木尚的研究进行了进一步数据挖掘和分析后发现,除了颊部、口部和颏部,面部其他部位软组织厚度不受性别、年龄、胖瘦等因素影响,因此认为颊部、口部和颏部这三个部位才是面貌复原的重难点。美国的 Rhine 和 Campbel 于 1978 年在铃木尚的研究基础上,再次调整并添加了大量颅骨侧面测量点,最后选定了 32 个测量点作为标准。

要得到更加近似的颅面复原效果,除了通过面部软组织厚度来构建面部基本轮廓外,还需要确定五官的形态、位置与颅骨形态的对应关系。人的五官是指"眉、眼、耳、鼻、口"其中,眉毛位于眶上缘,其走行与眉弓形态基本一致,但眉形较难判断,需结合案件调查走访情况来确定。眼睛形状与眼眶形状的对应关系,目前学术界尚无定论,双眼皮和单眼皮在眼眶骨性结构上是否存在差异未见相关报道。部分学者认为眶上缘锐者是单眼皮,眶上缘钝圆者为双眼皮,但若存在人造双眼皮情况则无法判断。耳朵的形态与外耳道、颅骨乳突以及下颌支的形态有关,外耳道决定耳朵的大小,乳突决定耳廓朝向,下颌支则决定外耳轴的走行方向。研究表明,鼻骨决定了鼻梁的形态和鼻尖的位置,梨状孔决定鼻翼的形态,而鼻前棘与鼻骨共同决定了鼻尖部的形态,三者的形态、大小以及相对位置共同决定了鼻的类型。口裂的大小与上下唇形态,主要由牙齿的大小、排列、咬合关系以及上下齿槽突的形态共同决定。

二、颅面复原的操作流程

(一) 颅骨外模的制作

在进行颅面复原工作以前,必须对颅骨进行法医人类学检验,以确定死者的种族、性别和年龄等情况,然后才能根据不同类别的基础数据对颅骨进行容貌复原。确定死者的种族、性别和年龄等细节后,需将颅骨眼眶、梨状孔等空洞部位用脱脂棉或油泥堵起,然后再在颅骨表明涂抹一层凡士林油,用隔片或挡板将颅骨表面分割成数个不同的区域。将配制好的石膏浆倒入各分区内,分段铸造颅骨外模。

(二) 颅骨复制品的翻制

颅骨外模制作完成后,需在其内表面涂抹隔离剂,并将各分区外模拼接黏合。将调制好的石膏浆或液态硅胶分批多次注入颅骨外模内,并不断晃动直至液体凝固。待液体完全凝固后,可将外模拆开取下,并根据原颅骨对翻制的模型进行修整,直到和原颅骨基本一致为止。

（三）容貌的重建

将翻制好的颅骨模型固定在稳定的底座上，并在各测量点处按软组织厚度数据粘贴标高圆柱。将所有标高圆柱粘贴好后，在各柱间填入条状橡皮泥、黏土或软蜡，建立面部软组织标高网格。在网格中再次填塞橡皮泥、黏土或软蜡后，面部轮廓就基本建成了。此后，需要根据颅骨解剖学特征和案情调查走访结果往面部添加五官以及胡须、头发等。最后，再对该塑像进行上色，就基本完成了颅面复原工序流程。

（四）注意事项

颅面复原技术是根据人类颅骨解剖学与形态学特点，结合某一特定族群的头面部被覆软组织厚度的统计学结果，并辅以须发、五官等外貌特征逆推出的相貌，因此其在应用于嫌疑死者的排查或寻人启事时不能作为同一认定的绝对标准。在使用这类复原相貌的照片进行侦查、走访时，还需结合调查走访到的案情以及现场勘验分析结果等进行综合判断。

第六节　颅像重合技术

一、颅像重合的技术原理

人类头面部的核心是颅骨，五官与毛发、皮肤、肌肉等其他软组织均包被或依附在颅骨外构成人的相貌。因此，在相同成像条件、相同观察角度下，同一个体的颅骨与其头部照片的颜面形态特征具有高度吻合性，而不同个体则通常无法完全重合。通过这个规律，可以对不明身份的颅骨和嫌疑身源进行同一认定。

使用颅像重合技术对不明身源的颅骨进行鉴定，首先必须使该颅骨与嫌疑死者生前照片拍摄角度和成像距离基本一致。颅像重合研究表明，人像照片与颅骨的拍摄角度差异不可大于10°，否则颅像重合的有效性会显著降低。使用仰俯指数和水平偏转指数来计算人像照片的拍摄角度能够很好地解决上述人像照片与颅骨拍摄角度不一致的问题。就拍摄距离而言，可以对照相机成像后焦点中心周边的变形情况进行分析，通过相对平行区和变异区来准确地推算出拍摄距离。

在确定了原有人像照片的拍摄角度与拍摄距离后，需要通过一些标志点与标志线来对人像照片与颅骨照片进行比对。与用于颅面复原的颅骨表面测量点相类似，用于颅像重合的基本标志点共有34个，包括正中线上12个与两侧的11对。其中，正中线上的标志点分别是颅顶点、发缘点、眉间点、颅后点、鼻根点、鼻下点、颏下点、颏前点、鼻尖点、鼻棘点、下牙槽点与上牙槽前缘点，两侧的标志点分别为耳屏点、颅侧点、鼻翼点、口角点、眼内角点、眼外角点、眶外缘点、颧点、下颌角点、尖牙点以及眉心点。除了这些点外，颜面部位还有8条用于校正位置的标志线，分别是正中线、眼外角点连线、眉心点连线、鼻下点线、眼内角点垂线、口角点连线以及颏下点线。

二、颅像重合技术的操作流程

（一）送检材料的审核

对于拟进行颅像重合的案件，必须首先对送检的相关材料进行审核，例如送检的颅骨是否完整、若有破损是否影响鉴定、嫌疑人照片是否完整清晰、是否是最近拍摄的等。在满足颅像重合的基本条件后，方能进行下一步操作。

（二）制作透明人像正片

随着科技的发展，过去采用的多次翻拍照片来制作透明人像正片的方法已基本淘汰。目前人像照片可以通过高分辨率扫描仪扫描后，借助 Photoshop、CorelDRAW 等专业图像处理软件对照片进行处理，直接得到透明人像正片或透明化的照片。

（三）拍摄颅骨前的准备工作

颅骨在拍照前需要进行清理和修复。过去常用水煮法来清除残余软组织，目前国外有部分学者开始采用在头颅上饲养蝇蛆或皮蠹幼虫的方法来清理软组织，其效率略低于水煮法，但对骨质损伤小，并且对破碎颅骨的软组织清除效果较水煮法好。清理过后，尚需要对颅骨进行清洗和漂白。在清洗和漂白颅骨后，用墨水或记号笔在颅骨的眉间点、鼻棘点以及双侧眶外缘点、尖牙窝点等标志点上作标记，然后将颅骨按推算出的俯仰角和偏转角固定在支架上。

（四）颅骨的拍摄与重合检验

在传统的颅像重合技术中，颅骨的拍摄距离通常选取为1m，并将相机焦点调整到两侧眶外结节连接线上，然后将透明人像正片与聚焦屏上的颅骨影像重叠，使后者的颜面部位8条标志线与颅骨各个标志点重合。经过调校和对比后，若标志线与相对应的标志点基本重合，颅骨轮廓曲线也与透明人像正片轮廓一致，而面部皮下软组织的厚度也在正常范围内，就可以认定该颅骨与照片为同一人。

（五）重合照片的制作

以往在对颅骨和照片进行同一认定后，还需要拍下二者的重合照片。随着数字图像技术的发展，目前可以直接使用颅骨的数码影像照片与前述透明人像正片或透明化的照片在专业的图像处理软件中进行对比，并制作重合照片。

（万立华）

思考题

1. 相貌识别与人相鉴定有何差别？
2. 人像鉴定的方法有哪些？
3. 颅面复原与颅像重合的技术流程分别是？
4. 如何评价颅面复原与颅像重合的应用价值？

第十四章 微量物证分析

微量物证分析(trace evidence analysis)作为一门新兴学科,近几十年来随着物质检测理论、技术及方法的不断进步,在刑事侦查破案和法庭诉讼活动中发挥着越来越重要的作用。

第一节 微量物证分析的任务和作用

凡物体之间发生接触后,相互之间存在物质的转移,一物体会从另一物体上带走一些物质,也会将自身的一些物质遗留在另一物体上。转移的物质能够反映其原所属物体的某些特征,可以证明发生接触的物体的相互关系。在犯罪现场,犯罪嫌疑人在实施犯罪过程中,必然会遗留或带走某些物质,其中那些能用以揭露和证实犯罪事实的物质,称为物证(evidence)。其中那些与犯罪活动有关,能认定犯罪事实的,需专门检测仪器进行检验、检测、鉴定的量小体微、易被遗忘、易被丢失和被污染的物证,即微量物证,其形成通常是由于外界作用产生的微量物质转移。有些情况下,其他的因素如某种物理化学作用也会引起微量物质的转移,结果使物体上增加了某种微量物质或引起某种微量物质的物理化学性质有所改变。这些微量物质的存在和变化的情况也可能成为证明该事实的证据。

一、微量物证与微量物证分析

研究和分析微量物证的科学即微量物证学,它包含两方面内容:①犯罪现场提取的物质量或相对含量微少;②即使很微量的检材,运用现代化分析仪器,也能得出正确的结论。

物证分析,是采用理化检测方法,对物质的理化性质、微观结构以及物质组成成分进行定性和定量分析。它与一般的化学分析或仪器分析不同,它研究的对象是未知物,而不是原料或产品分析的已知物。作为物证的物质多是多种物质的混合物,并可能有不同程度的污染而发生某些变化,不是纯净的化合物或单质,这就决定了物证分析的程序、方法的特殊性和实践经验的重要性。微量物证分析是对微量物证进行分析检测的学科,是随着分析技术发展而形成的。

因此,微量物证分析与传统分析专业相比,其检验对象和方法有很大区别,表现为:①检验对象涉及的物质种类繁多;②使用的仪器设备和检验方法众多;③检材容易被污染。

(一)微量物证的特点

微量物证除了具有一般物证的特点,尚有其特殊性。

1. 广泛多样性 微量物证来源广泛,种类繁多,犯罪现场的任何物质均可能成为物证。微量物证可以是化合物,也可以是单体,可以是有机物,也可以是无机物或是合成材料。随着新材料的不断涌现,物证的范围不断扩大。

2. 依附性 微量物证常散落在犯罪现场周围或附着在客体上(如犯罪嫌疑人、被害人、作案工具等),微量物证的依附性表明,应尽可能地在犯罪嫌疑人、被害人、作案工具上提取微量物证,以便互相印证。

3. 不完整性 犯罪现场提取的微量物证通常是从其整体物分离而成,以破碎、分离的形式出现,缺乏反映完整物的形象。因此，对微量物证检测结果，应结合犯罪现场勘查、案情调查及相关证据进行综合分析，才能做出正确的判断。

4. 隐秘性 微量物证由于其量小体微，使其具有强烈的隐秘性。这一特点使它不被犯罪嫌疑人注意而销毁，同时，也使现场勘查人员难以发现和收集，或提取时容易被污染或丢失。

（二）微量物证的检验内容

对于任何一件刑事犯罪，犯罪嫌疑人或者在现场留下作案痕迹，或者把现场的痕迹带走。因此，实际案例中，犯罪现场的一切物质都有可能成为微量物证。

微量物证检验的范围非常广泛，涉及各个领域（表 14-1）。

表 14-1 微量物证检验涉及领域

领域	微量物证检验内容
工业用品类	油漆，有色材料，塑料，化学纤维，橡胶，金属颗粒，嵌附物，玻璃，纸张，混凝土，石灰，砖瓦，沥青，染料等
生活用品类	动、植物纤维，粘合剂，油类，化妆品、烟蒂等
自然界物类	各种植物的花粉，孢子，果实，泥土，沙砾，灰尘，木屑，硅藻等
爆炸品残留物类	炸药，火药，引爆物及射击残留物等

二、微量物证分析的任务

微量物证分析根据具体条件，需要解决以下问题：①种类鉴别，通过对微量物证的主要成分或所反映的感官特性进行检验，以判断其种类。作为物证的不明物质，需要通过观察、分析和检测，判断对象是哪一种物质。其中有的物质可根据其形貌、颜色特征便可以进行识别，如汽车肇事逃逸案发现场，被撞碎的前灯罩玻璃碎渣、刹车痕上的轮胎胶颗粒等。有些不明物质则需要做进一步检测，根据其理化特性、所含特征元素、或组成成分做出准确判断。如毁容案，可根据面部腐蚀伤特征和残留物组分分析以鉴别是硫酸还是硝酸；②同类认定，通过对微量物证和比对样品的分析，做出两者是否相同类的物质。如果案发现场发现的物证是社会生产、生活中使用的某种产品或其局部，可以分别检测物证和已知品牌的疑似产品的样品，并比较两者的组分及其含量或配比是否相同，以判断嫌疑物证属于哪种品牌。如在强奸杀人案中，现场发现的带有少量烟丝的过滤嘴烟蒂，可通过与疑似香烟样品的分析、比对，判断是哪一种品牌香烟的烟蒂。

特定情况下，通过分别检测、比对，可以判断在犯罪现场提取的物证与通过侦查或调查发现的某场所或某犯罪嫌疑人身上的可疑物是否相同。如爆炸案现场的爆炸残留物，与犯罪嫌疑人住处发现的散装炸药是否为同一炸药；某绑架杀人案件中，投送给被害人家属的敲诈信所用的纸张、糨糊或胶水，与在犯罪嫌疑人家中发现的纸张、糨糊或胶水是否相同，均可通过物证微量分析、比对它们的组分做出判断。

三、微量物证分析的作用

犯罪嫌疑人实施犯罪活动总要采取某种手段，使用某种物质材料，不可避免地会将其带至犯罪现场，并遗留微小的物质在犯罪现场，因此，在案发现场或被害人身上、或犯罪嫌疑人身上及作案工具等其他客体上必然会黏附这些物质。善于发现、提取和利用微量物证分析方法，对于侦查破案具有非常重要的意义。

1. 有助于查明作案手段 通过现场勘查和物证分析，可以查明作案手段。如爆炸案中，可以确定爆炸原因、爆炸物的种类以及爆炸量，同时可以确定纵火案的起火原因、起火点和纵火物的种类。再如通过致伤工具残留物的检查分析和比对，可以判断致伤物的物质和工具。通过确定制作或伪造文件所使用的工具材料等,可以澄清某些案件事实,并可甄别被害人的陈述或犯罪嫌疑人的口供。

2. 有助于确定侦查方向　　通过物证分析,确定物证的物质种类或品牌,或分析确定该物质属于哪个批次的产品,在调查该种物质的分布情况和销售范围基础上,确定该物证的来源。以便按照"以物定向"的原则确定侦查工作的方向和范围。如勒死现场发现缠绕在死者颈部的绳索是一种特殊的尼龙绳,经调查取样分析后,是现场附近某工厂生产的产品,这种产品作为农业生产资料在当地销售,那么该地就是重点侦查范围。

3. 有助于确定犯罪嫌疑人　　认定谁是犯罪嫌疑人,需要有足够的证据。从微量物证分析的角度提供证据,就要求从两个方面去证实犯罪事实:

犯罪现场或被害人身上遗留有犯罪嫌疑人身上或其作案使用的工具、材料的物质。如犯罪嫌疑人作案后越窗逃跑时,在窗框上留下的几根衣服纤维,用刺器刺伤被害人时,在被害人衣服破口处留下的少量污垢,经过对留在窗框的纤维、衣服破口的污垢进行分析,确定纤维和污垢的种类、质地、组分,再与犯罪嫌疑人身穿毛衣的纤维及疑似凶器上的附着物进行比对,如果其种类、组分相同,则这些物证可是确认犯罪嫌疑人的证据之一。

如果在犯罪嫌疑人身上或疑似凶器、交通工具上留有案发现场或被害人身上的某种特殊物质,也能证明犯罪嫌疑人曾到过案发现场、或接触过被害人。

4. 有助于证明遗书等文件的真伪　　文件的真伪可以通过文件鉴定来解决。但应用微量物证分析法比较鉴别遗书上的墨水、油墨等物质材料的异同,也可以证明遗书等文件的添改事实。如死者亲属对死者"自杀"一事提出异议,经检验"遗书"发现,遗书上标明死者厌世的关键词和改写的落款日期,都是用另一种相似油墨的圆珠笔添改的,表明遗书是伪造的。案件侦破后证实,死者生前在病中给其亲属写了一封信,让其丈夫寄出,其夫模仿其笔迹对原信作了添改并扼死死者,伪装自缢身亡。

第二节　微量物证的发现和提取

善于发现并提取到微量物证,是发挥微量物证作用的前提。因此,在犯罪现场勘查和对犯罪嫌疑人及其住所的搜查中,必须要有发现和利用微量物证的意识,明确寻找和提取微量物证的目标与重点部位。

一、犯罪现场的微量物证

犯罪现场包括犯罪嫌疑人实施犯罪的各个场所,如杀人现场(第一现场)、分尸现场(第一或第二现场)、抛尸现场(第二、第三现场)或掩埋尸体现场(第二、第三或第四现场)。对于人身伤亡案件,需要重点研究的还有被害人和留在现场的与犯罪活动有关的一切物证,如凶器(致伤物)、运输工具、尸体包装物等。

对犯罪活动的场所,可根据案件性质、作案手段和过程,注意在犯罪嫌疑人必经的地面或可能磨蹭的部位,以及犯罪嫌疑人可能会触动、使用过的器物上,寻找犯罪嫌疑人的遗留物。如果是爆炸现场、纵火现场、投毒案现场,应注意重点收集爆炸残留物、纵火物、有毒食物和排泄物,以及可疑包装物等。

对于被侵害的人身或尸体,尤其是发生过搏斗的现场,除应注意可能遗留的犯罪嫌疑人的生物检材,如毛发、血迹、精斑、皮屑等,还要注意收集撕脱的衣服纽扣、布片、纤维以及创伤周围的附着物,如从作案工具脱落的油漆、污垢、涂料(染料)、残渣,车辆的油渍,绳索的纤维,射击的烟晕及火药残留物等。

对于留在犯罪现场的凶器、肇事车辆,应注意发现和提取上述两方面的微量物证,即能证明曾作用于被害人的物证和被犯罪嫌疑人使用时留下的物证。

总之,微量物证的发现必须与现场勘查紧密结合,在勘查中发现,在勘查中提取。实践中应注意结合案件的性质、作案手段、侵害对象的特点,仔细分析和思考犯罪嫌疑人可能在何处留下何种物质。同时,要考虑犯罪嫌疑人可能会带走何物,以便有的放矢地发现和收集相关的微量物证。

二、犯罪嫌疑人的微量物证

根据微量物证确定犯罪嫌疑人,就是要通过搜查和检验分析,证实犯罪嫌疑人具有留在犯罪现场的或从犯罪现场带走的微量物证。因此,对犯罪嫌疑人的检查和其住所搜查,既要注意发现来自犯罪现场和被侵害者客体的微量物证,又要注意发现其留在犯罪现场的有关剩余物。

对犯罪嫌疑人身体及其脱换下来的衣物、鞋帽、手套等物的检查,除注意有关法医物证外,应注意发现在作案现场沾染的油脂、粉尘、泥土、唇膏等物,也要注意发现现场留下的纤维、线头、纽扣、布片等物质。有的犯罪嫌疑人人为地破坏作案现场或干扰侦查,作案后在现场浇油纵火或撒辣椒面、花椒面、面粉等,此时应注意检查犯罪嫌疑人的指甲缝、手套、衣物(尤其是裤腿)和鞋上是否留有相应的残留物。对于枪杀案的犯罪嫌疑人,应注意仔细检查其手部有无射击烟痕和火药残留物黏附。

对在犯罪嫌疑人住所发现的可疑作案工具或肇事车辆等进行勘查时,要注意其作用于被侵害客体时黏附的血迹、毛发、皮屑等生物物证,或犯罪现场相似的油渍、涂料、泥土、纤维等附着物,以及因刮擦、碰撞而脱落、破碎的油渍、漆片、玻璃、木屑等物证。

对犯罪嫌疑人住所、或工作场所进行搜查时,应注意找寻、发现犯罪嫌疑人作案用物质材料的剩余物,如用于爆炸的炸药、引爆器材;用于投毒的毒物;用于制作文书的纸张、笔墨;以及从被害人处攫取的贵重物品等。如果该现场有可能是杀人第一现场或分尸现场,则更应该仔细检查并提取被害人遗留物。

三、微量物证的发现

在犯罪现场,体积较大或数量较多而引人注目的物证容易发现,而微量物证由于体积微小、数量又少,且与其他无关物质在一起,就比较难以发现。因此,提高微量物证的发现率,应该做到:

1. 心中有数 要做到心中有数,首先要了解案件的性质、作案过程,作案工具和手段,从而明确发现微量物证的目标和重点部位,防止无效、盲目的寻找。

2. 仔细查找 现场检查要仔细、全面,必要时可借助放大镜耐心观察和寻找,不能因疏忽大意而遗漏重要的物证。

3. 创造良好的检查环境 为方便检查,可借助一定的光源,如使用现场勘查灯照明,可以改善犯罪现场检查环境。如果用蓝光灯或紫外线灯照射,则可以使许多发光物质受激发而产生不同颜色和强度的荧光,从而可以发现白光下不易发现的微量物质和斑痕,如血痕、精斑等。在犯罪现场勘查和搜查中使用小型激光器和多波段光源,是寻找和发现微量物证的理想光源。

四、微量物证的提取和包装

发现微量物证固然重要,微量物证的提取和包装同样重要。微量物证种类繁多,理化性状各异,如何有效地提取和包装送检,是决定能否利用微量物证分析方法进行检测的关键。

微量物证的提取和包装方法多种多样,适用对象也各异,但其目的是一致的,就是保证微量物证的完整,不污染。下面是常用的提取和包装方法。

(一)提取方法

提取微量物证,可因其种类、性质、数量和分布状况不同,采用不同的方法(表14-2)。

(二)微量物证的包装与保存

不管是在犯罪现场、或在犯罪嫌疑人处发现的微量物证,都应按要求保质保量的包装与保存以备检测或送检。

表 14-2 微量物证的提取方法

提取方法	适用范围	举例
镊子夹取	呈块状、体积较大	纸片、塑料、油漆片、碎玻片、木屑、泥块、纤维等
刀片刮取	黏附在可疑物上	油漆、油泥、黏合剂等
粘取	较小的粉末状、颗粒状	用胶带、AC 纸等粘取
溶剂擦取	可溶于液态溶剂的	油渍、射击残留物、炸药烟尘
集拢后搜集	散落或附着衣服、床单等上	泥土、粉末、碎渣等
连同载体联合提取	黏附在纸张、衣物、塑料等载体上	干结泥土、油漆、油墨、油渍、墨水、染料、粘合剂、射击残留物等
连同容器、包装物联合提取	怀疑或曾经装载过易燃易爆或有毒物质的瓶、罐、缸、桶等	装过汽油、煤油、火药等
连同作案工具联合提取	黏附在疑似作案工具、可疑致伤物品上	可疑剩余的作案物质、材料
现场富集	易富集在萃取膜的检材	油渍、射击残留物、炸药烟尘等

1. 分类包装 按物证性状分类包装,如为固体粉末、碎片,可用纸袋、塑料袋包装;如为易熔、易挥发的物质或液体,应用玻璃瓶或试管包装。

2. 防止污染 提取的微量物证务必分别包装,切忌混合。要将不同种类的物证,或从不同部位提取的微量物证分别包装,不能混装。包装微量物证的容器或其他包装物,必须洁净,防止污染或混入其他物质。

3. 保证安全 提取微量物证的包装要严密加封,防止泄露、遗失或被替换。包装袋或其他容器上要注明提取物的名称、数量、提取的部位、提取的时间及提取人,并记录在现场勘查或物证提取、扣押笔录上。

五、物证分析样品的收集和积累

由于大部分微量物证属于未知物,若要确定微量物证的性质、种类,尤其是它的生产厂家和品牌,必须事先掌握该种物质的种类属性,以及不同厂家生产的各种品牌的物质特征。一种办法是案发后,在相关地区和单位内广泛收集相似的已知品牌和来源的样品,与物证作分析比对。但是现做实验研究,就不能及时做出结论,可能贻误侦破时机,所以并非上策。

物证分析的积极做法,是平时就注意收集和积累各种已知名称和来源的常见物证样品,并通过掌握的资料和实验研究,获知它的理化特性、结构特点和组分、配比等,并积累对它们进行有效提取、检测的方法,甚至可以制作成标准图谱和数据。这样,当遇到某种未知物时,可以结合该案件和当地情况,根据物质的外观特征和无损检测,可以大体判断它的种类,便于选择有效的提取方法和检测手段,及时做出鉴定结论。否则,反复盲目的试验、摸索,可能把原本就很微量的物证消耗掉,将给侦破工作造成无可挽回的损失。

为了不断收集、积累常见物证的样品,物证分析部门应当同有关厂家和销售单位建立固定永久性的协作关系,请后者不断提供其生产、销售的样品。另外,可以利用侦破案件的机会广泛收集有关样品。同时,对收集的样品要建立档案,分门别类,一一分析检测,以积累有关物证样品的数据资料。如有可能,可以建立常见物证计算机数据库,方便查询比对。

收集的物证样品要注意妥善保存,建立严格的管理制度,尤其对易燃、易爆、有毒物质要专人负责保管。针对不同种类样品的特点,应分别置于适宜温度和湿度环境下保存。

第三节　微量物证分析的一般方法

微量物证的种类不同、理化性状不同,其检测分析方法也不同。常用的分析方法有:物理检测法、显微分析法、微量化学法、薄层层析法、仪器分析法。

一、物理检测法

物理检测法是对物质外观和物理特性的检验,借以大体辨别物质的种类及其异同。常规的物理检测可以进行颜色检测、荧光和红外线检测、折射和散射检测以及物理量的检测,用以初步判断物质的种类和异同点(表14-3)。

表14-3　常见的物理检测法比较

方法	原理	应用
颜色检测	肉眼辨别	炸药中太安炸药为白色结晶,硝化棉炸药为白色粉末,硝铵炸药呈灰色,TNT炸药为橙黄色结晶
荧光检验	某些物质经紫外线辐射产生荧光	① 区分不同厂家的相同颜色墨水; ② 矿物油荧光较强,动、植物油无荧光或很弱
红外线检测	不同物质吸收或反射红外线不同	区分某些纸张、油漆、颜料和粉末
折射散射测定	透明物质对光的折射率不同	区分纤维、塑料、玻璃纸等
物理量检测	物理测量	厚度、比重、密度、透光度

二、显微分析法

显微分析是指利用各种显微镜分析比较物证或样品的微观形态结构特征,以鉴别物质异同的方法。实际应用中,根据微量物证的种类、性质和形态特征的表现不同,相应地采用不同性能的显微镜(表14-4)。

表14-4　显微分析应用

显微镜	分析对象	举例
实体显微镜	不透明的物质	木材、纤维、纺织品、绳索、橡胶、泥土等
生物显微镜	透明或半透明、微小颗粒、粉末	纸浆、纤维、浆糊、花粉、植物残渣、爆炸残留物等
偏光显微镜	各向异性的物质	纤维、淀粉、玻璃渣、石墨颗粒、泥土中的岩石等
金相显微镜	金属制品及其碎片	金属及碎片经过研磨加工处理后
透射/扫描电子显微镜	更微细的物质颗粒或结构形态	毛发、骨骼、爆炸残留物等超微结构

三、微量化学法

微量化学法是根据某种物质所具有的特定的化学反应,鉴别物证种类及其与样品是否相同的方法。

1. 颜色反应　颜色反应是物质在一定条件下与某种试剂作用发生颜色变化的现象。包括显色反应、褪色反应和变色反应。比如用碘-氯化锌试剂可将机械木浆纤维染成鲜黄色,可将化学木浆、草浆纤维染成蓝紫色,可将棉、麻破布浆染成酒红色,从而可以区分造纸纸浆的种类。再如,用特制的喷显剂 TH_1 与微量 TNT 炸药生成棕红色,喷显剂 AP_9、AD_{29} 与黑索金(RDX)、硝酸酯类炸药作用呈桃红或紫红色,初步鉴别炸药的种类。造成颜面皮肤灼伤的化学物质,用 pH 试纸检测,变红色者为强酸,显蓝色者则为强碱等。

2. 沉淀反应 沉淀反应是物质在一定试剂作用下产生溶解沉淀反应的现象。如植物胶水溶液加5%碱式醋酸铅,会产生白色絮状沉淀;迭氮化铅炸药的醋酸铵溶液,加1%硝酸银溶液,可产生白色迭氮化银沉淀。

3. 结晶反应 结晶反应是物质与一定试剂作用产生具有特定形态的微小晶体的现象。微小结晶可在显微镜下观察其形态结构和颜色变化。如炸药中的钾离子与硝酸钴钠作用产生黄色立方体或八面体结晶,而与亚硝酸铜铅钠反应则形成黑色、棕色的立方形结晶。

4. 燃烧实验 燃烧实验是根据物质遇火燃烧时产生的火焰的颜色、气味、烟雾、延燃或熄灭、燃烧产物的性状等特征,鉴别纤维、塑料、橡胶等制品种类的方法。如腈纶燃烧时产生辛辣气味,近火收缩,遇火速燃,灰烬黑硬而脆;羊毛燃烧产生特有的烧毛味,遇火燃烧,离火熄灭,灰烬松散呈黑色。

5. 热分解实验 将物质单独或加一定试剂置于试管内加热,某些高分子会产生热分解,释放出气体,用 pH 试纸测试气体的酸碱性,可鉴别橡胶、塑料、纤维物证与样品的异同。如硝酸铵炸药在强碱作用下,加热分解出 NH_3 气体。

四、薄层层析法

薄层层析法(thin- layer chromatography,TLC)又称薄层色谱法,因其成本低、操作简便、适用范围广、检验效果比较准确而被广泛应用。

薄层层析法的作用原理是:以涂有硅胶等吸附剂的玻璃板(层析板)为固定相,选择适当的展开剂为流动相,将被检验物质的提取液点在层析板一端(原点),然后置于盛有展开剂的层析缸中(展开剂以淹没原点为度),加盖,待原点上的物质随展开剂沿层析板面上升而展开后,观察展开的斑点数量、颜色,并测量其移动距离。必要时,可在紫外线照射下直接观察荧光斑点;或喷以显色剂后再观察有色斑点及无色荧光斑点的特征,并经测量求出斑点的 Rf(比移)值。

由于物质种类、形状和组成成分不同,展开的斑点数量、颜色和 Rf 值也不同。如果用薄层扫描仪检测斑点的光密度,还可作为定量分析的依据。

薄层层析法适用于一切可以溶解展开的物质,在微量物证分析实践工作中,该法经常用于各种炸药、油质、燃料、墨水、油墨以及纸张的分析。

五、仪器分析法

仪器分析法是运用根据物理或物理化学原理设计的专门仪器,检验不同的物质或同种类物质的不同参数和性能,就需要不同的仪器和不同的检验方法。随着检测技术和方法的进步,新仪器、新方法不断涌现,微量物证分析检验的方法也不断更新和改进,所以,微量物证仪器分析不但数量多,而且更新快,变化大。

根据常用分析仪器的性能特点、工作原理,对微量物证进行定性和定量分析的办法分为色谱分析、光谱分析和不同于前两者的其他仪器分析方法,而它们都具有高速度、高分离效率、高灵敏度和其各自应用范围的特点,在实践工作中常多种方法交叉分析,以提高微量物证分析结果的准确性。

(一)色谱分析

色谱分析是利用不同物质在固定相和流动相中具有不同的分配系数达到分离的方法。色谱分析中有采用以气体为流动相的气相色谱法(gas chromatography,GC),以液体为流动相的高效液相色谱法(high performance liquid chromatography,HPLC),利用被测物的可离解性(离子性)进行分离的液相色谱方法即离子色谱法(ion chromatography,IC)(图 14-1)。

1. GC GC 法使用的是气相色谱仪,它需要把待检样品气化,适用于分析气体或低沸点的有机化合物,如油脂、炸药等。如果是高聚物,如纸张、黏合剂、塑料、纤维、木材、涂料等,可在进样时首先通

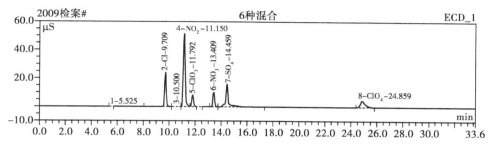

图 14-1　离子色谱
（上海市公安局物证鉴定中心提供）

过裂解器,将其裂解为分子碎片,即采用裂解气相色谱法进行分析。随着分析技术的发展,又衍生出很多新的裂解技术,如在裂解产物导入色谱柱前使不饱和双键加氢变成饱和化合物,则发展为氢化分析裂解技术,即加氢还原裂解气相色谱法,尤其适宜于对烯烃类塑料物证的检验。

2. HPLC　HPLC 法使用液相色谱仪,它只要求将待检样品制备成溶液,无需气化。此法适合分析高沸点、热稳定性差、分子量大于 400 以上的有机化合物(几乎占 75% ~ 80% 有机物),如某些炸药、燃料等。

IC 是高效液相色谱的一种,故又称高效离子色谱(high performance ion chromatography,HPIC)或现代离子色谱,主要分离和检测离子型、极性和部分弱极性的化合物。可测定各类阴离子和阳离子,尤其在阴离子测定方面独具优势,如 F^-、Cl^-、Br^-、NO_2^-、PO_4^{3-}、NO_3^-、SO_4^{2-},甲酸,乙酸,草酸等,并能分析部分醇、醛、芳香胺、氨基酸、酚、有机酸、糖类和蛋白质等。

色谱分析的结果由仪器自动记录成色谱图,检测人员可根据色谱图的出峰时间、峰数、峰高比进行定性分析;同时,可根据色谱峰的峰高、峰面积进行定量分析。

(二)光谱与质谱分析

光谱分析的工作原理是分析物质产生的光谱波长与强度来确定物质所含的成分与含量,如光的发射、吸收、散射、荧光、磷光以及化学发光等。按物质微粒激发产生的光谱可分为分子光谱和原子光谱。质谱分析(mass spectrum,MS)的原理是把带电的原子、分子或分子碎片,在电场或磁场的作用下,将带正电荷的各种离子按质荷比大小分离并排列成图谱,从而对物质进行定性、定量分析的方法。

1. 分子光谱分析　主要包括紫外-可见吸收光谱法、荧光光谱法、红外线光谱法和拉曼光谱法。

(1)紫外-可见吸收光谱法:紫外-可见吸收光谱(UV-VIS)法,又称紫外-可见分光光度法。其原理是以紫外线和可见光为光源,当光源通过待检样品的溶液时被选择性吸收,并自动记录下吸收光谱图,检测人员可根据吸收峰的位置和强度进行该物质的定性和定量分析(图 14-2)。此法适用于对印油、印泥、墨水、染料、油墨、油脂等微量物证的分析。

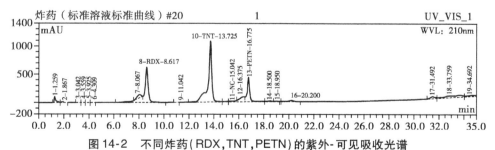

图 14-2　不同炸药(RDX,TNT,PETN)的紫外-可见吸收光谱
（上海市公安局物证鉴定中心提供）

(2)荧光光谱法:荧光光谱(florescence spectrum,SPF)法是利用物质被激发产生荧光的原理,根据荧光峰的位置和强度进行定性和定量分析。该法适用于纸张、墨水、染料、油脂、药物等微量物证的分析。

（3）红外吸收光谱法：红外吸收光谱（infra-red absorption spectrum,IR）法，又称红外分光光度法，是利用红外线为光源，根据物质选择性吸收红外线的吸收峰位置、形状和吸收峰的强度，对微量物证进行定性、定量的方法。该方法适用范围广，固体、液体、气体物质均可检测，普遍应用于炸药、油脂、油漆、纤维、塑料、橡胶、黏合剂等微量物证的分析（图14-3,图14-4）。

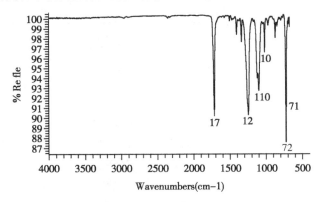

图14-3　涤纶红外吸收光谱
（上海市公安局物证鉴定中心提供）

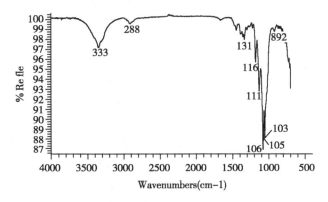

图14-4　棉纤维红外吸收光谱
（上海市公安局物证鉴定中心提供）

（4）拉曼光谱法：拉曼光谱法（Raman spectrum）是分析分子对单色光（可见光或近红外光）的散射所产生的光谱，从而对被检物质与样品进行比对。该法具有准确性高、信息量大、图谱容易辨认、分析速度快等优点，根据该原理发展的色散型激光拉曼光谱仪、傅里叶变换拉曼光谱仪、共焦激光拉曼光谱仪等，近年来逐渐在微量物证分析上得到应用。

2. 原子光谱分析　原子光谱分析包括原子发射光谱法、原子吸收光谱法、电子探针分析法、X射线分析法和等离子体发射光谱法（inductive coupled plasma-mass spectrometer,ICP）等。

（1）原子发射光谱法：又称发射光谱法，是一种较早应用于微量物证分析的仪器分析方法。其原理是根据物质的原子受激发发出的特征性光谱与各元素的标准谱线对比，以确定物证所含元素，进行定性分析，并根据各元素谱线的黑度进行半定量。该法能分析出70多种元素，包括大部分金属元素和磷、硅、砷、硼等非金属元素，适用于对油漆、颜料、泥土、玻璃、射击残留物、金属屑等微量物证的分析。

（2）原子吸收光谱法：又称原子吸收分光光度法，是根据物质被仪器处理并解离成原子蒸气，对已知的一定波长的光的吸收谱线和吸收度，进行物质的定性和定量分析。该方法选择性强、准确性和灵敏度高，但该法的前提是必须选准待测元素的特定光源，操作比较复杂。该法适用于泥土、玻璃、油漆、油墨、水泥、射击残留物中微量金属元素的分析。

（3）电子探针分析法（扫描电子显微镜-能谱仪，SEM-EDS）：结合扫描电镜成像原理和 X 射线能谱定性定量理论等，对固态物质进行超微结构分析和无机成分的检测，特别适应于枪弹伤残留物、电击伤微量金属附着物及微量油漆等待检样品中无机成分的检测。最新的能谱仪能检测除 H、He 和 Li 之外的所有元素，并具有强大的图像分析功能，提高了微量物证检测的范围和深度（图 14-5）。

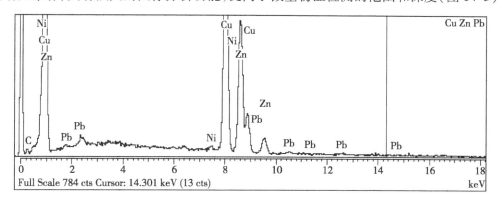

图 14-5　铜、锌、铅 SEM-EDS 图谱
（上海市公安局物证鉴定中心提供）

（4）等离子体发射光谱法：又称等离子体原子发射分光光度法。其原理是以高频等离子弧作为激发光源，检材溶液自动进样并被加热、激发，产生谱线，经过分光系统和多道分析器，再经过计算机处理，其谱线的强度或含量可显示在荧屏上并由打印机输出。该法一次可以分析 20 多种元素，不仅分析速度快，且定性、定量准确，目前广泛应用于微量物证的元素分析。

（5）X 射线分析法：包括 X 射线荧光分析、X 射线衍射分析。前者主要用于被检微量物证的元素的成分定性和定量，后者主要适用于对物质中的某些晶体化合物，如炸药、金属、颜料等进行分析鉴别。两种方法结合使用，既能确定微量物证的化学成分，又能确定其内部结构。

3. 质谱分析　此法检测范围广、精度高，尤其在有机物的结构分析方面占有重要地位。随着分析技术的发展，质谱仪和色谱分析技术被联合使用（色-质联用），即将成分复杂的微量待检样品通过气相色谱仪分离成单个组分，再依次进入质谱仪进行质谱分析，从而大大提高了质谱分析的效率。该法可对气态、液态和固态的无机和有机化合物的成分、元素及结构等进行分析。同样的联用有：气质联用（GC/MS，图 14-6）、质谱/质谱法（MS/MS）以及高效液相色谱/质谱联用技术（HPLC/MS）等。而离子迁移谱技术的原理是利用气态离子在弱电场中迁移运动来测定物质。具有灵敏度高、分析速度快的特点，适用于爆炸物（爆炸残留物）、射击残留物、毒品等微量物证的检验。

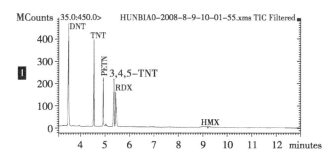

图 14-6　六种炸药的 GC/MS 总离子流图谱
（上海市公安局物证鉴定中心提供）

（三）其他分析技术

仪器分析技术发展迅速，除上述常用技术外，还有许多专门的分析技术和方法应用于微量物证分

析、检测。

1. 显微分光光度法 主要适用于对物证微区的颜色进行无损检测、分析,以鉴别微量物质,如染料、墨水、油墨等。

2. 中子活化分析法 其原理是用核反应堆的慢中子辐射物质的无机元素,使其活化为放射性元素,再根据放射性元素衰变时放射的 γ 射线光谱,对原子序数为 9~86 范围内的元素进行检测,常用于玻璃、陶瓷、油漆等物证的分析鉴别。

3. 热分析法 包括热重法(TG)、微分热分法(DTG)、差热分析法(DTA)和差示扫描热分法(DSC)等。其原理为:在程序控制温度下,检测待检测样本的物理性质与温度关系,从而鉴别物质的种类或物证与样品是否相同。该技术主要用于对炸药、塑料、橡胶、纤维、油脂、木材等物证的分析、鉴别。

4. 核磁共振 核磁共振(nuclear magnetic resonance,NMR)技术可以直接研究溶液和活细胞中相对分子质量较小(20 000 道尔顿以下)的蛋白质、核酸以及其他分子的结构。其工作原理是原子核有自旋运动,在恒定的磁场中,自旋的原子核将绕外加磁场作回旋转动,进动有一定的频率,它与所加磁场的强度成正比。如在此基础上再加一个固定频率的电磁波,并调节外加磁场的强度,使进动频率与电磁波频率相同。这时原子核进动与电磁波产生共振,叫核磁共振。核磁共振时,原子核吸收电磁波的能量,记录下的吸收曲线就是核磁共振谱(NMR spectrum)。由于不同分子中原子核的化学环境不同,具有不同的共振频率,产生不同的共振谱。记录这种波谱即可判断该原子在分子中所处的位置及相对数目,用以进行定量分析及分子量的测定,并对有机化合物进行结构分析。与此同时,NMR 技术可以鉴定微量物证的动态特征。

5. 玻璃透射率检测仪 透光率测试仪(transmittance tester),又名透光率仪,透光仪、透射率检测仪,主要用于检测汽车玻璃、各种玻璃、亚克力、薄膜,塑料以及透明及半透明物体的可见光透光率以资鉴别。

第四节 微量物证分析的程序和结论

微量物证分析在案件侦破工作中具有非常重要的意义。实践工作中应把握以下重要环节,才能发挥其应有的作用。

1. 区分物证和无关物质 物质无处不在,特别是作为散在物、残留物或某种痕迹的媒质的微量物质,俯拾皆是。在犯罪现场勘查或对犯罪嫌疑人的搜查中,要善于发现和提取到能证明有关案件事实的微量物证,就必须结合案件的具体情况,在对案件性质、侵害对象、作案手段和作案过程的基本认识的基础上,弄清物质与作案活动的必然联系,才能正确区分哪些是作案活动遗留的或产生的,哪些是现场固有的;哪些是从犯罪现场带来的或作案过程剩余的,哪些是与该案件无关的。否则,把无关物质误作物证,花费精力和财力是毫无意义的,而且可能造成错案。为此,物证分析人员应亲自参加犯罪现场勘查,协助侦查人员勘验、提取可疑微量物证。受理和送检的微量物证,应详细了解案情,认清提取物证的部位、方法和原始状况,以及该物证对查明案件事实的作用。

2. 制订科学高效的检验方案 要确定一种未知的物质是何物,以及它与某个样品是否相同,需要一个实验、探索的过程。但作为微量物证,它不仅量微,而且对于某特定案件是不可替代的。为了防止无谓的消耗物证,给案件侦破造成无可挽回的损失,必须结合案情,对物证进行外观观察与无损检验,在排除某些种类物质后,判定它可能是某种什么物质,在明确检验范围的基础上,拟订进一步实施检验的步骤和要采取的分析方法。要力争做到消耗每一部分样品,都能获取最大限度的进展。务必防止盲目的试探和无序的无准备、无计划的检验。

3. 坚持系统、综合的检验 坚持系统、综合的检验,包含以下要求:首先,要把物证作为特定案件系统中的一个组成部分,看成是案件系统中一个由多组分、以一定形式和次序构成的子系统。也就是说,物证不是孤立的,它与案件有着千丝万缕的内在联系;而且,物证是由多组分构成的,只有充分揭示物证的各个组分及其相互联系,才能更有效地证明案件事实。其次,要从宏观到微观,从整体到局部,从一种组分到其他组分,全面实施分析检测,以达到充分提取物证的全部信息。这样才能利用有限的微量物证,最大限度地鉴别物质的种类,以至获取具有特定意义的结论依据。最后,要综合分析检测结果,从案件的实际出发,做出微量物证的鉴定结论。微量物证鉴定尊重分析结果,同时也应注重对分析结果的综合。因为只有综合才能更准确地认识物质种类的异同,才能把握物证与案件事实的联系。

4. 严格区分相同与同一　微量物证分析的结论"物证与某样品相同",意思是说待检物证与相比较的样品彼此一样,没有区别。它在不同情况下具有不同的含义:①如果判定其相同的根据是该种物质的种属特征,是构成该种物质的必然组分及其含量,这种相同是指相比较的是同种物质,或者说是物质种类相同。由于具有同种物质的人或地点绝非一人或一处,这种结论只能证明微量物证有可能来自该人或该处,而不是一种肯定的、排他性的证明;②如果说"相同",除根据物证中某种物质的必然组分,又根据其中偶然混杂的其他物质的组分,而且这种混杂的组分愈是偶然,这种相同则愈具有特定意义,即物证与从嫌疑人处提取的可疑物质属于同一物质。例如,从一具被撞击致死的尸体衣服上提取的擦蹭附着物,经分析为蓝色油漆、玉米叶残渣、生石灰渣和尘土的混合物。经侦查发现的可疑车辆车厢下方的金属防护网有擦蹭痕迹,刮取其前角附着的白色粉末、油漆及其表面附着物进行分析,其总和与被害人衣服上的擦蹭附着物提取的微量物证组分完全相同。由于这几种物质难以在其他车辆的同一部分出现,该结论就证明了死者衣服上的附着物只能来自于这辆可疑肇事汽车。因此,所谓严格区分相同与同一,就是要科学、客观地评估微量物证鉴定结论的证据意义。

总之,对于某一微量物证的检验分析,在条件许可情况下因采用多方法交叉分析、印证,以提高分析结果的科学性和准确性。目前,多种仪器的联用(气相色谱—质谱联用、扫描电镜—能谱仪联用等)以及对同一检材用不同的方法交叉检验、相互印证已在实践中取得很好的效果,明显提高检验的区分率,也充分利用了有限的检材。例如,对微量漆痕的分析,通过扫描电镜或发射光谱、等离子体光谱可以分析其中的无机成分;通过红外光谱和裂解气相色谱仪则可以分析其有机成分,由此大大提高了油漆检材的物证利用价值。此外,随着新仪器、新设备的开发与应用(如等离子体发射光谱仪、显微红外光谱仪等)使微量物证分析能力明显加强,为案件侦破和定罪量刑创造有利条件、提供确凿证据。同时,全自动快速分析是仪器分析的发展方向之一,而数据库、样本库建设及微量物证分析实验室标准化建设,也是微量物证分析技术发展的必然要求。

(沈忆文　张成功)

思考题

1. 简述微量物证的概念及特征。
2. 现场提取微量物证的方法有哪些? 其各自适用性如何?
3. 简述微量物证分析的任务和作用。
4. 如何看待微量物证检测结果?
5. 试举三种分析手段及其可检验的物证。

第十五章　刑事科学计算机与计算机犯罪

将计算机及网络技术应用于侦查破案和打击犯罪活动,已成为世界各国政府普遍采用的重要手段和方法。从整体上来看,计算机对刑事科学技术的影响主要表现在三个方面:一是促进了刑事科学技术本身的信息化,推动刑事技术各分支领域向数字化、网络化方向发展。例如 DNA 技术与计算机和网络技术相结合产生了 DNA 数据库,在刑事案件的侦破中发挥了巨大作用。国内外司法部门将数据库技术与痕迹检验鉴定技术相结合,建立了指纹数据库、足迹数据库、颅面数据库等,提高了传统刑事科学技术的综合效能。二是为刑事科学技术领域带来了电子证据这一新的证据类型,为揭露和打击违法犯罪活动提供了新的证据支撑。随着计算机和网络的普及,在各类犯罪案件的侦办中普遍会涉及对电子证据的发现、收集和检验鉴定,已成为当前刑事侦查中的一项基础性工作。三是计算机犯罪随着计算机和网络的发展日益增多,已成为当前影响社会秩序的重要因素。计算机犯罪是现代社会的一个严重社会问题,对人们造成的危害越来越大,引起了世界各国政府的高度重视。

刑事科学计算机、DNA 数据库和计算机犯罪是本章重点讨论的内容,电子证据由专门章节深入介绍。

第一节　概　　述

刑事科学计算机与数据库应用,充分实现了快速、准确、科学地提供即时证据,能更加有效地利用有限的警力和财力打击刑事犯罪,特别是跨国家、跨地区的流动犯罪活动。同时,在重大自然灾害如火灾、地震、海啸和恶性意外事故如爆炸、飞机坠毁、矿难、重大交通事故等造成众人遇难、尸体毁损等情况中的个体识别和同一认定中,也发挥着巨大作用。

犯罪活动正趋向多样化、智能化、集团化、专业化、高科技化,这对各类案件的侦破造成了很大的困难。刑事科学计算机技术和数据库为刑事案件侦破开辟了一个崭新的途径,显示了巨大的应用前景。

一、计算机简介

自从 1946 年第一台计算机研制成功以来,计算机技术迅速发展,并广泛应用于社会各个领域。根据计算机的性能和使用的主要元器件的不同,一般将计算机的发展分成 4 个阶段:第一代是电子管计算机;第二代是晶体管计算机;第二代是集成电路计算机;第四代是大规模、超大规模集成电路计算机。从类型来看,计算机一般可分为巨型计算机、大型计算机、小型计算机和微型计算机等。微型计算机又称为微机、个人计算机(personal computer,PC),具有体积小、价格便宜、灵活性好、可靠性高、使用方便等特点,主要在办公室和家庭中使用,是使用最广泛的计算机。经过近 70 年的发展,计算机的体积越来越小,功能越来越强,价格越来越低,已经成为人类社会生产生活不可或缺的基本工具。进入 21 世纪后,计算机不断向巨型化、微型化、网络化、多媒体化和智能化方向发展,其应用已经渗透到军事、国防、科研、教育、医药、工商、政府、家庭等领域,应用类型主要包括科学计算、数据处理、办公自动化(office automation,OA)、电子商务(electronic business,EB)、过程控制、计算机辅助设计(computer-aided design,CAD)、计算机辅助教学(computer-aided instruction,CAI)、计算机辅助制造(computer-aided manufacturing,CAM)、人工智能(artificial intelligence,AI)、虚拟现实、多媒体技术应用、计算机网络通信等。

一个完整的计算机系统包括硬件系统和软件系统两大部分,如图 15-1 所示。

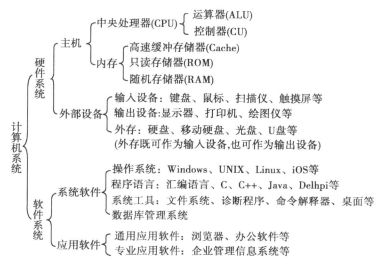

图 15-1　计算机系统组成

计算机硬件系统是指构成计算机的各种物理装置,是看得见、摸得着的物理实体,是计算机工作的物质基础。计算机软件系统是指为运行、维护、管理、应用计算机所编制的所有程序和数据的集合。通常把不装备任何软件的计算机称为"裸机","裸机"只能识别由 0 和 1 组成的机器代码,没有软件系统的计算机几乎是没有用的。实际上,用户所使用的计算机是安装了若干软件的计算机,计算机的功能不仅仅取决于硬件系统,更大程度上是由所安装的软件系统所决定的。

在计算机系统中,软件和硬件的功能没有一个明确的分界线。软件实现的功能可以用硬件来实现,称为硬化或固化,例如,微机的 ROM 芯片中就固化了系统的引导程序;同样,硬件实现的功能也可以用软件来实现,称为硬件软化,例如,在多媒体计算机中,视频卡用于对视频信息进行处理(包括获取、编码、压缩、存储、解压缩和回放等),现在的计算机一般通过软件(如播放软件)来实现。对某些功能是用硬件还是用软件实现,与系统价格、速度、所需存储容量及可靠性等诸多因素有关。一般来说,同一功能用硬件实现,速度快,可减少所需存储容量,但灵活性和适应性差,且成本较高;用软件实现,可提高灵活性和适应性,但通常是以降低速度为代价的。

(一)计算机硬件系统

计算机硬件系统一般由运算器、控制器、存储器、输入设备、输出设备组成。

1. 运算器　运算器又称算术逻辑部件(arithmetic and logic unit,ALU),它的主要功能是进行算术运算和逻辑运算。计算机中最主要的工作是运算,大量的数据运算任务是在运算器中进行的。运算器中的数据取自内存,运算的结果又送回内存。运算器对内存的读/写操作是在控制器的控制之下进行的。

2. 控制器　控制器(control unit,CU)是指挥计算机的各个部件按照指令的功能要求协调工作的部件,是计算机的神经中枢和指挥中心,只有在它的控制之下整个计算机才能有条不紊地工作。

运算器和控制器合起来简称中央处理器(central processing unit,CPU),是计算机中最重要的组成部分。

3. 存储器　存储器是计算机用来存放程序和数据的记忆部件,是计算机中各种信息交流的中心,它的基本功能是能够按照指定位置存入或取出二进制信息。存储器通常分为内存储器和外存储器:

(1)内存储器(简称内存或主存)用来存放要执行的程序和数据。内存被划分为很多单元,称为

"存储单元",每个存储单元可以存放一定数量的二进制数据。每个存储单元都有一个唯一的编号,称为存储单元的地址。当计算机要把一个数据存入某存储单元或从某存储单元取出时,首先要提供存储单元的地址,然后查找相应的存储单元才能进行信息的存取。内存要与计算机的各个部件打交道,进行数据传送,因此,内存的存取速度直接影响计算机的运算速度。内存又分为以下两种:①随机存储器(random access memory,RAM):通常 RAM 指计算机的内存,CPU 对其既可读出数据又可写入数据。但是,一旦关机断电,RAM 中的信息将全部丢失。②只读存储器(read only memory,ROM):CPU对它们只读不写,其中存放的信息一般由计算机制造厂商写入并经固化处理,用户是无法修改的。即使断电,ROM 中的信息也不会丢失。因此,ROM 中一般存放计算机系统管理程序,如基本输入/输出系统(basic input/output system,BIOS)。

(2)外存储器设置在主机外部,简称外存(又称辅存),主要用来长时间存放"暂时不用"的程序和数据。通常外存不和计算机的其他部件直接交换数据,只和内存交换数据,而且不是按单个数据进行存取,而是成批地进行数据交换。与内存相比,外存的存储成本降低了两个数量级,容量也增大了两个数量级,而访问数据的时间则慢了三个数量级。需要特别指出的是,操作系统支持一种称为虚拟内存的机制,这种机制使得运行要求大于实际物理内存的程序成为可能,其方法是将运行中的程序放在外存中专门开辟的一块空间上,而将内存作为缓存来看待,用来保存最频繁使用的部分程序。常用的外存有磁盘、光盘、U 盘等。

4. 输入设备　输入设备用来接收用户输入的原始数据和程序,并将它们转换为计算机可以识别的形式(二进制)存放到内存中。常用的输入设备有键盘、鼠标、触摸屏、扫描仪、话筒、摄像头等。

5. 输出设备　输出设备用于将存放在内存中由计算机处理的结果转化为人们所能理解的信息形式。常用的输出设备有显示器、打印机、投影仪、绘图仪等。输入设备和输出设备简称为 I/O(input/output)设备。

(二)计算机软件系统

软件是指程序、程序运行所需要的数据以及开发、使用和维护这些程序所需要的文档的集合。要使用计算机,就必须配置或安装计算机软件,离开软件的支持,功能再强大的计算机也无法完成任何工作。

软件内容丰富、种类繁多,通过各种程序设计语言来编制实现,通常根据软件用途可将其分为系统软件和应用软件两类。系统软件是指管理、监控和维护计算机资源(包括硬件和软件)的软件,是计算机正常运行不可缺少的,一般由计算机生产厂家或软件开发商研制。系统软件主要包括操作系统、各种语言处理程序、数据库管理系统以及各种工具软件等。其中操作系统是系统软件的核心,用户只有通过操作系统才能完成对计算机的各种操作。应用软件是为某种应用目的而编制的计算机程序,如文字处理软件、图形图像处理软件、网络通信软件、财务管理软件、CAD 软件、各种程序包等。下面是几种常见的系统软件。

1. 操作系统　操作系统是直接运行在裸机上的最基本的系统软件,是系统软件的核心,是由一系列程序组成的,用于管理和控制计算机硬件和软件资源,其他任何软件都必须在操作系统的支持下才能运行。通常所说的系统平台就是指操作系统。目前常用的操作系统有 Windows、UNIX、Linux 等。

2. 程序设计语言　自然语言是人们交流的工具,不同语言(如汉语、英语等)的表达形式各不相同;而程序设计语言是人与计算机交流的工具,是用来编写计算机程序的工具,也可用不同语言来进行描述。只有用机器语言编写的程序才能被计算机直接执行,用其他任何语言编写的程序都需通过翻译过程才能被执行。程序设计语言有几百种,最常用的大约十多种。按照程序设计语言的特点,大概分为以下 3 类。

(1)机器语言:由二进制代码 0 和 1 按一定规则组成的、能被机器直接理解和执行的指令集合。机器语言中的每一条语句实际上是一条二进制形式的指令代码。对于人类而言,机器语言编写的程序晦涩难懂,具有编程工作量大、难学、难记、难修改等缺陷,只适合专业人员使用。由于不同机器的指令系统不同,因此机器语言也各不相同,通用性差,是面向机器的语言。当然,机器语言也有其优点,例如编写的程序代码不需要翻译,因此所占空间少,执行速度快。

(2)汇编语言:将机器指令的代码用英文助记符来表示,代替机器语言中的指令和数据。因此,汇编语言是使用一些反映指令功能的助记符来代替机器语言的符号语言。例如用 ADD 表示加、SUB 表示减、JMP 表示程序跳转等,这种指令助记符的语言就是汇编语言,又称符号语言。由此可见,汇编语言在一定程度上克服了机器语言难以理解的缺点,同时保持了其编程质量高、占存储空间少、执行速度快的优点。故在程序设计中,对实用性要求较高的场合,如过程控制等,经常采用汇编语言。但汇编语言面向机器,不同的计算机其指令长度、寻址方式、寄存器数目、指令等表示都不相同,这使得汇编程序不仅通用性较差,而且可读性也差。通常,机器语言和汇编语言称为低级语言。

(3)高级语言:为使计算机语言更接近于自然语言,并力求使语言脱离具体机器,达到程序可移植的目的,在 20 世纪 50 年代推出了高级语言。高级语言是一种接近于自然语言和数学公式的程序设计语言。高级语言之所以“高级”,就是因为它使程序员不用与计算机硬件打交道,不必了解机器的指令系统,从而集中精力来解决问题本身,极大地提高了编程的效率。

3. 语言处理程序　在所有的程序设计语言中,除了用机器语言编写的程序能够被计算机直接理解和执行外,其他程序设计语言编写的程序计算机都不能直接执行,这种程序称为源程序。源程序必须经过一个翻译过程才能转换为计算机所能识别的机器语言程序。实现这个翻译过程的工具就是语言处理程序。针对不同的程序设计语言编写的程序,语言处理程序也相应具有不同的形式。

(1)汇编程序是将用汇编语言编写的程序(称为源程序)翻译成机器语言程序(也称为目标程序)的工具。

(2)高级语言翻译程序是将用高级语言编写的源程序翻译成目标程序的工具。翻译程序有两种方式:编译方式和解释方式,相应的翻译工具也分别称为编译程序和解释程序。

1)编译程序对整个源程序做编译处理,产生一个与源程序逻辑上等价的目标程序;但目标程序还不能立即装入机器执行,因为还没有连接成一个整体,在目标程序中还可能要调用一些其他语言编写的程序和标准程序库中的标准子程序。其优点是产生的可执行程序可以脱离编译程序和目标程序。一般高级语言(C/C + +等)都采用编译方式。

2)解释程序对源程序进行逐句分析,若没有错误,则将该语句翻译成一个或多个机器语言指令,然后立即执行这些指令;若在解释时发现错误,它会立即停止,报错并提醒用户更改代码。解释方式不生成目标程序。Visual Basic 等语言采用解释方式。

4. 系统工具　系统工具通常完成一些与管理计算机系统资源及文件有关的任务。一般情况下,计算机能够正常地运行,但有时也会发生各种问题,如硬盘损坏、感染病毒、运行速度下降等。在这些问题变得严重或扩散之前解决它们是一些系统工具的作用之一。另外,还有些系统工具是为了使用户能更容易、更方便地使用计算机,如压缩数据文件、提高网络传输速度等。当前的操作系统都包含一些系统,如 Windows XP 中的备份、磁盘清理、磁盘碎片整理程序等。

5. 数据库系统　数据库技术是 20 世纪 60 年代末产生并发展起来的,主要面向解决数据处理的非数值计算问题,广泛用于档案管理、财务管理、图书资料管理、成绩管理及仓库管理等各类数据处理。数据库系统由数据库(存放数据)、数据库管理系统(管理数据)、数据库应用程序(应用数据)、数据库管理员(管理数据库系统)和硬件等组成。

应用软件是利用计算机的软、硬件资源为某一专门应用目的而开发的软件。随着微型计算机性能的提高及网络的迅速发展,应用软件的种类越来越丰富。下面是一些常用的应用软件。

1. 办公软件　在各种应用软件中,最常用的是办公软件——Office 组合软件,其涉及对文字、数字、表格、图表、图形、图像、语言等多种媒体信息的处理。

2. 图形和图像处理软件　Windows 操作系统自带的“画图”程序是一个简单的图像处理软件。Adobe 公司开发的 Photoshop 是目前最流行的图像处理软件,广泛应用于美术设计、彩色印刷、排版设计等。绘图软件主要用于创建和编辑矢量图文件。由美国 Autodesk 公司开发的 AutoCAD 是一个通用的交互式绘图软件包,应用广泛,常用于绘制土建图、机械图等。

3. Internet 服务软件　Internet 服务软件主要包括:浏览器、电子邮件客户端、即时通讯工具、文件传输工具等。

二、数据库基础知识

数据库作为计算机技术的重要发展成果,在刑事科学领域获得了广泛应用。数据库技术从诞生到现在,在半个多世纪的时间里,形成了坚实的理论基础和成熟的商业产品,其技术发展历程如表 15-1 所示。

表 15-1　数据库的发展历程

年份	发展事件
1951	Univac 系统使用磁带和穿孔卡片作为数据存储
1956	IBM 公司在其 Model 305 RAMAC 中第一次引入了磁盘驱动器
1961	通用电气(GE)公司的 Charles Bachman 开发了第一个数据库管理系统
1969	E. F. Codd 发明了关系数据库
1973	由 John J. Cullinane 领导 Cullinane 公司开发了 IDMS———一个针对 IBM 主机的基于网络模型的数据库
1976	Honeywell 公司推出了 Multics Relational Data Store———第一个商用关系数据库产品
1979	Oracle 公司引入了第一个商用 SQL 关系数据库管理系统
1983	IBM 推出了 DB2 数据库产品
1985	为 Procter & Gamble 系统设计的第一个商用智能系统产生
1991	W. H. "Bill" Inmon 发表了"构建数据仓库"

数据管理技术从传统方式到数据库方式的演变是一个重大的变化,传统方式系统的设计以程序、算法为中心,数据的逻辑结构、存储结构在应用程序中定义,应用程序的设计比较困难。数据库方式系统的设计以数据为中心,数据的逻辑结构、存储结构由数据库管理系统定义,数据的定义、操作、维护也由数据库管理系统提供的用户接口(命令)实现,系统设计的中心任务是数据的设计。因此,伴随着计算机硬件与程序开发技术以及互联网的飞速发展,常用的数据库种类也在不断地推陈出新,表 15-2 中列出了主要商用数据库的发展概况。

表 15-2　常用数据库的发展

种类	发展
DB2	1983 年推出 DB2 for MVSV1,1988 年推出 DB2 for MVS,1989 年和 1993 年分别以远程工作单元和分布式工作单元实现了分布式数据库支持,2008 年推出的 DB2 Universal Database 6.1 则是通用数据库的典范
Oracle	1979 年,Oracle 公司引入了第一个商用 SQL 关系数据库管理系统。Oracle 公司是最早开发关系数据库的厂商之一,其产品支持最广泛的操作系统平台
Informix	1980 年推出的 Informix SE(Standard Engine)是第一个真正支持 SQL 语言的关系数据库产品
Sybase	1987 年推出的 Sybase SQL Server 1.0 率先实现了 Client/Server 数据库体系
SQL Server	1989 年,微软发布了 SQL Server 1.0 版
PostgreSQL	1989 年推出的 Postgres 1.0 版,经过 20 多年的发展,它逐步成长为目前世界上最丰富的数据类型的支持管理系统
mySQL	1985 年推出的 mySQL 1.0,经过 30 年的发展,由于其体积小、速度快、总体拥有成本低,已被广泛地应用在 Internet 上的中小型网站中

（一）数据库的概念

严格地说,数据库是"按照数据结构来组织、存储和管理数据的仓库"。在日常管理的工作中,常常需要把某些相关的数据放进这样的"仓库",并根据管理的需要进行相应的处理。因此,对数据库比较完整的定义是:数据库是存储在一起的相关数据的集合,这些数据是结构化的,无有害或不必要的冗余,并为多种应用服务;数据的存储独立于使用它的程序;对数据库插入新数据,修改和检索原有数据,均能按一种公用的可控制的方式进行。

使用数据库可以带来许多好处,如减少了数据的冗余度,从而大大地节省了数据的存储空间,实现数据资源的充分共享等。此外,数据库技术还为用户提供了非常简便的使用手段,使用户易于编写有关数据库应用程序。

（二）数据库的种类

数据库通常分为层次式数据库、网络式数据库和关系式数据库三种,而不同的数据库是按不同的数据结构来联系和组织的。

1. 数据结构　所谓数据结构,是指数据的组织形式或数据之间的联系。如果用 D 表示数据,用 R 表示数据对象之间存在的关系集合,则将 $DS = (D, R)$ 称为数据结构。例如,有一个电话号码簿,它记录了 n 个人的名字和相应的电话号码,为了方便地查找某人的电话号码,将人名和号码按字典顺序排列,并在名字的后面跟随着对应的电话号码。这样,若要查找某人的电话号码,假定他名字的第一个字母是 Y,只需查找以 Y 开头的那些名字就可以了。在该例中,数据的集合 D 是人名和电话号码,它们之间的联系 R 按字典顺序排列,其相应的数据结构就是 $DS = (D, R)$,即一个数组。

2. 数据结构种类　数据结构又分为数据的逻辑结构和数据的物理结构。数据的逻辑结构是从逻辑的角度(即数据间的联系和组织方式)来观察数据、分析数据,与数据的存储位置无关。数据的物理结构是指数据在计算机中存储的结构,即数据的逻辑结构在计算机中的实现形式,所以物理结构也被称为存储结构。我们将反映和实现数据联系的方法称为数据模型。

目前,比较流行的数据模型有三种,即按图论理论建立的层次结构模型和网状结构模型以及按关系理论建立的关系结构模型。

(1)层次结构模型:层次结构模型实质上是一种有根结点的定向有序树(在数学中"树"被定义为一个无回的连通图)。按照层次模型建立的数据库系统称为层次模型数据库系统。IMS(information management system)是其典型代表。

(2)网状结构模型:按照网状数据结构建立的数据库系统称为网状数据库系统,其典型代表是DBTG(data base task group)。用数学方法可将网状数据结构转化为层次数据结构。

(3)关系结构模型:关系数据结构是把一些复杂的数据结构归结为简单的二元关系,即二维表格形式。作为一个关系的二维表,必须满足以下条件:①表中每一列必须是基本数据项(即不可再分解);②表中每一列必须具有相同的数据类型,例如字符型或数值型;③表中每一列的名字必须是唯一的;④表中不应有内容完全相同的行;⑤行的顺序与列的顺序不影响表格中所表示的信息的含义。

由关系数据结构组成的数据库系统被称为关系数据库系统。在关系数据库中,对数据的操作几乎全部建立在一个或多个关系表格上,通过对这些关系表格的分类、合并、连接或选取等运算来实现对数据的管理。对于一个实际的应用问题,如人事管理问题,有时需要多个关系才能实现。一个关系称为一个数据库(或称数据库文件),而把对应多个关系建立起来的多个数据库称为数据库系统。数据库的另一个重要功能是通过建立命令文件来实现对数据库的使用和管理,对于一个数据库系统相应的命令序列文件,称为该数据库的应用系统。

（三）数据库的要求与特性

为了使各种类型的数据库系统能够充分发挥它们的优越性,必须对数据库管理系统的使用提出一些明确的要求。

1. 建立数据库文件的要求

(1)尽量减少数据的重复,使数据具有最小的冗余度。计算机早期应用中的文件管理系统,由于数据文件是用户各自建立的,几个用户即使有许多相同的数据也得放在各自的文件中,因而造成存储的数据大量重复,浪费存储空间。数据库技术正是为了克服这一缺点而出现的,所以在组织数据的存储时应避免出现冗余。

(2)提高数据的利用率,使众多用户都能共享数据资源。

(3)注意保持数据的完整性。

(4)注意同一数据描述方法的一致性,使数据操作不致发生混乱。

(5)对于某些需要保密的数据,必须增设保密措施。

(6)数据的查找率高,根据需要,数据应能被及时维护。

2. 数据库文件的特征 无论使用哪一种数据库管理系统,它们所建立的数据库文件都可以看成是具有相同性质的记录集合,因而这些数据库文件都有相同的特性:

(1)文件的记录格式相同,长度相等。

(2)不同的行是不同的记录,因而具有不同的内容。

(3)不同的列表示不同的字段名,同一列中的数据的性质(属性)相同。

(4)每一行各列的内容是不能分割的,但行的顺序和列的顺序不影响文件内容的表达。

3. 文件的分类 对文件引用最多的是主文件和事务文件。其他的文件分类还包括表文件、备用文件、档案文件、输出文件等。

(1)主文件:主文件是某特定应用领域的永久性的数据资源。主文件包含那些被定期存取以提供信息的记录和经常更新以反映最新状态的记录。

(2)事务文件:事务文件包含着作为一个信息系统的数据活动(事务)的那些记录。这些事务被分批以构成事务文件。

(3)表文件:表文件是一些表格,之所以单独建立表文件而不把表设计在程序中,是为了便于修改。

(4)备用文件:备用文件是现有生产性文件的一个复制品。一旦生产性文件受到破坏,利用备用文件就可以重新建立生产性文件。

(5)档案文件:档案文件不是为当前处理使用提供的,而是保存起来作为历史参照的。实际上,档案文件恰恰是在给定时间内工作的一个"快照"。

(6)输出文件:输出文件包含将要打印在打印机上的、显示在屏幕上的或者绘制在绘图仪上的那些信息的数值映象。输出文件可以是"假脱机"的(存储在辅存设备上),当输出设备可用时才进行实际的输出。

三、刑事科学计算机基础知识

计算机技术是一把双刃剑。一方面,犯罪分子可以利用计算机技术进行犯罪活动,例如故意对政府或个体的私人利益造成损失,包括制作、传播破坏性计算机程序如病毒,删除、修改、增加、干扰计算机系统功能,导致系统无法正常运行,侵入国家事务、国防建设、尖端科学技术领域的计算机信息系统,利用计算机技术实施金融诈骗、盗窃、贪污、挪用公款、窃取国家秘密或者进行其他犯罪活动。另一方面,刑事科学技术人员在处理犯罪案件中使用计算机技术辅助进行调查分析,可有效打击和预防违法犯罪活动。

(一)刑事科学计算机与电子证据

刑事科学计算机就是指以计算机犯罪特征及计算机信息证据收集、保护、确认、提取和归档为研究对象,针对利用计算机进行的新型犯罪活动提供有效打击预防措施,为此类案件的侦破提供确凿证据的一门学科。刑事科学计算机研究的内容通常需要专业化的知识和工具,而这些专业信息往往超越了一般的终端用户和系统维护人员所能采用的数据收集和保存技术。因此,刑事科学计算机是使用特别的软件和工具,按照一些预先定义的程序,全面地检查计算机系统,以提取和保护有关计算机犯罪的证据。这种对存在于计算机和相关外设中的电子证据(electronic evidence)的确定、收集、保护、分析、归档以及法庭出示的过程完全能够为法庭接受,且足够可靠和有说服力,但这种过程同样要遵循法院关于可采证据的规定标准。

刑事科学计算机证据采集中应注意了解犯罪嫌疑人的心理,详细了解嫌疑犯作案的熟练程度是至关重要的,如果这方面的信息不充分以至于无法得出确切的结论,则嫌疑犯必须被认为具有专家级的作案水准且对于一般的刑事科学调查技术有很高超的反刑侦措施。出于这种考虑,为了防止其对存储驱动器可能进行修改或删除,在操作设备时一定要表现的同普通用户一样,直到该设备已经被完全关掉。如果该设备只在硬盘驱动器上包含少量的关键数据,但一旦执行给定动作就会由相应软件将这些数据快速而彻底的删除,则最简单的方法就是在操作系统中执行"关机"指令。然而并不是任何时候都能够按下"关机"按钮,因为关键信息可能是存储在随机访问存储器(RAM)中,或者是存储在特殊外设上,一旦断电这些数据就会永久丢失。另一方面,如果关键数据的加密密钥是完全存储在随机访问存储器中,而且嫌疑犯也不知道这种自动随机产生的密钥,这种情况下一旦关机,就会导致硬盘驱动器上大量数据的不可用,或者至少需要费时且昂贵的数据恢复措施进行还原。

电子证据可以有一系列不同的来源。在一个公开的网络上,证据可能以任何传输或存储数据的技术方式存在。对于一个嫌疑犯的网络而言,有三个部分可以成为证据的来源:该嫌疑犯的工作机器上,该嫌疑犯可以访问的服务器上,或者是连接这二者之间的网路。通常可以在这三个不同的地方确认数据来源,但就好比在一例案件中使用的任何其他证据一样,调查取证必须遵循可采证据的标准。对某个嫌疑犯的文件进行处理时,必须注意相关事项,病毒、电磁或机械的损伤,甚至恶作剧都会对证据产生危害。下面是避免证据受到毁损或削弱的重要原则:①只使用那些已被检验和证实其准确性和可靠性的工具和方法;②对原始证据的处理越少越好,同时最大限度地减少对原始数据的更改;③对所有的处理动作进行记录;④绝对不要做任何超越自身知识范围的处理。如果在调查过程中没有遵循这些步骤,则原始数据可能会被改变、毁坏或者污染,最终导致在法庭上由这些证据得出的任何结果都会遭到怀疑而不被采纳。

此外我们还需要考虑如下几点:涉及商业经营导致的无法进行调查取证的时间段,调查过程中无意发现的其他敏感信息,或其敏感程度如何。除非在完全无法避免的情况下,绝不应该在获取到证据的计算机上直接进行分析。调查人员应该对所有的数据存储设备(主要是硬盘驱动器)进行法律上有效的拷贝。为了确保计算机上的数据能最大限度地被获取和分析,需要遵循如下一系列的步骤:①检查计算机的周边设施;②检查现场的计算机系统和处于打开状态的应用程序;③谨慎关机;④检查是否存在陷阱;⑤完全记录下现场机器的硬件配置;⑥复制存储介质(证据)。

(二)计算机技术在刑事科学领域的应用

计算机的存储功能是刑事科学计算机技术最早的应用。司法实践中的刑事资料、物证资料可运用计算机细致的分类存储,建立各类型的档案,比如犯罪物证档案、指纹档案等,可以通过简单操作快速查找、调取所需资料。20 世纪 80 年代,国内进行了指纹识别系统的开发,实现了计算机指纹存储与检索比对自动化,提高了指纹查档的检索速度。同时,国内开展了计算机技术应用于痕迹物证鉴定技术的研究,实现了工具痕迹中线状擦划痕迹的识别和比对。20 世纪 90 年代,具有二维绘图、三维实体造型等功能的 CAD/CAM 技术,如 autoCAD12、solid works95 软件已可在微型计算机上运行,能方便的绘制出任意比例、任何形式的现场勘查图。资料的存储和查询技术数据库的发展应用于刑事科学领域,国内建立了各类型的刑事科学数据库,如指纹数据库、足迹数据库、颅面数据库和 DNA 数据库等,并已经广泛应用在司法实践中。刑事科学计算机技术与网络技术相结合,实现了犯罪资料跨区域共享,物证信息网络传送等,突破了异地刑事案件侦破的限制(表 15-3)。

表 15-3　计算机在刑事科学中的应用

应用领域	内容	计算机技术应用优势
资料管理	指纹档案管理	存储、检索、比对自动化
	犯罪、物证资料管理	大量信息存储、高效管理、信息交互率高
	现场勘查资料管理	迅速准确、分辨率高、信息量大
物证鉴定	手印鉴定	指纹数据库
	足迹鉴定	足迹数据库
	痕迹鉴定	数字图像技术
	文件鉴定	准确快速
	相貌组合与识别	颜面数据库
	法化检验	毒物自动识别、影像鉴定
信息交流	计算机多媒体和网络技术	加速信息交流

目前计算机技术主要应用于刑事科学信息技术和数据库中。刑事科学信息技术借助技术手段获取在刑事或民事诉讼案件中可采信的证据,包括恢复受损和已删除的文件,例如电子证据鉴别、计算机和数据保护等。刑事科学数据库包括用于足迹比对的足迹数据库,用于指纹比对识别的指纹数据库,用于个人识别的目前最准确的 DNA 数据库,用于面容重塑和模拟画像的颜面数据库以及牙齿数据库、影像数据库等。

第二节　刑事科学 DNA 罪犯检索数据库

随着 DNA 分型技术的发展及应用,建立 DNA 数据库、构建 DNA 数据库检索系统已成为刑事科学领域最主要的发展方向之一。这里所涉及的 DNA 数据库(DNA database,DD)概念属于狭义范畴,也就是指将个人的 DNA 遗传信息分析结果输入到计算机并以数据库的形式所保存。而 DNA 数据库检索系统(DNA database index system,DDIS)是指将 DNA 分析技术、计算机自动识别技术、网络传递技术相结合的一项高科技产物,即输入 DNA 数据结果,计算机即可对其进行自动比对,通过网络技术实现异地查询、跨地区协作。

目前所建立的刑事科学 DNA 数据库主要包括在罪犯人群中构建的前科库及由现场检材的 DNA 分析结果构成的现场库,目的在于有案件发生时,从现场采集罪犯遗留的血痕、精斑或唾液等检材进行 DNA 分型,与前科库内数据比较,为侦查提供犯罪嫌疑人可能是何人的线索。两者不吻合时,排除库内人员是犯罪嫌疑人,缩小侦查范围,提高破案效率。同时,现场检材的 DNA 分析结果还可与现场库中的数据比较,进行串并案,为系列案件及以往未破案件提供科学证据与侦破线索。

除此之外,对一些无名尸体、碎尸、交通事故、空难、海啸、地震等大型灾难受害者进行遗骸辨认和身源确定,也是一个需要 DNA 数据库解决的重要问题。比如,2001 年在美国发生的"911"恐怖事件造成了 5000 多人丧生。2004 年 12 月在印度洋发生的海啸造成了 20 万鲜活生命的陨灭,2008 年 5 月 12 日在中国汶川发生的 8 级大地震带走了 10 万同胞的生命。当然,在这些大规模的遗骸认定中,DNA 数据库作为单一的解决途径也显得有点势单力薄,所以也需要其他法医学、遗传学数据库的参与。与此同时,我国每年大约有 20 万儿童失踪,迄今仍有 60 多万失踪案件等待处理。对这些失踪儿童的身份认定,我们只有通过将失踪儿童 DNA 信息纳入数据库中,然后将得到的 DNA 信息数据与数据库中的信息数据进行动态性比对,才能帮助更多的失踪儿童或父母找到自己的亲人。

一、刑事科学 DNA 罪犯检索数据库的构建与使用

本部分以西安交通大学法医学重点实验室所构建的刑事科学 DNA 数据库系统来简要说明其构建与使用。

1. DNA 数据库的管理系统　西安交通大学法医学重点实验室所构建的 DNA 数据库系统采用 PostgreSQL(7.3.2)。PostgreSQL 是一种非常复杂的对象—关系型数据库管理系统(ORDBMS),也是目前功能最强大、特性最丰富和最复杂的自由软件数据库系统,有些特性甚至连商业数据库都不具备。事实上,PostgreSQL 的特性覆盖了 SQL-2/SQL-92 和 SQL-3/SQL-99,它包括了可以说是目前世界上最丰富的数据类型的支持,PostgreSQL 是唯一支持事务、子查询、多版本并行控制系统、数据完整性检查等特性的唯一的一种自由软件的数据库管理系统。

PostgreSQL 具有强大的数据关联功能,可以实现对复杂数据信息的存放,另外通过安装 postgreSQL 的图形化控制界面,可以大大减少数据管理的复杂度,即使一个经验不多的管理员也可以很快的掌握,甚至可以通过网页远程对数据库进行查询、删除、备份、恢复等操作,进而有效的利用数据库资源。

2. DNA 数据库的软件平台　本数据库软件的操作系统采用 Redhat Linux 9.0。由于 Unix 操作系统众所周知的稳定性、可靠性,大多数用来提供各种 Internet 服务的计算机运行的操作系统都是 Unix 和 Unix 类操作系统。目前比较常见的运行在 PC 机上的 Unix 类操作系统有 Linux、BSD Unix、Solaris x86、SCO Unix 等。

Linux 是遵循 POSIX 规范开发的操作系统,保持了与 BSD Unix 和 Unix System V 的兼容。它具有 Unix 的优点:稳定、可靠、安全,有强大的网络功能。在相关软件的支持下,可实现 WWW、FTP、DNS、DHCP、E-mail 等服务,还可作为路由器使用,利用 ipchains/iptables 可构建 NAT 及功能全面的防火墙。

3. DNA 数据库的硬件平台　本数据库硬件环境包括:CERNET 西北地区中心、校园网、国家高性能计算(西北)网点。服务器包括曙光 3000 超级服务器、浪潮英信服务器、IBM、SUN 工作站几十台,分别用以数据库服务器、Web 服务器以及应用服务器等。国家高性能计算中心(西安)的 IBM RS6000 工作站集群系统等,为本系统的研究和应用提供了良好的平台。

4. DNA 数据库的开发技术　本数据库使用 JAVA/JSP 开发数据共享页面,采用 Delphi 开发数据的录入和分析程序。Java(tm)是由美国升阳电脑公司(Sun Microsystems Inc.)所发展出的第一种能在国际互联网络(Internet)上具有硬件/软件中立性交互能力的程序语言,而 Delphi 则集中了第三代语言的优点。Delphi 使用了 Microsoft Windows 图形用户界面的许多先进特性和设计思想,采用了弹性可重复利用的完整的面向对象程序语言(object-oriented language)、当今世界上最快的编辑器及最为领先的数据库技术。Delphi 在编好程序后自动转换成格式为 EXE 的可执行文件,它运行时速度比 VB 快,而且编译后不需要其他的支持库就能运行,是开发中型数据库软件的理想编程工具。

5. 数据库的共享与安全机制　虽然用户可以通过提供的 PostgresoL 的数据库接口来访问数据库,对数据库内部的 DNA 信息资源进行浏览、查询和下载,但对用户的管理也是保护数据库系统安全的重要手段之一。它通过建立不同的用户组和用户口令验证,有效地防止非法的数据库用户进入数据库系统,造成不必要的麻烦和损坏。另外,在数据库中,可以通过授权来对数据库用户的操作进行限制,即允许一些用户可以对数据库服务器进行访问,也就是说对整个数据库具有读写的权限,而大多数用户只能在同组内进行读写或对整个数据库只具有读的权限。

数据库的数据保护主要是数据库的备份。当计算机的软硬件发生故障时,利用备份进行数据库恢复,以恢复被破坏的数据库文件、控制文件或其他文件。另一种数据保护就是日志,数据库实例都提供日志,用以记录数据库中所进行的各种操作,包括插入、删除、修改和调整参数等,在数据库内部建立一个所有作业的完整记录。

数据信息在网络中的传输可以采用 SSL 方式,防止明文在网络上进行传输,降低了网络数据包被

监听的风险。应用程序采用了用户管理的方式,只有授权的用户才能进行数据信息的上传、下载以及分析计算等功能。

6. 基本数据管理与标准基因座库的建立　基本数据管理包括对检材类型、送检单位、犯罪类型等几个基本的数据库的管理。进入系统后,用户可以对数据库的内容进行增加、删除、修改等操作。

为了实现统一规范管理各个基因座中包含的等位基因个数、名称、片断长度、重复次数等具体信息,我们应该建立标准的基因座库。用户可以在对数据库的管理中根据需要对当前的标准基因座库进行添加、删除、修改等操作。

7. 被测位点模板管理　由于用户使用的测序位点经常重复,为方便输入,建立了被测位点模板管理,用户可以根据需要对当前的模板进行添加、删除、修改等操作。

8. 背景资料管理　用户根据相应资料填写背景资料中的各项,其中各位点基因型在数据导入时自动输入。

9. 本次鉴定 STR 位点的选择　新建一份"人员身份识别"的空白报告,并输入完新建报告标题栏之后,即可进入选择用于本次鉴定的 STR 位点库,用户可根据鉴定需要自行在其中选择。

10. 输入基因型并计算得出结论　在选择了用于鉴定的 STR 位点之后,用户根据不同嫌疑人提供的不同检材进行相应测试,完成不同的检材报告。针对每个检材都计算总偶合概率,得出结论。如果大于,在结论栏中填入"认定同一性"的结论;如果小于,则在结论栏中填入"不排除同一性"的结论;如果有位点对不上,则在结论栏中填入"排除同一性"的结论。

二、我国刑事科学 DNA 数据库的建设与发展

我国刑事科学 DNA 数据库仍在建设中,已经有多家 DNA 实验室建立了各类型 DNA 数据库。相比于欧美国家,我国的 DNA 数据库还处于发展的初级阶段,且构建的刑事科学 DNA 数据库所包含的内容、采用的标准化技术和遗传标记分析都没有得到统一(表 15-4)。

表 15-4　我国刑事科学 DNA 数据库与欧美国家的比较

	欧美国家	中国
DNA 数据库内容	正常人群样本、犯罪现场罪犯遗留样本、被指控罪犯的样本、被害人的样本、无名物证的样本	在押罪犯样本、少部分犯罪现场罪犯遗留样本
采用标准化技术	均采用 SGM plus 试剂盒（Applied Biosystems, USA）作为标准	采用 Profiler Plus、Confiler、SGM Plus 或 Promega
遗传标记分析	均采用 CODIS 检索软件及国际通用遗传标记分析	采用 CODIS 检索软件及非国际通用遗传标记分析

刑事科学实验室都必须采用统一标准化技术和国际通用的遗传标记分析样本,且数据库中应尽可能多的包含正常人群样本、犯罪现场罪犯遗留样本、被指控罪犯的样本、被害人的样本及无名物证的样本信息。这样建立起来的刑事科学 DNA 数据库才会发挥其应有的作用。否则各行其是,方法和选择的遗传标记都无法统一,所得到的遗传信息自然无法基于一个原则进行比较认定。

第三节　计算机犯罪

计算机犯罪是伴随着计算机的发明和应用而产生的一种犯罪类型。在世界范围内,计算机犯罪活动始于 20 世纪 60 年代末,70 年代迅速增长,80 年代形成威胁,与计算机的应用普及程度基本同步。进入网络时代以后,计算机与网络技术的迅猛发展给人类社会生活带来了翻天覆地的变化,网络通信、网络办公、网络购物、网络交友等生活方式日渐普及。随着云计算、物联网和移动互联网等技术

的兴起,人们越来越依赖于各类计算终端和网络所构建的信息化世界。与此同时,涉及计算机和网络的犯罪活动也在快速增长,系统入侵、病毒破坏、网络盗窃、网络诈骗、网络造谣诽谤、网络恐怖主义等违法犯罪活动愈演愈烈,不仅危害人们的人身权利和财产安全,而且危害社会公共利益和秩序,甚至威胁着国家政治、经济和军事等领域的安全。计算机和网络犯罪不仅形式多种多样,手段也复杂多变,是公安机关维护社会稳定面临的巨大挑战,加大对此类犯罪活动的打击力度势在必行。

一、计算机犯罪的概念

计算机犯罪(computer crime)和网络犯罪(cyber crime)是目前学术界和实务部门经常使用的相关术语,二者之间既有密切联系又有所区别。

计算机犯罪与计算机技术密切相关。随着计算机技术的飞速发展,计算机在社会中的应用领域不断扩大,计算机犯罪的类型和涉及的领域也在持续增加和扩展,从而使"计算机犯罪"这一术语随着时间的推移而不断获得新的涵义。关于计算机犯罪概念的界定是学术界备受争议的问题。国外有数据说、角色说、技术说、工具说、涉及说等五种观点,国内则有相关说、滥用说、工具说、工具对象说和信息对象说等五种观点。这些观点都有各自的研究视角和侧重点,但都存在一定争议,这也反映了计算机犯罪问题本身的复杂性。因此,关于计算机犯罪迄今为止尚无统一的定义。结合我国《刑法》有关规定和我国计算机犯罪的实际情况,一般认为计算机犯罪是指行为主体以计算机为犯罪工具,或者以计算机为对象的犯罪的总称。实施犯罪的行为主体既有可能是个人,也有可能是单位。需要特别指出的是,这里的计算机是广义上的计算机概念,泛指所有智能电子数据处理设备。以计算机为工具的犯罪是指以计算机为工具而实施的,被刑法规定为犯罪的各种行为,如利用计算机实施的盗窃、诈骗、贪污犯罪等。以计算机为对象的犯罪是指对计算机系统的非法侵入、控制、利用与破坏,达到一定危害程度所构成的犯罪。计算机系统包括计算机硬件、软件及系统处理、存储、传输的电子数据。前者是以计算机为工具实施的传统犯罪行为,可称为与计算机相关的犯罪,又称为广义的计算机犯罪;后者是因计算机的出现而产生的新的犯罪行为,可称为纯粹意义的计算机犯罪,又称狭义的计算机犯罪。

"网络犯罪"一词本身并不是刑法中的罪名,而是对犯罪的一种描述,网络犯罪涉及的罪名可以是多种多样的。与计算机犯罪相类似,关于网络犯罪的定义至今仍然没有定论。一般认为,网络犯罪是指行为主体以信息网络系统为犯罪工具或对象,故意实施的危害网络安全的,触犯有关法律规范的行为。网络犯罪既包括行为主体运用其编程、加密、解码等技术或工具在网络上实施的犯罪,也包括行为主体利用软件指令、网络系统或产品加密等技术及法律规定上的漏洞在网络内外交互实施的犯罪,还包括行为人借助于其居于网络服务提供者特定地位或其他方法在网络空间实施的犯罪。网络犯罪的本质特征是危害网络及信息数据的安全与秩序。

从以上两个概念的比较可以看出,计算机犯罪和网络犯罪具有一些相同的特性,从前者到后者有一个发展演变的过程。由于网络本身是计算机技术发展到一定历史阶段的产物,所以计算机犯罪比网络犯罪具有更大的外延,网络犯罪是计算机犯罪在信息社会网络化环境下发展而来的新犯罪类型,也是当前计算机犯罪的主要表现形式。

二、计算机犯罪的分类

对计算机犯罪进行分类,有助于深入理解计算机犯罪的本质、内涵及外延,为进一步理解相关法律规定打好基础,这是防范和惩治此类犯罪的基本前提。按照不同的分类标准和方式,计算机犯罪可以被分为多种类型。

根据前述定义,计算机犯罪可以分为两个大类。第一类是以计算机为工具的犯罪。这类犯罪是指犯罪主体以计算机信息系统为工具,破坏经济秩序和社会管理秩序,或侵犯公民人身权利、公私财产和其他合法权益的行为。在整个社会信息化高度发展的今天,这类犯罪的外延非常广泛,涵盖了目前我国刑法规定的绝大部分罪名。如利用计算机盗窃、侵占、诈骗他人财物的犯罪，利用计算机贪污、挪用公款的犯罪，利用计算机侵犯商业秘密、公民隐私权或造谣、诽谤的犯罪，利用计算机进行恐怖活动、扰乱公共秩序的犯罪等。第二类以计算机为对象的犯罪。这类犯罪所针对的，是计算机的软硬件系统、信息基础设施、计算机系统功能或其中产生、处理、存储、传输的数据信息，主要包括我国刑法第124、285、286、288等条款所规定的罪名。如利用网络非法侵入或破坏计算机信息系统的犯罪、利用网络制造或传播计算机病毒的犯罪等。

与传统犯罪行为相比，计算机犯罪的根本标志是利用信息技术作为主要犯罪方法和手段，犯罪造成的后果有可能全部或部分体现在计算机信息系统中。根据犯罪方法、手段和所造成的后果与计算机的关系，可以将刑法第285条和第286条规定的犯罪称为纯正的计算机犯罪，而刑法第287条及其他条款所列举规定的涉及计算机的犯罪，可称为不纯正的计算机犯罪。在纯正的计算机犯罪中，犯罪方法、手段和后果仅与计算机系统有关。根据犯罪动机，计算机犯罪可分为炫耀型、侵财型、政治型、窃密型、报复型等。根据受害人的范围，计算机犯罪可分为两类，一类是针对特定人的犯罪，另一类是犯罪对象为不特定的多数人的犯罪。根据犯罪行为所侵犯的利益，计算机犯罪还可分为危害国家安全犯罪、危害公共安全犯罪、破坏经济秩序犯罪、侵犯财产权利犯罪、侵犯人身权利犯罪、扰乱社会秩序犯罪等。

如果抛开理论研究上的分类方法，从公安部门实战的角度出发，在公安干警的管辖职能下经常涉及的计算机犯罪案件的具体类型可分为以下几种。

1. 案件侵害的客体为计算机信息系统或信息网络　这是针对计算机信息系统或计算机信息网络实施的犯罪行为，包括非法侵入计算机信息系统，干扰、删除、增加或修改计算机信息系统或信息网络的功能，或者删除、增加或修改计算机信息系统或信息网络内的数据或应用程序。例如，陈某利用从互联网黑客教程中获得的方法，通过搜索、扫描获知某区行政服务中心计算机网络服务器存在安全漏洞，遂利用盗取的上网账号上网，非法侵入该计算机网络服务器，并将服务器的重要业务文件加密，造成该计算机网络服务器不能正常使用。

2. 主要犯罪行为通过计算机信息系统或信息网络实施　这是指以计算机信息系统或信息网络为工具或手段来实施的犯罪行为，常见的有通过计算机信息网络传播淫秽物品、通过计算机信息网络传播宣扬邪教信息等。例如，吴某通过浏览境外网站发送至其邮箱内的邪教宣传资料，陆续制作了8份名为fact的计算机数据文件，并采用电子邮件方式，指使薛某利用互联网共同发送以上邪教组织信息文件。吴某和薛某共同向吴某搜索到的七十多万个和薛某收集到的上海市某区教育系统所属单位和工作人员的邮箱地址发送以上宣扬邪教组织信息的电子邮件。

3. 被害人的损失主要体现在计算机信息系统或信息网络内　这种类型的犯罪行为给被害人所造成的公私财物、虚拟财产、个人隐私或其他权利等损失主要体现在计算机信息系统或信息网络内。例如，侵犯公民隐私、财产、知识产权等合法权益，上述内容以电子数据形式存在于计算机系统或信息网络内。当前，关于利用计算机信息网络侵犯公民隐私的问题主要有以下几种表现：

（1）不告而取：未经同意获取、收集个人信息资料。

（2）跨站跟踪：在多个网站上跟踪用户上网行为。

（3）不告而入：黑客侵入他人信息系统获取敏感资料。

（4）网络监视：监视用户网络生活。

（5）网络曝光：网上泄露、恶意传播个人隐私。

（6）造谣诽谤：诽谤中伤、冒名传播信息资料。

（7）暴力骚扰：利用电子邮件系统发布垃圾邮件。

4. 案件与计算机信息系统或信息网络无关，但留有相关线索或证据　这类案件本身的动机、性质、过程和结果均与计算机信息系统或信息网络无关，但由于作案人有使用计算机和网络的生活习惯，在计算机信息系统或信息网络中留有与案件相关的线索或证据。例如，在杀人、强奸等刑事案件中,其整个犯罪过程并不与计算机发生直接关联,但嫌疑人使用的计算机可能留有能证明其行为性质、目的、逃跑方向、隐匿证据或资金的地点、秘密联系人等信息。随着计算机信息网络的普及和人们对信息网络日益加深的依赖,越来越多的案件都涉及计算机信息系统或者信息网络。例如,在2004年发生的马加爵杀人案中,案犯马加爵出逃之前通过网络查阅了逃跑目的地,致使其计算机内留下了大量与其逃跑路线有关的信息,最终成为公安机关抓获马加爵的重要线索。

三、计算机犯罪的几种主要形式

随着计算机技术的发展和应用的普及,计算机犯罪的形式一直处于发展变化当中。总体来看,技术因素对犯罪形式有着决定性的影响。当前,计算机技术向网络化、便携化、智能化方向持续演进,对社会各领域的渗透越来越深入,与人们的工作和生活结合得越来越紧密。在此背景下,计算机犯罪主要表现为以下几种形式。

(一)利用计算机信息网络危害国家安全

信息网络已经成为整个社会赖以运转的基础,网络安全是影响和决定国家安全的基本要素。在全球信息化浪潮的推动下,国家安全概念由传统的领土安全、政治安全、军事安全扩展为由领土安全、政治安全、军事安全、经济安全、信息安全、文化安全等构成的复杂体系,网络安全是国家安全的重要基础和前提。利用计算机信息网络危害国家安全的犯罪主体主要是"三股势力"及邪教组织。暴力恐怖势力、民族分裂势力、宗教极端势力这"三股势力"一方面利用计算机信息网络制造舆论,蛊惑人心,另一方面利用计算机信息网络大搞暴力恐怖活动,破坏社会安全稳定。这些犯罪主体的根本目的就是以极端手段制造恐慌并分裂国家,图谋在混乱中推翻主权国家的政权。邪教组织及其顽固分子利用互联网宣传煽动、组织指挥、相互勾结,进行非法活动,诱骗群众盲从,制造恐怖气氛,活动日趋极端。各种敌对势力和间谍通过计算机网络拉拢、收买我方人员,不断刺探、窃取、收集我国政治、军事、经济情报,直接危害国家安全。还有一些违法人员受境外敌对组织和敌对分子的蛊惑和影响,在网上大肆传播恶意攻击我国体制、政党、政府以及国家领导人的非法有害信息,影响社会稳定。

(二)危害计算机系统和信息网络安全

从工程技术角度来看,计算机及网络的软硬件系统结构存在大量安全漏洞,使针对计算机和网络的犯罪活动有机可乘。从20世纪90年代开始,计算机病毒在我国境内的传播感染情况就日趋严重。进入21世纪后,各类病毒、木马等恶意代码的数量更是呈现出爆炸式增长的态势,严重危害计算机系统及信息网络安全。早期的计算机病毒,一般是以影响或干扰计算机的正常使用为目标,严重的会破坏系统软硬件。例如1998年6月发现的CIH病毒,能够破坏计算机硬盘。当前网络上大量传播的恶意代码,多数兼具传统的计算机蠕虫、病毒、木马等多种功能,既能使被害计算机被远程操控,成为犯罪人员手里的"肉鸡",也能够窃取用户敏感信息,进而侵害用户的财产或其他合法权益,或者被用于其他违法犯罪活动。例如,我国《刑法修正案(七)》颁布实施后,全国法院首次适用新条款对网络黑客进行判决的案件是南京的"编写、传播'大小姐'系列木马病毒案",此案危害范围广泛,非法所得数额巨大,社会影响非常恶劣。2007年年初,王华雇用编程高手先后编写了四十余款盗号木马程序。2008年初,王华通过网络,经与周牧合谋,由王华提供盗号木马程序,周牧以总代理的身份将该木马冠以"大小姐"之名负责销售。王华、周牧以上述手段共同非法敛财160余万元。王华还运用"大小姐"系列盗号木马,独自非法获取多款游戏用户的账号、密码及游戏装备、虚拟财产等相关数据,通过他人销售,共计非法获利1010.32万元。

(三)利用计算机信息网络传播淫秽、色情信息

早在信息网络出现之前,非法制作、传播淫秽色情信息的犯罪就已经长期存在。在网络环境下,这类犯罪活动借助于网络信息传播的便捷性、及时性和隐蔽性,社会危害程度大大增加。近年来,公安机关对此类犯罪一直保持高压打击的态势,但是犯罪人员在巨额利润的诱惑下不惜铤而走险,犯罪

活动屡禁不止。例如,2011 年,我国公安部与美国警方联合摧毁当时全球最大的中文淫秽色情网站联盟,含淫秽色情信息板块千余个,在全球拥有一千多万名会员,淫秽色情信息贴文上亿,其中有 18 个网站涉及儿童色情信息。这些网站不仅传播淫秽色情信息,而且还滋生了很多其他犯罪。另外,这些网站上还充斥着全国各地卖淫嫖娼信息,成为卖淫嫖娼的重要媒介。

网络淫秽、色情案件主要有以下几种表现形式。

1. 犯罪主体主要利用互联网传播淫秽、色情的视频、图片等,通过收取会员费、服务费等来达到谋取巨额非法利益的目的。

2. 淫秽、色情网站虽然没有直接收费,但是会在其网站上非法植入广告,从而实现变相牟利。

3. 淫秽、色情网站没有直接或间接牟利,但是在其网站上植入木马、病毒等恶意代码,感染浏览网站的用户计算机,为侵犯用户财产和其他合法权益做准备。

4. 淫秽、色情网站其实并不是传播淫秽、色情文件,而是打着这个幌子诱导用户下载其应用程序等,以达到推广其应用程序的目的。

5. 淫秽、色情网站打着传播淫秽、色情信息的幌子,诱骗用户交费,达到诈骗钱财的目的。

(四) 利用计算机信息网络侵犯公私财物

从 1986 年深圳市公安机关侦破第一起利用计算机信息系统盗窃储户存款案以来,这类案件已由利用计算机信息系统盗窃发展到了网络盗窃、网络诈骗、网络敲诈勒索、网络传销、网络制假贩假、网络走私、网络洗钱、网络侵犯著作权等多种类型案件。盗窃、诈骗等传统犯罪行为被犯罪分子移植到计算机网络后,高科技手段给这类犯罪带来了更大的欺骗性和隐蔽性,受害人群急剧扩大。就网络盗窃犯罪而言,犯罪的方法手段不断翻新,常见的有以下 4 种手段:

1. 在他人计算机中安装特洛伊木马、后门或间谍软件。

2. 利用摄像头、监视器或其他方式偷窥用户隐私。

3. 利用黑客手段侵入证券、金融、电信等重要部门信息系统。

4. 通过"网络钓鱼"诱骗网络用户,进而实施信息窃取。

网络盗窃犯罪侵犯的对象主要有以下 4 种类型:

1. 网上银行电子资金。

2. 网络虚拟财产。

3. 网络服务。

4. 有价值的数据信息。

(五) 利用计算机信息网络传播谣言及侮辱、诽谤信息

随着网络的发展和普及,在网上对各类事件和人物妄加评判,甚至利用互联网恶意传播谣言、对他人进行人身攻击、诽谤等侵犯公民人身权利的犯罪逐年增多。正是因为互联网具有传播速度快、影响范围广等特点,往往给无辜的受害人带来巨大的心理和精神危害。从网络论坛到博客,再到"微时代"的到来,人们可以更自由、迅速地发表言论,因此传播谣言、侮辱、诽谤等有害信息的案件也快速增加。近年来,此类案件可以说是"天天有新闻、周周有事件、月月有风暴"。2008 年当广大人民还沉浸在 5 · 12 汶川地震所带来的悲痛中,西安欧亚学院计算机专业大四学生贾某于 5 月 29 日入侵陕西省地震局网站,发布虚假信息"陕西等地有强烈地震发生",造成当地居民的恐慌。

四、计算机犯罪的特点

自私有制产生以来,人类社会就存在着犯罪现象。技术是人的能力放大器,任何一种技术都可能被用于进行反社会的犯罪活动,区别只是在不同的技术背景下,犯罪活动所使用手段、方式和产生的后果有所不同。与传统的犯罪相比,计算机犯罪表现出了截然不同的特点和规律,对现有的侦查模式和办案人员技能提出了挑战。一般认为,计算机犯罪的主要特点包括七个方面。

（一）犯罪手段智能化程度高

计算机犯罪的手段或多或少都会涉及信息技术的运用,具有一定的技术性和专业性,这是计算机犯罪区别于其他犯罪活动的一个本质特点。实施计算机犯罪,案犯往往需要掌握相应的计算机技术。特别是在非法入侵计算机系统、制作或传播计算机病毒、非法控制计算机系统等犯罪活动中,案犯需要具备较为丰富的专业知识并擅长实用操作技术,才能逃避安全防护系统的监控,顺利实施犯罪行为。因此,计算机犯罪的主体往往是掌握了计算机和网络技术的专业人士。他们洞悉网络的缺陷与漏洞,能够熟练运用各类工具手段,借助四通八达的网络,对计算机系统及各种电子设备发起进攻,非法侵入、控制或破坏目标系统,或者窃取系统中的电子数据。在高技术手段的支撑下,计算机犯罪往往作案时间很短,手段复杂隐蔽,难以发现相关的线索和证据,给案件的侦破和审理带来了极大的困难。随着计算机及网络技术的不断发展,犯罪分子的作案手段也在日益翻新,甚至一些计算机及网络技术专业人员也在非法利益的诱惑下不惜走上犯罪的道路,其作奸犯科所用的技术手段和方法更加趋于专业化、智能化。

（二）犯罪活动隐蔽性强

电磁空间的特性,决定了计算机犯罪具有较强的隐蔽性。因此从犯罪学角度来看,计算机犯罪具有较高的犯罪数量。计算机犯罪比传统的任何一种犯罪都更具有隐蔽性,作案人只要可以接触计算机,就可以凭借技术手段悄无声息地进行犯罪活动。世界上第一例有案可查的计算机犯罪案件发生在1958年的美国硅谷,但是直到1966年才因为偶然因素被发现。在网络环境下,犯罪主体可能在任何有联网计算机的地方实施犯罪,远程实现对受害计算机的入侵或操控,在网络空间进行全部或部分的犯罪活动。案犯可以自始至终不与被害人接触,这就有利于案犯隐匿其真实身份和犯罪行为。在技术不对称的情况下,被害人对犯罪过程和自身所受的侵害往往一无所知。多数情况下,计算机犯罪的直接作案对象是无形的电子数据,作案方式是通过程序对数据进行无形操作,整个过程和结果都是人类感官无法直接察觉到的。同时,由于计算机犯罪的证据主要以数据形式存在,而且往往隐藏于大量普通数据当中,这也使得犯罪主体容易转移、隐藏或毁灭罪证。一般而言,通过计算机及网络实施的犯罪,罪犯活动不易追寻,即使查出某些蛛丝马迹,案犯也早已逃之夭夭,从而增加了侦破难度。在号称"网络王国"的美国,根据联邦调查局全国计算机犯罪特勤组(national computer crime squad, NCCS)的估计,计算机犯罪只有大约1%被发现,而在这些被发现的案件中,只有大约4%会被送到侦查机关。案犯可以从容实施犯罪行为而很难被发现和追查,网络警察需要凭借强大的技术和资源优势才可能对付隐蔽性如此强的犯罪行为。从全球范围看,计算机犯罪案件的数量多如牛毛,但被绳之以法的犯罪分子可以说是屈指可数。究其根本原因,既非犯罪分子如何狡猾或高明,也非相关部门侦办不力,而是由于网络技术的特点和计算机犯罪的隐蔽性造成的。

（三）犯罪案件复杂性高

计算机犯罪的复杂性主要表现为:第一,犯罪主体的复杂性。计算机犯罪的主体既有可能是个人,也有可能是单位或集团,甚至是跨境组织和主权国家。任何个人或团体只要通过联网计算机,便可以单独或结伙实施犯罪行为。在现实中,有的案犯之间素不相识,也会通过网络交流发现彼此"志同道合"而相约共同实施犯罪活动。由于网络本身的无界性,案犯完全可来自各个不同的民族、国家、地区,网络的"时空压缩"特征为犯罪团伙实施共同犯罪提供了极大的便利。第二,犯罪对象的复杂性。计算机犯罪是行为主体利用计算机及网络所实施的侵害计算机信息系统或其他严重危害社会的行为,犯罪对象包括个人、单位、团体、组织和国家的多种法益。在网络环境下,计算机犯罪的形式越来越多,所侵犯的对象也越来越复杂和多样。例如,有的盗用用户网上支付账号,侵犯用户的财产权;有的通过网络散布针对个人的造谣、诽谤信息,侵犯用户的名誉权;有的在网上编造传播虚假恐怖信息,扰乱社会管理秩序;有的通过网络窃取国家军事机密,危害国家安全等。第三,犯罪过程的复杂性。计算机犯罪的主体往往凭借高技术手段,将犯罪活动渗透于日常工作和生活中,犯罪的准备和实施过程时空跨度大,复杂程度较高。在网络环境下,计算机犯罪还会涉及复杂的网络技术及应用,涉及相关的 ISP 和 ICP 服务,甚至涉及特定功能软件的开发调试等,实施犯罪的个人或团伙的线上线下活动交叉进行,与传统犯罪活动相比,复杂程度大大上升。

(四)犯罪行为跨地域,罪行难以惩处

网络的持续高速发展形成了一个全人类共有的新空间——网络空间,它既消除了国境线,也打破了传统的社会部门和行业划分。在此背景下,计算机犯罪往往会突破传统犯罪活动的地域限制,有的甚至跨越了国界。在网络环境中,计算机犯罪的主体和被害人可能分布在多个地区,犯罪活动全部或部分在网络空间进行,犯罪证据也可能存储在多个国家和地区的计算机系统内,这就增加了对犯罪活动的调查和处罚的难度。在计算机犯罪案件的侦查中,由于犯罪活动空间跨度大,证据的发现提取和对犯罪事实的认定往往非常困难,巨大的调查成本使得侦查工作难以进行。对于跨国犯罪,由于各个国家法律体系的差异,执法活动不易开展,对犯罪活动的定罪和量刑也比较困难。一般情况下,犯罪主体较少针对其居住地的计算机系统进行犯罪,通常是对其他省市,或者是境外系统进行犯罪。由于各国法律体系不尽相同,对同一犯罪行为的认定或处罚往往具有不同标准,造成了案件管辖权和处罚权发生冲突。例如,在某个网络钓鱼案件中,案犯针对中国工商银行用户设计了假的银行网站,并在网站上布设了木马软件。该网站以托管方式运营,服务器所在地是欧洲某国家,非法获取的用户银行账号和密码又以电子邮件的形式发送到南美洲某国家的服务器内。这就使一个犯罪活动涉及多个国家和地区,不可避免产生了刑事程序法上关于管辖权及审判权冲突的问题,在刑事实体法上则有国内刑法在国际上的效力问题、与外国刑法的冲突问题,在犯罪侦查上则有跨国联合执法和获取证据的问题。这一系列问题的存在,使得案件的侦办困难重重。

(五)犯罪主体低龄化,内部人员作案比例高

在国际范围内,计算机犯罪大多是青少年作案,犯罪主体低龄化的特征非常显著。例如,1998 年2 月,美国军事情报网连续两周遭到黑客入侵。经过五角大楼和联邦调查局长时间的跟踪调查,发现案犯居然是三名少年黑客,一名 18 岁的以色列少年和两名 15 岁的美国少年。据有关部门统计,2012 年我国破获的计算机犯罪案件中,30 岁以下的案犯占到了总数的 90% 以上,其中 23 岁以下的超过一半。造成这种现象的原因主要有两个方面:主观方面主要是因为青少年对计算机及网络兴趣浓厚,能够在短时间内掌握各种网络应用和服务,同时法律意识又比较淡薄,对计算机犯罪行为的社会危害性普遍认识不足,容易走上技术滥用的歧途;客观方面是因为智能上网设备不断增多,青少年触网用网的机会随之上升,而黑客技术的门槛却在不断降低,普通用户稍加学习和训练就能掌握简单的网络入侵和破坏性技术,再加上相应的管控手段滞后,导致青少年在网络空间中容易出现行为失控。例如,2011 年我国公安部门破获的"8·31"网络吸贩毒案,共抓获犯罪嫌疑人 95 名,其中绝大多数是 18 到30 岁之间的青年人。

此外,在计算机犯罪中犯罪主体为内部人员的占有较大比例。据统计,在计算机犯罪相对高发的银行、证券等行业中,犯罪人员是内部职员的占 70% 以上。随着社会信息化水平的不断提高,内部人员利用职务便利和管理漏洞实施犯罪的案件越来越多,并且绝大多数为单位内部的计算机操作管理人员。内部作案人的社会形象有一定的欺骗性,行为人大多是学历较高、受过一定技术训练、具有相当技能的专业人员,具有一定的社会经济地位。与一般计算机犯罪案件相比,内部人员作案的往往具有更高的隐蔽性,应当引起重视。

(六)犯罪活动产业化发展趋势明显

在网络诈骗、网络盗窃、制作传播计算机病毒、破坏计算机信息系统等较为常见的计算机犯罪案件中,犯罪活动所使用的方法手段具有较强的技术性,犯罪过程往往涉及多个环节,需要花费大量的人力物力进行技术开发和各种犯罪准备活动,这就从客观上要求犯罪人员必须进行分工合作。近年来,计算机犯罪向集团化、专业化、产业化方向发展的趋势日益明显。从已发生的案件中来看,多名案犯共同实施犯罪的情况愈演愈烈,有些案件的涉案人数动辄上百人。这些案犯在犯罪集团首脑人物的指挥控制下各自都有明确的任务分工,以流水线作业的模式密切合作,共同完成犯罪活动。以网上

黑客盗取账号密码的案件为例,一般而言,黑客产业链极其庞大且分工明确,有专门编写木马、病毒等恶意程序的,有负责病毒传播的,有提供"肉鸡"的,还有专门销售信息牟利的。黑客产业链大致分为老板、病毒编写者、流量商、盗号者和贩卖商等多个环节,各产业链环节具有明确的分工。其中"老板"处于整个链条的顶端,他对产业链的各个环节进行分工和协调。而那些层出不穷的木马病毒程序,往往都是按照这些老板的要求,由专门编写病毒的技术人员开发出来的。2014 年 3 月,江苏徐州警方侦破一起手机植入木马盗窃案。抓捕时,徐州警方奔赴辽宁、湖北、湖南等 14 省 29 个地区开展抓捕行动,抓获犯罪嫌疑人 37 名。这些犯罪嫌疑人中,有木马制作者、洗钱人、收卡人、利用伪基站发送钓鱼信息人等。计算机犯罪产业化、集团化特征可见一斑。

（七）社会危害性巨大

随着计算机和网络技术与人类社会的融合越来越深入,计算机犯罪所能够带来的破坏和损失也越来越大,特别是在政治、军事、经济、能源、卫生等领域,如果遭遇了性质严重的计算机犯罪,可能会造成国家政权危机、军事机密外泄、股市动荡、交通和通讯中断等严重后果,危及国家安全和公共安全,造成社会经济和管理秩序混乱。与传统犯罪相比,计算机犯罪通过网络的聚合放大效应,既能够使更多的人参与犯罪活动,也能够造成更多的人受害,犯罪的规模和带来的危害远远超过以往。2014 年 2 月,我国公安部门破获"2·21"特大网络赌博案,抓获犯罪嫌疑人 1700 余人,查获和冻结涉案资金 3.3 亿元。计算机技术和网络结构的特点,决定了犯罪人员能够轻易将罪恶之手伸向不特定的人群,威胁广大民众的财产安全和其他合法权益。例如在网络钓鱼案件中,犯罪人员通过开设假冒网站并发送虚假信息诱骗用户点击,往往能够获取数以万计的用户银行账号和密码。计算机犯罪隐蔽性强,与被害人可以不发生直接接触,被发现和惩处的概率较低,客观上也鼓励了更多的人实施犯罪,犯罪行为的持续性也大大增强。这是造成计算机犯罪高发频发且危害性大的一个重要原因。从目前已发生的案件来看,计算机及网络犯罪的主要目标是非法获取经济利益,主要犯罪活动包括:利用计算机进行金融犯罪、网络诈骗、网上非法传销、侵犯知识产权、窃取商业或军事秘密、盗窃互联网信息服务和信用卡诈骗等。犯罪人员为贪图非法经济利益,肆意侵犯各种目标,无所不用其极,后果非常严重。

（畅　斌　李生斌）

思考题

1. 刑事科学计算机在刑事科学技术中的应用有哪些?
2. 简述刑事科学 DNA 罪犯检索数据库的构建过程。
3. 计算机犯罪的类型和特点是什么?

第十六章 电子证据

21世纪是一个数字化的信息时代,它象征着人类的时代跨越。随着电子科学技术飞速发展,电子产品种类已经十分丰富,计算机、手机及其他移动终端等设备快速发展,推动了国际互联网、手机互联网、物联网的快速发展。一方面,数字化的信息借助这些设备及网络进行快速通信,极大地方便了人们在日常工作及生活中的交流与沟通。在较为发达的城市,每个人从早到晚都能使用到数字化时代带来的服务,享受更多便利,如观看高清数字电视节目、用移动终端查阅每日新闻、查看股票动态、阅读电子书等。另一方面,利用高科技、信息化手段进行犯罪或危害公共安全的事件也屡见不鲜,信息安全面临严峻挑战。

随着计算机技术的飞速发展,人类社会对计算机的依赖已经达到前所未有的程度,与此同时,计算机犯罪率也以惊人的速度增长,这已经严重影响到国家安全、社会稳定、财产安全和公民的个人隐私。电子证据是近些年来产生的新事物,它同时伴随着电子信息技术的更新而不断发展。其证据的表现形式多种多样,层出不穷。

第一节 电子数据

一、电子数据的定义

广义上来讲,只要是以电子形式存储、处理、传输的信息都是电子数据。而狭义上的电子数据即刑事诉讼法和民事诉讼法中所规定的电子数据,应该是指"由电子设备产生、存储或传输的有证据价值的电子数据",即电子数据证据,简称电子证据。

该定义具有以下三个方面的含义:

1. 电子数据既包括以电子形式存在的数据,也包括其派生物 所谓电子形式就是一种以程序、文本、声音、图像、视频等形式存在的信息。可以将其概括为"由介质、磁性物、光学设备、计算机内存或类似设备生成、发送、接收、存储的任一信息的存在形式"。它是一种由电子技术带来的存在形式,无法为人眼或人耳直接阅读或聆听,必须予以转换才能为人所知。"

在实际工作中,还常常会遇到那些由电子形式材料转化而来的附属材料,即派生物。如将计算机内部文件打印在纸面或胶片上得来的计算机打印输出,虽然表面上同传统纸质文件没有太大的不同,但绝不能一概地视为书证,而应作具体分析。如果该打印输出具有独立性,则作传统书证处理;如果该打印输出不具有独立性,即其能否证明待证事实取决于能否同计算机系统内部的证据鉴证一致,则应当视为处于派生证据地位的电子证据。

2. 电子数据是借助信息技术或信息设备形成的 随着科学技术的发展,信息技术与设备已出现了很多种类,而且还将以人类难以想象的速度继续发展。信息技术包括但不局限于计算机技术,信息设备包括但不局限于电子计算机设备。

3. 电子数据必须与案件有联系,且具有证据价值 电子数据必须是客观存在的,且与需要证明的案情之间有一定的关系或联系,由法定机关、法定人员依照法定程序收集和取得的证据才能称为电子数据,否则不能作为法定证据来使用。

二、电子数据的特点

电子数据的承载介质是包括硬盘、磁盘、光盘等在内的存储媒介,存储媒介必须通过包括计算机硬件在内的电子设备才能访问,主要具有如下的特点。

1. 表现形式的多样性与复杂性　电子数据的外在表现形式具有多样性,不仅可以表现为文字、图像、声音或它们的组合,还可以是交互式的、可编译的,因此电子数据能够更加直观、清晰、生动、完整地反映特征事实及其形成过程。

2. 介质依赖性和不可见性　传统的书证、物证不需要借助其他工具设备就可以被人们感知,而电子数据对运行环境的依赖程度很大,其输入、存储和输出的全过程都必须借助一定的硬件设备和软件平台,例如计算机、光盘等。电子数据的生成、传输都必须以计算机技术、网络技术为依托。

在介质上保存实质上是由按照一定编码规则以 0 和 1 的序列保存,其记录的内容不但肉眼看不到,具有无形性,而且凭人的思维也很难解读,只有在经过一系列的处理程序后通过屏幕显示或打印机打印才能为人识别,而且丝毫不会受到感情、经验等多种主观因素的影响。

3. 易更改性和脆弱性　电子证据容易被更改、损坏或销毁,人为的删除或不当的操作都会影响到电子证据的真实性。比如,一次删除操作后又进行了写操作,电子数据就有可能已经损坏。

另外,电子证据的保存要求必须防尘、防磁、防高热,如果保存条件发生变化导致存储介质周围的磁场受到严重干扰,就有可能会对电子数据的真实性产生影响。换句话说,电子证据的记录方式的特殊性决定了它自身的脆弱性。

4. 信息的可恢复性　通常情况下,计算机可以按照程序自行跟踪和恢复一些信息,如 Office 软件中的挽救文档、表格等,在程序非正常关闭的情况下,系统可以将文档、表格恢复至之前自动保存的状态。被删除和修改的电子数据一定程度上可以进行恢复,可通过相应的技术手段来实现。

5. 可复制性　电子数据是以数字或模拟信号的形式存储在各种电子介质如芯片、软盘、硬盘、光盘、磁带、移动存储设备等载体上的。不同的载体完全可以复制转载同一内容的电子信息,电子文件的信息不再具有固定的物理位置,可以从一个载体到另一个载体,也可以通过网络传给远方的一个或多个接收者,而内容却不发生任何变化。

三、电子数据的审查

电子物证的特点决定了对电子证据的审查工作将区别于其他传统物证,要将电子数据作为定案的依据,必须从证据的客观性、关联性、合法性等方面进行审查。

1. 客观性审查　证据的客观性是指证据不以人们的意志为转移的客观存在的事实。这是证据的本质特征。由于电子数据极易被改动且具有隐蔽性,所以导致其容易被伪造、篡改且不易被发现,这往往使电子数据的真实性受到怀疑。审查电子数据的客观性一方面可以通过我国证据法学中的"印证证明"原理来证明,另一方面也可以通过相关检验技术进行检验和验证电子数据的客观性和真实性。

所谓"印证证明"是指认定案件的事实必须由若干份证据构成一个相互印证的体系,又称为"孤证不能定案"原则。理论上通过数份证据与电子数据进行相互印证,如果数份证据的内容与电子数据的内容取得一致,就说明该电子数据具有客观性、真实性,否则即为不客观、不真实。

2. 电子数据的关联性审查　证据的关联性,或称相关性,是指证据和需要证明的案情之间必须有一定的关系或联系。

审查电子数据的关联性,就是审查电子数据与案件的事实是否具有一定的联系,是否具有证明作用。司法人员对电子数据关联性的审查可从三个方面着手:一个是所移送审查的电子数据是用来证明什么的;二是所证明的事实是否与案件待证事实有实质性联系;三是要审查该电子数据对证明案件中的争议事实有多大的实质性意义,对证明案件性质、犯罪手段等基本案件事实是否具有客观地联系。只有证明电子数据的关联性存在,才能将其作为定案依据。

另外,电子数据具有海量存储性,如何在大量的电子数据中找到与案件具有实质关联的证据,是司法者普遍遇到的一项难题。由于电子数据关联性的认定需要很专业的知识,导致在审查关联电子数据过程中遭遇知识瓶颈。为此就需要通过电子物证检验的专业人员或具备相关专业知识的人员协助进行审查。另外,也可以有计划、有步骤地培养具有深厚法律知识又具有较高电子物证检验专业知识的专业型司法工作人员。

3. 电子数据法律性审查　证据的法律性,或称为合法性,指证据是由法定机关、法定人员依照法定程序收集、审查和判断的。法律性是客观性和关联性的保障。

证据的合法性包括主体合法、形式合法以及取证程序合法,因此对电子数据的合法性审查应着重从以下几个方面进行。

(1)取证主体是否合法:电子数据的技术特点决定了其收集取证的主体是以司法技术人员为主,其他法定主体为辅。在审查电子数据的合法性时应该首先审查电子数据的收集主体是否是上述主体,如果是其他主体收集的证据,该证据不具有合法性。

(2)取证程序是否合法:电子数据收集、取证必须严格依照法定的程序和方法,对于通过不合法的方式和程序获得的电子数据,应不予采纳。例如,搜查、扣押电子数据时没有见证人在场;现场勘验、检查没有制作相应的司法文书;采用直接侵害公民的人身自由、健康、生命、财产等宪法性权利的手段获取的电子数据;明显超出收集、取证范围的电子数据;所采用的收集、取证程序和方法严重失误导致数据错误的;使用盗版软件或者有缺陷的方法、设备进行收集,导致电子数据真实性无法判断的;未经依法授权,刑事侦查或技术人员秘密对他人的计算机及其网络系统进行数据监控、数据截取或者非法侵入他人设备、场所中对电子数据进行复制、窃听、录像所获取的电子数据。

(3)此外,审查电子数据证明力,还可以从电子数据的生成、存储、收集、一致性等方面进行审查,获取相应的辅助证据,构成完整的证据链,从而判断该电子数据证明力的大小。

1)审查电子数据的来源:审查电子数据的生成环节,主要审查电子数据的形成是否正常、电子数据生成时的操作规范是否被严格遵守、生成过程是否受到人为因素或者客观因素的影响等。在审查过程中,司法人员要重点提取、审查系统日志和人工操作记录等证据。

2)审查电子数据的取证过程:司法人员不仅应对电子数据收集技术人员的主体资格和专业资格进行审查,还要对收集、取证所采用方法的科学性、准确性以及收集过程中出现的异常情况和人为干扰等外界因素进行审查。在审查过程中,司法人员应重点审查技术人员在收集工作中制作的勘验、检查笔录和工作记录等证据。

3)审查电子数据的存储方式:审查电子数据的存储环节,主要审查电子数据存储时的操作是否规范,存储电子数据的介质是否可靠、稳定,存储人员是否具有相应的专业资格及能否做到公正、客观,所存储的电子数据是否遭受未经授权的接触、修改等。在审查过程中,司法人员重点提取、审查系统数据的备份及备份、存储工作记录等证据。

4)审查电子数据的一致性:一致性审查是电子数据证明力的重要标准。审查电子数据的一致性,即审查电子数据在取证、存储、传输中保持不被过失或故意地进行添加、删减、修改和伪造等破坏性操作。如果电子数据在取证、存储、传输过程中遭受过上述篡改操作,则该电子数据的证明力将存在很大的疑问。

四、电子数据的类型

随着电子科学技术的飞速发展,各类电子信息层出不穷,这极大地丰富了电子数据的来源,使得其表现形式多种多样。目前,电子数据的来源主要有操作系统日志、IDS、防火墙、FTP、WWW 和反病毒软件日志、系统的审计记录、网络监控流量、电子邮件、Windows 操作系统和数据库的临时文件或隐藏文件、数据库的操作记录、硬盘驱动的交换分区、Slack 分区和空闲区、软件设置、完成特定功能的脚本文件、Web 浏览器数据缓冲，书签、历史记录或会话日志、实时聊天记录等。为了便于有效地收集、提取和分析电子数据，我们将电子证据做以下分类：

1. 计算机系统　计算机系统中的硬盘及其他存储介质，移动存储器（如外置硬盘、移动硬盘、U 盘、软盘、磁带、光盘等）、记忆卡（如 Memory Cards、各类可移动的扩展存储卡，如 MP3 播放器、数码照相机的扩展存储卡等）等，从这些介质中可以发现相关的数据证据。

例如，用户创建的文档（地址簿、电子邮件、音/视频文件、图片文件、日程表、Internet 书签/收藏夹、数据库文件、文本文件等）；用户保护文档（压缩文件、改名文件、加密文件、密码保护文件、隐藏文件等）；计算机创建文档（备份文档、日志文件、配置文件、Cookies、交换文件、系统文件、隐藏文件、历史文件、临时文件等）；其他数据区中可能存在的数字证据（硬盘上的坏簇、其他分区、Slack 空间、计算机系统时间和密码、被删除的文件、软件注册信息、自由空间、隐藏分区、系统数据区、丢失簇、未分配空间等）。另外，计算机附加控制设备还有智能卡（SmartCard）、加密狗（Dongles）等，这些设备具有控制计算机输入输出或加密功能，这些设备可能含有用户的身份、权限等重要信息。

2. 联网设备与安全软件　包括各类调制解调器、网卡、路由器、集线器、交换机、网线与接口等。一方面，这些设备本身就属于物证范畴；另外，从这些设备中也可以获取重要信息，如网卡的 MAC 地址、一些配置文件等。另外，系统日志、IDS、防火墙、WWW、FTP 和反病毒软件日志、系统的审计记录、网络监控流量、电子邮件也是电子证据的主要来源。

3. 手持电子设备　包括电子记事本、个人数字助理（PDA）等。这些设备中可能包含地址簿、密码、计划任务表、电子号码簿、文本信息、个人文档、声音信息、电子邮件、书写笔记等信息。

4. 数码照相机　包括微型摄像头、视频捕捉卡、可视电话等设备。这些设备可能存储影像、视频、时间日期标记、声音信息等。

5. 打印机　包括激光、热敏、喷墨、针式、热升华打印机。现在很多打印机都有缓存装置，当打印时可以接收并存储多页文档，有的甚至还有硬盘装置。从这些设备中可以获取打印文档、时间日期标记、网络身份识别信息、用户使用日志等。

6. 其他电子设备

（1）扫描仪：根据扫描仪的个体扫描特征可以鉴别出经过其处理的图像的共同特征。

（2）复印机：一些复印机有缓存装置，可能含有复印文档、用户使用日志、时间信息、预复印文档等。

（3）读卡机：如磁卡读卡机包含信用卡（磁卡）的有效期限、用户名称、卡号、用户地址等。

（4）传真机：传真机能存储预先设置的电话号码，传送和接收的历史文档，还有一些具有内存装置，可选存入多页文档，然后在稍后的时间再发送或输出。

（5）全球定位系统（GPS）：GPS 能够提供行程方位、地点定位及名称、出发点位置、预定目的地位置、行程日志等重要信息。

（6）自动应答设备（answering machines）：如具备留言功能的电话机，可存储声音信息，可记录留言的时间及录音。其潜在的证据还有打电话人的身份信息、备忘录、电话号码和名字、被删除的消息、近期通话记录、磁带等。

以上是常见的电子证据来源，而在上述多种电子设备中，计算机扮演着最重要的角色。单个计算机是组成各种计算机网络的基本元素，大部分数字证据将保存在单个计算机上或通过单个计算机来传送。因此，以单个计算机为例来探讨数字证据的电子数据取证技术具有普遍意义。

电子设备的复杂性、高智能性决定了电子数据的多样性。针对各种电子设备的不同软硬件系统，取证方法也多种多样、灵活多变，对不同配置的计算机、不同的操作系统、不同格式的文件等，分析和检查其中的数字证据的策略也各有不同。

第二节　电子证据的法律规制

一、电子证据的法律地位

关于电子数据能否作为证据,目前各个国家都持肯定态度。从世界范围看,随着科学技术的发展和计算机犯罪问题的普遍化,世界各国越来越重视电子证据的这一新兴的证据种类。各国普遍制订了关于电子证据的法律或者规则,如我国的《刑事诉讼法》、英国《电子通信法案》、美国《统一电子交易法》、德国《多媒体法》、加拿大《统一电子证据法》、新加坡《1998 电子交易法》、菲律宾《电子证据规则》、澳大利亚《计算机和证据法》等。联合国也通过了一系列文件来规范电子证据问题,如联合国《电子商务示范法》。

英国《1984 年警察与刑事证据法》第 19 条第 4 款规定:警察可以把存储在计算机中的信息作为证据。英国《1968 年民事证据法》第 32.3 条规定,证人可以通过音像媒体或其他形式向法院提供证据。

美国《联邦证据规则》第 1001 条规定,"文字"和"录音"包括文字、字母、单词、数字或其他替代物,通过书写、打字、印刷、影印、照相、磁脉冲、机械或电子录音或其他形式的数据汇编记载下来。"照相"包括普通摄影、X 射线胶片、录像带和电子胶卷。

日本《刑法》新增第 7 条规定:本法所称电磁记录者,是指以电子方式、磁方式或其他无法以人之知觉加以认识之方式所制造之记录,而供电子计算机处理资料之用者。日本新《民事诉讼法(1996 年)》第 231 条规定,本节的规定(即关于书证的规定),准用于有关视图、照片、录音带、录像带等其他记载信息的非文书物件。

联合国《电子商务示范法》第 2 条规定,数据电文是指经由电子手段、光学手段或类似手段生成、储存和传递的信息。第 5 条也规定:不得仅仅以某项信息采用数据电文形式为理由而否定其法律效力、有效性和可执行性。可以看出,通过立法规范电子证据这一新型证据,赋予其证据资格,已经成为国际社会的共识。

在 2012 年 3 月 14 日,我国《刑事诉讼法修正案》获得人大通过。其中第四十八条对刑事诉讼证据的完整规定是:

"可以用于证明案件事实的材料,都是证据。证据包括:

(一)物证;

(二)书证;

(三)证人证言;

(四)被害人陈述;

(五)犯罪嫌疑人、被告人供述和辩解;

(六)鉴定意见;

(七)勘验、检查、辨认、侦查实验等笔录;

(八)视听资料、电子数据。

证据必须经过查证属实,才能作为定案的根据。"

至此,电子数据已经不再是模糊的证据类型,而是直接将其和视听资料并列在一起的独立证据种类。

二、电子证据的证据效力

1. 证据效力　电子证据的证据效力,是指保证证据的客观性。在目前实际受理案件的过程中,电子数据一般需要通过司法鉴定才能成为诉讼的直接证据,在办理涉及电子数据的案件时,需要对提取的电子数据进行检验分析,找出电子数据与案件事实的客观联系,从而确定电子数据的真实性和可信性。鉴于我国有关法律之规定,证明案件事实情况的一切事实,都是证据,我国法律也赋予了电子数据证据相应的法律地位。

电子数据的采信涉及何种证据能够进入诉讼程序或者其他证明活动的问题。我国学界的主流意见是,电子数据必须经过关联性、合法性、与真实性的检验,才能作为定案的依据。电子数据的采集要求遵循非歧视原则和"先归类,后认定"原则。

为保证电子证据的证明能力,首先要将电子证据转化为法定证据形式。在实际应用中,通常可以将电子证据转换为书证、鉴定结论、勘验报告和视听材料四种证据方法,建议在进行转换时可以依循以下原则:

(1)需要认定信息的存在性时应当以勘验报告的形式提供数字化证据。例如,在存储媒介中存放淫秽电影,可以通过现场勘验、检查生成勘验报告,在勘验报告中指明通过勘验证实在存储媒介中存储有多少数量的电影。简单地说,勘验报告在电子数据取证过程中发挥的作用主要是证实犯罪嫌疑人的主机上存储了什么内容。

(2)需要通过分析才能形成结论时应当以鉴定结论的形式提供数字化证据。例如,需要通过证据分析证明系统入侵案件的攻击者是谁,或者需要通过证据分析证明犯罪嫌疑人编辑过某个文档,或者需要跟踪分析证实某个木马的功能来源,这些都是需要通过分析才能得到的结论。因此,一般需要以鉴定结论的形式提供数字化证据。这时候,电子数据本身可以作为鉴定结论的附件形式提交。

(3)需要展示电子数据表达的内容时应当将这些内容转换为书证或视听材料。例如,需要展示电子文档中的内容时可以将这些内容打印出来,由证人或者犯罪嫌疑人在这些内容上签字形成书证材料,以电子文件形式存储的视听材料也应当直接以视听材料的形式作为证据提供,用户在网站上的登录日志也可以转换为书证。

2. 证据力 电子数据的证据力,是指证据的合法性。这就要求证据提取、形成过程依循规定程序。取证人员在实际工作中应依照规则实施调查取证,以保证数字化证据的证据力。为了保证电子数据的证据力,应当从以下几个方面加以保证:

(1)电子证据的原始性:原始性的证明可通过自认方式、证人具结方式、推定方式和鉴定方式。

(2)电子数据的完整性:完整性是考察电子数据证明力的一个特殊指标,完整性有两层含义:一是电子数据本身的完整性;二是电子数据所依赖的计算机系统的完整性。其中,电子数据的完整性,是指在现场采集获得的数据没有被篡改,这可通过对数据计算完整性校验码或者对原始证物封存加以保证。

(3)技术手段的科学性:也就是要求在实施电子数据勘验、检查时使用的软硬件以及相应的勘验、检查流程符合科学原理。要求要使用经过授权的取证软件,要求取证时使用的软硬件经过科学方法的检测,也要求勘验、检查流程能够经得起现实的考验。

(4)勘验、检查人员的操作的可再现特性:为了保证数字化证据的真实性和完整性,这就要求勘验、检查人员对数字化证据实施的操作应当是可再现的,也就是应当对勘验、检查人员对数字化证据的提取、处理、存储、运输过程有详细的审计记录。

保证证明力就是要保证证据与待证事实之间的关联性,也就是证据与结论之间是否符合逻辑。首先要保证证据分析原理的科学性和逻辑性。也就是对电子证据事实分析所依赖的软硬件、技术原理符合科学原理,并且能够经受事实的考验。要求从证据到结论这一过程符合逻辑,这是推断证据运用是否科学的重要依据。其次要保证分析过程的可再现特性。也就是根据相同的分析原理、在相同的数字化证据集合上进行分析,任何人只要依据相同的分析规则都能够得到相同的结论。在实际操作中,一方面,要求数字化证据鉴定人员应当对直接的分析过程提供详细的审计记录;另一方面,要求任何其他人根据其提供的审计记录实施相同的操作能够得到相同的分析结论。检验的结果是否具有稳定不变的特性,是证据科学的首要原则。

第三节 电子物证检验与分析基本过程

一、电子物证与电子数据

电子数据和电子物证有什么区别,他们和物证又是什么关系?

关于物证,我国的诉讼法中都明确规定了物证这一证据类型。所谓物证是指能够以其外部特征、物质属性、所处位置以及状态证明有关案件真实情况的客观存在的证据。物证是目前使用比较广泛的一种证据;物证具有多种表现形式与表现形态;物证具有较强的真实性、客观性,容易查证核实,具有较强的证明力。

电子物证在现有法律所规定的证据类型中并不存在,但在司法界该词经常使用,电子物证是指保存于案/事件相关电子数据的电子设备、存储介质。通过定义可以看出,电子物证应该是电子设备或存储介质,但在办理诉讼案件过程中,并不是所有的电子设备或存储介质都是电子物证,要看这个电子设备或存储介质中是否保存有与案/事件相关的电子数据。如果是通过电子设备、存储介质中的电子数据证明案件事实,此时的电子设备或存储介质就应理解为电子物证,而不是简单的物证。它需要通过电子物证检验技术对其进行检验和分析,得到与案/事件相关的电子数据,才能作为证据使用。如果电子设备、存储介质本身可以作为证据使用,与其中存储的电子数据无关,那么此时就应视其为物证而不是电子物证。

二、电子物证检验与分析的对象

电子物证检验与分析的过程中,检验人员要严格按照国家标准、行业标准或者操作规范要求进行检验,以保证检验结果的客观和公正。

据统计,美国 FBI 处理的案件中 50% 涉及至少一种电子物证检验与分析,通常结论中 12% 提供证据,85% 提供线索,还有 3% 是无结论的。电子物证检验与分析的对象是各种电子设备或存储介质。这些电子设备或存储介质作为检验对象可能有四种原因:它们被作为犯罪活动的工具;它们是犯罪活动侵害的目标;它们是犯罪活动的赃物;他们保存记录了与犯罪相关的电子信息。检验这些电子设备或存储介质中的电子数据,有可能找到能够证明它们与犯罪相关联的证据,或找到能够说明犯罪活动事实的依据。

电子数据可以广泛地存在于各种电子设备或存储介质中。对电子数据存在的环境进行分类,可以分为计算机单机系统、计算机网络系统和其他电子设备三种。

1. 单机系统中的电子数据 单机系统中的电子数据主要存储在包括计算机硬盘、内存及其他存储介质中。其他存储介质包括可移动硬盘、U 盘、各类软盘、磁带、光盘(CD/DVD)、各种存储卡(CF卡、MMC 卡、SD 卡、记忆棒系列、XD 图像卡、SM 卡)等,如图 16-1 所示。

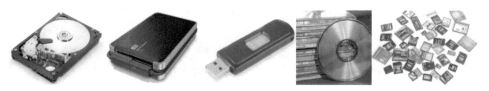

图 16-1 主要存储介质

在电子物证检验与分析的各种对象中,计算机硬盘与其他存储介质占据检验与分析对象的绝大多数,内存数据因为其断电后信息丢失需要在现场阶段就进行检验与分析。

作为计算机的外部存储设备,计算机硬盘存储了大量的信息,是电子物证检验与分析的重要对象之一。在硬盘中主要存储两类数据,一类是计算机自动创建的文件,如备份文件、日志文件、配置文件、浏览记录、交换文件、系统文件、被删除文件、注册表、各种临时文件等,这些信息对提供证据或线索意义重大。另一类是计算机硬盘中存储的由用户建立的各种文档,如 Office 办公文档、图片、音频、视频、数据库文件、应用程序即其源代码等,这类文件也是检验与分析的重点。

其他存储介质包括可移动硬盘、U 盘、各类软盘、磁带、光盘、各种存储卡。这些存储设备主要存储用户创建的各类文档。

2. 网络系统中的电子数据　电子数据容易传播,可通过计算机网络在极短时间内传至网络上的任意角落。因此,计算机网络设备中可能包含大量的电子数据,这些设备有调制解调器、网卡、集线器、交换机、路由器和各种网络接口设备等,如图 16-2 所示。

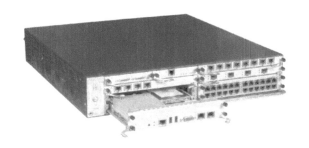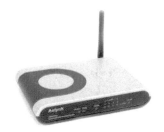

图 16-2　交换机、路由器

路由器中主要包括用户登录信息、路由器的正常运行时间、路由器的端口开放信息、路由器配置、路由表信息、接口配置信息、ARP 缓存信息等。

交换机中主要包括流缓存条目、MAC 地址表等。

从网络体系结构上看分,这些电子数据主要集中存储在计算机网络的应用层、传输层、网络层、数据链路层和物理层上。主要存储如访问的历史记录、电子邮件、聊天记录、各种账号、网友列表、各类源 IP 地址和目标 IP 地址等。

3. 其他电子设备中的电子数据　虽然电子数据主要存储在上述两类设备中,但其他电子设备同样会包含大量的电子数据。比如,数码相机及各种摄像设备、视频采集、可视电话设备中可能会留下数码相片、视频、摄制的时间等内容。便携电子设备(包括掌上电脑、电子记事本等)可能包含地址、密码、计划表、电话号码本、个人档案、声音等内容。手机可能包含电话本、短消息、通话记录等内容,智能手机则包含更多信息,如包括用户创建的各种文档,如文本、图片、音频、视频、上网记录及聊天信息等。读卡机中可能存有银行卡号、有效期、用户姓名、用户地址等内容。打印机,包括激光、喷墨、热敏、针式等打印机,其缓存中可能含有打印文档的内容、时间、网络身份识别等内容。此外,扫描仪、复印机、传真机和自动应答设备等都会包含历史记录等信息,这些数据的获取同样十分重要。

三、电子物证检验与分析的条件

在开展电子物证检验与分析工作时,要严格保证人员条件和实验室条件,使得该项工作能够顺利有效地进行。

1. 人员条件　从事电子物证检验与分析的技术人员,应该具有丰富的专业知识和工作经验,经过公安司法部门的专业培训并通过考试,取得公安司法部门颁发的《电子数据鉴定人资格证书》后方可从事电子物证检验与分析工作。另外,根据检验鉴定需要,也可以聘请相关学科的专业人员参与工作,但需要与公安司法部门签订保密协议。

电子物证检验与分析人员应具有良好的职业道德,应当依法独立、客观、公正地进行鉴定,并对自己作出的检验鉴定意见负责。在检验过程中,应做到保守所知悉的国家秘密、商业秘密,不得泄露个人隐私。同时,在检验活动中,应当依照有关诉讼法律规定实行回避,经人民法院依法通知的,应当出庭作证,回答与鉴定事项有关的问题。

2. 实验室条件

(1)环境条件:实验室的设施、检验场地及能源、照明、通风、温度、湿度应满足检验需要。对可能影响检验结果的各种因素,如电磁干扰、电源电压波动、噪声及其他强烈的震动等,要给予足够的重视。在相邻区域内存在相互的不利影响时,应采取必要的隔离措施。实验室应配置停电、防火等应急设施。对进入实验室的人员应有明确的控制和限制。实验室内部分区要明确,一般应包括有取证/获取区、数据恢复区、鉴定分析区、中心设备区、卷宗介质保存区等。

(2)设备条件:实验室应配备的基本设备包括计算机、打印机、网络设备、扫描设备、数码相机、光盘刻录设备、局域网、各种类型的接口设备、读卡器、碎纸机、复印机等。

除了上述基本设备外,还需要配备电子物证检验与分析专业设备,主要有硬盘复制设备、只读锁、数据擦除设备、动态仿真设备、密码解析设备、专用机/综合勘查平台、手机取证设备等。

电子物证检验与分析的设备应明确标识设备状态是良好还是有缺陷,同时要妥善保存仪器设备的技术资料,包括设备名称、型号、序列号、购买日期、启用日起、防止地点、仪器设备接收时的状态及验收记录、设备损坏或故障维修记录。

(3)软件条件:为了使电子物证与分析工作能够顺利高效地开展,软件的要求同样要高。首先各种操作系统、系统软件、工具软件应是正版或经过权威部门认证的软件,软件的全部技术资料应当建档并妥善保存。用于检验与分析的软件主要有:

1)操作系统,如 Windows 98/2000/XP/Vista/7/8/10、UNIX、Linux 等。

2)保全备份工具,Linux 操作系统的 DD 命令,EnCase、FTK、SafeBack、NTI 等软件工具。

3)文件有效性检验工具,EnCase、FTK、X-Ways Forensic、NTI、MD5 等。

4)文件浏览器,Quick View Plus、DataViz、ThumbsPlus 等软件。

5)硬盘检验工具,PC-3000、Winhex(硬盘分区浏览工具,用于检测硬盘的分区结构)。

6)数据恢复工具,FinalData、EasyRecovery、FileRecovery、PhotoRecovery、GetFree、R-studio 等。

7)常用应用软件及开发工具。办公软件(Office、WPS 等)、图像处理软件(Photoshop、CorelDRAW 等)、程序开发工具(Visual C++、Visual Basic 等)、数据库软件(SQL Server、Oracle、MySQL 等)、各种病毒检测软件等。

8)取证软件,EnCase、FTK、X-Ways Forensic、取证大师等。

9)其他工具,虚拟机(VMware)、网络抓包工具(Sniffer、Wireshark 等)。

(4)实验室管理:实验室是电子物证检验与分析的重要场所,必须有专门的人员进行管理,管理人员(或技术主管)具有履行其职责所需的权利,其职责是制定相关的措施和案件检验流程,报证案件的检验人员在任何情况下都能够独立、科学、客观、公正地办案;对案件检验的结论进行审核与监督;对实验室中的设备进行调试和校准、对有关人员进行调整等。

四、电子物证检验与分析的过程

电子物证检验与分析的整个过程主要包括案件的受理、检材的保存及处理、检验与分析、相关文书的形成于签发、出庭等。

1. 案件受理 案件的受理采取程序受理与技术受理相结合的方式。电子物证检验与分析的管理部门对委托鉴定的案件进行程序审核,案件的检验鉴定部门对委托鉴定的案件进行技术审核,符合规定的应予受理。

(1)程序审核:委托鉴定单位送检时应当向电子物证检验与分析鉴定机构提交下列材料:

1)鉴定委托书:《鉴定委托书》应当包括委托鉴定单位,送检人姓名、职务、证件名称及号码、联系电话,委托时间,检验鉴定机构名称,送检的检材名称、数量、特征,检材的来源,封存固定记录等其他说明信息,委托鉴定单位的鉴定要求和诚信声明。提出复核鉴定或者重新鉴定的,应当附带原鉴定书。

2）委托鉴定的检材：委托鉴定的存储介质应当是复制原始存储介质得到的备份存储介质。因特殊原因委托鉴定的检材是原始存储介质或原始电子设备的，委托单位应当提供相应的《固定电子证据清单》和《封存电子证据清单》。委托单位未对原始存储介质或原始电子设备进行封存或固定的，应当在《委托鉴定检材清单》中注明。委托单位已使用过委托鉴定的原始存储介质和电子设备的，应当介绍使用情况，并提交相应的《原始证据使用记录》。

3）证明送检人身份的有效证件：送检人员应提供能够证明送检人身份的有效证件（如身份证、警官证、律师证等）和送检单位的介绍信。

4）鉴定人要求提供的与鉴定有关的其他材料。

（2）技术审核：案件的检验鉴定部门应了解与案件有关的情况，并对照鉴定委托书所填写的内容，对送检的检材逐一核对、清点，审核鉴定要求是否超出本部门的技术条件和鉴定能力。

（3）鉴定单位与委托单位签订鉴定协议：经审核具备检验鉴定条件后，鉴定单位与委托鉴定单位签订鉴定协议。即由委托单位送检人员在鉴定单位填好《鉴定受理登记表》，并在相应的位置上签字，一式三份送交鉴定机构的管理部门签字盖章，其中一份作为回执交委托单位，一份交鉴定管理部门存档，一份交鉴定单位保存备查。此项工作为必选项。

（4）不予受理案件：若具有下面情况之一的，可以不受理案件：

委托事项超出本机构司法鉴定业务范围的；鉴定材料不真实、不完整、不充分或者取得方式不合法的；鉴定事项之用途不合法或者违背社会公德的，鉴定要求超出本机构技术条件和鉴定能力的；其他不符合法律、法规、规章规定情形的。若因不符合受理范围或缺少必要的证明文件等原因不能进行鉴定的，原则上不开具《不予受理函》，因技术上原因不能进行鉴定的，由鉴定单位报请管理部门开具《不予受理函》。

2. 检材的保存及处理　送检材料实行谁鉴定谁保管的原则。受理过程中，要认真清点，并填写《鉴定受理登记表》附表《送检（补充）检材和样本》记录表中，此记录表待鉴定工作结束后，一份报鉴定管理部门与其他档案材料一并存档，另一份交委托单位带回，剩余一份留鉴定单位保存备查。按照检材、比对样本的登记编号，在检材、比对样本封存袋上做好标记。

鉴定部门应设置专用的送检材料保管器具，保管器具必须设锁，有条件的应设专用的物证保管室。鉴定工作完成后，送检材料退还委托单位，由专人取走的应在案件受理登记表中送检材料处理情况处签名。应委托单位请求，鉴定单位可对送检材料暂时保存，但保存期限一般不超过 6 个月。对于废弃、超期保存的送检材料，书面通知送检单位，无反馈意见的，鉴定部门可进行销毁。

3. 检验与分析　在电子物证检验与分析过程中，检验人员要严格按照国家标准、行业标准及操作规范进行检验。具体步骤如下：

（1）检材和样本编号：对送检的检材和样本按照"收案号＋序号"进行编号。

（2）检材及样本拍照：将送检的检材及样本逐一拍照记录。

（3）检材及样本保全备份：原则上应将送检的检材及样本进行完整数据保全备份，保全备份可以通过硬件复制或通过软件复制工具实现。

（4）数据检验：

1）将检材（若已保全备份，使用保全备份的存储设备）接到电子物证检验工作站只读接口。

2）根据检验要求选择相应的检验方法进行检验。

（5）将检验结果数据文件拷贝到检验专用的存储介质中。

（6）检出数据刻录：

1）将检验出的数据刻录在 CD-R 或 DVD-R、DVD＋R 空白光盘上，要采用封盘刻录；

2）对该光盘进行编号，编号格式为"sssssssss-v"，其中 sssssssss 代表收案号，v 代表光盘序号；

3）贴上盘签。

（7）出具检验与分析文书：根据电子物证检验与分析的结论选择出具鉴定书、检验报告、检验意见书。

1）鉴定书：对送检的检材，依据送检要求，经技术检验后，能够得出认定或否定的明确结论。

2）检验报告：对送检的检材，依据送检要求，经技术检验后，只给检出内容，不做主观评价。

3）检验意见书：对送检的检材，依据送检要求，经技术检验后，不能得出明确结论，但可以包含检验人员的分析意见和主观评价。

说明：鉴定书、检验报告、检验意见书都是电子物证检验与分析的鉴定文书，是一种法定的证据形式。鉴定书由于具有明确的鉴定结论，容易被法庭采信。检验报告和检验意见书，其证据的证明力虽不如鉴定书，但可以为侦查提供方向。

（8）必要的检验过程记录：填写实验室《鉴定管理流程表》，该表主要用于记录被检样本鉴定、检验的状态，参加人员、检验与分析工作进行情况等信息。

认真填写实验室环境记录、设备使用记录、检验过程记录。

（9）检验鉴定的类型：

1）初次鉴定：司法鉴定机构接受委托后，由司法鉴定机构指定的司法鉴定人或由委托人申请并经司法鉴定机构同意的司法鉴定人完成委托事项。

2）补充鉴定：发现新的相关鉴定材料或原鉴定项目有遗漏，司法鉴定机构可以接受委托，进行补充鉴定。

3）重新鉴定：有下列情形之一的，司法鉴定机构可以接受委托，进行重新鉴定：

司法鉴定机构、司法鉴定人超越司法鉴定业务范围或者执业类别进行鉴定的；

送检材料虚假或者失实的；

原鉴定使用的标准、方法或者仪器设备不当，导致原鉴定结论不科学、不准确的；

原鉴定结论与其他证据有矛盾的；

原司法鉴定人应当回避而没有回避的；

原司法鉴定人因过错出具错误鉴定结论的。

4）复核鉴定：对鉴定结论有异议需进行复核鉴定的，其他资质较高司法鉴定机构可以接受委托，进行复核鉴定。复核鉴定除需提交鉴定材料外，还应提交原司法鉴定文书。

（10）检验与分析中要注意的事项：

1）对送检的检材，如硬盘、U盘等存储介质，需用专用的设备或软件进行保全备份，以便保持原始电子信息的完整性。

2）检验与分析工作必须在专用的实验室内进行，需要外单位协作或使用外单位设备的，需要鉴定管理部门同意、主管领导批准。

3）检验与分析过程要有详细的书面记录。记录内容应包括检验环境、采用的检验方法、实验数据及检验结果等。提供一套完整的取证流程监管系统，它会详细记录取证人员分析取证的全过程，并且可以形成完整的流程监管报告。

4）检验与分析工作实行两人鉴定制度，出具的鉴定文书需两名或两名以上人员签字有效。

5）对于鉴定意见不一致的案件，检验与分析部门的技术负责人应组织有关人员进行检验和讨论，仍不能形成统一意见时，原则上不出具鉴定文书。如案件需要，可经主管领导批准组织会检。

五、鉴定文书的形成与签发

完成对电子物证的检验鉴定后，鉴定人员应提供一份完整的、成文的证据链分析报告，即鉴定文书。该文书包括检验鉴定人员提供的分析结果、鉴定流程和使用的设备等详细描述。通常电子物证鉴定文书的容量较大，要求的报告形式也多种多样，可能包括图片、声音、影像等。因此，除了提供鉴定报告外，还需将大量数据资料作为附件存放在光盘中。

1. 鉴定文书的形成

（1）决定受理的案件,经检验鉴定和审批审核后,鉴定人应及时制作鉴定文书(需要注意的是不具备鉴定人资格的人员不能出具鉴定文书)。

（2）鉴定文书主要内容包括委托单位,写明委托单位的全程;送检人,写明送检人姓名;送检时间,写明检材送达时间;简要案情,写明案件的基本情况;送检材料,写明送检材料的名称、提取时间、数量、包装及其他必要的描述;检验鉴定要求,写明送检单位要解决的问题;检验,写明技术检验过程及实验结果;论证,写明对实验结果进行综合评断及得出鉴定结论的科学依据,不需进行综合评断时可省略;鉴定人签名,在鉴定文书结尾的技术职务、姓名处,由鉴定人用黑色签字笔或钢笔签名。

（3）鉴定文书审批完成后进行打印,经鉴定人校对无误后,加盖物证鉴定专用章,并用专用封面装订。

（4）鉴定文书一式三份,一分交委托单位,另两份由鉴定单位和管理部门存档。

2. 鉴定文书的签发

（1）授权签字人认真审核鉴定文书及相关材料。

（2）检材、比对样本处理情况需填入检材、样本登记表,并请委托单位人员签名。

（3）《鉴定文书审批单》"授权签字人审批"栏目以上各项由鉴定单位填写,并与其他鉴定材料一并上报鉴定机构管理部门。

（4）鉴定单位清点鉴定文书并填写备考表后上报鉴定管理部门审批。

（5）鉴定管理部门签发鉴定书。签发人员审核鉴定文书是否符合规定要求,辅助材料是否齐全。审核是否有授权签字人、相关负责人签字。签发鉴定文书,并做好鉴定文书及辅助材料存档。

六、出庭

出庭是鉴定人员的法律义务,鉴定人员在接到人民法院的出庭通知书后,无特殊情况的,均应按时出庭。若因工作或身体原因不能按时出庭的,由本人向有关管理部门说明情况,经批准后,由管理部门告知法庭。

鉴定人员出庭仅限回答与鉴定有关的技术问题,不应回答涉及国家机密或商业机密、涉及个人隐私、保密性技术手段等问题。陈述内容要客观准确,与鉴定文书内容一致。

第四节　电子数据的保全

一、电子证据保全

证据保全,即证据的固定和封存,是指用一定形式将证据固定下来,加以妥善保管,以便司法人员或律师分析、认定案件事实时使用。从证据保全的定义可见,证据保全的关键是"固定"和"保管"。电子证据保全则是指用一定形式将电子证据固定下来,并妥善保管,以便司法人员或律师分析、认定案件事实时使用。电子证据作为一种新的证据形态,其保全应当符合证据保全的一般原则和要求。电子证据保全应当对电子证据固定并加以妥善保管,以保护电子证据在诉讼活动中的价值。可见,在保全的目的和价值上,电子证据与传统证据保全是相同的。

1. 电子证据保全的条件　由于证据保全的目的在于防止因证据灭失或难以取得给当事人举证、质证和法庭调查带来困难,因此证据保全应符合以下条件:

（1）证据可能失灭或以后难以取得。这是法院决定采取证据保全措施的原因。所谓"证据可能灭失",是指证人可能因病死亡,物证和书证可能会腐烂、销毁。所谓证据"以后难以取得"是指虽然证据没有灭失,但如果不采取保全措施,以后取得该证据可能会成本过高或难度过大,如证人出国定居或留学。证据可能失灭或以后难以取得的原因,既有人为的原因,也有自然的原因。前者如物证的腐烂,后者如书证被销毁。对于电子证据来说,它可能随着时间的变化而更改,造成证据的丢失。

(2)证据保全应在开庭审理前提出。这是对证据保全时间上的要求。在开庭后,由于已经进入证据调查阶段,就没有实施证据保全的必要了。

法院采取证据保全措施时,应当根据不同证据的特点,采取不同的方法。对证人证言应当采取制作笔录或录音的方法;对书证的保全,应当采取拍照复制的方法;对物证的保全,可以采取通过现场勘验,制作笔录、绘图、拍照、录像、保存原物的方法等,客观真实地反映证据。

2. 电子证据保全的方法 证据保全措施,一般是法院根据申请人申请采取的。但在法院认为必要时,也可以由法院依职权主动采取证据保全措施。申请采取证据保全措施的人,一般是当事人,但在某些情况下,也可以是利害关系人。例如,根据 2002 年 1 月 9 日最高人民法院颁布的《关于诉前停止侵犯注册商标专用权的行为和保全证据适用法律问题的解释》的规定,商标注册人或利害关系人可以向人民法院提出证据保全的申请。

证据保全措施,不仅可以在起诉时或法院受理诉讼后,开庭审理前采取,而且也可以在起诉前采取。在前一种情况下,法院既可以根据申请人的申请采取,也可以在必要时,依职权主动采取。在后一种情况下,申请人既可以向有管辖权的法院提出,也可以向被保全证据所在地的公证机关提出。但此时,无论是法院,还是公证机关,都只能根据申请人的申请采取保全措施,不能依职权主动采取证据保全措施。

证据保全的申请,如果是向法院提出的,应当提交书面申请状,该申请状应当载明:当事人及其基本情况;申请保全证据的具体内容、范围、所在地点;请求保全的证据能够证明的对象;申请理由,包括证据可能灭失或者以后难以取得,且当事人及其诉讼代理人因客观原因不能自行收集的具体说明。如果是向公安机关提出的,应当提交公正申请表。该公正申请表应当包括以下内容:申请证据保全的目的和理由;申请证据保全的种类、名称地点和现存状况;证据保全的方式;其他应当说明的内容。

证据保全的范围,应当限于申请人申请的范围。申请人申请诉前证据保全可能涉及被申请人财产损失的,人民法院可以责令申请人提供相应的担保。

法院收到申请后,如果认为符合采取证据保全措施条件的,应裁定采取证据保全措施;如果认为不符合条件的,应裁定驳回。申请人民法院采取保全证据措施后 15 日内不起诉的,人民法院应当解除裁定采取的措施。

3. 电子证据保全的原则 证据保全的意义在于维护证据的原始性、客观性以及司法有效性。司法证明像两条流水线作业,它的四个基本环节是取证、举证、质证和认证。取证即本书中所讲的保全与收集证据。作为司法证明的第一环节,它对于在庭审中举什么证、能否经得住质证、是否被法院采信以及能否达成维护社会公平正义的任务等具有非常重要的意义。

电子证据属于高科技证据,它以二进制的数据格式储存于计算机硬盘或其他数字设备的存储器上,具有较高的易篡改性,故不能直接用于诉讼证明阶段。提交法庭的电子证据,必须是充分、可靠、具有法律效力的司法取证证据。必须通过专门的司法审查以确定其可信性和证明力,电子证据保全的原则应从司法审查过程中主要考虑的三个方面加以理解:

(1)科学性和可靠性原则:电子证据的保全应该要坚持存储电子证据的方法是科学的。电子证据的保全存储介质是可靠的。

(2)保密性原则:电子证据的保全通常应该加密,避免遭到未经授权的接触。

(3)合法性原则:电子证据的保全应该保证存储电子证据的人员、过程和途径的合法性。

二、电子证据保全的分类

电子证据保全可以按照保全对象的不同进行分类,一般分为文件证据保全和硬件设备保全两大类,下面将细分为四个方面进行介绍。

1. 文件证据保全

（1）电子邮件的证据保全：电子邮件是一种通过电子手段提供信息交换的通信方式。如今越来越多的企业单位通过电子邮件来协同工作，打破时间与地域的限制，实现办公自动化，大大提高了工作效率。可以说，电子邮件已经成为人们生活中不可缺少的一部分。电子邮件能够证明电子商务纠纷的客观事实，可以间接的承认电子邮件是一种电子合同，而基于电子合同发生的电子商务纠纷，作为电子合同的电子邮件是必不可少的证据。

电子邮件具备无形性、表现形式的多样性、易保存性和易破坏性四个特点。无形性表现在一切交由计算机处理的信息都必须转换为二进制的机器语言才能被计算机处理；表现形式的多样性说明电子邮件不仅可以表现为文字，还可以表现为图像、声音、表格等其他形式；易保存性是指电子邮件存储方便、可长期无损保存和随时反复再现，是所有证据中最容易保存的一种；易破坏性是指由于人为因素、技术障碍或者计算机病毒入侵等原因，电子邮件容易被篡改、伪造、破坏，并且不容易留下破坏痕迹。

对于客户端邮件，如果可能，要将犯罪嫌疑人的硬盘扣押、复制作为证据固定。如果因为客观原因无法进行硬盘复制的，可以将客户端邮件备份出来，备份的过程需要拍照，记录各关键细节，最好进行屏幕录像。并对备份文件进行散列计算，以便进行散列值的比对，确认文件的唯一性。

（2）聊天记录的证据保全：网络聊天（正式称谓为"即时通信""即时讯息"，英文为 instant messenger，简称 IM）一直是网民们上网的主要活动之一，主要包括两种方式：聊天室和即时通信工具。其中，即时通信类软件是目前上网用户使用率最高的。

对于即时聊天记录的收集主要集中在以下几种：第一类是聊天内容证据，包括聊天对话的内容，也包括聊天者个人信息，当然这些信息一般是虚假的，需要借助收集到的 IP 地址及上网使用的网络进行佐证；第二类是系统环境证据，即我们借助的计算机硬件和软件数据是否正常，用以辅助证明网络聊天证据的可靠性；第三类是附属信息证据，如 IP 地址、所借助的服务器、上网账号、信息传递的路径等，从而将聊天者与某个特定的行为人联系起来。对于聊天内容，可以通过网络服务商以复制、打印的方式收集，在网络服务商未保存的情况下，可以从聊天者双方计算机的记录中收集，并将其以复制或打印的方式固定下来。

即时聊天记录证据固定的方法和电子邮件证据固定方法类似，如果可能需要将涉案的计算机进行扣押，进行硬盘复制固定证据。如果一时不方便做整个硬盘的证据固定，就需要打开屏幕录制软件后，再进行聊天记录备份，并计算备份文件的散列值，将备份文件和屏幕录制文件一起保存，共同作为证据。

（3）系统日志：Windows 系列系统中，日志文件一般包括有系统日志、应用程序日志、安全日志、DNS 服务器日志、FTP 日志、WWW 日志等。

Windows 系统大多使用自带的"事件查看器"来管理系统日志，事件查看器可在"控制面板"中找到，系统管理员可以使用事件查看器选择要查看的日志条目，查看条件包括类别、用户、消息类型。

需要注意，只有系统管理员才可以访问"安全日志"和"系统日志"。系统默认的情况下会关闭"安全日志"，我们可以使用"组策略"来启用"安全日志"。安全日志一旦开启，便会无限制地记录下去，直到装满时停止运行。一般说来，Windows 日志文件的存放路径为：

安全日志文件：% systemroot% \system32\config\secevent. evt；

系统日志文件：% systemroot% \system32\config\secevent. evt；

应用程序日志文件：% systemroot% \system32\config\appevent. evt；

Internet 信息服务 FTP 日志默认位置：% systemroot% \system32\logfiles\msftpsvc1；

Internet 信息服务 WWW 日志默认位置：% systemroot% \system32\logfiles\w3svc1；

Scheduler 服务器日志默认未知：% systemroot% \schedlgu. txt。该日志记录了访问者的 IP、访问的时间及请求访问的内容。

对于 Linux 系统，所有的日志文件都在/var/log 下。默认情况下，FTP 日志一般是/var/log/xferlog，该文件详细记录了以 FTP 方式上传文件的时间、文件名等。Linux 日志记录了系统每天发生的各种事情,用户可以通过它来检查错误发生的原因,或者寻找受到攻击时攻击者留下的痕迹。日志的主要功能是审计和监测。它还可以实时地监测系统状态、监测和追踪入侵者。Linux 同样提供了日志管理工具(Logrotate)和日至分析工具(Logcheck)。Logcheck 用来分析庞大的日志文件,过滤出有潜在安全风险或其他不正常情况的日志项目,然后以电子邮件的形式通知指定用户。

(4)其他日志保全:路由器日志对于网络安全来说非常重要。路由器是各种信息传输的枢纽,被广泛使用在企事业单位的网络建设中,承担着局域网之间及局域网与广域网之间连接的重任。

IIS 日志是 Internet Information Services 的简称,代表的是记录用户和搜索引擎对网站的访问行为。IIS 日志中,包括客户端访问时间、访问来源、来源 IP、客户端请求方式、请求端口、访问路径及参数、Http 状态码、返回字节大小等信息。IIS 日志一般在 Log Files 文件夹下,IIS 日志后缀名一般为 . log 的文本文件,存在多个 IIS 日志文件夹,每个 IIS 日志文件夹对应一个站点日志。

Apache 日志是全世界使用排名第一的 Web 服务器软件。它可以运行在几乎所有广泛使用的计算机平台上,由于其跨平台能力和安全性被广泛使用,所以 Apache 是最流行的 Web 服务器端软件之一。如果安装 Apache 服务器的时候选择默认的安装方式,那么服务器一旦启动就会生成两个日志文件,它们分别是 Access_log 和 Error_log。这些文件可以在/usr/local/apache/logs 下找到。

Squid 日志是代理服务器日志。代理服务器是指一台拥有标准 IP 地址的机器代替若干没有标准 IP 地址的机器和 Internet 上的其他主机通信,提供代理服务的这台机器成为代理服务器。代理服务器的作用就是沟通内部网和 Internet,解决内部网访问 Internet 的问题。这种代理是不可逆的,Internet 上的主机不能访问任何一台拥有内部地址的机器,这样代理服务器可以解决 IP 地址资源紧缺的问题,又保障了内部资料的安全性。Squid 是一款功能强大的、在 Linux 系统下使用的优秀的代理服务器软件。Squid 提供日志,如缓存日志、错误日志、存储日志等,我们主要关注的访问日志是 Access log,它主要记录了系统注册用户通过代理访问外界对象的详细信息。访问日志有两种形式:一种是 clf 格式,即和 APACHE 的日志格式一样,另一种就是它自身的日志格式(Nativelogformat),脚本 Squid2common. pl 可以将 squid 自身的日志格式转化成 CLF 形式。

此外,数据库由于记录了大量信息,因此其证据保全同样十分重要。常见的有面向企业级别的 Oracle 数据库,通用的 SQL Server 数据库等。这些数据库的保全有时也需要结合 Windows 等操作系统的应用程序日志加以备份保全。

2. 计算机证据保全　计算机主机系统的电子证据是信息犯罪取证的主要来源,包括计算机磁盘以及相关存储介质,如硬盘、移动硬盘、U 盘和光盘等,此类存储介质中往往包含大量的犯罪证据。在信息系统入侵、网络信息窃取等信息犯罪事件发生后,通过静态取证技术对目标系统进行证据提取、收集和保存。

计算机犯罪现场勘查应遵循一定的流程,科学、系统、全面的进行勘查,确保取证工作顺利进行。进入案发现场,发现计算机之后,首先应判断计算机的开机状态。现场处理计算机的原则是当计算机出于开机状态时,不要立即关机;当计算机处于关机状态时,不要轻易开机。如果判断计算机为开机状态,应迅速检查计算机的网络状况,断开网络,防止嫌疑人远程控制计算机破坏证据。采取措施提取易丢失数据,如内存信息、桌面信息、进程信息、网络连接信息、加载模块信息、路由表信息等,因为这些信息在计算机关机后将会失去。此外,还需要检查是否存在全盘加密及虚拟容器等应用。固定好易丢失信息后,根据操作系统类型及加载服务的差异,采用不同的方式关闭计算机。但不管何种方式,都应以不影响系统、尽可能多的保存信息为原则。关机后,需要对计算机的存储介质进行复制、封存,填写封存清单,完成整个现场勘查过程。

3. 移动电子设备的信息保全　移动通信设备,通常是指移动电话(即手机,mobile),随着技术的发展和应用的推广,手机的功能越加丰富,在人们的日常生活中的作用越来越大。但手机也成为了一种新型的犯罪工具,如利用手机从事诈骗、售假、造谣等违反犯罪活动日益猖獗。因此,对于手机数据的保全越加重要,其中最重要的技术手段是手机取证。手机取证就是对存在于手机内存、SIM 卡、内存卡和移动运营商网络以及短信服务提供商系统中的电子证据进行提取、保护与分析,整理出有价值的案件线索进行证据保全,形成能证明案件事实的证据。

（1）手机内存:手机内存中存储着大量的信息,这些信息形成了潜在的电子证据。

（2）手机识别码(GSM 手机的 IMEI 码,CDMA 收集的 ESN 码等),手机电话本资料,发送、收到和编辑存储的短消息,图片、动画和声音,语言、日期和时间、铃声、音量和短信特殊符号设置,呼出、呼入和未接电话记录,日历中日程安排,其他可执行文件,GPRS、WAP 和 Internet 的设置信息以及上网的缓存记录。

（3）SIM 卡也称用户识别卡,它记录着 IMSI(国际移动台识别码)、密钥 KI、PIN 码(个人用户识别码)、加密算法和其他用户相关信息,可供 GSM 或 CDMA 系统对用户的身份进行鉴别以及对用户语音信息进行加密。因此,SIM 卡包含着大量有价值的潜在电子数据。

（4）许多手机用闪存卡扩展存储容量,存储 MMS 消息、图片、音乐、声音和其他文件,这些文件可能成为潜在电子证据。

（5）移动运营商网络也包含了有价值的潜在的证据信息,主要包括移动运营商的 CDR 数据库中的呼叫数据记录和用户数据库中的用户资料。CDR 记录着一个用户成功进出手机的电话和短信信息,每条记录包括主叫和被叫用户手机号码、手机的 IMEI 号、长度、服务类型和服务基站(BTS)等信息。用户数据库的用户资料包括用户的姓名、性别、住址、手机号码和身份证号码,IMSI 号,SIM 卡序列号,SIM 卡的 PIN 码和 PUK 码以及启动的服务等。

（6）短信服务提供商是提供短信服务的第三方,有提供咨询服务的,也有提供短信转发服务的,其系统数据库中记录着用户手机号码、发送接收短信的时间、发送接收的内容、服务类型甚至用户的个人资料信息。

4. 办公室外设的证据保全 办公室要维持正常的办公秩序,需要配备必要的外设设备。包括有传真机、复印机、打印机、扫描仪、多功能一体机等。

（1）传真机包括热敏纸传真机、色带传真机、激光传真机、喷墨传真机。

（2）复印机按不同方式分类有多种类型。按用途分类有家用复印机、办公复印机、大幅面工程图样复印机、传真复印机和胶印版复印机。按显影方式可分为干法显影复印机和湿法显影复印机。按复印介质可分为特殊图层复印机和数码复印机。按工作原理可分为光化学复印机、热敏复印机和静电复印机。

（3）打印机是计算机输出设备之一,现在办公室一般都采用网络打印机,网络打印机是指通过打印服务器(内置或者外置)将打印机作为独立的设备接入局域网或者 Internet,从而使打印机成为网络中的独立成员,其他成员可直接访问使用该打印机。

（4）扫描仪内置存储一般只有几十 KB 到几 MB,因此其内置存储的取证价值不是很大。但是,我们可以针对大型扫描仪连接的计算机名称,使用计算机打开扫描软件,查找扫描图片存储位置、固定扫描图片。针对便携式扫描仪,注意检查扫描仪配备的存储卡,如 SD 卡或者 TF 卡等。对扫描仪进行封存时,最好将扫描仪配置的说明书、用户手册、光盘等一起封存。

（5）多功能一体机是现在办公室中出现的新型外设设备,它集成了传真机、复印机、打印机和扫描仪的功能,一般都有存储硬盘,证据保全时应注意存储介质的保全。

三、保全备份

1. 存储介质的擦除 存储介质的擦除是指通过相关的磁盘数据擦除技术及磁盘数据擦除工具,将磁盘上的数据彻底删除,无法恢复。在进行存储介质的保全备份之前,需要对准备用于克隆方式制作保全备份所需的目标盘进行数据擦除,避免目标盘中原有数据与检材中的数据混淆在一起导致保全备份遭到污染。

（1）存储介质的擦除标准:关于磁盘数据擦除,无论是国外还是国内均有相关标准。最初,数据擦除的技术和相关标准是用于防止数据泄露而采取的数据销毁工作,目前在我国应用最广泛的是美国国防部涉密数据销毁标准 Department of Defense(DOD)5520. 22M、USDoD5520. 22- M ECE 以及中华人民共和国国家保密局 BMB21-2007 标准。美国国防部 DoD5220. 22M 标准规定了清除存储器上的信息时,要往存储器可寻址单元写入三次单个字符,第一次写入固定值 0xFF,接着写入固定值 0x77,最后写入随机数,通过三次数据覆盖,达到清除存储上的信息数据的目的。DoD5220. 22M 标准为清除与销毁方法,它提出了彻底销毁资料的方法,值得注意的是,从 2007 年 11 月起,数据覆盖的方式不再列为资料销毁手段,仅为清除手段。因为理论上,要彻底清除文件,必须反复覆盖数据 7 次以上,而根据 DoD5220. 22M 标准执行三次覆盖的磁盘,其后来覆盖上去的信号强度不会使存储媒介达到饱和的磁化状态,此时的信号强度还受到以前信号的影响,用当前的信号强度减去标准值就能得到被覆盖数据的副本。同时,因为每一次覆盖,磁头读写的位置不可能完全一样,因此覆盖不是百分之百的完全覆盖,这导致留在其上的影子数据仍可被还原。所以 US DoD 5220. 22- M ECE 标准规定数据擦除次数为 7 次。根据中华人民共和国国家保密局 BMB21-2007 标准在使用覆盖方式来擦除存储介质数据时,要求覆盖次数达到 6 次以上,能够确保数据完全擦除。在实际使用过程中,两种标准都被经常用到,事实也证明了两种标准的有效性,在普通环境中,经过一次覆写,就能起到很好地清除数据的作用。在数据密级不同的情况下,应使用不同的或最高的存储介质擦除标准。

(2)命令擦除法:在 UNIX/Linux 操作系统中,可以使用操作系统 dd 命令完成存储介质的擦除。该命令可以把成块的数据从其"输入文件"复制到"输出文件"。

命令格式:dd[options]。

命令功能:将指定的输入文件复制到指定的输出文件上。

其中[options]主要参数如下:

If = input:用 if 指定输入文件内容,而非标准输入的数据;

of = output:用 of 指定输出文件,而非标准输入的数据;

ibs = n:指定输入块的大小为 n 个字节,默认为 512 字节;

obs = n:指定输出块的大小为 n 个字节,默认为 512 字节;

skip = n:先跳过以 ibs 为单位的指定"块数目"的输入数据;

cbs = n:指定转换缓冲区的大小;

bs = n:强迫 ibs = < n >及 obs = < n >;

conv = 关键字:根据以逗号分隔的关键字表示的方式来转换文件;

count = n:只复制指定"块数目"的输入数据;

seek = n:先略过以 obs 为单位的指定"块数目"的输出数据。

例如,擦除连接在 Linux 操作系统环境中的第二块硬盘(/dev/hdb)上的所有数据。

在这种情况下,需要把"/dev/zero"设备作为输入源,因为它将提供一连串的 NULL 值(十六进制字符 0x00)。具体命令为:

#dd if = /dev/zero   of = /dev/hdb

(3)软件擦除法:可以利用 EnCase、X- Ways、FTK 等取证软件对存储介质进行擦除。例如使用 EnCase 进行擦除的方法如下:

【选择】→【擦除驱动器】→【本地驱动器】→【下一步】→【选择设备】,选择需要擦除的驱动器,单击【下一步】按钮即可。

(4)硬件擦除法:目前,用于擦除硬盘和存储介质的硬件设备有很多种,如 SF-5000 Logicube、CD-200、DC-8200pro 等。这些常用语擦除存储介质的设备通常是硬件保全设备,其中擦除数据只是设备功能中的填充指定的数据,以达到擦除原始数据的目的。

2. 保全备份方法 保全备份是指对原始数据进行完整、精确、无损的备份。保全备份可以通过命令来完成,也可以通过软件来实现,当然速度最快的还应该是硬件。但需要特别注意的是在使用目标存储介质对源存储介质或文件进行保全备份时,一定要先对目标介质进行擦除。

(1)命令备份法:在 UNIX/Linux 操作系统中,可以使用操作系统 dd 命令完成存储介质的保全备份,即将制作保全备份的源盘作为输入源,将其输出到目标盘上。例如,将已连接在 Linux 操作系统中的第二块硬盘(/dev/hdb)上的所有数据保全备份到第三块硬盘上(/dev/hdc)。具体命令如下:#dd if=/dev/hdb Of=/dev/hdc。

(2)软件备份法:可以利用 EnCase、SafeBack 等取证软件对存储介质进行保全备份。例如使用 EnCase 进行保全备份的方法如下:

启动 EnCase,建立一个新的案例,选择菜单中的【添加设备】命令,添加需要备份的磁盘,在需要备份的磁盘位置右击鼠标,选择菜单中的【获取】命令,弹出【获取之后】的对话框,设置获取之后的相关选项,单击【下一步】按钮,弹出【选项】对话框,根据需要设置保全备份片段的大小,输出路径及文件名等选项之后,单击【完成】按钮即可。

(3)硬件备份法:用于制作保全备份的硬件较多,如 The Forensic Dossier、DC8201、Image MASSter Solo-IV 等。

这类硬件设备具有对硬盘的高速复制、U 盘拷贝、只读锁、不拆机复制、数据擦除、在线调查取证等功能,一般都支持 IDE、SATA、SCSI、USB 等接口。同时,具备校验功能,复制时直接计算 CRC32 值,安全方便。

四、电子数据验证技术

在大多数案件取证中,证明所收集的物证没有被修改过是一件困难的事情,但这也是很重要的一个环节,对计算机证据更是如此。对于电子证据,主要需要证明的是两部分内容,一是取证人员在取证调查过程中没有造成任何对原始物证的改变,二是如果存在改变,也是由于计算机的本质特征造成的,并且这种改变对物证在取证上没有任何影响。

证据的有效性是案件的核心和灵魂。证据是否充分可信对案件的胜败至关重要。电子证据是信息技术与司法实践相结合的产物,需要遵循司法证明的各种原则与规定。然而,电子证据通常需要由技术专家进行收集,从技术角度为案件提供科学证明。因此,提取电子证据后,对电子证据的有效性验证是取证工作不可忽视的工作之一,同时需要从多角度进行分析。根据电子证据的特性,主要的电子证据验证技术有以下几方面:

(1)对电子信息内容的检验:在现场提取到的电子数据,并不一定全都是有用信息,特别是在办公场所或者网吧环境下提取到的电子证据,要在其中提取有用信息,单靠人力进行搜索侦察难度较大,通常技术人员会采用专业的取证软件进行筛选,根据案件性质和案情,通过设置关键字进行信息查找。

(2)电子证据的真实性检验:真实性检验,是检验现场提取到的电子物证是否真实,有无被修改过,取证方法是否得当。根据我国《电子签名法》第八条规定:"审查数据电文作为证据的真实性,应当考虑以下因素:①生成、储存或者传递数据电文方法的可靠性;②保持内容完整性方法的可靠性;③用以鉴别发件人方法的可靠性;④其他相关的因素。"这一规定是参照了联合国的《电子商务示范法》的有关规定而做出的。检验电子证据还需要对其生成过程、存储、传递流程以及相关设备的情况进行审查。

(3)电子证据的合法性:主要是审查采集、制作主体以及采集方法是否合法。世界上绝大多数国家对于非法的证据都是一律不予采用的,我国规定了有限的非法证据排除规则。对于电子数据来说,一般这几种非法取证的方式是不采用的:非法窃听和窃录,非法搜查和扣押获取电子证据,非法软件收集的电子证据。

在取证过程中可采用保护物证的方法,如物证监督链,使法院确信取证过程中原始物证没有发生任何改变,这样由物证得出的结论便是可采信的。在计算机证据取证过程中,为了保全证据通常使用数字签名、数字时间戳技术。

1. 数字签名技术　电子数据在传输、使用、存储时可能会出现损坏甚至被伪造的情况,通常可采用数字签名(digital signature)的方法保护电子数据的完整性。

数字签名在 ISO7498-2 标准中定义为:附加在数据单元上的一些数据,或是对数据单元所做的密码变换,这种数据或者变换可供数据单元的接受者用于确认数据的来源和数据单元的完整性,并保护数据不被人伪造。一套数字签名一般定义用于签名加密和用于验证揭秘的两种互补运算。数字签名技术是不对称加密算法的典型应用,它的工作原理是发送报文时,发送方用一个哈希函数从报文文本里生成报文摘要,再用自己的私钥(私人密钥)对报文摘要进行加密。加密后的摘要将作为报文的数字签名,连同报文一起发送给接收方。接收方接到报文时,首先会用与发送方相同的哈希函数从原始报文中计算报文摘要,再用发送方发来的公钥(共用密钥)对报文附加的数字签名进行解密。如果这两个摘要相同,那么接收方就能确认这个数字签名是发送方的。

通过文件属性的数字签名标签页可以看到文件的数字签名信息,签名信息包括签名算法、颁发者、有效日期、公钥等信息。目前采用较多的是公钥加密技术,如 Hash 签名、DSS 签名、RSA 签名等。

(1)Hash 签名:Hash 签名是最主要的签名方法,也称为"哈希函数",一般翻译为"散列"。"数字摘要法"是一种证明数据是否经过未授权修改,即验证原文完整性的方法,亦被称为单向散列算法。对任意长度的电子数据压缩生成固定长度的输出,该过程是单向的、不可逆的,长度越为 80～240 位。根据 Hash 算法单向不可逆的特性,可准确地判断某个文件是否被修改过,只要文件发生变化,其产生的散列值就会发生变化。

Hash 签名的验证原理:首先是发送方的签名过程。发送方用 Hash 算法对原始数据编码产生摘要信息,然后再以私人密钥对摘要信息进行加密,这也就是 Hash 的数字签名过程,再将签名后的摘要信息与原文一起发送给接受者,同时还需发送一个公钥。其次是接收方的验证过程。接收方收到的信息包括数据原文、公钥以及签名后的摘要信息。显示使用接收到的公钥对加密的摘要信息进行解密,再用 Hash 函数对收到的数据原文编码产生一个摘要信息。将接收到的摘要信息与原文编译产生的摘要信息进行对比,如果相同则说明收到的信息是完整的,没有被修改,是有效的信息;否则说明信息是被修改过的。

这是在通信过程中,Hash 签名的验证应用。Hash 主要用于信息安全领域中的加密算法,而在证据检验的应用中,Hash 签名主要用于验证磁盘镜像副本与源盘的 Hash 值是否一致。如不一致,就可以认定所取副本并不是对源盘的完整复制,不符合证据完整性要求。因为,从哈希函数的特性看,任意值的改变都将导致哈希值的不同。

应该指出的是,任何一个文件,无论是可执行程序、图像文件、临时文件或者其他类型的文件,不管它有多大,它都有且只有一个独一无二的 MD5 信息码。如果这个文件被修改过,它的 MD5 码也将随之改变,因此取证人员通过这种方法收集并保护数字证据,以便将来进行查证。一旦取证的电子证据计算出 MD5 值,就很难再有新数据的 MD5 值与该值相同。

Hash 签名具备以下的性质:

1)给定输入数据,很容易计算出它的哈希值;

2)反过来,给定哈希值,倒推出输入数据则很难,从计算上来说是基本不可能的。这就是哈希函数的单向性,在技术上称为抗原像攻击性;

3)给定哈希值,想要找出能够产生同样的哈希值的两个不同输入数据(即碰撞,Collision),从计算上来说同样不可行,这在技术上被称为抗碰撞攻击性;

4)哈希值是一段数据唯一且极其紧凑的数值表示形式,它本身不表达任何关于输入数据的信息。

Hash 简单地讲就是将任意一段数据(又叫做预映射,Pre-image)经过散列算法,映射成一段固定长度的数据。该映射是一种压缩映射,散列值的空间通常远小于输入空间。从理论上说,不同的输入可能会散列成相同的输出,而不同散列值不可能来自唯一的确定输入值。Hash 算法就是找到一种数据内容与数据存放地址之间的映射关系,把一些长度的信息转化成杂乱的 128 位编码,这就是 Hash 值。

如今常用的"消息摘要"算法是经历了多年验证发展而保留下来的强者,包括 MD2、MD4、MD5、SHA、SHA1/256/383/512 等,MD5 和 SHA1 可以说是目前应用最广泛的 Hash 算法,而它们都是以 MD4 算法为基础设计的。

1) MD4 算法:MD4(RFC1320)是麻省理工学院(MIT)的 Ronald L. Rivest 在 1990 年设计的,MD 是 Message Digest 的缩写。它适用于 32 位字长的处理器上用高速软件实现,它是基于 32 位操作位来实现的。它应用密钥散列函数来测试信息完整性,摘要长度为 128 位。MD4 完整版中存在漏洞,将导致对不同的内容加密可能得到相同的加密后果,MD4 就此被淘汰。尽管 md4 算法在安全上有很大的漏洞,但它对后来开发出来的多种信息安全加密算法有着不可忽视的引导作用,它为后来的 MD5、SHA、RIPEMD 以及 Haval 等的实现奠定了良好基础。

2) MD5 算法:MD5(RFC1321)是 Rivest 于 1991 年创作的,是对 MD4 的一个改进版本。它对输入仍以 512 位分组,其输出是 4 个 32 位字的级联,与 MD4 相同。MD5 比 MD4 要复杂,增加了"安全—带子"(safety- belts)概念,虽然速度比 MD4 要慢,但是更为安全,在抗分析和抗差分方面表现得更好。

MD5 以 512 位分组来处理输入的信息,且每一分组又被划分为 16 个 32 位子分组,经过了一系列的处理后,算法的输出由 4 个 32 位分组组成,将这 4 个 32 位分组级联后将生成一个 128 位散列值。

首先,在信息的后面进行填充,填充数为一个 1 和无数个 0,使其字节长度对 512 求余的结果等于 448。填充后信息的字节长度(bits length)将被扩展至 $K*512+448$,即 $K*64+56$ 个字节(bytes),K 为一个正整数。

然后,在这个结果后面附加一个 64 位二进制值,表示填充前的信息长度。经过处理,现在的信息字节长度为 $K*512+448+64=(K+1)*512$,长度恰好是 512 的整数倍。这样做是为了满足后面处理中对信息长度的要求。

接下来,将信息以 512 位进行分组,每一分组又被划分为 16 个 32 位子分组。MD5 中有 4 个 32 位被称作链接变量(chaining variable)的整数参数(包括有 a = 0x01234567, b = 0x89abcdef, c = 0xfedcba98, d = 0x76543210)。设置好四个 MD 链接变量后,经过算法的四轮循环计算,输出由四个 32 位分组组成,再将这四个 32 位分组级联后产生一个 128 位的散列值。

MD5 的典型应用是对一段信息(message)产生信息摘要(message- digest),以防止被篡改。由于该段信息具备唯一性,又常称为"指纹"。MD5 将整个文件当作一个大文本信息,通过其不可逆的字符串变换算法,产生了这个唯一的 MD5 信息摘要。在以后传播这个文件的过程中,无论文件的内容发生了任何形式的改变(包括人为修改或者下载过程中线路不稳定引起的传输错误等),只要对这个文件进行 MD5 计算就会发现信息摘要不相同,由此可以确定得到的只是一个不正确的文件。

MD5 还广泛用于加密和解密技术上。比如在 UNIX 系统中用户的密码就是以 MD5 算法(或其他类似的算法)经加密后存储在文件系统中。当用户登录的时候,系统把用户输入的密码计算成 MD5 值,然后再去和保存在文件系统中的 MD5 值进行比较,进而确定输入的密码是否正确。通过这样的步骤,系统在并不知道用户密码的明码的情况下就可以确定用户登录系统的合法性。这不但可以避免用户的密码被具有系统管理员权限的用户知道,而且还在一定程度上增加了密码被破解的难度。

3) SHA 算法:SHA(secure Hash algorithm)是一种较新的散列算法,可以对任意长度的数据运算生成一个 160 位的数值。SHA 拥有五个算法,分别是 SHA-1、SHA-224、SHA-256、SHA-384 和 SHA-512 这几种单向散列算法。当消息长度不超过 2^{64} 二进制位的时候,一般采用 SHA-1、SHA-224 和 SHA-256 算法,而当消息长度超过 2^{64} 且不超过 2^{128} 的时候,采用 SHA-384 和 SHA-512 算法。

SHA 是由美国国家安全局(NSA)所设计,并由美国国家标准与技术研究院(NIST)发布。它对长度小于 2^{64} 的输入,产生长度为 160bit 的散列值,因此抗穷举(brute- force)性更好。SHA-1 设计时采用和 MD4 相同的原理,并且模仿了该算法。SHA-1 算法只接受位字符串作为输入,因此首先要将原始消息转换成字符串。在对位字符串补位和补长度处理后,计算机才进行消息摘要。

SHA-1 与 MD5 都是在 MD4 算法的基础上改进而来的,因此 SHA-1 和 MD5 算法有很多相似之处,但又存在一些区别:①对强行攻击的安全性:最显著的和最重要的区别是 SHA-1 摘要比 MD5 摘要多 32 位。因此对于暴力破解来说,SHA-1 有更强的抵抗力;②对密码分析的安全性:MD5 的设计易受密码分析的攻击,SHA-1 则要优于 MD5;③计算速度:相同的硬件环境,SHA-1 运行速度比 MD5 慢。

目前,国内外 SHA-1 已成为主流应用。

SHA-224、SHA-256、SHA-384 和 SHA-512 这几种算法是以输出的数据固定长度来命名的,如 SHA-256 算法输出的数据是 256 位,SHA-384 算法的输出数据是 384 位的。

4)MAC 算法:MAC(message authentication code)即消息认证代码,是一种使用密钥的单向函数,可以用它们在系统与用户之间进行文件或消息的认证。

5)CRC:CRC(cyclical redundancy check)即循环冗余校验码,实现比较简单,检错能力强,因此被广泛使用在各种数据校验应用中。CRC 对资源的占用率比较低,用软硬件都可以实现,是进行数据传输过程中检测差错的一种很好的手段。严格来说,CRC 不算散列算法,但它的作用与散列算法大致相同。

总的来说,Hash 算法在信息安全方面的应用主要体现在以下 3 个方面:

1)文件校验:我们比较熟悉的校验算法有奇偶校验和 CRC 校验,这两种校验并没有抗数据篡改能力,在一定程度上它们能检测并纠正数据传输中的信道误码,但却不能防止对数据的恶意破坏。MD5 Hash 算法的"数字指纹"特性,使它成为目前应用最广泛的一种文件完整性校验(checksum)和算法,不少 UNIX 系统提供了计算 MD5 Checksum 的命令。

2)数字签名:Hash 算法也是现代密码体系中的一个重要组成部分。由于非对称算法的运算速度较慢,所以在数字签名协议中,单向散列函数扮演了一个重要的角色。对 Hash 值,又称"数字摘要"进行数字签名,在统计上可以认为与文件本身进行数字签名是等效的,而且这样的协议还有其他的优点。

3)鉴权协议:如下的鉴权协议又被称作"挑战—认证"模式:在传输信道可被侦听,但在不可被篡改的情况下,这是一种简单而安全的方法。

它不属于强计算密集型算法,应用较广泛。它可以降低服务器资源的消耗,减轻中央服务器的负荷。Hash 文件的数字文摘通过 hash 函数计算得到。不管文件长度如何,他的 hash 函数计算结果都是一个固定长度的数字。与加密算法不同,hash 算法是一个不可逆的单向函数。采取安全性高的hash 算法,如 mds、sha 时,两个不同的文件几乎不可能得到相同的 hash 结果。因此,一旦文件被修改,就可检测出来。Hash 是将数字签名与被发送的信息紧密地联系在一起,从而增加可信度和安全性。Hash 的主要局限是必须持有用户密钥的副本才可能检验签名,双方都知道生成签名的密钥较容易被攻破,从而会出现伪造的可能性。

(2)DSS 签名:DSS 是 digital signature standard 的缩写,包括数字签名和验证两部分,是一个公匙数字签名系统。DSS 于 1991 年 12 月 1 日由美国国家标准技术研究院 NIST 公布,1994 年 5 月 19 日正式公布,同时于 1994 年 12 月 1 日被采纳为美国联邦信息处理标准。与其他算法不同的是,DSS 并没有使用当时已经在业界广泛应用并且已成为标准的 RSA 数字签名体制,DSS 所采用的算法通常称为DSA 算法(digital signature algorithm)。DSS 使用了安全的散列算法 SHA,它的签名与验证过程如下:

1)发送方采用 SHA 函数对发送信息原文进行编码,产生固定长度的数字摘要。再应用私用密钥对摘要进行加密,形成数字签名,附在原文后面。

2)发送方传送信息前先要产生通信密钥(即公钥),用它对带有数字签名的信息进行加密,传送给接收方。

3)发送方用接收方的公钥对自己的通信密钥进行加密,再将通信密钥传送给接收方。接收方收到加密后的通信密钥,先用自己的私钥对通信密钥进行解密,得到发送方的通信密钥。

4）接收方用发送方的通信密钥对收到的原文解密,得到数字签名和原文。

5）接收方用发送方公钥对数字签名解码,得到信息摘要,同时应用 SHA 函数对原文进行编码,产生另一个摘要。

6）将这两个摘要进行比较,若内容一致,则说明信息没有被破坏或篡改。

（3）RSA 签名:RSA 与 DSS 一样,采用了公钥算法,不存在 Hash 的局限性。RSA 从提出到现在已经有近二十年了,经历了各种攻击的考验,逐渐为人们所接受,普遍被认为是目前最优秀的一种加密标准之一。许多产品的内核中都有 RSA 的软件和类库,早在 Web 飞速发展之前,RSA 数据安全公司就负责数字签名软件与 Macintosh 操作系统的集成,在 Apple 的协作软件 PowerTalk 上还增加了签名拖放功能,用户名只要把需要加密的数据拖到相应的图标上,就完成了电子形式的数字签名。RSA 与 Microsoft、IBM、Sun 和 Digital 都签订了许可协议,使后者在其生产线上加入了类似的签名特性。与 DSS 不同,RSA 既可以用来加密数据,也可以用于身份认证。和 Hsah 签名相比,在公钥系统中,由于生成签名的密钥只存储于用户的计算机中,安全系数大一些。

数字签名的保密性很大程度上依赖于公开密钥。数字认证是基于安全标准、协议和密码技术的电子证书,用以确立一个人或服务器的身份,它把一对用于信息加密和签名的电子密钥捆绑在一起,保证了这对密钥真正属于指定的个人信息加密和签名的电子密钥捆绑在一起,保证了这对密钥真正属于指定的个人和机构。数字认证由验证机构 CA 进行电子化发布或撤销公钥验证。信息接收方可以从 CA Web 站点上下载发送方的验证信息。Venrisign 是第一家 X.509 公开密钥的商业化发布机构,在它的 Digital ID 下可以生成、管理应用于其他厂家的数字签名的公开密钥验证。RSA 算法是一种非对称密码算法,非对称是指该算法需要一对密钥,使用其中一个加密,需要用另一个才能解密。

RSA 的缺点主要有:

1）生产密钥比较麻烦,受到素数产生技术的限制,所以较难做到一次一密。

2）分组长度太大,为了保证安全性,n 至少也要 600bits 以上,运算代价很高。

3）RSA 密钥长度随着保密级别提高,增加很快。

4）速度较慢,与对称密码算法相比慢几个数量级。

2. 时间戳技术　数字签名技术能够解决电子证据伪造、篡改及冒充的问题,应用数据签名算法虽然可以成功地将签名者的身份与被签名的数据绑定,但数字签名仍存在一定的局限性。例如,如何确定电子证据签名的具体操作时间？如何有效地证明电子证据的完整性的时间范围？在这些问题中,时间成为问题的重要因素,因此需要考虑如何绑定时间,更重要的是需要确保电子证据时间来源的准确性。而时间戳技术正是说明电子证据在特定时间和日期里是存在的,并且从该时刻到出庭这段时间里不曾被修改过,对于收集和保存电子证据是非常有效的。

时间戳技术,即 time-stamp,是数字签名技术一种变种的应用,能够提供数据文件的日期和时间信息的安全保护。时间戳技术是一种具有法律效力的电子凭证,是各种类型的电子文件在时间、权属以及内容完整性方面的证明。正如书面合同中,文件签署时间的签名都是十分重要的防止文件被伪造篡改的关键性内容。但与书面签署文件不同的是,书面签署的时间是由签署人自己写上的,而数字时间戳则是由认证单位 DTS（digital time-stamp service）添加的,以 DTS 收到文件时间为依据。DTS 是网上安全服务项目,由专门的机构提供,并能够提供电子文件发表时间的安全保护。时间戳技术可以对数字对象进行登记,以提供注册后特定事物存在于特定日期的时间和证据。来表明所鉴定的证据在特定日期是存在的。由 Bellcore 创造的 DTS 采用如下的过程,加密时将摘要的信息归并到二叉树的数据结构,再将二叉树的根值发表在报纸上,这样可以更有效地为发表时间提供佐证。

第五节　常用电子数据检验工具

随着近些年电子数据取证领域的兴起,越来越多的企业加入到电子数据取证工具的开发之中。

目前国际上比较知名的有美国的 Guidance Software、AccessData 及德国的 X-Ways 等公司。它们分别研发了 EnCase、FTK 及 X-Ways 等取证分析软件产品。当然也涌现出多家有实力的取证硬件厂商,如 LogiCube、ICS、Tableau 等企业。不过,令人欣慰的是国内计算机取证、手机取证等领域的技术及研发也发展迅速,出现了综合的电子数据取证解决方案,拥有了硬件取证设备,如硬盘复制机、只读锁、综合取证分析工作站、计算机取证分析软件、手机取证分析软件及分布式密码恢复系统等,多种电子数据取证产品应用了国际领先的技术。

本节将主要阐述目前在电子数据领域常用的计算机及手机取证分析系统。

一、EnCase 检验工具

1. EnCase　EnCase 是美国 Guidance Software 公司的取证产品,是全球众多执法部门和 IT 安全专业人士广泛使用的计算机犯罪取证软件,可有效保证电子证据的完整性、可信性和准确性。EnCase 软件被设计为以鉴识角度来取得电子数据,并有强大的比对与分析工具可供使用,不仅可复原被抹除的资料档案,还能进行各种资料的分析作业,帮助技术人员取得犯罪证据。EnCase 软件被司法、政府、军队、公司监察等部门广泛采用,查找并管理计算机中的数据。通过 EnCase,调查员可以轻松管理计算机中的大量证据,包括已经删除的文件、闲散文件以及未分配空间中的数据,图 16-3 为 EnCase 界面。

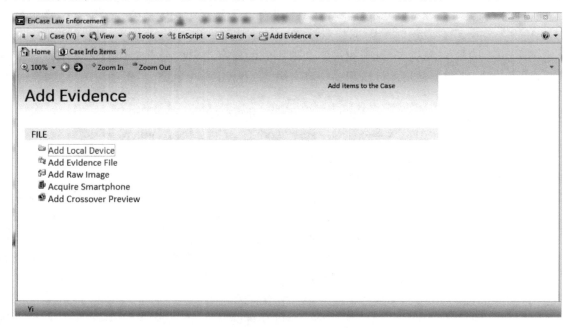

图 16-3　EnCase 界面

EnCase 软件是一款可以对电子证据进行搜索、查看、调查、分析和报告的取证工具,其功能十分强大,是计算机犯罪调查取证的综合平台,具有灵活性高、安全可靠的特点。EnCase 提供 EnScript 脚本开发接口,支持二次开发。EnCase 系列产品划分为法政版(forensic edition)、企业版(enterprise edition)及 e-Discovery 系列。

2011 年 7 月,Guidance 公司发布了全新的 EnCase v7 版本,支持更多丰富的文件系统(如 ext4、HFSX),并采用了全新的证据文件格式(Ex01 和 Lx01),可进行电子证据的安全加密。此外,在易用性方面做了较大的改进,实现了一定程度的自动化取证。

计算机取证分析软件的核心技术之一在于它对各种文件系统的支持。只要取证软件支持文件系统的解析,那么就无需熟悉操作系统运行环境,即可读取、分析硬盘中所存储的文件夹/文件列表,甚至是删除文件。作为老牌的计算机取证分析软件,它在文件系统支持方面相当全面,可以用卓越来形容。目前也是全球取证分析软件中对文件系统支持最为全面的。

2. 主要功能

（1）证据文件获取功能：可通过多个操作系统（Windows/DOS/Linux）创建镜像文件，并具备多个灵活选项可以对压缩、速度和错误进行处理。EnCase 支持的文件系统包括：

Windows：FAT12/FAT16/FAT32/NTFS/exFAT

IBM AIX：JFS/JFS2/LVM8

Linux：EXT2/EXT3/Reiser/LVM2

Macintosh：HFS/HFS +

Sun Solaris：SUN ZFS/ SUN UFS

HP-UX：vxfs

FreeBSD：FFS/UFS2

Novell：ZFS/NWFSNSS/

TiVo：TiVo 1/TiVo2

光盘系统：ISO 9660/Joliet/UDF

其他：Palm（PDA）

（2）支持多种网络浏览器：解析网页历史记录、缓存 HTML 网页及相关图片，支持 Internet Explorer、Mozilla Firefox、Opera 和 Apple Safari 等。

（3）支持多种电子邮件格式：Office Outlook（PST）、Outlook Express（DBX）、Microsoft Exchange（EDB）、Lotus Notes（NSF）、AOL 6.0/7.0/8.0/9.0 PFCs；支持的 Web 邮件格式包括 Yahoo、Hotmail、Netscape Mail 和 MBOX 文档。

（4）多种文件格式查看：本地文档查看器允许用户在 EnCase 中以文件原始格式查看 400 余种不同格式的文件，无需安装第三方软件就可以对文件进行打印、设置书签、拷贝/粘贴。

（5）FastBloc SE（Software Edition）模块：写保护软件解决方案，用于在 Windows 中获取 USB、FireWire、IDE 和 SCSI 接口的介质。该模块为技术人员提供"写保护"功能，无须硬件的写保护设备就可以保护证据。另外，该方案还能访问 IDE 和 SATA 硬盘的 HPA（Host Protected Areas）和 DCO（Device Configuration Overlays）区域。

（6）EnCase Decryption Suite（EDS）模块：在处理加密硬盘及加密文件时节省了时间并提高性能，可支持对 Bitlocker、PGP 等加密硬盘中的数据进行解密，直接进行取证分析。此外，技术人员能够访问 NTFS 加密文件系统（EFS）中的加密文件和文件夹，并从 Windows 注册表中找到密码信息。

（7）Physical Disk Emulator（PDE）模块：将证据文件映射为只读或离线的网络驱动器，以便使用 Windows 浏览器和第三方工具进行分析和调查。

（8）报告功能：声称详细的报告显示特殊文件、文件夹、逻辑与物理磁盘和案件的信息，显示获取镜像、磁盘结构、文件夹目录、书签文件和镜像。报告允许以 RTF 和 HTML 格式导出。

二、X-Ways 检验工具

X-Ways Forensics 软件，可以通过 setup.exe 安装配置后使用，也可以通过运行 X-Ways Forensic.exe 直接使用。图 16-4 为 X-Ways Forensics 界面。

将 X-Ways Forensics 应用到案件中进行取证分析，一般需要经过以下步骤：

1. 创建新案件　开始数据分析，首先要创建案例，并将需要分析的存储介质或镜像文件加载到案例中。X-Ways Forensics 软件本身不会使数据内容产生变化。为保障数据分析中显示时间是正确的，需要在显示时区中设置正确的时区信息，案件创建日期将由 X-Ways Forensics 依据系统时钟自动创建。因此，要确保当前计算机系统时间设置准确。

2. 添加数据　创建案件后，需要添加所需获取/分析的目标。可以添加物理存储设备，如磁盘、光

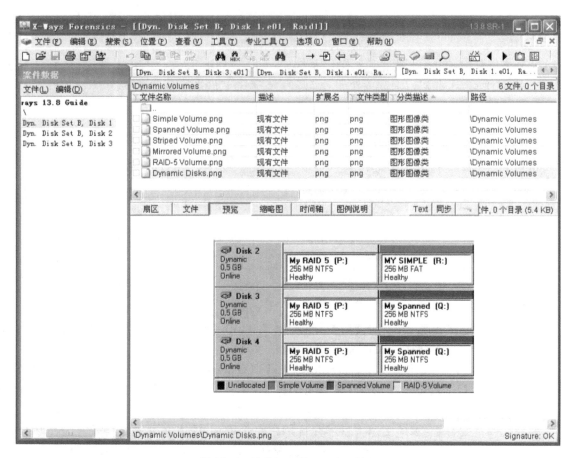

图 16-4 X-Ways Forensics 界面

盘、USB 移动存储设备等,也可添加 E01、D0 磁盘镜像以及 X-Ways 自有的证据文件格式。

3. 创建磁盘镜像 创建磁盘镜像,需在扇区查看方式下,选择菜单中"文件"创建磁盘镜像。

4. 分析操作 可以根据取证需要,浏览所有文件、过滤分析、查看文件内容、数据搜索等取证分析操作。X-Ways 内置了强大的文件查看器,可以支持 400 种以上的文件格式的查看。

5. 数据恢复 对于删除和格式化的磁盘,可以利用 X-Ways Forensics 的强大数据恢复功能,将磁盘中的数据尽可能地恢复。

三、Ftk 检验工具

Forensic Toolkit(简称 FTK),它是美国 AccessData 公司的计算机取证分析系统,目前世界上最为流行的取证分析系统之一。

1. 简介 与 EnCase 相比,FTK 的使用简便,并且可以提供较强的密码文件收集及破解功能。目前已被美国司法界定位为密码提取的标准工具。包含组件有:FTK、FTK Imager、Registry、Viewer、PRTK、DNA、Mobile Phone Examiner 等。

提取的电子数据进行检验分析,找出电子数据与案件事实的客观联系,从而确定电子数据的真实性和可信性。

2. 主要功能

(1)创建镜像、查看注册表、破解加密文件、调查分析案件和生成报告一体化,操作简单易用,功能强大,自动化程度高。

(2)采用先进的分布式并行处理技术,集成 Oracle 数据库,索引搜索功能强大,支持各国语言文字的索引搜索,大大提高了关键词搜索效率。

（3）完美支持 Unicode 编码,搜索、显示和报告中正确显示 Unicode 支持的所有语言数据。

（4）支持恢复超过 80 多种加密文件类型的密码,利用网络中闲置的 CPU 资源破解密码并进行字典攻击。

（5）集成大量的浏览器和多媒体播放器,在分析的过程中便于查看任何可疑的数据。

（6）强大的数据挖掘和过滤功能。

（7）预处理的选择可疑排除不相关数据的处理,大大减少处理时间。

（8）支持广泛的文件系统格式和高级邮件分析。

（9）可疑创建详细的报告,支持以 HTML 和 PDF 格式导出,并可以直接连接到相应的原始证据数据。

四、Winhex 工具

Winhex 是一个很好的十六进制文件编辑与磁盘编辑软件。它以文件小、速度快,功能不输其他的 Hex 十六进位编辑器工具的特点,得到了 ZDNetSoftwareLiberary 五颗星最高评价,可做 Hex 与 ASCⅡ 码编辑修改,多文件寻找替换功能,一般运算及逻辑运算,磁盘磁区编辑（支持 FAT16、FAT32 和 NT-FS）自动搜寻编辑,文件比对和分析等功能。图 16-5 为 Winhex 界面。

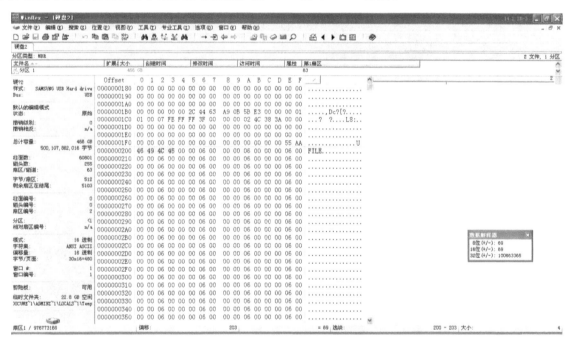

图 16-5　Winhex 界面

与一般的应用软件一样,Winhex 的标题栏中显示软件名称和当前打开的文件名称。

Winhex 的菜单栏由八个菜单项组成,即文件菜单、编辑菜单、搜索、定位、工具、选项菜单、文件管理、窗口和帮助菜单。文件菜单中,除了常规的新建、打开文件和保存以及退出命令以外,还有备份管理、创建备份和载入备份功能。选择文件菜单中的属性项,弹出文件属性窗口,包括文件路径、名称、大小、创建时间和修改日期等内容。编辑菜单中,除了常规的复制、粘贴和剪切功能外,还有数据格式转换和修改的功能。在搜索菜单中,可以查找或替换文本内容和十六进制文件,搜索整数值和浮点数值。定位菜单中,可以根据偏移地址和区块的位置快速定位。在工具菜单中,包括磁盘编辑工具、文本编辑工具、计算器、模板管理工具和 Hex 转换器,使用十分方便。选项菜单中,包括常规选项设置、安全性设置和还原选项设置。文件管理菜单中,可以对文件进行分割、比较、复制和剖析,功能十分强大。

Winhex 工具栏中包括文件新建、打开、保存、打印和属性工具；剪切、粘贴和复制编辑工具；查找文本和 Hex 值，替换文本和 Hex 值；文件定位工具、RAM 编辑器、计算器、区块分析和磁盘编辑工具；选项设置工具和帮助工具按钮。通过使用工具栏中的快捷按钮可以更方便地进行操作，它们与菜单中对应的命令是一致的。

在使用 Winhex 时，首先打开一个需要处理的文件，窗口中显示十六进制 Hex 格式的数值和地址。在旁边的区域，显示文件名称、大小、创建时间、最后修改日期，窗口属性以及相关信息。利用鼠标拖放功能可以选择一块数值进行修改编辑。按"Ctrl + T"组合键，弹出数据修改对话框，选择数据类型和字节变换方式，可以方便地修改区块中的数据。执行文件菜单中的创建备份命令，弹出备份对话框，可以指定备份的文件名和路径、备份说明，还可以选择是否自动有备份管理制定文件夹，是否保存检查和摘要，是否压缩备份和加密备份，这样就可以方便地将文件进行备份，下次执行文件菜单中的装载备份，就可以打开备份文件了，十分方便。现阶段的检验鉴定工作中，技术人员使用最多的两个功能是克隆磁盘和组合 RAID 系统。

（李春宇）

思 考 题

1. 电子证据的特点有哪些？
2. 如何正确理解电子数据的审查工作？
3. 简述电子证据的证据效力与证据力。
4. 简述电子物证、物证与电子数据之间的区别与联系。
5. 简述电子数据保全的原则、条件与方法。
6. 简述存储介质的擦除对保全备份工作的意义。
7. 常用的电子数据验证技术有哪些？

第十七章　3D 测量与现场重建

刑事案件中,案发现场一般留有作案人员的痕迹、使用工具等相关物证,办案人员可以通过了解案发现场的基本情况,分析案件特点、确定勘查方向并采取相关措施。3D 测量与现场重建就是采用先进的三维测量手段对案发现场进行静态测量,根据关键物证形貌推断并模拟案件发生过程,辅助办案人员明确勘查方向、验证推理的正确性。

第一节　3D 测量与现场重建的任务和作用

现场勘查是刑事案件发生后的首要工作,也是案件侦破最重要的环节之一。在现场勘查中,由于作案现场不能永久保存,工作人员需要对相关物证、现场环境等进行详细记录,而目前我国在刑事案件中的现场信息采集水平较低,主要采用口头描述、现场拍照、物证提取、米尺测量、手工绘制等方式完成现场勘查,这些勘查方法在很大程度上取决于技术人员的个人经验,而且工作量和人为误差较大,即便是多个勘查人员分工合作,也不能保证客观、全面地把握整个现场形态,这给案件再现分析和案情判断带来极大的困难。因此,办案人员在案发现场面临的实际问题是如何完整、快速、准确地提取与案件相关的物证,杜绝现场信息遗漏,真实还原犯罪场景,确保所获得的资料具有法律效应。

3D 测量与现场重建是采用先进的三维测量系统对案发现场的相关物证及场景进行快速全面测量并通过虚拟技术还原客观事物形态与运动轨迹,无需移动重要物证就能精确还原其三维形貌,也无需再次亲临案发现场就能直观、永久的观察作案现场。目前 3D 测量与现场重建主要采用高端单反数码相机、精密鱼眼镜头、全自动拍摄云台以及相关处理软件等在较短时间内拍摄一组完整的现场全景图像,通过图像拼接融合,快速实现刑事案件现场的全景重建。这种传统的现场重建模型虽然快速实现了 360°立体场景重现,但仅仅是二维图像的组合,局部场景仍以二维图像表达,只能直观的观察现场物体的形态,无法测量物体的深度信息;拍摄的现场图片依赖于数码相机的拍摄角度,无法从任意角度观察重要物证及场景,给办案人员带来诸多不便。

本文所介绍的 3D 测量与现场重建方法从测量方式上彻底改变了传统的二维图像组合现场重建方法,采用先进的 3D 测量技术获取案发现场中所有物证及场景的三维形貌,并以点云的形式显示,经过点云处理即可重建作案现场三维模型并推测作案过程。由于 3D 测量系统能够对案发现场所有物体进行三维重建,因此对物证及场景的观察角度完全不受空间限制,可以高精度测量物体任意位置的尺寸,真正做到三维现场重建。3D 测量与现场重建为刑事案件的侦破提供了完整的物证信息、直观的现场场景以及可靠的测量数据,能够验证刑事案件发生过程推理的正确性,对案件的侦破具有重要的意义。

第二节　3D 测量技术

刑事案件现场的 3D 测量及重建技术涉及计算机、图形图像学、光学、机械电子等多学科领域,其应用系统既需要对脚印、人体、破损物品等小视场物体进行测量,也需要对室内家具布置、室外植被房屋、道路车辆等进行大视场场景进行 3D 测量。由于案发现场一般不允许被破坏,刑事案件中的 3D 测量主要采用光学非接触方式对案发现场进行三维测量,目前主要应用的 3D 测量技术有:①3D 结构光测量技术:向被测物体表面投射结构光,通过解调物体表面变形的结构光获得其高度信息,此技术测量成本低、精度高,通常用于测量表面较平坦的物体;②3D 激光测量技术:通过发射激光脉冲或者连续激光光波对被测物体进行 3D 测量,能够快速、准确地获取大视场物体表面的三维点云数据,在交通事故处理、建筑监测等领域应用广泛;③3D 摄影测量技术:通过分析数字图像以确定被测物体的三维形貌,摄影测量技术设备简单,操作方便,非常适合于不规则曲面物体的表面尺寸测量。这三种方法既可以单独使用,也可以配合使用,根据物体大小(视场)、精度、效率、性价比等因素综合选用以满足测量需求。

一、3D 结构光测量技术

3D 结构光测量是一种主动光学测量技术,向被测物体表面投射可控制的结构光图案(如光点、光线、光面等),由摄像机获取图像信息,通过解调变形结构光图像获得物体的三维坐标。光点、光线结构光测量一般是将激光光束投射到被测物体表面,接收器通过透镜接收激光的反射能量,根据光源、物体表面反射点、接收器成像点之间的三角形关系,可以计算出物体表面反射点的三维坐标。面结构光测量是向被测物体投射二维结构光图案,无需逐点/逐线扫描即可实现三维形貌测量。在刑事勘查方面,鉴于测量速度和精度要求,多采用面结构光对三维物体进行测量,其中基于正弦条纹投影的 3D 面结构光测量技术和基于 KINECT 的 3D 面结构光测量技术在刑事案件的测量中应用最为广泛。

1. 基于正弦条纹投影 3D 测量技术 基于正弦条纹投影的三维测量技术(如图 17-1 所示)是将已编码的正弦条纹投射到被测物体表面,正弦条纹受到三维物体表面形状的调制,其条纹间的相位关系发生了变化,摄像机拍摄变形正弦条纹,通过数字图像处理的方法解调出条纹图像中含有物体高度信息的绝对相位值,再根据双目视觉原理获取被测物体表面的三维信息。正弦条纹投影测量的关键技术主要有结构光相位计算、摄像机标定及三维重建。

在正弦条纹投影测量技术中有多种方法可以对正弦条纹图像的进行相位计算获得物体高度信息,包括莫尔法、傅里叶变换法、相移法等,相移法是目前应用最广泛的一种解相方法,其基本思想是通过有一定相位差的多幅正弦条纹图

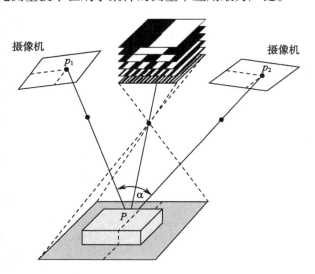

图 17-1 正弦条纹投影测量原理

像计算图像中每个像素的相位值,根据相位值计算物体的高度信息。传统格雷码加相移技术可获得正弦条纹的绝对相位,但是格雷码只能对正弦条纹进行编码,无法提高解相的精度,而且对测量物体表面的明暗比较敏感,外差式多频相移技术的相位展开过程是依靠不同频率的条纹图像进行多个相位主值计算和相位展开,可以有效提高三维重建的精度。相对格雷码技术加相移技术,多频相移技术具有测量精度更高、测量物体不受明暗影响、测量幅面更大等优势。

物体点的三维信息与图像上对应的二维信息之间相互关系是由摄像机成像几何模型决定的,该几何模型的参数称为摄像机参数,分为内参数和外参数,需要通过摄像机的标定获得。基于平面模板的摄像机标定方法是利用旋转矩阵的正交性条件和非线性优化进行摄像机标定,由于容易实现、精度也比较高,在机器视觉界得到了广泛应用。在对像机进行高精度标定的前提下,利用高精度匹配方

法,根据双目视觉技术建立摄像机图像与投影图像的对应关系,采用三角原理即可实现三维重建。

2. 基于 KINECT 3D 测量技术　Microsoft KINECT 是微软公司推出的 XBOX360 游戏机的三维体感投影机,采用空间编码结构光测量技术对物体进行三维测量。如图 17-2 所示,KINECT 的工作原理是利用红外线发射器发射连续红外光,均匀投射并覆盖整个物体,红外摄像机接收反射光线获得物体表面的深度图像,通过图像处理获取物体的深度场。KINECT 的核心就是采用一种能够获取空间深度信息的散斑光编码技术,当激光照射到粗糙物体时会形成随机的反射斑点,散斑具有高度随机性,随着距离的改变而变换图案,空间中任何两处的散斑都会是不同的图案,这就为整个光源投射空间加上了标记,因此,无论物体是静止还是运动,只需对测量空间中生成的散斑进行编码,再透过红外线摄影机记录下空间中的每个散斑,当物体进入空间时,物体表面的散斑图案经运算解码后即可生成物体的深度信息,也就是准确记录了物体的具体位置。

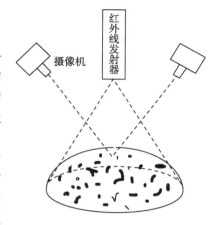

图 17-2　KINECT 测量原理

在空间中对散斑图案进行编码记录是测量物体的前提,在整个空间中每隔一段距离,取一个参考平面并记录参考平面上的散斑图案,间距越小,精度越高。测量物体时,拍摄一幅待测量物体表面的散斑图像,将这幅图像和所有参考平面中的散斑图像依次做互相关运算,进而得到所有参考面上的相关度图像。而空间中物体的所在位置,会在相关图像上显示出峰值,叠加峰值并经过运算后就会得到整个物体的三维形状。

二、3D 激光测量技术

激光因具有良好的单色性、方向性及相干性,能实现大量程、高精度的三维测量。3D 激光测量技术主要采用激光作为测量手段对物体进行三维测量,根据测量原理的不同,主要分为脉冲式 3D 激光测量技术和相位式 3D 激光测量技术。

1. 脉冲式 3D 激光测量技术　脉冲式 3D 激光测量技术是基于激光束飞行时间原理,如图 17-3 所示,利用激光发射脉冲到被测物体表面,经反射后被传感器接收,经过光电转换后,通过运算获取发射和接收激光脉冲信号的时间差来获得被测目标的距离。根据发射激光光束的水平和垂直步进角值,计算出测量点的三维坐标,以点云阵列式几何图形表示。通过传动装置的扫描运动,可获得物体的全方位三维形貌。彩色摄像机用于拍摄被测物体照片记录物体的颜色信息,采用贴图技术将所摄取的物体颜色信息匹配到被测点上,获得物体的彩色三维模型。

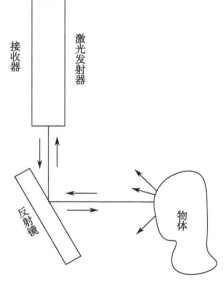

图 17-3　脉冲式激光测距原理

测距公式为:$S = \dfrac{1}{2}c\Delta t$,其中,S:待测距离;C:光速;$\Delta t$:测得的激光信号往返传播的时间差。

2. 相位式 3D 激光测量技术　相位式 3D 测量法利用激光发射连续光波,根据光学干涉原理对激光束进行幅度调制,通过测定调制光信号在被测距离上往返传播所产生的相位延迟,再根据调制光的波长换算此相位延迟所代表的距离,间接测定往返时间,从而确定物体的距离。如图 17-4 所示,发射模块用于提供激光调制所需的正弦信号;接收模块用于对激光接收信号的调制和解调;相位差测量是将两路差频信号经选频、放大、整形后输入到鉴相单元进行鉴相,并得出相位差信息,经计算后即为距离信息。结合水平与垂直方向上的角度值,可获得物体表面点三维坐标。

测距公式为:$S = \dfrac{c}{2}\left(\dfrac{\phi}{2\pi f}\right)$,其中,c:光速,φ:激光信号往返传播产生的相位差,f:脉冲的频率。

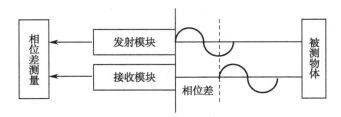

图 17-4　相位式激光测距原理

三、3D 近景摄影测量技术

1. 3D 关键点近景摄影测量技术　3D 关键点近景摄影测量技术是通过在物体表面及其周围放置标志点(编码点和非编码点,其中编码点的作用是定向图片并计算相机的位置,非编码点用来确定被测物体关键点的三维坐标),如图 17-5 所示,然后从不同的角度和位置对物体进行拍摄,得到一定数量的照片,经过图像处理、编码点的识别、非编码点的定位等方法,可以得到编码点的编码以及非编码点中心的图像坐标,再经过定向、重建、光束平差以及加入标尺约束和温度补偿,即可获得标志点准确的三维坐标。

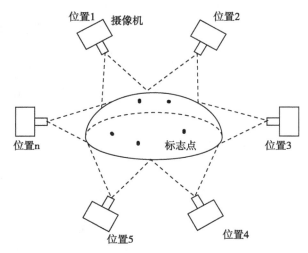

图 17-5　关键点摄影测量原理

数字图像处理和三维重建是 3D 关键点近景摄影测量的关键技术。数字图像处理主要是为了得到编码点的编码以及非编码点中心的三维坐标,非编码点中心的检测包括边缘检测,亚像素边缘提取和非编码点中心拟合,编码点的编码是通过非编码点的检测方法得到编码点中心的参数,外圈环带进行采样得到编码序列后查表得到其编码值;三维重建包括标志点匹配和计算三维坐标两部分,对于编码点来说,可以利用其编号进行直接匹配,对于非编码点来说,匹配的常用方法有基于特征的匹配、最小二乘匹配、核线约束条件匹配等。

2. 3D 形貌近景摄影测量技术　与 3D 关键点近景摄影测量不同的是,形貌测量不需要在物体表面贴标志点,在不同方向上对物体拍摄多幅二维图像,通过同名点匹配后计算出物体的深度信息,进而获得物体三维形貌的点云坐标。

3D 形貌测量的关键技术在于图像同名点的匹配,图像匹配算法主要分为两大类,分别为基于区域的算法和基于特征的算法。基于区域的算法以密集的基元测量为基础,利用小区域上的相关技术,以图像灰度或其他特征为匹配基元,由候选点邻域间的相关程度作为判断依据,特点是定位精度高,恢复视差密度大,便于三维建模。基于特征的匹配算法以在图像中相对比较稀少的特征为基础,一般以过零点、边缘轮廓、线段等图像特征作为匹配基元,仅匹配两幅图像的特征区域,速度比较快,但由于视差分布稀疏,匹配精度相对较低。

四、3D 测量点云处理技术

由于测量方法、测量环境、人为等因素,3D 测量获取的散乱点云具有数量大、噪声多、无顺序等特点,无法直接进行曲面重建,因此,需要对采集的海量散乱 3D 点云进行处理,以实现刑事案件中物证与场景的现场重建。点云处理技术主要包括点云拼接和融合、点云平滑和精简、曲面重建等,其中点云拼接与融合用于实现多次测量后生成完整物体三维形貌的单幅点云,点云平滑和精简用于对点云噪声及数量的处理,曲面重建将无序点云生成具有拓扑结构的有序格式,能够逼近物体形貌获得三维重建模型。

1. 点云拼接和融合　三维物体的形貌测量往往需要多次测量才能获得完整数据,而每一次的测量数据都是基于测量仪坐标系,因此,需要将不同位置、不同视角获取的多次测量三维点云数据通过旋转对齐、多视拼接等操作统一到同一个坐标系下。点云拼接的方法主要有基于高精度转盘的拼接、基于特征点云的拼接以及基于标志点的拼接。基于高精度转盘的拼接是将物体固定于高精度分度转盘上,通过精确控制转盘旋转角度而实现的机械式定位拼接;基于特征点云的拼接是在具有一定重叠区域的点云中确定共同特征,并根据所确定的特征来获取多视点云拼接约束条件;基于标志点的拼接是将物体表面或周围粘贴一些标志点,通过在点云重叠区域中对公共标志点的识别进行拼接。

数据融合是指去除多幅点云中重叠区域的冗余数据,从而获得单层数据模型。数据融合的方法主要有:基于网格的融合方法和基于点云的融合方法,基于网格的融合方法是把每幅点云三角化,然后把这些单幅的点云网格通过局部缝合的方法融合成为一幅点云;基于点云的融合方法是先进行多幅点云融合,再对整体点云进行网格化。

2. 点云平滑和精简　在三维测量过程之中,测量速度、设备精度、被测物体的表面情况以及测量环境等都会对测量数据造成影响,使得数据可能带有很多离散的噪声点,这些噪声对重建模型的质量影响很大,因此需要数据平滑来消除噪声。目前点云平滑通常采用均值滤波、中值滤波、高斯滤波算法。均值滤波是指将区域内的点云进行平均化,该方法将滤波窗口内各邻域点坐标值的平均值来替代中心点的坐标值,这种方法比较简单,实现效率高,但是在尖锐特征和点云边缘容易引起模糊;中值滤波是取滤波邻域中的各点,然后排序取其中间值作为中心点的值以达到滤波目的。高斯滤波是将区域内的点云分布权重采用高斯分布形式,离中心越近,权值越高,相对于均值和中值滤波,它的平滑效果更柔和,而且能更好地保留边缘,可以取得较好的滤波效果。

三维测量所获得的点云数据量巨大,单幅数可达数百万个点,对于高密度点云,大量无用的冗余数据不仅计算量大,而且给曲面重构带来困难,因此需要根据需求减少测量点的数量。常用的数据精简方法包括等间距精简、倍率精简、等量精简、弦偏差精简等方法。数据精简不能单纯考虑精简前后数据量改变多少,还应注意对于复杂形状物体,不能因数据精简导致点云中特征的丢失,即应当处理好数据精简量与特征之间的平衡,在数据精简中,对于曲率变化小的位置可大幅减少点云数量,在曲率变化大的位置应减少或不进行数据精简。

3. 曲面重建　点云数据仅有点的三维坐标值,需要建立各点之间的拓扑结构以描述物体的形貌特征,三角网格模型形状简单、便于计算,可以表示任意拓扑结构的物体,能以较好的精度逼近物体曲面,已经成为各种曲面重建系统的常用表示方法之一,主要包括网格建立、网格简化、网格光顺等步骤。

对点云进行三角网格拓扑建立,目前主要有基于 Delaunay 三角化法、基于区域增长的三角化法以及基于隐式曲面拟合方法。Delaunay 三角化法是应用 Voronoi 对点云进行三角化,对每个采样点在各个方向寻找所有邻域点,通过各种约束优化三角形找出可能的邻近点来实现三角剖分;区域增长法是从一个种子三角形开始,按照一定的规则不断选择新点并加入当前的区域边界,生成新三角形,更新边界,直到遍历所有点,将所得数据集的初始剖分优化后,获取逼近被测面的三角网格;隐式曲面拟合方法是使用隐函数曲面拟合数据点,然后在等值面上提取三角形网格的一种方法。

三维模型需要大量三角网格对其进行逼近,网格简化是在允许的精度范围内,用相对较少数量的网格表示物体曲面模型,以减少模型的复杂性,便于物体网格模型的后期处理。目前网格简化方法主要有对网格几何元素(点,边,面)的合并、对网格几何元素的删除以及对网格顶点的重新采样。其中对网格几何元素删除的方法算法简单、使用方便、应用广泛,网格几何元素(点、边、面)的删除,又可细分为顶点删除算法,三角形删除算法,边折叠算法,三角形折叠算法等,在应用中需要根据不同的情况而选择适合的方法。

由于各种因素的影响,由测量数据直接得到的三角网格模型仍存在大量的噪声,需要对这种三角网格模型进行光顺处理。目前,用于三角网格模型光顺的算法主要有两类,能量法和拉普拉斯光顺法。能量法是用全部顶点作参数对原始网格模型定义一个全局能量函数,通过求解这个函数的约束最小解来调整网格顶点,能量法计算量较大,而且难以对局部形状进行控制;拉普拉斯光顺法是通过对每个顶点定义一个拉普拉斯算子来确定调整方向,然后沿此方向以一定的速度移动顶点达到调整网格的目的,该方法能有效调整网格至规则形状,网格密度与形状都趋于均匀。

曲面重建技术能够准确获取物证的三维测量数据,是动态现场重建的基础和前提;能够快速获取场景的三维模型,提供更加真实直观的现场模型,在刑事案件的现场资料的获取具有重要的意义。

第三节　物证 3D 测量

刑事案件中,物证的 3D 测量与现场重建可以为案件提供更细节的作案证据,为工作人员提供破案思路与方向,是案件侦破的重要有效依据。传统的物证测量一般采用现场拍照、千分尺测量、手工绘制等方法,有些重要物证甚至还需带出现场在专业机构中进行检测,这些粗糙的测量手段以及物证的移动对现场的真实性还原均具有不同程度的破坏。针对在案发现场中物证的不可碰触性以及需要较高测量精度的还原,本文介绍光学非接触式测量系统对物证进行 3D 测量与现场重建,无需移动物证即可将案发现场中的物证快速精确测量。根据测量原理的不同,目前物证的 3D 测量与现场重建主要采用基于正弦条纹投影的 3D 测量系统、基于 KINECT 的 3D 测量系统以及基于摄影的 3D 测量系统。本节是对第二节所述关键技术在物证 3D 测量与重建的具体应用,根据不同测量系统的测量速度、精度,范围等技术指标,详述其适用场合以及使用方法。

一、物证正弦条纹投影 3D 测量

1. 测量特点　基于正弦条纹投影的 3D 结构光测量系统单次测量幅面一般从几十厘米到几米,若与全局标志点三维摄影测量系统配合使用,测量幅面可以扩展到十几米,并能有效提高多幅测量点云的拼接精度,此测量系统的单次精度能够达到微米级,测量速度仅需几秒钟,拼接后整体测量精度为几百微米。对于表面变化剧烈的物证,这种测量方法在陡峭处往往会发生相位突变,使测量精度大为降低,因此特别适合于表面起伏不大、具有复杂曲面的高精度物证三维测量。

2. 系统组成　基于正弦条纹投影的 3D 测量系统主要由测量头(包括投影仪和摄像机,如 17-6 所示)、支撑架、标定板、电脑及相关测量软件等组成,投影仪用于投射正弦条纹,摄像机获取条纹图像,支撑架用于调节测量头位置,标定板用来获取相机的内外参数,测量软件用于处理图像并获取三维点云。

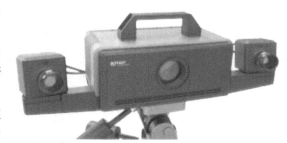

图 17-6　正弦条纹投影测量头

3. 测量步骤　采用正弦条纹测量系统对刑事案件的物证进行测量时,测量步骤一般分为测量前准备、物证数据采集以及数据处理三个部分,测量流程图如图 17-7 所示。

（1）测量前准备：将测量系统软件安装于电脑；确保测量头、电脑等线路连接正确；对物证表面进行预处理，需要对具有黑色锈蚀表面、透明表面以及反光面的物体表面进行处理，通常的方法是在物体表面喷一层白色物质；根据测量幅面调整测量头与物证之间的距离以及摄像机位置。另外，根据测量系统拼接算法的不同，有些需要在物体表面或者周围粘贴标志点，根据物证的形状与大小，粘贴时需要保证每个测量幅面内至少要识别三个及以上标志点。

（2）物证数据采集：摄像机内外参数的标定是正确计算测量物体三维坐标的前提，物证在进行数据采集

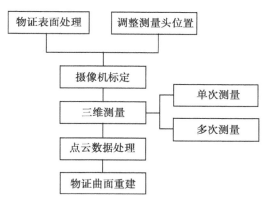

图 17-7　正弦条纹物证测量流程图

之前需要对摄像机进行标定。标定过程为：首先选择与物体幅面相应的标定板，然后调节摄像机光圈与镜头焦距，最后按照测量系统所要求的方法，通过系统软件对相机进行标定，若标定结果超出精度范围或显示标定失败，重新操作以上步骤。以下情况需要重新标定：当测量头重新安装后、任意一个摄像头镜头调整后、测量时参考点测量不出来时以及室温显著变化后都需要重新标定。

标定完成后对物证进行三维测量，对于较小且表面平坦的物证，采用单视测量即可获得物证的三维点云；对于凸起状物证，需要旋转物证，多次测量拼接后才可获得物证整体形貌；对于较大幅面的大型物证，需要通过多视角多次测量才能获得整体点云，配合摄影测量获得的全局标志点，可提高拼接精度。

（3）数据处理：在测量软件中可实现点云的自动拼接、融合、精简等功能，如需更多处理，可将测量的海量点云导入三维重建软件（如 GEOMAGIC、IMAGEWARE）中进行处理，经过点云拼接、精简、三角化等点云预处理操作，可重建物证三维曲面，在软件中还可以通过表面纹理重建功能获得物证颜色信息。

二、物证 KINECT 3D 测量

1. 测量特点　KINECT 单次测量幅面一般为几厘米至几十厘米，测量精度为毫米级，拼接完成后测量幅面可达数米，KINECT 测量系统体积小、性价比高、便于携带、使用方便，是一款性能强大的三维测量设备，十分适合物证的 3D 快速测量。

2. 系统组成　基于 KINECT 的 3D 测量系统仅由 KINECT 设备、电脑以及测量软件三部分组成，其中 KINECT 设备用于现场测量，包括 KINECT 主机和电源适配器，主机如图 17-8 所示，主要有红外光源、彩色摄像头、红外摄像头等，其中红外光源用于将激光均匀投射在测量空间中，彩色摄像头用来收集 RGB 数据，红外摄像头用来采集物体的深度数据。电源适配器由数据输出端及电源端构成，其中数据输出端接口为 USB 接口，可直接与电脑主机连

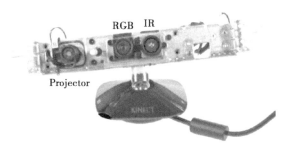

图 17-8　KINECT 主机结构

接进行数据传输。测量软件用于实时记录测量数据并进行后期处理。

3. 测量步骤　采用 KINECT 测量系统对刑事案件的物证进行测量时，测量步骤一般分为测量前准备、物证数据采集以及数据处理三个部分，测量流程图如图 17-9 所示。

（1）测量前准备：在 windows 系统中安装 KINECT 驱动程序（如 OPEN NI，需要依次安装 OpenNI，SensorKINECT，SensorPrimesense），安装完成后重启电脑并检查驱动已成功安装；然后把 KINECT 硬件与电脑相连，通过的 OPEN NI 程序包中的测试程序确定 KINECT 能够正常使用。另外，要实现 KI-

NECT 的三维测量功能,还需要安装相关的三维测量软件,如 skanect、ReconstructMe 等。

(2)物证数据采集:在 skanect 软件中,根据测量需求设置物证类型、构建尺寸等,KINECT 有效测量距离范围是 0.4~3m,调整 KINECT 与物证之间的距离,软件会自动提示距离是否合适。在使用 KINECT 对物证进行 3D 快速测量时,一般无需对光源及摄像机进行标定,KINECT 出厂时已对其标定完毕。将物证放置于旋转台上,如图 17-10 所示,调节 KINECT 与物证至合适距离,对于较小物证的测量,可以使 KINECT 固定,测量时只需旋转物体,对于较大物体,可以将 KINECT 固定在一个升降台上,旋转台每旋转一个角度,升降台上下测量一次,直至整个三维模型测量完成。另外,当没有辅助支撑时,可以手持 KINECT 围绕物体进行测量,由于手抖会发生测量物体偏移模型位置,测量软件(skanect 软件)会提示是否需要重新测量。

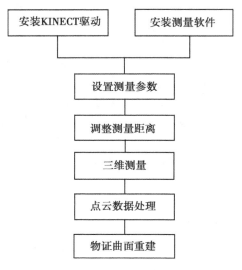

图 17-9　KINECT 物证测量流程图

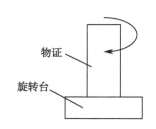

图 17-10　KINECT 物证测量方式

(3)数据处理:基于 KINECT 测量点云的数据处理功能主要有光滑修复、简化面片、填补孔洞、颜色修复等,由于 skanect 软件的曲面重建功能较少,不能满足较高要求的三维重建,skanect 软件还可以将测量模型以 ply、stl 等多种格式导出。对于三维重建精度要求较高的物证,可将三维点云导入曲面重建功能强大的 GEOMAGIC、IMAGEWARE 等软件中进行点云处理并重建物证三维模型。

三、物证 3D 近景摄影测量

1. 测量特点　基于多幅图像的 3D 摄影测量时物体表面没有辅助信息,仅依靠图像中物体自身的特征进行匹配,因此适合于测量精度要求不高且具有较多特征的物证测量,致使获取点云的整体精度较低,仅为毫米级,测量幅面在几米范围内。相较于其他技术手段,近景摄影测量设备成本低廉、采集时间短、数据量小,数据处理速度也较为快捷,精度也能满足一般要求。3D 摄影测量主要是对多幅图像进行处理,图像处理软件是摄影测量的重点,物体点云模型的质量主要取决于照片的数量和摄像机分辨率。

2. 系统组成　摄影测量系统主要包括一台高分辨率数码相机、电脑及相关图像处理软件,如图 17-11 所示。数码相机用于对物证进行多角度拍摄,将多幅图像导入图像处理软件中进行物证三维点云的计算并重建物证模型。

3. 测量步骤　采用 3D 摄影测量系统对刑事案件的物证进行测量时,测量步骤一般分为测量前准备、物证数据采集以及数据处理三个部分,摄影测量流程图如图 17-12 所示。

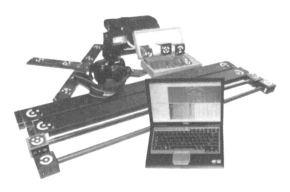

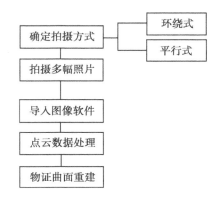

图 17-11　物证摄影测量系统　　　　图 17-12　物证摄影测量流程图

（1）测量前准备：利用 3D 摄影测量系统对物证进行测量时，仅需准备好高分辨率相机及处理软件的正常运行。

（2）物证数据采集：针对不同幅面、不同特征的物证，需要采用不同的拍摄方式，如图 17-13 所示，对于单独物体进行拍摄时，需正对物体并相隔一定角度环绕拍摄，相隔角度较大时，由于图片拍摄的不全面致使匹配失败无法生成三维点云，建议以较小角度环绕物体进行照片拍摄；对于较大物体一个表面进行拍摄时，需要正对物体，且尽量保持所拍摄位置与物体表面距离一致。

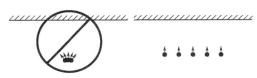

图 17-13　环绕式拍摄与平行式拍摄

（3）数据处理：本文主要介绍 AgiSoftsPhotoScan 软件的使用流程。首先，导入拍摄图像并隔离背景。在软件中导入所有拍摄图像，可依次导入，也可以根据需要随时穿插导入；拍摄图像中主要包括背景和物体，为减少后期数据处理量，需要把背景隔离，保留所需物体的图像。然后，进行数据定向，点云提取。对导入图像进行定向，使之统一到一个坐标系下，然后通过点云提取功能从原始照片数据中提取带有坐标信息的点云数据。另外，为了限制点云处理范围，软件中带有根据物体大小自动获取范围的立体矩形框。再然后，对点云进行三维重建：在软件中物体三维重建模块需要花费大量时间，需要设定的参数有物体类型、模型类型、模型质量、面片数量等。最后，纹理映射并输出模型，软件中提供了纹理映射功能使重建模型更加逼真，需要设置的参数有：映射模式、填补空洞、图像长度和宽度、颜色深度等。另外，有多种输出格式供用户选择，比如图像 JPEG、点云 PLY 等。

第四节　场景 3D 测量

刑事案件的现场重建不但要对重要物证进行三维重建，还需要对场景建立三维模型。场景的 3D 测量与现场重建是指案发现场作案人员活动的场所，一般包括自然景物、公共设施、建筑、室内陈设等，作案场景能够反映出案发现场的整体情况，能够提供案发现场所处的位置以及周围环境、物证之间的关系等，是办案人员侦破案件中重要的信息。传统的场景 3D 测量与现场重建采用 360°全景拍照的方法，将摄像机置于某一固定点，通过旋转拍摄场景的二维照片并拼接成全景图，这种方法仍然是二维图形的简单拼接，无法获得场景中准确的三维测量数据。刑事案件现场的场景测量具有测量幅面较大、精度要求不高、测量速度快等特点，本文介绍光学非接触式测量系统对场景进行 3D 测量与现场重建，能够对场景中的所有物体进行三维重建，为工作人员提供准确的测量数据和直观的现场模型。根据测量原理的不同,目前场景的 3D 测量与现场重建主要采用大视场 3D 激光测量系统、大视场关键点 3D 摄影测量系统以及小场景 KINECT3D 测量系统。本节旨在对第二节所述关键技术在场景3D 测量与重建的具体应用,根据不同测量系统的测量速度、精度,范围等技术指标,详述其适用场合以及使用方法。

一、大场景 3D 激光测量

1. 测量特点　脉冲式激光测量系统测距较远(几十米到几百米),精度为厘米级,采样点速率可达到数千点/秒,在刑事案件中,很适合测量具有较大幅面的作案场景,如室外植被、房屋、地貌等大环境特征。相位式激光测量系统测距相对较近(几米到几十米),精度为毫米级,采样点速率可达万点/秒,适用于近距离的场景测量,如室内陈设、交通事故等。3D 激光测量系统分辨率高,抗干扰能力强,可以避免阴影和遮挡等问题,但价格也较高,通常在几十万甚至上百万。

目前市面上较为成熟的大视场激光扫描仪有美国 FARO 公司的 Laser Scanner Focus3D 激光扫描仪、德国莱卡系列,日本宾得系列等,整个扫描过程可实现全自动化,根据测量精度的不同要求及场景的复杂程度,需要几分钟~几十分钟的测量时间获取三维点云。

2. 系统组成　3D 激光测量系统主要包括激光测量仪、固定支撑架、高性能电脑、数据处理软件及其他附件设备等,如图 17-14 所示,激光测量仪主要由彩色摄像机、激光发射系统、激光接收系统以及信号处理系统组成。彩色摄像机用于获取场景的彩色信息,激光发射系统由激光器发射激光脉冲,此激光脉冲通过发射光学系统准直后射向被测物体,同时一小部分信号送入激光接收模块作为参考脉冲;激光接收系统通过接收光学系统接收反射回来的脉冲信号;信号处理系统主要用于对激光脉冲信号的各种处理,如光电转换、信号控制等。

用于 3D 测量的激光发射系统中安装有测量范围控制装置,通过内置伺服驱动马达系统精密控制多面扫描棱镜的转动,决定激光束的出射方向,使脉冲激光束沿横轴方向和纵轴方向快速扫描。目前,扫描控制装置主要有:摆动扫描镜和旋转正多面体扫描镜,如图 17-15 所示,摆动扫描镜为平面反射镜,由电机驱动往返摆动,扫描速度较慢;旋转正多面体扫描镜在电机驱动下绕自身对称轴匀速旋转,扫描速度较快。

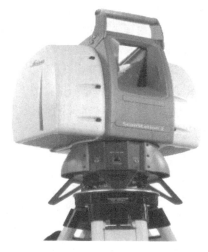

图 17-14　3D 激光测量系统

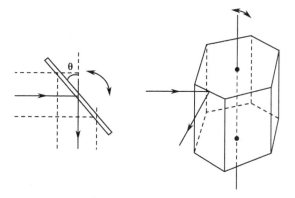

图 17-15　3D 测量控制装置

3. 测量步骤　采用 3D 激光测量系统对刑事案件中的场景进行测量时,测量步骤一般分为测量前准备、场景数据采集以及数据处理三个部分,场景激光测量流程图如图 17-16 所示。

(1)测量前准备:根据刑事案件中场景的测量对象、幅面大小、测量精度等要求选择合适的 3D 激光测量系统,然后,根据案件场景的特点,确定测量仪的设站数量、设站位置,一般分为单站测量与多站测量两种布站方式,如图 17-17(a)所示,单站测量是将测量仪置于现场中,激光测量仪自动旋转一周,记录视场范围内场景的三维形貌。当单站测量因遮挡无法测量整个场景时,如 A 遮挡 B,可选用多站测量方式。多站测量与单站测量方式相同,如图 17-17(b)所示,只是需要将多个站点扫描到的图像拼接起来,可利用全站仪或 GPS 对激光测量仪进行定位,也可利用靶标球通过球心点三维坐标进行拼接不同站点所测得的三维点云。

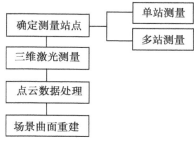

图 17-16　场景激光测量流程图

（2）场景数据采集:现场场景测量时,根据需求设置系统参数,比如视场大小、采样密度等;然后进行现场数据采集,对每一次采集的三维数据都需要进行现场分析判断否符合要求,初步进行质量控制及数据分析,及时调整设站位置及采样参数。比如,对场景中一栋大楼进行三维激光测量,通过布置多个站点对大楼进行测量,可采用如图 17-17(b)中的多站布站方式。

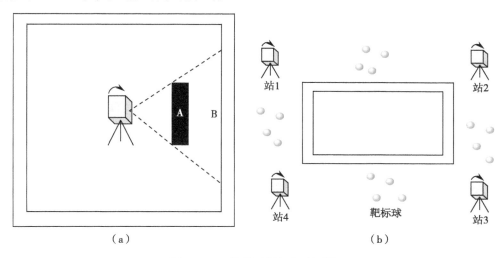

图 17-17　单站测量与多站测量

（3）数据处理:对测量三维数据的处理是现场重建中的重要环节,主要利用系统后处理软件对三维点云进行预处理,一般先对单次测量数据进行预处理,然后进行拼接等操作。在点云处理过程中,根据实际需要,软件中的各功能可以穿插使用,如需更精细的点云处理,还可以导入其他相关点云到处理软件中进行处理并重建曲面。

二、大场景关键点 3D 摄影测量

1. 测量特点　关键点的 3D 摄影测量可以精确获得大视场下离散目标点的三维坐标以及关键距离、角度值等,测量范围可达几十米。此系统能够在极短时间内准确获得物体的三维信息,从而实现物体关键点的三维建模,具有无接触、灵活、快速等优势,非常适合对具有不规则自由曲面的大中型(几米到几十米)物体表面尺寸的三维测量,精度可达 0.01mm/m,在机械零件测量、反求工程、虚拟现实等方面具有广泛的应用前景。与其他测量技术相比,关键点近景摄影测量技术不受被测物体的大小、外形的限制,能够有效减少拼接累积误差,提高整体三维数据的测量精度,可以代替传统的激光跟踪仪、经纬仪等,没有繁琐的移站问题,可以全方位方便测量大型工件。

2. 系统组成　关键点大视场摄影测量系统主要由高分辨率数码相机、标志点、定比例尺、高性能电脑以及测量分析软件组成(图 17-18)。数码相机用于获取场景图像,标志点是需要获取精确测量位置的关键点,定比例尺作为关键点测量结果的比例,电脑及测量分析软件用来处理图像获取关键点的精确三维信息。

3. 测量步骤　采用大视场下 3D 关键点摄影测量系统对刑事案件的场景进行测量时,测量步骤一般分为测量前准备、场景关键点数据采集以及数据处理三个部分,场景关键点流程图如图 17-19 所示。

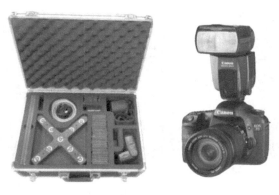

图 17-18　关键点摄影测量系统

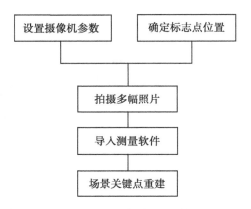

图 17-19　场景关键点摄影测量流程图

（1）测量前准备:摄影测量的照片拍摄方法与普通的摄影有很大不同,通常需要关掉单反摄像机大部分的自动功能,需要严格按照要求对摄像机进行设置。编码点尽量均匀散布在物体上,非编码标志点在被测物体上的放置位置由测量任务来确定。标尺摆放必须保证其标志点在计算过程中能够被重建出来。

（2）场景关键点数据采集:首先根据场景幅面与关键点测量要求放置编码点,测量系统要求每张照片上至少要保证清晰地拍多个编码标志点;拍摄时,避免随意变动摄像机及镜头的参数,根据标志点的大小选择合适的拍摄距离,每个非编码标志点一般至少要出现在三张照片中,而且在每个拍摄位置绕镜头轴线旋转相机拍摄多张照片。

（3）数据处理:将拍摄的所有场景照片导入关键点摄影测量系统软件中,即可输出所有标志点的三维坐标,如果计算结果不满意,还可以根据需要继续插入相关图片。使用软件测量功能,可以精确测量并标注测量距离、角度等,处理完毕后可输出现场图。

结构光测量系统每次只能测量一定大小的幅面范围,对于大型工件或者回转工件的测量,多次测量的拼接误差较大,3D 关键点近景摄影测量通过对测量场景全局关键点的精确测量,结构光测量系统利用全局点进行拼接可以很好地控制全局误差。通过测量物体表面关键点不同时间点的三维点坐标,还可以获得这些关键点的三维坐标随时间的变化规律,从而计算得到这些点的变形量、速度、加速度等参数。

三、小场景 KINECT 3D 测量

1. 测量特点　KINECT 不仅可以对物证进行三维测量,还可以对适合幅面的小场景进行快速三维测量,其测量特点与物证测量中使用的 KINECT 测量系统相同,通过自动拼接,可实现十米以内的小场景 3D 测量。

2. 系统组成　系统组成与物证测量中使用的 KINECT 测量系统相同。

3. 测量步骤　采用 KINECT 测量系统对刑事案件的场景进行测量时,KINECT 设备调试与准备与物证测量中的方法相同。由于场景中测量幅面较大,一般将 KINECT 安装于升降台上,如图 17-20 所示,测量时,KINECT 先从上而下（或从下而上）测量垂直方向上的场景,然后移动升降台至相邻场景位置继续测量。整

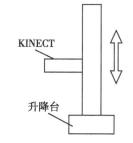

图 17-20　KINECT 场景测量方式

个测量过程点云自动拼接,当测量到一个比较满意的三维点云模型时,就可以在 skanect 软件中进行点云处理并建立场景的三维模型。

第五节　现场重建

刑事案件中的现场重建是将案件发生的整个过程进行动态还原,是物证与场景 3D 测量的目的所在,传统的现场重建一般采用实物破坏性试验、生物样本试验等方法,成本较高且具有较大的危险性,计算机仿真技术是采用虚拟方法在计算中对整个案发过程进行动态模拟重建,具有成本低、不具有危险性等优势,为案件侦破提供科学的理论依据。3D 测量能够保证关键物证不被破坏,能够真实、准确、完整地记录案发现场形态,为计算机仿真建模提供了原始数据。刑事案件的现场重建分析,能够辅助办案人员快速、高质量地对案件进行分析并作出判断,进而研究案件发生的原因及过程,具有重要的意义。

针对刑事案件的现场重建,计算机虚拟仿真的关键技术主要有物体建模、运动控制以及画面处理。

1. 物体建模　物体建模是指对物体的描述,一般采用正向建模和逆向建模两种方法。正向建模主要应用三维造型软件对仿真物体进行建模;逆向建模采用 3D 测量获取物体形貌点云,通过曲面重建反求出物体模型。现场重建中计算机仿真物体建模的关键是对运动物体进行建模,建模时不仅需要通过赋予模型质量、密度等物理参数获取物体的基本性能,还需要对接触物体之间的接触、连接方式、相互运动等做相关处理。

2. 运动控制　运动是指物体随着时间的变化在模型内部以及模型之间发生相对运动。在人体虚拟建模中,通常采用物理建模方法能对人体的动态过程进行描述,将多刚体模型代表人体骨骼结构,刚体之间通过铰链连接,通过建立运动方程各铰链确定人的运动姿势。对于发生相互接触产生变形的物体建模,通常采用力学领域中的能量守恒定律、牛顿第二定律等求解运动物体的接触碰撞问题,同时,曲面自由变形技术应用于碰撞过程,使仿真过程真实可靠。

3. 画面处理　画面处理是为了重建出具有真实感的三维现场模型,通常采用纹理映射技术将二维图像映射到三维图形表面上,使现场重建模型更加生动、自然。刑事案件中纹理映射主要指颜色纹理映射,通过采用与表面上点的位置有关的值来获取精确的纹理坐标,赋予相应的颜色属性,映射方法主要有参数化曲面、非参数化曲面和基于小变形的纹理映射方法。

4. 现场重建应用　对刑事案件进行现场重建时,其应用过程包括 3D 测量、案件重现以及后处理三个方面。3D 测量主要通过各种 3D 测量系统对案发现场进行信息采集、绘制现场图等;案件重现是根据现场关键数据准确计算出各种未知动力学参数;后处理是通过计算机动画仿真直观显示分析结果。

5. 3D 测量　现场重建的首要工作是对案发现场所有物体进行 3D 测量,根据测量对象的不同,一般采用一种或者多种 3D 测量系统配合使用。在一个需要多个测量系统进行测量的现场重建实际应用中,一般采用如下步骤:

首先,确定现场全景与物证的准确位置。一般采用在现场中关键位置处放置标志点的方法确定现场中不同物体的相对位置,比如,在场景和物证表面或者周围均放置标志点,采用 3D 关键点摄影测量的方法获取所有标志点的准确位置,假设使用 3D 条纹投影测量系统测量物证,使用 3D 激光测量系统测量场景,通过物证、场景中的标志点与摄影测量所获取的全局标志点进行匹配,即可定位所有物体位置。

然后,根据测量精度、速度等要求,采用合适的 3D 测量系统对现场物证、场景等进行测量。一般情况下,对获取的海量点云需要在各自的测量系统软件中进行初步处理,如点云融合、精简、去噪等,对于场景等主要作为直观观察使用,可直接进行曲面重建,对于关键点的测量,在测量系统软件中也可以直接获取精确三维坐标,对于重要物证,需要导入专业处理软件中进行精确处理,图 17-21 采用

Geomagic 软件对汽车前盖的点云处理结果。另外,为了更逼真的还原物体,还可以在软件中用纹理映射等方法对物体进行画面处理。

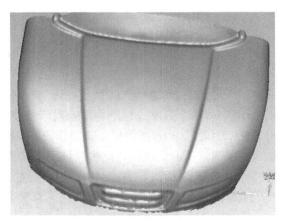

图 17-21　汽车前盖曲面重建

最后,在现场重建软件中的建立坐标系。不同的 3D 测量系统都使用其自身的坐标系,在点云处理完毕时需要将所有点云数据统一到同一个坐标系下。将案发现场所涉及的所有物体导入现场重建软件中并统一坐标系,另外,为了案件的需要,对于不在案发现场的人或物体,也可以重新对物体造型或者在数据库中提取。此时,刑事案件的静态三维现场模型建立完毕,可根据需要测量任意位置的尺寸和形状,也可生成各种平面图。

6. **案件重现**　案件重现是刑事案件现场重建的重要环节,主要根据案发现场中相关物证及关键点的 3D 测量,通过运动碰撞、能量守恒等动力学定律获取基本运动参数,在动力学分析软件(如 ADAMS、LSDYNA 等)中导入 3D 模型,输入速度、位移等在现场中可获取的基本参数,定义物理特征等,通过计算机的高效数据计算与处理能力,获取案件的重要信息,对于简单的移动、坠楼等问题,也可根据经验公式推导获取实际运动过程。比如,对于交通事故中通过急刹车车痕关键点的测量,可获取刹车前的车速;对于汽车碰撞案件,通过在动力学软件分析接触变形,其结果与案发现场做比较,可以修正案发前的各种参数并最终验证现场重建的正确性。

7. **后处理**　为了更好地让公安机关可以形象化的看到模拟的犯罪嫌疑人的行为,做出合理的判断,采用计算机仿真的动态效果重现事故发生过程,使办案人员可以根据虚拟人的行为是否合乎逻辑和运动行为规律来判断假设的行为是否正确可信。动画后处理方式使鉴定内容更全面、更真实,无须大量物力消耗,整个仿真过程计算时间短、仿真效率高、结果易修正,是进行事故鉴定或事故原因分析及责任认定的重要辅助方法。图 17-22 为模拟动态现场重建过程截图,按照案件重建的理论计算,可得知此交通事故的原因是汽车先碰触到路边的水泥桩,司机急速右转导致副驾人员头部撞击方向盘,而汽车撞上迎面树木。

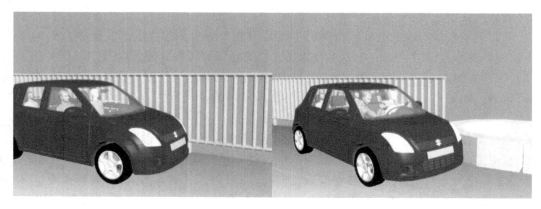

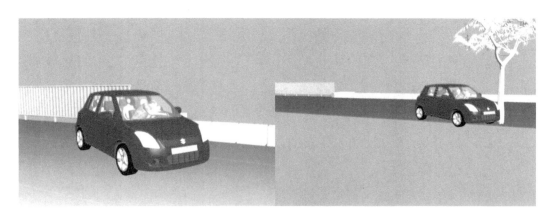

图 17-22　交通事故现场重建

（梁　晋）

思考题

1. 目前对物证的 3D 测量有哪几种方法？每种方法的特点是什么？
2. 结构光 3D 测量的原理是什么？适用范围及精度？
3. 对于场景 3D 测量，常用的方法有哪些？
4. 从原始 3D 点云到曲面重建需要如何处理？
5. 现场重建的一般步骤是什么？

第十八章 昆虫物证

昆虫常出现在尸体腐败过程中,它们促进了尸体的分解。18世纪末,人们开始意识到昆虫能够提供很多关于尸体的信息,特别是尸体存在的时间也就是死亡时间,由此所形成的一门学科即法医昆虫学。在本章中我们将对法医昆虫学的定义、应用范畴、发展历史、应用原理、尸体上的主要昆虫、应用方法及现场的操作规范等进行介绍。为了表述方便,在本书中,我们仍将以法医昆虫学学科的形式展开本章内容。

第一节　法医昆虫学基础理论

法医昆虫学的历史可以追溯到13世纪的宋朝,在宋慈所撰写的洗冤集录中有多处写到昆虫。西方的法医昆虫学诞生于法国,法医昆虫学的诞生跟临床医学很有关系。在当时文艺复兴以后,伦敦及巴黎各大医学院均面向学生开设解剖课,有时尸体不够用,就有人偷埋葬的尸体卖给医学院,这些送到医学院的尸体很多已经长虫,有人注意到这些尸体上昆虫的不同,其中一个叫辛普森的法医病理专家对这些昆虫进行了研究,发现有41种。其后,法国医生 Mégnin 对野外暴露的尸体上的昆虫进行了研究,发现暴露于地面上的尸体,其腐败过程可以分为8个阶段,每个阶段的昆虫皆有所不同,根据昆虫种类即可判断出死者的死亡时间。由此诞生了法医昆虫学。

一、法医昆虫学的概念

法医昆虫学(forensic entomology,medicocriminal entomology)是运用昆虫学及其他自然科学的理论与技术,研究与某些犯罪事件或其他诉讼有关的昆虫以及节肢动物,从而为司法实践提供以死亡时间为主的线索及证据的一门科学。法医昆虫学一词来自于英文 forensic entomology,由于法医昆虫学也包含了很多不涉及法医的诉讼,故也有人主张该学科应该叫"法庭昆虫学"。

法医昆虫学是介乎于法医学和昆虫学之间的一门交叉学科,它应用的是昆虫学的知识,但解决的是法医学的问题。在国际上,又把法医昆虫学分为三个方面:(1)与建筑物害虫、居室害虫、庭院害虫有关的部分,主要指在城市生活环境,因为昆虫引起的民事纠纷,比如白蚁防护部门对白蚁处理致使建筑物受损而引起的诉讼;或者某人开办养猪场产生大批苍蝇对周围的居民造成干扰;比如邻里之间因施用杀虫农药而引起的纠纷。(2)与储藏物有关的部分,主要是商品特别是食品和药品中存在不应有的昆虫或昆虫残肢;比如某人买回的蜂蜜里发现大量蚂蚁,去餐厅吃饭吃出昆虫,从而引起的诉讼;(3)与命案、伤害案件及虐待有关的部分。通过昆虫的生长发育规律和在尸体上的演替规律能够对死者的死亡时间做出推断,通过昆虫的分布特点能够对案发地点或作案环境作出判断和刻画,比如在美国洛杉矶一年轻女性被一戴滑雪面具的男性强奸,通过从该男性住所发现的面具上面的苍耳种子里的毛虫证明在案发时间该面具在出事地点使用过。通过昆虫体内的毒物情况能够对死者的中毒情况作出判断。在虐待方面,如果对老人照顾不周,卫生条件不好则很快会生蛆,这些昆虫就是疏于照顾的证据。在德国,一个老妪死在家里很长时间,警察发现她的一只脚被塑料袋绑着,在里面有很多中等大小的蛆虫,而她身体的其余部位无蛆虫,经分析认为该蛆虫是在生前因脚部溃烂而入侵的,从而对其保姆进行了起诉。另外,用蜂故意蜇小孩也属于此范畴。当然,对于昆虫的应用是非常灵活的,在美国一女子被强奸,凶手并没有留下精斑,但却给受害人传染了一种昆虫——阴虱,从该阴虱的胃里提取到凶手的 DNA。美国警察经常检查车辆挡风板后面累积的昆虫,从而判断该车辆经过的地点。

二、法医昆虫学的理论依据

在自然界,当某地出现一具尸体时,在大多数情况下,成千上万的昆虫会很快爬满尸体,在尸体上取食、繁衍、生长发育,它们是尸体分解的最主要成员。在相当长一个历史时期,这些昆虫的存在被忽略了,它们通常只被当做令尸体显得更加毛骨悚然的无用的东西。昆虫学有助于对尸体的死亡时间、死亡地点、死亡原因及其他事实真相的分析判断,其最主要的价值在于对死者死亡时间的判断。理论上来说,从死亡几小时的尸体到数年的尸体,根据昆虫及其他节肢动物的相关规律都可以对其死亡时间进行推断,但事实上,1~2 个月以内的尸体,利用昆虫所判断的死亡时间相对比较准确。据调查发现,在法国涉及命案的尸体百分之七十是在野外被发现的,而其中百分之六十的死亡时间在 1 个月内。而这个时间段也是案件侦破相对比较容易的阶段,因此昆虫对于死亡时间推断的意义不言而喻。

在地球上已经发现了大约 100 万种昆虫,从赤道到两极、从海洋到沙漠、从森林到草原,都可看到昆虫的踪影,因此,它们是地球上仅次于人类的成功者。大部分昆虫都有翅膀,这赋予它们行动迅速的能力。昆虫嗅觉灵敏,据在南美安第斯山的研究,用放射性核素标记的苍蝇,在十几公里外用肉类可以诱惑它们飞过去取食。根据昆虫为刑事案件及民事案件提供证据的理论依据的要点可列举如下:

1. 在自然界中,昆虫不仅取食动物的尸体,而且在尸体上、尸体中不断活动,帮助了大量微生物进入尸体,加快其崩解。在动物尸体的分解中,昆虫无疑起着极其重要的作用。对于人类尸体亦复如此。这是法医昆虫学工作的基础。

2. 昆虫是尸体的首先发现者,特别是尸体被藏起来以后,通常在户外的死亡现场,丽蝇一般在死亡发生后不久即到达尸体并产卵。

3. 作为尸体上的活的生物,伴随着尸体的腐败,昆虫同步生长,无形中用其日龄(相当于人类的年龄)充当了死亡时间的记录器。而作为变温动物,昆虫的生长发育速率取决于环境,根据环境温度等条件可以比较准确地计算其发育时间,从而推断出死者的死亡时间。

4. 昆虫种类繁多,要求、反应各异,不少种类的昆虫和节肢动物常常在尸体上有规律地先后出现及消失,呈现一定的演替。这种演替可以用来推断尸体的死亡时间。

5. 昆虫寿命一般较短,大多数只有几十天或几个月。同时,昆虫属于变态发育,不同发育阶段形态差异很大,便于分析其发育时间,进一步分析死亡时间。

6. 为了迅速地占有尸体上的有机物质,昆虫能够在很短的时间内在尸体上建立其庞大的种群,在尸体上的昆虫存在着复杂的种内竞争和种间竞争,这样的结果,一方面,尽管尸体上的昆虫个体惊人,但优势种类往往只有几种或十几种,便于辨认和研判;另一方面,在大部分季节,蝇类昆虫只能在尸体上大规模发生一代,尸体上的肌肉组织即被取食殆尽,因此,由于较少世代更替,死亡时间推断更容易操作。

7. 各种昆虫都有一定的地理分布范围和适生场所,即使是相同种类也常常存在地理亚种或地理型,因而尸体上的昆虫可为推断死亡的地点、尸体是否被转移等提供科学依据。

8. 化学药物及毒物通过食物链(food chains)而转移,甚至富集。毒物中毒、尸体内脏、肌肉内毒物含量与尸体上蝇类幼虫或蛹内毒物含量之间,存在着一定的规律,往往呈现出一定的数量关系,在其他毒化证据难以采集的情况下,昆虫材料可以作为判断中毒等死亡原因的证据。

9. 由于人类生活的空间到处都有昆虫,假使在调查中,一般情况下理应存在昆虫的尸体上没有发现昆虫,显然不是正常现象,可能存在某些人为的干扰因素,无疑这也可以为调查提供线索。

10. 昆虫对尸体的破坏能形成类似于损伤的特征,正确辨别这些特征有助于对死者损伤及案情的准确判断,比如红火蚁能形成类似于烧伤的特征,皮蠹取食能形成类似于损伤特征,有些甲虫能形成类似于弹孔的特征。

11. 蚊虫、蝇类及甲虫在案发现场的取食、爬行、飞行、交配等活动常常会形成血痕,对这类血痕的正确认识有助于法医血痕分析。

12. 对老人或儿童疏于照顾有时会引起蛆虫在粪便或受伤部位的孳生,根据这种情况可证明虐待的存在。

13. 昆虫的胃(嗉囊)是储存器官而不是消化器官,因此从昆虫的胃内容能够提取出人类 DNA,有助于对凶手的查找。

14. 昆虫对食物、衣物或其他人类物品的污染方面的诉讼:在人类的生活中,经常出现人类的食物及衣物等被昆虫或昆虫的残肢污染的情况,比如在中国某年出口到日本的一批衣物上发现蚂蚁、中国的某品牌食用油中发现苍蝇、中国某品牌水饺中发现苍蝇、中国上海某年发现某类消炎药品中有苍蝇、中国某著名品牌饮料内发现虫卵。通常这种情况的出现较多是消费者故意所为从而向餐馆、商家索赔,对其处理需要用到昆虫学知识。

三、嗜尸性昆虫在尸体上的演替

(一)演替的概念

嗜尸性昆虫(Sarcosaphagous flies),就是嗜好在尸体环境出现的昆虫,它包含了所有在尸体及其周围出现的昆虫,包括以尸体为食物的尸食性昆虫,也包括以腐败有机质为食物的腐食性昆虫,更包括蚂蚁、胡蜂等昆虫。

演替(succession)一词,来自于英文'succession',所谓昆虫的演替,就是昆虫在尸体上出现和消失的先后次序,这个次序,既包括各类昆虫在尸体上出现的次序,也包括了各类昆虫在尸体上的消失的次序,既指一种昆虫整体在尸体上的先后次序,也包含该物种不同虫态,比如卵(egg)、幼虫(larva,larval)、蛹(pupa)、成虫(adult)以及虫蜕(exuvia)或者蛹壳(case of pupa)、昆虫化蛹孔、羽化孔甚至粪便在尸体上的先后次序。它实际上是指一个物种在尸体环境中的存在时间。

演替的概念,是由法国法医昆虫学家 Megnin 最先提出,他通过对野外的尸体研究后提出:暴露于地面的尸体,其腐败变化过程可以分为若干个相互连接的阶段,每一阶段皆有相应的节肢动物(昆虫及螨虫等)出现,根据这些节肢动物的种类,即可以推断死者的死亡时间。演替是法医昆虫学的应用基础。

(二)演替阶段的划分

传统的法医学对于尸体的死后情况主要根据死后变化或尸体现象来解读的,尸体现象分为早期尸体现象和晚期尸体现象,而早期尸体现象包括肌肉松弛、尸冷、尸僵、尸体痉挛、皮革样化、角膜混浊、自溶等。晚期尸体现象包括尸臭、尸绿、泡沫器官、腐败水气泡、巨人观、白骨化、干尸等。

由于法医昆虫学主要关注的是尸体的死亡时间,因此对于尸体的腐败过程及昆虫在尸体上的出现、发展、繁衍、消失等的研究就显得至关重要。可以说,法医昆虫学就是通过对昆虫生长发育规律以及其在尸体上的情况进行研判综合得出死亡时间的。由于不同条件下的尸体腐败明显不同,从而导致昆虫的情况也不同,法医昆虫学者一般根据客观条件将死后尸体划分为若干类型,包括暴露尸体、土埋尸体、水淹尸体、火烧尸体、室内尸体、室外尸体等类型。

1. 暴露尸体 暴露尸体的腐败过程一般可以分为 5 个阶段:新鲜期、肿胀期、腐败期、后腐败期和残骸期。各阶段的主要特征如下:

(1)新鲜期(fresh stage):本阶段开始于死亡发生时,结束于肿胀发生前。最先到达尸体的为丽蝇科和麻蝇科昆虫,卵或幼虫被产在尸体的天然开口,主要在头部(眼、鼻、耳、口腔)和会阴部位,伤口也是主要部位。

（2）肿胀期（bloated stage）：最初尸体只轻微的肿胀，后期则完全膨胀。尸体内部温度开始上升。肿胀高峰期，昆虫强烈的被吸引到尸体上。液体从尸体自然开口泄漏出来，带强烈氨味，使得尸体下面的土壤呈碱性，土壤节肢动物本阶段开始离开尸体下的土壤。

（3）活跃腐败期（active decay stage）：尸体爆裂并塌陷，大量气体泄漏出来，在此阶段尸体组织减少的速度最快，因此命名为活跃腐败期。双翅目昆虫仍为主要类群，鞘翅目昆虫开始造访尸体。一些捕食性昆虫，如隐翅虫科，在肿胀早期可能到达尸体，腐败后期大量腐食性及捕食性甲虫到达尸体，大部分麻蝇和丽蝇完成发育，离开尸体化蛹。尸体上大部分的肌肉都被蝇类幼虫所吞噬。

（4）后腐败期（postdecay stage）：尸体只剩下毛皮、软骨和骨头，双翅目昆虫不再是尸体上的主要节肢动物，各种甲虫大量出现，物种数量明显增多，在潮湿的栖境，鞘翅目有可能被双翅目及其滋生物所代替。

（5）残骸期（skeletonization stage）：当只剩下骨头和毛发时，尸体上没有显著的昆虫出现，尸体下面土中的生物开始恢复正常。本阶段早期残骸下土壤中有可能出现大量螨类，本阶段时间持续很长，在数月或数年后尸体下面土壤的变化仍可被探测到，主要取决于尸体位置。

对于尸体腐败阶段或演替波的划分，不同作者看法不一致。Megnin认为暴露人尸上节肢动物有8个演替波，Stefani从许多事例，包括人尸在内辨认出6个演替波；这主要由于区分的界限往往不很明显，分段是人为的。Schoenly & Reed曾指出在描述尸体上物种的变化时，过度的强调了腐败阶段的划分。但不管为何，存在着演替则是公认的。

2. 土埋尸体　土埋尸体由于泥土的障碍作用，尸体腐败及昆虫区系都比较独特，截然不同于地面。土埋尸体最主要的特点是重量下降减缓，尸体较长时间存在。浅埋的尸体，有些昆虫产卵于土表，初孵幼虫可穿过土层抵达尸体。深埋的尸体，即使1年后，大量的组织依然存在，没有出现尸食性昆虫。土埋尸体上的昆虫种类依深度、季节、地理位置、土壤特性、埋葬时间长短等而不同。其昆虫区系演替划分为以下5个演替波：

（1）新鲜期：自死亡至开始肿胀，历时约3天。蚂蚁活跃地取食血液，以及嘴、耳、腹部等处潮湿的皮肤。

（2）肿胀期：蚂蚁以及下列双翅目昆虫（第3天到达）是主要成员：*Leptocera spp.*（小粪蝇科 *Sphaeroceridae*）、*Dohrniphora incisuralis*（Loew）和 *Metopina subarcuata Borgmeier*（蚤蝇科 *Phoridae*）。第5天可见到毛蠓科（*Psychodidae*）昆虫。到第7天（下阶段开始了）为止，小粪蝇科（*Scathophagidae*）和蚤蝇科（*Phoridae*）幼虫取食很活跃。

（3）瘪腐期：蚂蚁和蛆虫取食明显决定了尸体瘪缩的时间和速率。此期间气味强烈。到第10天止，蝇和蛆均甚多。此时期隐翅甲科（*Staphylinidae*）昆虫 *Oxytelus insignitus Gravenhorst* 和 *Aleochara spp.* 取食小蛆虫，瘿蜂科（*Cynipidae*）和锤角细蜂科（*Diapriidae*）寄生蜂到达尸体。在液体凝结物上出现了真菌和细菌菌落。

（4）肢体断碎期：蛆和蝇甚多，毛蠓科、蚤蝇科和小粪蝇科的幼虫在存留的软组织附近特别活跃。螨、跳虫、鞘翅目隐食甲科（*Cryptophagidae*）、双翅目尖眼蕈蚊科（*Sciaridae*）以及马陆（*Cambala annulata*）出现。真菌和细菌菌落覆盖尸体。到本阶段末蝇蛆爬离。在第30～60天内，木螨属（*Caloglyphus*）两种跳虫 *Folsomia fimetaria L.* 和 *Hypogastrura armata Nicolet* 是主要的食尸动物。

（5）白骨化期：蚂蚁、蝇、跳虫和螨是主要成员。蜘蛛、蜈蚣和马陆亦存在。

（三）昆虫在尸体上演替的一般规律

丽蝇科中的金蝇属和绿蝇属，在数小时之内在尸体上产下卵，这些卵在大约0.5～1天孵化为1龄幼虫，1龄幼虫在0.5～1天变为2龄幼虫，2龄幼虫大约0.5～2天变为3龄幼虫，3龄幼虫早期取食尸体，后期则停止取食，四处爬动，寻找干燥且隐蔽的化蛹场所，大约在2～3天变成蛹，而蛹大约在5天左右变成成蝇。以上时间主要指夏季而言，其他季节时间会相应变长。金蝇属和绿蝇属昆虫在尸体上繁殖发育大约一代，尸体的肌肉组织即被吃尽，是早期时间推断的比较好的昆虫类群。

在丽蝇之后到达尸体的为黑蝇，该种类主要在尸体肿胀后期有大量液体渗出才到达尸体，它们主要在下方的污泥中生活，该种类持续时间很长，当丽蝇离开尸体后它们仍旧在尸体上大量繁殖，直到残骸期前消失。该种类的幼虫和蛹期均较长，是中等死亡时间推断的比较好的昆虫类群。

蝇类中最后在尸体上出现的为黑水虻，该种类在尸体上一般看不到，但在处于残骸期的尸体下方的泥土中可大量发现，它们只在残骸期到达尸体，在白骨化的尸体下可大量发现，该种类生长期长，从2个月到半年甚至一年以上的尸体下几乎都可发现该种类，最大的个体可长达3～4mm，是死亡时间较长的特别是白骨化尸体推断的最好昆虫类群。大部分甲虫在尸体处于腐败期到达尸体，而皮蠹一般在尸体干化之后才到达尸体。所有到达尸体的甲虫均会产下子代，这些子代在尸体上的时间远比蝇类长，它们发育所经历的时间是死亡时间较长的尸体经历时间的最真实反映，当尸体只剩下骨头和毛发，没有显著的昆虫出现时，尸体下的土壤由于酸碱度和营养成分的不同从而对其中的生物发生影响，此时可检测尸体下土壤的节肢动物类群与周围正常土壤类群的差异来判断死亡时间，本阶段螨虫为死亡时间判断的比较好的类群。

四、昆虫的年龄推断

利用昆虫可以进行死亡时间、死亡原因、死亡地点以及其他方面的判断，其中最主要的是死亡时间的推断。法医昆虫学判断死亡时间的方法主要有两种，第一种就是根据各类昆虫在尸体上出现和消失的时间，也就是演替规律，另外就是根据各种类昆虫在尸体上的生长发育规律，这两种方法常常是结合起来使用的。其中第二种实质上就是根据尸体上孳生的昆虫的"年龄"来判断死亡时间，由于昆虫发育时间短，所以称为"日龄"。这里所说的昆虫对象，一定是从尸体上长出来的昆虫，从周围环境飞来的已经成熟的昆虫不算；其次，要是最老的昆虫，或者最老昆虫的痕迹，比如空蛹壳。因此，如何来评价一个昆虫到底有多老就成为关键问题。

（一）发育历期

昆虫在胚后发育过程中，幼期发育为成虫，所有的外部形态、内部器官、生理、生活习性及行为和本能上的一切变化总和，叫做变态。昆虫的发育要经过卵期、幼虫期、蛹期、成虫期四个阶段，而幼虫期也可以根据蜕皮次数分为若干龄期。其中卵期是一个不活动的虫态，从卵孵化出的幼虫通常很小，取食生长后不断增大，当增大到一定程度时，由于坚韧的几丁质体壁限制了它的生长，就必须退去旧皮，代之以新表皮。蝇类的幼虫期一般有3个龄期，甲虫的幼虫期因种类而不同，其中皮蠹有8～10个龄期。蛹期是全变态昆虫由幼虫转变为成虫过程所必须经过的一个虫期，此时昆虫往往也不吃不动，从表面上没有什么变化，但内部发生了从幼虫期到成虫的天翻地覆的变化。蛹经过羽化进入成虫期，成虫期昆虫的主要任务是交配和繁殖，此时也经过一个性成熟期，一旦完成繁殖，大部分昆虫成虫很快就会死亡。

昆虫每个发育阶段所经历的时间，也就是发育历期（development duration），就一个特定的昆虫物种来说，在特定的温度下，昆虫的发育历期是恒值。不仅仅整个发育期是恒值，而且每个阶段，包括卵期、幼虫期、蛹期都是恒值，幼虫期的每个龄期也是恒值。昆虫的发育历期常常被法医昆虫学用来判断昆虫的日龄。通常情况下，这个历期是在试验室设置梯度恒温，比如12℃、16℃、20℃、24℃、28℃、32℃、36℃，通过观察所得到的数据。在应用时，测量现场温度，用最接近的试验室温度来计算。截至目前，法医昆虫学发育的观察只是依靠梯度温度，尚不能涵盖所有温度。其次，近年来，有人发现试验室的温度跟自然界的循环变温对昆虫发育是有影响的，在平均值相同的情况下，变温条件的昆虫比恒温条件下昆虫发育要稍快一些。

（二）发育起点温度和发育有效积温

由于昆虫是变温动物，每种昆虫在生长发育过程中，须从外界摄取一定的热量才能完成其某一阶段的发育，而且，昆虫各个发育阶段所需要的总热量是一个常数。

温度与生物发育的关系比较集中地反映在温度对植物和变温动物(特别是昆虫)发育速率的影响上,即反映在有效积温法则上。有效积温法则最初是在研究植物发育时总结出来的,其主要含意是植物在生长发育过程中必须从环境摄取一定的热量才能完成某一阶段的发育,而且植物各个发育阶段所需要的总热量是一个常数,因此可用公式 N·T=K 表示,其中 N 为发育历期即生长发育所需时间,T 为发育期间的平均温度,K 是总积温(常数)。

昆虫和其他变温动物也符合这一公式,但无论是植物还是变温动物,其发育都是从某一温度开始的,而不是从零度开始的,生物开始发育的温度就称为发育起点温度(或最低有效温度,developmental threshold temperature),由于只有在发育起点温度以上的温度对发育才是有效的(C 表示发育起点温度),而把昆虫在发育起点温度之上所累积的热值称为发育有效积温(effective accumulated temperature)。所以上述公式必须改写为 N(T−C)=K,也就是,T=C+K/N=C+KV,其中,发育速率(V)是时间(N)的倒数。

一般测定 K 和 C 的方法是通过实验得出不同温度 T 时的相应发育速度 V,然后推算求得 K、C 值。目前,常用的方法有人工恒温法、多级人工变温法和自然变温法等 3 种方法。无论根据哪种方法饲养昆虫,都可以知道不同的实验温度 T、在不同实验温度下的发育历期 N 和发育速率 V。因此,可以根据公式:T=C+KV,应用"最小二乘法"决定系数 C 和 K。

$$C = \frac{\sum V^2 \sum T - \sum V \sum VT}{n \sum V^2 - (\sum V)^2}$$

$$K = \frac{n \sum VT - \sum V \sum T}{n \sum V^2 - (\sum V)^2}$$

式中,n 表示饲养昆虫时的实验温度组数。

(三)体长

尸体上的蝇类幼虫,其体型均表现为长条形,随着幼虫的生长,体长(body length)逐渐增长,这种体长准确地反映出幼虫的日龄。通过回归方程可以模拟出体长与发育时间的关系。幼虫体长的增长呈 S 型,也就是说,低龄的时候体长增长比较缓慢,随着幼虫生长进入中等大小,体长开始迅速的增长,接近成熟时,体长变化又进入缓慢阶段,最后进入平台期,临近化蛹,幼虫体长还会缩短。对于幼虫体长的模拟应该用曲线来模拟,而不是直线。

(四)体重

体重(body weight)推断的基本原理是根据蝇类在不同生长发育阶段内重量的不同来推断昆虫日龄。1995 年美国人 Wells 和 La Notte 研究利用副螺旋丽蝇在 28℃环境中孵育,并在不同时间段取材,干燥(50℃环境中 48 小时)后称重,得到幼虫发育天数与其重量的关系。体重法的致命缺点是昆虫体重太小,使用误差较大。

(五)形态变化

蛹现场发现比较多的虫态,蛹期时间比较长,并且在蛹外壳看不出有什么变化,但是当把蛹拨开,即可发现蛹内的生命体发生了剧烈而复杂的变化,研究人员将蛹内的形态变化(chronologic morphology)特征跟生长对应起来,这样即可计算昆虫的日龄。

(六)蛹壳碳氢合物风化时间法

当案发现场只剩下蛹壳时,难以应用其他昆虫特征判断死亡时间,朱光辉曾研究蛹壳中的碳氢化合物(cuticular hydrocarbon)随时间的推移的变化情况,每 7 天观察一次,发现其具有明显的规律。

第二节　法医昆虫学技术

对于法医昆虫学而言,标准化的操作规程是非常必要的。法医昆虫学需要一套可以用于法庭辩护的常用最低标准和最优操作规程的模板,模板包含样本采集、分析以及鉴定报告撰写。

一、昆虫物证的提取、包装和送检

（一）昆虫证据的采集

犯罪现场及尸体解剖室昆虫证据的采集应该由训练有素的法医昆虫学专业人员来进行,这样能够最大程度的保证其专业性,确保昆虫相关样本的采集、保存、标记以及运输是准确无误的,增加昆虫证据在法庭上的可接受性,同时还能减少活的昆虫样本在非受控条件下存在的时间。因为法医昆虫专业人员不可能每次都能参与现场调查,因此犯罪现场技术人员和法医病理专家应当接受训练并实施昆虫样本采集的工作。

1. 准备　法医昆虫学家可能会在没有事先通知的情况下被召集采集昆虫物证,所以他们应该预先准备一个干净、结实、便利的工具箱并装有下列推荐的工具。

（1）无菌手套。

（2）小油漆刷—用于采集卵。

（3）一次性塑料小勺收集幼虫。

（4）昆虫镊子—采集幼虫、蛹和成虫。

（5）90%开水—用于杀死蝇类幼虫。

（6）装有80%酒精溶液,密封性较好的具盖玻璃瓶—用于保存昆虫。

（7）适合装在玻璃瓶中的空白标签纸—记录采集数据。

（8）保温箱—运输活样本。其中还应装有一个温度记录装置测量内部温度。

（9）通风饲养瓶内含褶皱的棉纸:用于运输活的标本。最好用具螺旋盖的玻璃瓶以防止幼虫逃跑。

（10）铅笔—用于写标签。油墨会在水或者乙醇中溶解。

（11）空白标签纸—用于给通风饲养瓶做标签。

（12）铁铲—用于土壤样本或者树叶样本的采集或者用于寻找钻入地下的昆虫。

（13）封口袋—用于运输土壤样本。

（14）标准的昆虫学证据表格—用于记录样本的来源以及相应的条件。

（15）标准的证据链表格—用于记录昆虫证据。

（16）现场指示标志—用于标示图片中昆虫证据的位置。

（17）高分辨率摄像机—用于记录现场的大体生境条件及昆虫种类情况。

（18）数码温度计—用于测量蛆堆温度。

（19）地理定位系统（GPS）接收器—用于建立准确的坐标数据,这可能会对建立尸体的位置、当地日出和日落、距离气象站的距离等信息很有帮助。

（20）两个电子温度数据记录仪,预设的温度记录间隔与当地的气象站相一致（通常是以每小时为时间间隔）—用于确定尸体发现后的现场温度及估计尸体发现前的温度。温度记录仪必须防止被雨淋或阳光直射,放置方法应与气象站一致,方便采集温度数据的比对。

法医昆虫专家在去现场前应当先询问案发现场的条件,确定是否需要额外的装备,例如案发现场的大小、陆地环境还是水环境,是否需要一些特殊的装备,例如,掩埋现场中需要土壤温度探头。红外感应照相机会在记录整个尸体环境的热状况时非常有帮助。

2. 现场勘查　在采样之前,法医昆虫专家应当将自己介绍给现场指挥人员,获得昆虫证据采集的许可,并获得案件编号。

在可能的时候,法医昆虫学家应当在其他人员未影响昆虫活动的第一时间接触昆虫,因为,一旦昆虫现场被干扰,昆虫成虫可能会飞离现场而昆虫幼虫的分布会被迅速的破坏。第一时间进入现场是拍照和拍摄记录的最佳时间,应该放置可识别最小刻度为毫米的标尺来拍摄。这些图片可能对于之后确定细节很有帮助,但绝对不是实际昆虫测量的替代方法。尸体上昆虫证据采集的基本要点已经相当成熟。当采集不同阶段的昆虫时,确定该昆虫是否是尸体上最老熟的阶段这一点往往很重要。一旦幼虫从尸体上采集以后,需要检查这些昆虫是否已经到达了三龄幼虫的离食期且已经离开尸体,还需确定这些昆虫中是否已经有个体化蛹,蛹是否完整或已经是空蛹壳,确定成虫是否羽化。

在室内现场中,离食期幼虫和蛹可能会很隐蔽,例如,在地毯、衣服、枕头、裙板、甚至很重的家具下。标本甚至可以在距离尸体超过20m外的地方发现,在位于附近的房间或者楼下。

在室外现场中,一些种类的幼虫会分布在土壤中、落叶下方或者在一些诸如木块或石头下方。样本的深度大约为15cm。土壤可以在现场的塑料薄膜上筛选和搜索或者放入纸袋中带回实验室进行检验。纸袋应防止被挤压。一些种类例如白头裸金蝇、绯颜裸金蝇以及新陆原伏蝇会在尸体上、尸体下或衣物中化蛹。离食期阶段的幼虫要在基本方位(即东南西北四个方位)最小距离为5~20m的范围中搜寻。应当注意潜在的昆虫污染物,例如,动物尸体或者垃圾堆中的昆虫。应该在尸体环境以外采集反映土壤及树叶中昆虫活动的背景水平的对照样品。

所有采集的土壤或者昆虫样本必须采用铅笔书写的标签并放置在不会被损坏的部位。

3. 尸体检查及样本采集　尸体不同部位采集的标本应当放在不同的容器中,详细做好标签,并且在采集表格中做好标本采集的部位、温度以及照片的记录。

样本应该根据用途分为四个部分:

(1)样本处死并立即保存在其两倍体积的80%的酒精溶液中,提供采集时体长大小的记录(用于估计虫龄),并采集凭证标本用于进一步的鉴定确认。昆虫保存应该在现场进行。

(2)样本处死并立即保存在其两倍体积的80%的酒精溶液中或在实验室条件下中冷冻保存(-20℃)用于昆虫或者人DNA或RNA的检测。对于利用RNA进行基因表达分析的样本需要保存于-80℃条件下。

(3)实验室中需要毒理分析时,样本需(n≥30)-20℃冷冻保存,且不用任何保存液。

(4)保留活的样本并在实验室中饲养到达下一个虫态,用来进行昆虫年龄估计,或者饲养至成虫阶段用于种类鉴定。

(二) 样本保存

采集后便杀死和保存的样本可以使法医昆虫专家学家估计在案发现场采集的昆虫样本的年龄,而无需考虑活标本在快递车辆运输中温度的影响和其他任何地点温度的干扰,这样就避免了一个法庭上可能会被认为是不确定或者存在质疑的因素。理想情况下,样本应当现场保存并在当时固定。

建议使用80%的乙醇作为防腐剂,因为当将昆虫样本放入酒精中后,样本内部的液体会稀释保存液。当稀释至酒精70%以下时,会失去防腐的作用。标本最初应放置在相当于其两倍体积的酒精溶液中,酒精挥发后及时更换。所有用于DNA分析的标本应当放入冰箱保存。

虫卵是很脆弱的。采集时应当用细毛刷或者毛笔采集,当虫卵大量出现时,用小镊子夹取。虫卵胚胎发育的阶段可能包含很多信息。虫卵可以直接保存在80%的酒精溶液中。

用镊子或勺子采集幼虫。采集的样本应能反映尸体上昆虫的丰富度和多样性,例如,从昆虫入侵的每个重要的区域取50~100头蝇类幼虫。采集大小不同的幼虫而不是只采集最大或者最老熟的幼虫,这一点很重要。因为幼虫大小的不同可以反映昆虫年龄的差异或者由于药物存在导致的幼虫特定部位取食,物种特异性生长特征的差异或存在早熟的幼虫。

蝇类幼虫(蛆虫)应当放入(>90℃)的开水中约30秒,杀死后放入≥80%的酒精溶液中保存,这样可以使其尽量的伸展(用于与已发表的昆虫发育表对比)以及防止其腐烂。直接放入酒精中处死的标本可能会蜷缩死亡从而不符合标准,蜷缩的姿势会影响鉴别特征的观察,且很难测量并估计它们的虫龄。在案发现场有时很难获得足量的热开水,这种情况下可以将昆虫带回实验室再杀死,如果这期间不耽误超过2小时。

甲虫(coleoptera)幼虫应当被保存在≥80%的酒精溶液中,而不是像蝇类幼虫那样用热开水杀死。因为它们不均匀增厚的外骨骼会使它们在热水中蜷曲,这会造成它们在测量时的困难。

蛹可以用钳子或者勺子收集。蛹壳应当被戳破并避免伤害蛹体内部组织,迅速放入80%的酒精溶液中确保酒精迅速地进入组织中。蛹提供了蝇类至少完成了一代发育的证据。蛹壳中也可能包含毒物或药物存在的证据。如果可能的话,采集附有头壳的蛹壳标本,因为幼虫的口钩通常会附在蛹体的内表面且对于鉴定很重要。它们应干燥储存在玻璃瓶中并在瓶中放置写好的标签。

甲虫的成虫或者其他无脊椎动物应该根据它们在调查中的最终目的来杀死和保存,案发现场采集的活的成虫可以在实验室通过冷冻过夜的方式杀死。死后的标本直接放入密封的玻璃瓶中会腐烂,所以在解冻后应该对标本立即采用针插、干燥处理并保存在一个相对干燥的环境中或者保存在80%的酒精溶液中。尽管乙酸乙酯是一种标准的昆虫处死溶剂,但是不能用在法医昆虫学处理中,因为这会严重的破坏 DNA,使样本无法用于 DNA 分析。

可能在案发现场的室内的窗台或者阳台的门前发现大量死亡的苍蝇成虫。对于这些标本的虫龄估计已经存在一些方法,因此它们应当被采集并保存在≥80%的酒精溶液中,因为它们可能提供信息。

(三) 活样本的采集与运输

各种类型的容器都可以用于活昆虫的运输,在使用时底部应用铺一层吸水纸,以吸收里面随时产生的昆虫排泄物或呼吸代谢水汽。活虫需要空气,所以它们必须放在通气的玻璃瓶中。饲养的虫卵应该被放在通风玻璃瓶的潮湿的纸巾上保湿,因为它们容易干燥死亡。放入瓶中的幼虫不能超过一层厚,否则它们会窒息,特别是在温暖且幼虫黏附尸体腐败物质的情况下。从不同部位采集的活幼虫应当分开放置,例如白头裸金蝇或绯颜裸金蝇可能会取食其他种类。蛹应放置在通风的玻璃瓶中并放置湿纸巾。

活样本应当被迅速送往实验室,因为在运输过程中它们不能很好地进食且处于不可控制的环境条件下,这样会增加不确定因素。活昆虫应放置于绝热但不会很冷的容器中,例如,不能放置在汽车的制冷或者发热的引擎处。

(四) 现场温度测量与重建

到达现场不久,法医昆虫学家就应该设置温度数据记录器记录现场的环境温度,这非常重要,主要有两个原因:首先,环境温度影响昆虫达到案发现场的时间,产卵或产幼虫的时间及生物学发育“时钟”开启的时间。其次,温度影响了可能被用于生物钟的不同腐败阶段的速率,以及昆虫的发育。在现场应该记录以下 7 种温度:离地 1.3m 高度的气温、离地 0.3m 的环境温度、尸体上表面温度、尸体贴地面温度、蛆堆温度、地表温度及土壤温度(15cm 深)。

估计尸体发现前案发现场的温度,一般利用校正后的最近气象站的温度数据。校正的方法是在案发现场记录温度多天,然后跟气象站的温度记录比较建立回归方程,利用回归方程反推出自死亡开始到尸体被发现之间的温度。理想状态下,现场温度的记录应该由两台校准仪器完成,通过交叉验证来确保减少因设备故障造成的影响。为便于回归分析,记录频率应该与当地气象站记录区间相匹配,通常以小时为时间间隔,整点时刻进行记录。温度应该至少记录 5 天,最好是 10 天甚至更多,以确保提供的样品大小足够用来进行统计分析,既有说服力还要有可信的预测区间。数据应该打印并存档。为了确保在法庭上的有效性,用来比较分析的气象站数据只能通过已被广泛证实可用的设备上获取。

二、试验室操作与分析

(一) 昆虫证据链

在昆虫证据转移时,一定要做好证据链的记录。证据链表格应该在样品发生转手时提交,并应该一直伴随样本。对于质量保证(QA),记录样本的数量和类型,所有关于样本的取样,保存等事件,建立一个与时间相关的事件轴线。这种记录也应该包括对温度记录器数据的输出,从野外到实验室。所有相关的执行人员的信息(名字,日期,与案件相关的信息)从开始接触应该一直伴随取样过程。大多数这样的信息包括法医分析的要求,验尸报告,犯罪现场的证据表格和相关的文件。偶然的通讯,例如打电话,也应该被记录,这些笔记对报告编写和后期的审判都可能是有用的。

实验室的样本一旦到达,就要对到达的日期和时间进行实验室特殊编号,编码应该与警察调查的案件号相关。必须填写证据表,内容包括样本数量,以及各个小瓶的标签信息等。所有的鉴定结果和测量数据必须以相关报告表格的形式呈现。

所有活样本必须进行立刻处理,并记录开始饲养的时间。如果样本细分为毒理学,DNA 和其他类型分析,应该创建一个根据实验室案件号追踪原始野外样本的完整编码体系。活虫的每一步都应该记录(例如:检查样本的时间,到达某一发育标志的时间),也要记录人工气候箱内的温度。

所有的死的样本必须保存、登记、鉴定并且迅速检测以减少因野外或实验室错误保存而造成的昆虫物理变化所引起的风险。在样本处理结束和法医学报告完成之后,对样本进行处理或归还委托人之前,必须按照当地立法机构的要求保存一段时间。

（二）昆虫饲养

将死亡现场采集到的昆虫饲养至成虫有以下几点好处。大多数昆虫分类群例如麻蝇科和蝇科昆虫利用成虫形态学很容易鉴定,而幼期鉴别则比较困难。良好的饲养能够为统计评估法推断昆虫年龄(由此进一步推断最小死亡间隔)提供量化数据,比如孵化,蜕皮,化蛹,成虫的羽化等发育指标可以提供一个附加参考点,而且有时候是唯一推断取样标本年龄的指标。最后,饲养与尸体相关的种群的下一代能够为在控制条件下模拟死亡现场提供相关材料。后一种方法在以下两种情况下将会是很有帮助的:第一,如果某一种类的发育数据不足;第二,可用来验证已出版的数据,达到最大程度的精确,例如,由于不同的地理差异和饲养基质不同所造成的生长发育的差异。

相关昆虫应该饲养在人工气候箱内,并且在恒定和最佳的温度下。温度和发育速率要符合 S 形曲线。一般温带丽蝇种类饲养在 18～23℃,热带种类在 22～26℃下较合适。温度高于这个范围,昆虫发育会更快,但会减小精确性并增加相对误差,在过低的温度下饲养,发育会变得过度缓慢。培养箱内应该放置一个温度数据记录仪来更加精确记录温度,而且记录的数据应该打印并存档。

幼虫应该饲养在带有食物基质的小饲养容器内(例如 50ml 一次性塑料杯)。对每个幼虫来说大约 2g 食物(根据食物类型而不同)就能够使其完成发育,一般需要 20 个幼虫待在一起,因为这有助于达到最佳的生长状态并不易产生过多的代谢热。蝇类幼虫具有群居性特点,在低密度下生长发育会受到影响。

饲养的小容器应该再放进较大容器内,容器内要带有木屑或无菌沙土或泥土,为它们分散化蛹做准备。要确保所有饲养容器都带有清晰的标签,并标明相关原始数据,例如,案件或样品号。而且饲养容器内的昆虫不能互相调换,对于饲养的昆虫要每天检查记录两次,并标明观察时间和化蛹率及羽化率。

一旦羽化,成虫应该从样品中移出,并要记录每天羽化的数量。为了避免混淆羽化的数据,蛹壳应该保存另外的个储存瓶内。或者保存在标准商用化或定做的羽化存储器内。羽化的成虫可根据其趋阳光性的特征很容易移出。成蝇鉴定前可以冷冻杀死然后针插保存或保存在≥80% 的酒精内。每个标本应该带有相应的标签,并注明相关信息,包括样品号和成虫羽化的日期和时间。

在未来对于昆虫的饲养过程应该标准化,现有已经出版的饲养方法五花八门,从而导致相关的数据也差异很大。在标准化之前,最好的实践方案就是根据已出版的数据库中样品的相同饲养方法来饲养。

（三）昆虫种属鉴定

由于昆虫发育的物种特有性,在昆虫学调查中准确鉴定所有标本是至关重要的。成虫由于其典型的形态特征较容易鉴定,甚至一些种类的低龄幼虫也比较容易鉴定。用以鉴定标本的工具以及鉴定过程参考的已出版的检索表应该在调查报告中列出。

如果难以用形态学鉴定,可以用分子生物学方法来鉴定种类。分析工作应该由熟悉实验室昆虫

DNA 鉴定规范标准的专家来完成。目前,测定线粒体基因(例如:COI,ND4,16S rRNA)已经被认为是昆虫鉴定的标准流程,然而,由于潜在的因素,像基因杂交、基因渗透、不完整谱系分类、逻辑倒错以及引物匹配错误,在以后的物种鉴定工作中,除了要测序一组线粒体基因外,还要测序一组核基因。鉴定工作可利用网上工具(例如 BLAST 及其后代产品)根据网上发布的样本序列来进行样本比对,然而,最终需要系统发育分析加以确认,因为不是所有的免费数据源都是正确的,最初形态学的错误鉴定可导致数据库内含有错误鉴定序列。应该记录所有引物和试剂以及网络资源等信息。

不幸的是,至今仍缺少许多昆虫的可靠发育数据,例如麻蝇和甲虫。所以就算鉴定出它们的种类可能也不能推断准确的最小死亡时间,相反还会拖延时间和增加花费。在鉴定工作中,把样品确定到科或者属的等级是完全可能的。

(四)推断昆虫年龄

推断幼虫年龄时,必须在杀死之后立即测量来减小由于虫体卷曲或者泡胀造成的误差。昆虫年龄的推断,不仅需要可靠的定量方法,而且需要定性确定。随着标准不断提升,经常会有许多新的方法和手段。

年龄推断的标准极其重要,但大多数试验室都是自己制定的,未经过国际统一规范。年龄推断应该基于可靠的且公开可用的数据资源。

一般情况下,年龄推断最多只能具体到某一天,但是有时候,推断可能只是到一个范围,例如冬季1~2周内。卵期的情况比较特殊,它是发育的第一个阶段,可以指示仅仅几个小时的推测。

虽然从科学角度来说,昆虫的年龄能够指示精确的死亡时间,但从法律角度来说,这一点无法实现,而只能确定最短死亡时间,也就是说,这个人至少死亡了多少时间。这是由于当人死后,昆虫不一定会第一时间到达尸体。首次入侵可能发生在几个小时之后,如果在炎热夏季室外可能只需要几分钟,但是其他情况下入侵可能被延迟,例如尸体被掩埋,包裹,藏匿在室内,冬季或雨季暴露的尸体或者在昆虫活动较少的季节。

(五)昆虫学司法鉴定报告

法医昆虫学家的最终报告,经常会以一份证词形式提交到司法机构。所有的证据和分析用来回答断案中的相关问题。作为一份要提交到法庭上的法律文件,必须要清晰,简洁和全面。一份撰写良好的报告可以确保对证据的认可。

对于刑事命案,法医昆虫学报告应该包括以下几点内容:

1. 调查编号以及死者姓名(如果知道)。

2. 委派机构的名字和联系方式。

3. 案件的基本情况。例如委托调查的时间、死者的死亡细节,发现尸体的时间,对现场的描述等。

4. 昆虫学鉴定报告的目的。

5. 昆虫物证材料清单。

6. 证据链情况,比如昆虫物证采集人名单,物证材料到达试验室的时间和地点及移交时间。

7. 报告中相关的温度数据(可能的话以图表描述)及其来源。

8. 昆虫样本的鉴定,数量,来源,测量值,描述,饲养条件以及其他饲养信息,生物学发育信息等。

9. 样品的估计年龄以及参考标准数据的来源。

10. 没有考虑某种样品的原因,例如,无参考标准校正数据。

11. 对证据的解释。包括相关事件发生的时间线。应该清晰说明死者死亡时间比昆虫到达时间长。强调由昆虫所指示的死亡时间,重点放在解释昆虫证据的科学性及其局限性。

12. 总结报告的重点(目的,测试材料,昆虫种类,昆虫年龄,最短死亡时间)。

13. 报告中用到的参考文献。

14. 附录(例如:气象站的温度数据)。

15. 简短的鉴定人鉴定资质介绍。

根据相关国家法律体系,鉴定者应该在报告的首页签名或者每一页上签名。副本应该提供给委派人,另一份由鉴定者存档。

第三节　命案现场常见昆虫

昆虫是地球上数量最多的动物群体,它们种类繁多,形态各异,在动物分类学上被列入节肢动物门,具有节肢动物的共同特征。与法医学检验相关的主要是在尸体上活动的嗜尸性昆虫,其他还有某些嗜血性昆虫,如虱、蚊等。与尸体有关的昆虫及节肢动物已发现约有522种,分属5目67科,详见表18-1。

表18-1　我国命案现场常见昆虫

目名	科名
双翅目	冬大蚊科 Ttichoceridae、粪蚊科 stacopidae、尖眼蕈蚊科 Sciaridae、毛蠓科 Psychodidae、蠓科、水虻科 Stratiomyidae、食虫虻科 Asilidae、蚤蝇科 Phoridae、食蚜蝇科 Syrphidae、园头蝇科 Dryomyzidae、扁蝇科 Coelopidae、日蝇科 Heleomyzidae、鼓翅蝇科 Sepsidae、小粪蝇科 Sphaeroceridae、斑蝇科 Otitidae、酪蝇科 Piophilidae、水蝇科 Ephydridae、果蝇科 Drosophilidae、叶蝇科 Milichiidae、花蝇科 Anthomyiidae、蝇科 Muscidae、厕蝇科 Fanniidae、丽蝇科 Calliphagidae、麻蝇科 Sarcophagidae
鞘翅目	步甲科 Carabidae、拟布甲科 Tenebrionidae、水龟虫科 Hydrophilidae、隐翅虫科 Staphylinidae、葬甲科 Silphidae、郭公甲科 Cleridae、皮蠹科 Dermestidae、露尾甲科 Nitidulidae、阎甲科 Histeridae、蚁形甲科 Anthicidae、樱甲科 Ptiliidae、口妾蜡虫科 Rhizophagidae、蛛甲科 Ptinidae、拟步甲科 Renebrionidae、金龟甲科 Scarabaeidae、粪金龟科 Geotrupidae、皮金龟科 Trogidae、六蕈甲科 Erotylidae、隐食甲科 Cryptophagidae
膜翅目	蚁科 Formicidae、茧蜂科 Braconidae、跳小蜂科 Encyrtidae、金小蜂科 Pteromalidae、寡节小蜂科 Eulophidae、姬蜂科 Ichneumonidae、细蜂科 Proctotrupidae、长腹细蜂科 Pelecinidae、旗腹蜂科 Evaniidae、瘿蜂科 Cynipidae、环腹瘿蜂科 Figitidae、隆背瘿蜂科 Eucoilidae、细蜂科 Proctotrupidae、锤角细蜂科 Diapriidae、蜜蜂科 Apidae、泥蜂科 Sphecidae、胡蜂科 Vespidae、蛛蜂科 Pompilidae、蚁蜂科 Mutillidae
半翅目	缘蝽科 Coreidae、长蝽科 Lygaeidae、猎蝽科 Reduviidae、臭虫科 Cimicidae
鳞翅目	螟蛾科 Pyralidae、谷蛾科 Tineidae

一、双翅目

双翅目(Diptera)昆虫主要由蝇类(flies)组成,只有一对翅,第二对翅退化成像小球杆状的器官,称为平衡棒,在飞行中起到平衡作用。该类昆虫有一对大大的复眼和多种类型的口器,大部分与尸体有关的蝇类有舐吸式口器。幼虫称为蛆(maggot),大部分为乳白色的软体,为无足无头型。

1. 丽蝇科

(1)种类组成:丽蝇科(Calliphoridae),包括1000多种。丽蝇(blow flies)全球分布,他们与麻蝇(flesh flies)及家蝇(housefly)一起都是为精确的死亡时间估计提供信息的最重要的种类。包括绿蝇属(Phaenicia)、丽蝇属(Calliphora)和副螺旋锥蝇属(Cochliomyia)种类。

(2)形态特征:丽蝇的成蝇通常长6~14mm,大部分种类外观呈金属色,有绿色、蓝色、青铜色或黑色。在一些种类,一层细粉末或灰尘掩盖了身体上的鲜亮的金属色,结果是仅剩下暗淡的金属光泽。成蝇有三节触角,在末节有一根绒毛或触角芒,这个触角芒全长都呈羽毛状或毛发状。丽蝇的成熟幼虫长8~23mm,通常为白色或乳白色。幼虫躯体的末端节周边有六个或更多锥形结节,末节也包括后面的气门,气门是幼虫主要的呼吸器官。每个气门的裂缝都斜着通向幼虫的中心。

(3)常见种类介绍:①大头金蝇(Chrysomya megacephala),成蝇有短而粗壮的身体和引人注目的大头,眼睛特别大且明显的红(图 18-1);②绯颜裸金蝇(*Chrysomya rufifacies*),成蝇拥有粗壮的身体且外观为鲜艳的蓝绿色,腹节的末端边缘明显地为深紫红色到蓝色(图 18-2),幼虫沿着身体有明显的肉质突起(图 18-3);③丝光绿蝇(*Phaenicia sericata*),成蝇长 6~9mm,为鲜亮的金属蓝绿色、黄绿色、绿色和金棕色,胸节的背部表面有三个明显的槽,前大腿为黑色或深蓝色;④伏蝇(*Phormia regina*),成蝇长约 7~9mm,有一个深绿色到橄榄色的胸部和腹部,黑色的腿,前胸气门被特殊的亮橙色绒毛环绕;⑤新陆原伏蝇(*Protophormia terraenovae*),成蝇长 7~12mm,为深蓝色到黑色,外面覆盖一层银灰色的粉,腹部略蓝绿色到蓝色,但在粉状物的掩盖下表现为棋盘格状,腿为黑色。

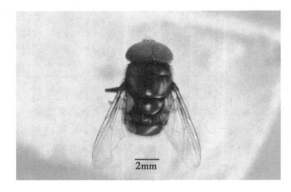

图 18-1 大头金蝇成虫

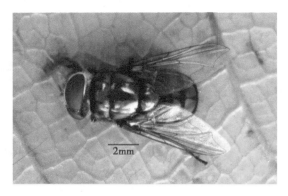

图 18-2 绯颜裸金蝇成虫

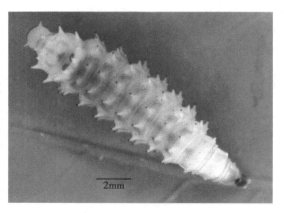

图 18-3 绯颜裸金蝇幼虫

2. 麻蝇科 麻蝇科(*Sarcophagidae*),有 2000 多种的大科。麻蝇种类全球分布,大部分种类分布在热带或温带地区。中等大小,长度范围为 2~14mm,成蝇通常背部有灰白色和黑色的纵向条纹,腹部有棋盘格状图案。尽管其大小与丽蝇差不多,但麻蝇从来没有像它们一样的金属色泽,虫体一般为灰色。同时,麻蝇的触角的触角芒仅在基部呈羽毛状,而丽蝇科整个长度都呈羽毛状。麻蝇的身体趋向于长满绒毛的,且在两种性别中眼睛都是相当宽的分开的。在一些种类中眼睛是亮红色的,腹部的末端是非常明显的生殖器。麻蝇幼虫在腹部末端有位于凹陷内的后气门,其边缘有肥厚的结节,这个特征可以用于区别丽蝇和麻蝇幼虫。

麻蝇在大多数环境下被腐肉吸引,包括阳光、阴暗、干燥、潮湿、室内和室外。在腐败的早期和晚期都可以在尸体上找到它们。这个科的雌蝇直接产活的一龄幼虫于腐败尸体上,它们不产卵,这样,尸体上的蝇卵团就不能被认为是麻蝇,①红尾粪麻蝇,大小为 8~14mm。这种蝇外观表现与蝇科非常相似,然而,它们典型地更大并且腹部终止于一个红尖,这个红尖实际上是外部生殖器。身体为黑色,但覆盖有一层白粉使其表现为灰白色。胸部两翅基部之间有三个黑色纵向条纹,这些条纹没有延续到腹部,腹部有一个黑色和灰白色的棋盘格状图案。②肥须亚麻蝇,肛尾叶宽,后缘端部呈斜截状,末端尖爪略向前曲。雄、雌两性颊部除接近眼下缘处有少数黑毛外,几乎全为白毛;下颚须黑色或灰黑色,在雌性中特别粗壮,末端肥大如短棒状。

3. 蝇科　蝇科(*Muscidae*),全球分布,种类数量庞大,许多蝇科种类(muscid flies)生境极其多样化,且与人类生活密切相关。这个习性也导致了其人为的传播,并因此而进一步扩大蔓延至它们自然分布范围以外的地方,如人的居室内,这也更增添了其在医学和法医学上的重要性。

蝇科的生物学特征和习性非常多种多样,成蝇可以取食腐烂的植物和动物、粪便、花粉或者血液。这个种类为小到中等大小,典型地为 3～10mm 长,它们趋向于暗灰色到黑色,尽管有少部分种类有金属光泽。翅膀和头部的分类学特征可以把这个种类和丽蝇区别开来。成蝇通常不像丽蝇和麻蝇有绒毛。成蝇的触角芒通长为羽毛状的,这是将其与丽蝇区别开来的特征。

大多数蝇科幼虫为典型的蛆形圆柱状,从尾部到头部和嘴逐渐变细。成虫长 5～12mm,为白色、黄色或乳白色。大部分种类的蛆表面光滑,尽管夏厕蝇属的幼虫呈扁平状并有许多装饰华丽的突出。

蝇科由于其广泛的分布和无处不在的天性以及与人类的密切相关具有很大的法医学重要性。它们趋向于在丽蝇和麻蝇之后到达尸体,它们常常产卵于尸体的天然开口处、伤口处或者在液体浸泡的衣服里。幼虫直接取食腐肉,但在一些种类表现为捕食性行为。在这种情况下,蝇科幼虫可以影响尸体上动物群的组成,因为它们捕食其他腐食性蝇类的卵和幼虫。

常见种类:①夏厕蝇(*Fannia canicularis*),体小、细长的蝇类,通常长 6～7mm。有黑色到深棕色的胸部和覆盖有一层银灰色粉的腹部,腿为淡黄色,胸部有三个纵向棕色条纹与腹部不相连。幼虫为扁平状并带有枝状突起物,这些突起物有助于其在半液态的环境下漂浮。②厚环黑蝇[*Hydrotaea spinigera*(stein)],体小、具闪亮的、带有棕色线晕的蓝黑色种类。发现于腐败高峰期和后期的人类尸体上,幼虫常见于尸体下面浸透到土壤里的尸体渗出物中,并且常与暴露的内脏有关(图 18-4,图 18-5)。③家蝇(*Musca domestica*),成蝇长 6～7mm,呈灰白色带有与腹部相连的黑色纵向条纹。家蝇与人畜的关系极为密切,它们伴随着人类的活动而扩散,主要在以植物质为主的垃圾为食,偶尔在室内的尸体上出现。

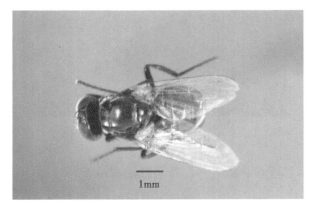

图 18-4　厚环黑蝇成虫

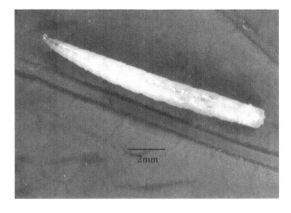

图 18-5　厚环黑蝇幼虫

4. 酪蝇科　酪蝇科(*Family Piophilidae*)是仅包含 69 个种类的小类群,酪蝇(skipper flies)可在全球范围内发现其分布,但常见于温带地区。成蝇为金属蓝或黑色的,体小,长 2.5～4.5mm。该类昆虫作为重要的法医昆虫,其栖境多样化,包括腐肉、人粪、骨头、皮肤和毛发。它们通常与自然干燥的蛋白丰富的食物资源有关。

幼虫俗名"叩头蝇",这主要来自于一些种类幼虫(如酪蝇)的特殊行为。幼虫用口钩抓住近肛门节的小凸出物,然后突然放开,这个动作可以把幼虫扔到空气中 7～10cm 高,15～20cm 远。这个"跳跃"行为是有效的"逃离"机制,也是幼虫移动的广泛方法。酪蝇幼虫是主要的食腐动物,取食于与成蝇相同种类的腐败食物,酪蝇的蛆比成蝇大很多,通常长 5～10mm。

5. 粪蝇科 粪蝇科(Scathophagidae),最常见的种类为红或黄色的,并有稠密的绒毛。粪蝇(sung flies)中的一些种类被粪便或腐烂的植物吸引,它们的幼虫最常见于粪便上。其他种类成蝇为黑色。

6. 鼓翅蝇科 鼓翅蝇科(Sepsidae),全球分布,至少有240种。鼓翅蝇(black scavenger flies)成蝇为小的闪亮黄色、紫红色或红色的蝇类,通常不超过3.5mm,它们有一个明显的外形即引人注目的圆的头部,腹部的基部呈缩窄形,外形像蚂蚁,也称为蚁蝇。尽管它们很小,但通过在行走过程中向外拍动的翅这个行为特征很容易鉴别出它们,这个翅拍动的习惯也给了它们一个俗名"鼓翅蝇",这些蝇类常数量很多,也很常见于粪便。

鼓翅蝇的幼虫在多种腐败有机物质上发育,包括腐肉和粪便。一些种类见于腐败的海藻,成熟幼虫很小,长3~6mm。

7. 水虻科 水虻科(Stratiomyidae),包括250多种已被描述的种类,长5~20mm。水虻(soldier flies)成蝇颜色多种多样。水虻科的触角由三部分组成,最末节是伸长的或者滚圆的,有一根长毛从其上伸出。老熟幼虫根据其种类不同长度变化很大,从4mm到40mm。陆生幼虫通常在腐败动植物组织发育生长。

黑水虻(Hermetia illucens)成蝇外观非常像黄蜂,大约15~20mm长,雌蝇为完全蓝黑色的,而雄蝇有一个非常橙色的腹部,两性的腿都是白色的。翅膀为烟褐色的,休息时平放于背上(像黄蜂),腹基部细长缩窄,前两个腹节呈半透明,这些特征形成了它们窄腰部的外观并可以与相似的黄蜂区别(图18-6)。

幼虫宽而平并且明显地与窄而突出的头部分节,每个体节有一排宽而粗壮的绒毛。幼虫为灰白色到棕色并有一个硬厚的表面,当放大看时躯体有大鹅卵石般的构造,幼虫通常出现在高度腐败期到干燥期的人类尸体上(图18-7)。

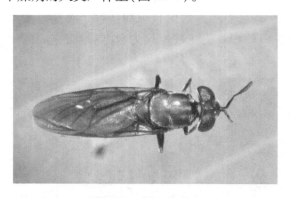

图18-6 黑水虻成虫

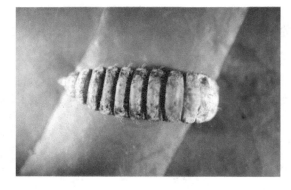

图18-7 黑水虻幼虫

8. 蚤蝇科 蚤蝇科(Phoridae),是全球分布的超过2500种的大科。蚤蝇(humpbacked flies,scuttle flies)体小,长1.5~6mm,体色黑色、棕色或黄色。由于它们驼背形的外表使其很容易被识别,尤其当驼背在侧面时这种特征就更为明显。其他有助于鉴别的分类学特征是后足的扁平的腿节和前翅边缘基部的粗的亚前缘脉。

成蝇发现于各种环境下,它们常见于腐败的植物并常常是无处不在的害虫。成蝇常以很有特征的快速的无规律的方式跑动。幼虫典型地在人、动物或植物腐败的有机物质上生长。

蝇蛆异蚤蝇(Megaselia scalaris),形态特征与果蝇相似。胸部黄色到黄棕色,近处观察腹部黑色,上侧面和腹面有黄色到白色区域,腿为黄色,腹部为带有棕色带的淡黄色。蝇蛆异蚤蝇的幼虫可以在蔬菜、腐肉或粪便上发育。这个种类已有报道可以导致皮肤、肠内和眼的蝇蛆病。曾有报道在掩埋点的土壤表面有大量的成蝇,这个行为可以用于帮助定位被埋尸体的位置。

9. 毛蠓科 毛蠓科(Psychodidae),全世界分布,成蝇很小,通常长度为3~4mm。毛蠓(moth flies,sand flies,owl midge)身体和翅覆盖有绒毛,这使它们看上去形似蛾。翅尖部有一个点,并有直而突出的纵向的翅脉。幼虫在潮湿的环境中生长,可以长达 10mm。幼虫常为水生的,典型地集聚在阴沟和排水沟的软泥里发育。成蝇趋向于如屋顶似的保持其翅在身体上,但由于它们绝对的数量常被认为是害虫。它们在温暖潮湿的地方常见,常见于室内休息室或浴室的墙上,成蝇以一种不确定的、任意的和非常直接的方式很快地跑和飞。

毛蠓科很少进驻人类尸体,然而,成蝇也偶尔被吸引于腐肉,是与人类有关的室内常见的昆虫。

二、鞘翅目

鞘翅目(Coleptera)是昆虫纲最大的目。该类昆虫俗称甲虫(beetles),大约包括所有已知昆虫的三分之一,具有极大的法医学重要利用价值,其成员有特征化的硬的鞘翅(前翅),起覆盖和保护用于飞行的膜质后翅。成虫口器咀嚼式,大部分有短距离飞行能力。它们的食性差异很大,有食肉性种类、也有食腐种类和完全植食者,更有少数寄生种类。

1. 埋葬甲科　埋葬甲科(Silphidae),全球分布,1500 余种类。埋葬甲(carrion beetle)名称来源于这些种类具埋藏腐肉或尸体食物资源的特性。埋葬甲虫通常大小为中等到大型,典型的范围为 10 ~ 35mm,触角成棍棒状或像球一样或逐渐变宽。覆盖着后面的翅盖(或鞘翅)常常很短,从而剩几节腹节暴露在外。身体后面比前面趋向更宽,跗节(脚)或每条腿的末梢部分有五节。躯体通常为黑色,但有橙色、黄色或红色的斑点。

埋葬甲虫幼虫的大小和形态变化也很大,但通常长 15 ~ 30mm,大部分趋于扁平。所有幼虫的整个幼虫发育期都在相同的地方活动,但都有移动的能力。

埋葬甲(Necrodes surinamensis)前胸背板亮黑色;鞘翅暗黑色,沿着鞘翅有明显的纵向脊,并在其端部带有红色斑点;翅上的花纹变化大,从完全黑色到近端部有两个横向红色条带和红色斑点。幼虫呈带有亮棕色背部条纹的深红棕色。

2. 皮蠹科　皮蠹科(Dermestidae),全球分布,全球有 500 多种,体小,长为 2 ~ 12mm。皮蠹(skin beetles)成虫圆形或椭圆形,体覆盖有鳞片,形成明显且色彩丰富的图案。幼虫长 5 ~ 15mm,体常覆盖有一簇簇长而浓密的绒毛。几乎所有的种类都是食腐动物,取食于各种各样的干燥动物组织。

该类甲虫种群数量繁殖迅速,在法医学上具有相当的重要性。有报道称它们庞大的数量可以使一个人类尸体在 24 天内就变成一副骨架。因此,正是基于这样"超常"的能力,它们已数十年来被用于从一些博物馆的尸体标本上移除肌肉组织。幼虫典型地见于人类尸体的腐败干燥期和白骨期,有畏光特性,常藏在一些洞穴内或可利用的隐秘处。

皮蠹成虫常年可以见于室内环境的尸体上,具同类相食的习性,会吃掉同种的幼虫和蛹。一般,该类甲虫的出现或它们木屑样粪便的出现常表明死亡已经过去相当长的一段时间。目前,皮蠹科甲虫虫粪已成为普遍认同的法医学证据,并大量地应用于尸检取样中。例如,在一些尸体为木乃伊或干尸状案例中,可在几年后的尸体上发现活的皮蠹成虫和幼虫。

白腹皮蠹(Dermestes maculates),成虫长 5 ~ 10mm,背部或上表面为黑色到红棕色。腹部表面也有特征性的黑色和白色斑点,鞘翅的顶部为锯齿状并在一个末端隆起结束,在这个地方它们汇合。幼虫为黑棕色,沿身体的纵向有一个宽的亮棕色到黄色的条纹。它们很容易鉴别,因为隆起在尾曲线前方的顶端朝向幼虫的头部,这个种类的幼虫和其他的皮蠹幼虫都覆盖有长而黑的绒毛。

钩纹皮蠹(Dernestes ater),外表与白腹皮蠹相似,但鞘翅不是锯齿状的。鞘翅颜色黑到亮棕色,有散乱的绒毛,这个种类腹部图案也是很明显的,为淡黄色而不是白色。幼虫可以很容易与其他种类分别开来,因为在其后尾部有两个类似脊柱的东西,后尾部向后延伸并不是强烈地弯曲。

3. 隐翅甲科　隐翅甲科(Staphylinidae),全世界分布,见于各种栖息地。隐翅甲(rove beetles)成虫大小变异很大,体长 1 ~ 25mm。许多取食腐肉的种类体形奇特,易与其他科级类群相区别。

典型的隐翅甲科成虫纤细而长;鞘翅短而退化,呈正方形,即长与宽近等长。尽管膜质后翅保持折叠在下面完全隐藏(除了在飞行中),六到七个腹节被暴露,这使得隐翅甲虫看上去好像被分成四个部分,头部、胸部和鞘翅形成的第三个部分,这三个部分每个部分大小大致相等,第四个部分是暴露的腹部,这部分大致相当于前三个部分加起来的长度。

隐翅甲幼虫典型地为长细状,颜色灰白,可以有一个深色的头部,许多成虫和幼虫有长而弯曲的上颚,上颚可以交叉在头前上方。

大隐翅甲(*Creophilus maxillosuse*),成虫长 12~18mm,黑色的躯体并覆盖有簇灰白黄色的绒毛。躯体很细长,是典型的隐翅甲虫,外表分为四部分。

4. 阎甲科　阎甲科(*Histeridae*),分布广泛,是一个超过 3000 种类的大科。阎甲(clown beetle)通常体小,很少有超过 10mm 的。它们是圆形闪亮的甲虫,黑色或有时为金属绿色,鞘翅很短并在其顶端为正方形的,暴露出末端两个腹节。然而成虫看上去被分为三个纵向的部分,中切面有一条线伸向身体的中部,阎甲科的触角为 L 形弯曲并且一端粗大。

阎甲科在尸体和粪便上非常常见,也可见于真菌和腐烂的植物物质上。当在尸体上时,它们白天隐藏在尸体下边的土壤里,在晚上变得活跃,成虫和幼虫都是食肉性的,经常取食蛆和蝇类的蛹。它们也被观察到取食皮蠹科的幼虫。

5. 郭公甲科　郭公甲科(*Cleridae*),全世界约有 3500 种。郭公甲(checkered beetle)大部分种类的身体覆盖有短而硬的绒毛并且常常为鲜亮的颜色,成虫长 3~12mm,头部经常比前胸背板更宽,前胸背板比翅基部更窄。这给它们一个头部和翅膀基部之间狭窄的外表,这个科的触角形状各种各样。成虫和幼虫均肉食性。

赤足郭公甲(*Necrobia rufipes*),小的甲虫,大小为 3~7mm,非常明显的亮金属蓝色身体和红色的腿。幼虫身体上带有亮色的紫红色斑点,及红棕色的头部和尾部。

第四节　法医昆虫学常见昆虫的分子鉴定

一、分子鉴定的意义

在法医昆虫学中,昆虫种属的准确鉴定至关重要,每一种昆虫都有其独特的生长发育规律、生物学习性及在尸体生态演替中存在的时间范围,只有准确的鉴定了种类,才能准确的对应出正确的发育及演替数据,从而准确的推断死亡时间。形态学鉴定是公认的最可靠的昆虫种类鉴定方法,但该方法在法医学实践中难以推广应用。第一,嗜尸性昆虫种类繁多,形态学鉴别要点极为复杂多变,远远超出了广大法医工作者所掌握的知识范围,在我国仅少数昆虫形态学专家具备该方面的能力。第二,实践中收集到的往往是嗜尸性昆虫的幼虫或蛹,至今许多嗜尸性昆虫的幼虫仍没有系统的形态学鉴定要点,甚至一些雌性成虫仍然难以区分。第三,为了得到相对容易鉴别的成虫,法医工作者往往把收集的幼虫或蛹带回实验室,培养至成虫阶段再进行种类鉴定,这一步骤会消耗大量时间,给案件的迅速侦破带来不利影响,同时还要承担饲养失败的风险。第四,某些现场只能收集到残缺不全的嗜尸性昆虫样本,这种情况下形态学鉴定的完成更加困难。

1994 年加拿大昆虫学家 Sperling 等首次将 DNA 技术用于嗜尸性昆虫种类鉴定,在此后的十多年中,DNA 分子鉴定作为形态学鉴定方法的补充手段,被越来越多的法医昆虫学研究者所接受。尽管传统的形态学种类鉴定方法能够鉴定出大多数种类,但是分子生物学对澄清某些形态特征极其相似的近缘种、近似种和种以下的亚种、生物型、地理种群,以及对一些不具明显形态鉴别特征的卵、幼虫和蛹等的鉴定起到了积极作用。

二、嗜尸性昆虫种类鉴定常用的遗传学标记

1994 年 Sperling 等首次将基于 DNA 的方法用于昆虫种类鉴定,这也正式拉开了利用分子标记进行嗜尸性昆虫种类鉴定的序幕。目前常用分子标记主要包括线粒体 DNA(mitochondrial DNA,mtD-

NA)遗传标记和核 DNA 遗传标记,mtDNA 遗传标记有:细胞色素氧化酶辅酶Ⅰ(cytochrome oxidase subunits Ⅰ,CO Ⅰ)、细胞色素氧化酶辅酶Ⅱ(cytochrome oxidase subunits Ⅱ,CO Ⅱ)、细胞色素氧化酶辅酶Ⅲ(cytochrome oxidase subunits Ⅲ,CO Ⅲ)、16S ribosomal DNA(16SrDNA)、细胞色素 b(cytochrome b,Cytb)、12S ribosomal RNA(12SrRNA)、NADH 脱氢酶亚单位 1-6(NADH dehydrogenase subunit 1-6,ND1-6)等。核基因遗传标记大多是编码核糖体 RNA 的如:5S ribosomal DNA(5SrDNA)、5.8S ribosomal DNA(5.8SrDNA)、18S ribosomal DNA(18SrDNA)、28S ribosomal DNA(28SrDNA)、核糖体内转录间隔区 1(first ribosomal internal transcribed spacer,ITS1)和核糖体内转录间隔区 2(second ribosomal internal transcribed spacer,ITS2),还有少量编码蛋白质的核基因。

由于昆虫 mtDNA 与核基因组相比具有相对较高的碱基变化区,严格的母系遗传,避免双亲遗传方式引起的随机性;进化分歧率较高,基因组中不含间隔区和内含子,无重复序列,无不等交换,在遗传过程中不发生基因重组、倒位、易位等突变现象,而且与核 DNA 相比更容易提取和分离,对样本保存条件的要求也不苛刻。从以上诸多优点可以看出,mtDNA 作为重要的分子生物学标记之一,特别适合用来对各种发育阶段的嗜尸性蝇类昆虫进行种类鉴定。但生物性状是由核基因决定的,核基因生物学信息含量丰富,适当应用核基因作为遗传学标记,结果更能比较真实地反映出昆虫的进化历史。

三、常用分子标记检测技术

应用分子生物学技术检验核酸是非常快捷且准确的方法。核酸检验不仅能辅助法医昆虫学种类鉴定,为 PMI 的判断服务,通过检测昆虫内的人体 DNA 可以判断尸体是否被移动等多种信息。核酸检验还具有所需的原材料微量,技术相对成熟,结果相对客观等优点。应用于法医昆虫学的常用分子标记检测技术有:

1. 限制性片段长度多态性(restriction fragment length polymorphism,RFLP) RFLP 技术通过对 DNA 片断进行扩增,测序并确定酶切位点或不测序直接进行酶切,以获得限制性酶切图谱。例如:根据 GenBank 中已有的丽蝇细胞色素氧化酶辅酶(CO Ⅰ和 CO Ⅱ)的序列,找出高度保守的区域,设计能得到足够多态性序列的引物进行扩增和测序,得到限制性位点信息后进行酶切分析,酶切图谱清晰地显示供试丽蝇种的差异。然而,RFLP 标记种类特异性很强,一个核苷酸不同就足以消除一个限制性位点,很难利用某一种酶区分较多的种类,同时 RFLP 费时费力,且受 DNA 降解的限制,因此多与 PCR 合用。通过对 mtDNA 特异区域进行 PCR-RFLP,可以完成不同种类嗜尸性昆虫的鉴别。

2. 随机扩增多态性(randomly amplified polymorphic DNA,RAPD) RAPD 技术从 1991 年开始就在昆虫系统分类中被广泛应用,它不仅可以快速检测出 DNA 的多态性,还能够检测部分重要引物的关键电泳谱带,并通过统计分析建立一套灵敏、准确的检索系统。尽管 RAPD 技术似乎是最简单,最灵活的方法,但由于低退火温度及较短引物在扩增多态性中的应用,扩增产量会受到影响,将其作为诊断手段存在不足。在此基础上开发的序列特异扩增区域(sequence charactered amplified Region,SCAR)标记技术是比较可靠的方法。例如:对基因组 DNA 作 RAPD 分析得到了几种嗜尸性蝇类种特异性带谱,发现了某蝇种特异性标记,将这一片段转化为 SCAR 标记物,构建重组质粒,克隆测序得到该蝇种的 SCAR 基因序列,进而可以快速准确的鉴定该蝇种。

3. 微卫星 DNA-PCR 技术 在进行亲缘分析及较大个体数的研究中,及对疾病易感性基因进行高分辨率遗传图谱构建时,微卫星方法为最有用的分子标记技术。虽然在对亲缘较近的昆虫进行少数基因位点分析时,利用微卫星分析进行物种分类会产生错误的结果,但仍为现在亲缘接近的昆虫识别的常用基因分析。

4. ISSR 技术 ISSR 方法是 zietkiewiez 1994 年创建的,也是一种以 PCR 技术为基础的分子标记技术,根据基因组内某一重复序列设计出一系列特异性引物,包括双核苷酸、三核苷酸和四核苷酸等微卫星片段。ISSR 标记的原理与 RAPD 非常相似,除具有 RAPD 优点外,还具有稳定性和重复性较好的特点,且产物的多态性远比 RFLP、RAPD 更加丰富,可以提供更多的关于基因组的信息,被认为是遗传关系的理想标记之一。

5. PCR-SSCP技术　SSCP方法可以检测任何(包括已知的和未知的)DNA位点上的多态性和突变,且检测灵敏性高,能够检测出1bp的小缺失和点突变,大大提高了基因突变的检测范围,操作简单。SSCP技术可在测序前对大量的DNA样本进行筛选,在对动物的功能基因定位研究中有重要意义。

6. DNA序列分析技术　DNA序列分析技术是通过直接比较不同种类的同源核酸的核苷酸排列顺序,构建系统发育树,并推断它们的系统演化关系。此方法是目前分析进化及系统发育研究中最有效、最可靠的方法,在法医昆虫分子鉴定的研究中也最常见。在种内或近缘种的系统发育关系确定方面,通常用进化较快的mtDNA片断,其中COⅠ和COⅡ包含了大量的信息,可以把双翅目多种嗜尸性蝇类鉴定到种的水平。

四、嗜尸性昆虫种类分子鉴定的进化分析

应用DNA分析技术,通过专门的进化分析软件可以完成核酸多序列比对、构建进化树以及对进化树进行评估。只有构建出准确可靠的进化树,才能在科、属甚至种的层次上对昆虫进行准确的分类。目前可以应用的软件种类繁多,粗略统计就有30多种,每种都各有优劣,常用的有PAUP、PHYLIP、MEGA。

进化分析是从物种的一些分子特性出发,从而了解物种之间的生物系统发生关系。一般包含两个目的,一是想了解不同序列之间的进化距离,二是判断两条或多条序列是否属于直系同源序列(orthologs)。前者要求得到的进化树能显示树枝的相对长度,而后者需要在进化树的节点处显示自举检验值(bootstrap value)。对于一个完整的进化树分析需要以下几个步骤:①多序列比对:目前多由软件完成,最经常使用的是CLUSTALX和CLUSTALW,前者是在WINDOW下操作,而后者是在DOS下操作。②构建进化树:构建进化树的基本方法有最大简约法(maximum parsimony,MP)、距离法(distance method)(Sourdis,1988)、最大似然法(maximum likelihood,ML)。在方法的选择上,依靠第一步多序列对比的结果,若是序列之间存在着强烈的相似性,可以选用最大简约法,若是序列之间存在着比较明显的相似性,一般采用距离法,若是不存在明显的相似性,则使用最大似然法。③对进化树进行评估:主要采用Bootstrapping法。一般Bootstrap的值>70%,则认为构建的进化树较为可靠。如果Bootstrap的值太低,则有可能进化树的拓扑结构有错误,进化树是不可靠的。

PAUP、PHYLIP、MEGA这三种软件是目前在国内外应用最广泛的软件,但是对于各软件的优劣及如何选择仍然是一个值得探讨的问题。

PAUP偏重优化树的搜索、数据和树的检测,但数据输入和对树的分析比较繁琐,所得的结论仅限于各类群之间的关系,对性状间的关系不能做明确的解释。PHYLIP软件包对输入输出的数据处理是相当全面周到的,输出数据的表示方式有多种,也相当直观。只是其使用稍嫌复杂。MEGA是一款图形化的软件,操作简单,并具对树有强大的编辑功能:①对外围组序列置于树根位置;②对树的分支位置进行翻转;③对树的分支位置进行交换;④对序列名称等文字的字体进行设定;⑤对树枝之间的距离、整棵树的宽度、树枝长度的精确度、自举检验值显示位置等进行设定。但MEGA不能对数据进行ML法分析。

综上,对于近缘序列的进化树构建,MP方法几乎是最好的。而构建MP树,最好的工具是PAUP,当然使用MEGA和PHYLIP也可以达到这个目的。如果序列较远源,则可以做ML树或NJ树比较,构建ML树推荐使用PHYLIP,速度最快,而MEGA是图形化的软件,使用方便,适合于初学者,推荐在构建NJ树时使用。

五、常见嗜尸性昆虫DNA提取方法

应用分子生物学方法可以准确、快速地完成嗜尸性昆虫种类鉴定,其必要前提是提取一定数量和高质量的DNA,尤其在嗜尸性昆虫的序列分析及地理种群分布关系研究中,由于研究样本量大,除要

求获得 DNA 的数量适当和质量高以外,还需要在方法上简便易行,成本低廉。目前常见的方法有以下几种:

1. SDS-PK 消化法　SDS-PK 法又称酚-氯仿法或有机酚法等,是提取 DNA 的传统方法,很多方法的改进都是在这些方法的基础上进行的。近年来,大量学者对该方法针对不同的提取对象进行了改进,提高了特定 DNA 的获得效率。具体步骤如下:

(1)样本管中加入 50μl 裂解液(pH 7.5,含 100mmol/L EDTA、50mmol/L Tris-HCL、100mmol/L NaCl),放入 -20℃ 冰箱中 3 分钟。

(2)取出后用牙签捣碎,再加入 800μl 的裂解液,100μl 10% SDS 和 5μl 蛋白酶 K(20mg/ml),振荡混匀。

(3)将离心管放在 55℃ 的水浴锅中恒温水浴 4~6 小时,在水浴的过程中每隔 1 小时左右上下缓慢的颠倒几次。

(4)水浴结束后向离心管中加入 400μl 的抽提液(pH 8.0 的饱和平衡酚、氯仿、异戊醇按 25:24:1 的比例充分混合),12000rpm 离心 1 分钟,吸取上清液。

(5)在上清液中加入等体积的 Cl 液(氯仿:异戊醇=24:1),轻微上下颠倒 10 余次,使之混匀,12000rpm 离心 1 分钟;取上清液,加入上清液 2 倍体积的 -20℃ 异丙醇,然后放在 -20℃ 的冰箱中 1 小时进行沉淀 DNA。

(6)12000rpm 离心 15 分钟,丢弃所有液体;在已沉淀的 DNA 离心管中加入 500μl 预冷的 70% 乙醇,颠倒几次,12000rpm 离心 10 分钟,弃上清液;使其在室温下自然干燥;加入 50μl TE 溶解,-20℃ 保存待用。

2. CTAB 提取法　CTAB 法是比较成熟的 DNA 提取方法,其应用比较广泛,提取过程相对较简捷。具体步骤如下:

(1)样本管中加入 50μl 2×CTAB 抽提缓冲液(CTAB 4g,NaCl 16.364g,1mol/L Tris-HCl 20ml,0.5mol/L EDTA 8ml,超纯水溶解并定容为 200ml,用前再通风橱中加入 0.2% 体积的 β-巯基乙醇),放置于 -20℃ 冰箱中 3 分钟。

(2)取出后捣碎匀浆,再加入 450μl 2×CTAB 抽提缓冲液。

(3)65℃ 水浴 60 分钟,中间每 20 分钟取出轻轻上下颠倒混匀,最后常温下 12000rpm 离心 12 分钟。

(4)取上清液,加入等体积的氯仿:异戊醇(24:1)抽提,12000rpm 离心 12 分钟,取上清,反复抽提 1~2 次,直至看不到中间蛋白层。

(5)再经 1 倍体积的预冷异丙醇沉淀 1 小时以上(可过夜),12000rpm 离心 12 分钟;加入 500μl 70% 乙醇,轻轻上下颠倒几次,然后 12000rpm 离心 12 分钟,丢弃上清,再加入 500μl 无水乙醇,轻轻颠倒几次后 12000rpm 离心 10 分钟,丢掉上清;晾干沉淀后加入 50μl TE 溶解,-20℃ 保存待用。

3. 高盐溶液提取法　相比前两者方法,高盐溶液提取法的实验试剂和条件相对容易满足,具体步骤如下:

(1)样本管中加入 50μL 提取液 A[pH 7.6,含 1% SDS(W/V)、50mmol/L Tris-HCl、25mmol/L NaCl、25mmol/L EDTA],放置于 -20℃ 冰箱中 3 分钟。

(2)取出后用牙签捣碎,再加入 450μl A 液。

(3)65℃ 水浴 60 分钟,中间每 20 分钟取出轻轻上下颠倒混匀。

(4)加入等体积的提取液 B(pH 7.2,含 3mol/L KAC),轻轻混匀,冰上放置 1 小时以上或 4℃ 过夜。

(5)12000rpm 离心 10 分钟,移上清液于另一离心管中,加入等体积的抽提液(饱和平衡酚:氯仿:异戊醇=25:24:1),混匀后 12000rpm 离心 10 分钟。

(6)移上清液于另一离心管中,12000rpm 离心 10 分钟,加入 2 倍体积预冷的无水乙醇,混匀后

−4℃放置1小时以上。

（7）12000rpm 离心 15 分钟,小心倾尽上清液,加入 500μl 70% 乙醇,轻轻上下颠倒几次,然后 12000rpm 离心 15 分钟,丢弃上清,再加入 500μl 无水乙醇,轻轻颠倒几次后丢掉上清;打开 EP 管晾干沉淀,每管加入 50μl TE,−20℃保存待用。

4. DNA 提取试剂盒　DNA 提取技术经过漫长的发展过程,商业化的 DNA 提取试剂盒逐渐出现。试剂盒根据以上所提到的各种 DNA 提取原理制备,固相提取法、CTAB 法、SDS-PK 法和盐析法均较为常见。提取试剂盒中一般包含了提取所需的大部分试剂,但是仍然需要自备一部分试剂,同时对样本进行研磨、离心和去上清液等提取过程,只需要根据试剂盒说明书上的操作步骤和注意事项进行操作即可。不同的试剂盒具有特定的保存条件和有效期,试剂盒提取的 DNA,可以满足 PCR、酶切、分子杂交和文库构建等各种分子生物学实验需要。目前国外提取昆虫 DNA 较多采用试剂盒,挑选试剂盒时,可根据实验目的,选择不同公司制备的、适用于不同提取样本的试剂盒,同时也需结合试剂盒的标价综合进行选择。

六、嗜尸性昆虫分子鉴定的具体操作步骤

1. 样本处理　先对样本进行形态学鉴定,之后进行预处理。如送检的昆虫样品是活虫,则对昆虫饥饿 1 天左右,以避免外源 DNA 的干扰,具体时间根据所研究昆虫确定。如果是死虫,则直接选择使用部位。如果是蝇类和甲虫,一般取胸部肌肉,蝗虫取后足股节。将所取部位侵入无水乙醇中,然后用灭菌双蒸水浸泡 6 ~ 10 小时。

2. DNA 提取及 PCR 扩增　选取适合于自己试验室的方法进行 DNA 的提取(具体见 5.1 章节),提取后的 DNA 可以用分光光度计(紫外吸收)检测纯度和浓度,纯的 DNA 溶液其 OD260/280 应为 1.8,OD260/230 应大于 2.0。一般认为 OD260/280 大于 2.0 时,表明有 RNA 污染;小于 1.6 时表明有蛋白质或酚污染。但在实际操作用这些值只能用来参考,不能简单认为不符合这些值就是抽提失败,还应结合电泳综合判断,一般用 0.8% 的琼脂糖凝胶电泳,直接检测是否有大于 10kb 的大片段 DNA (0.8% 琼脂糖凝胶,5μl DNA 样品混合 1μl 染料,80v 电压下对提取 DNA 进行 40 分钟电泳,置于凝胶成像系统观察并拍照。)即便电泳没有条带,仍然可以先进行 PCR 扩增,然后检测扩增产物是否存在目的条带。

PCR 扩增的前提是选取好自己的引物。最终的 PCR 产物可以先检验再测序,以免浪费时间,一般采用 8% 的聚丙烯酰胺凝胶或 1.5% ~ 2% 的琼脂糖凝胶电泳。

3. 测序与序列分析　序列测定一般由试剂公司完成。测序完成后需要用 clustalW 等软件进行比对确认种类,然后上传 GENBANK。最后选择合适的软件进行序列分析。

第五节　法医昆虫学的应用软件及数据库

法医昆虫学是一门以数值计算为主的推理性学科,涉及多个学科,需要大量知识储备,相关人员不仅需要掌握昆虫分类的相关知识,也需要熟悉昆虫生物及生态学习性、法医学知识及气象学知识。在美国要求法医昆虫学从业者一般应该具有医学昆虫学博士学位,且从事过法医昆虫学研究。规范操作与标准化问题对法医昆虫学的应用提出更高要求。因此信息化是法医昆虫学发展的必然趋势。目前已经开发出有关法医昆虫学的计算机应用程序包括 Schoenly 的 PMI 推断程序、SmartInsects 法医昆虫学现场应用程序、ForenSeek 死亡时间推断软件、ADH 监测器以及其他计算机软件。

一、Schoenly 的 PMI 推断程序

早在 1992 年,Schoenly 提出了一种通过对昆虫演替材料分析而推断死亡时间的计算机程序,该程序能够将分析结果打印输出,直接用于法医昆虫学的案件最终分析报告(表 18-2)。该应用程序以昆

虫的演替数据库、昆虫体重变化及 Reiter 氏图形(isomegalen-diagram,温度-体长-日龄)为数据基础。关于 PMI 推断可分为两步,首先从死亡现场尸体上采得昆虫样本并进行鉴定、饲养和分析。然后将昆虫区系演替中成员与相同地理区过去已证实的死亡案件或其他动物尸体腐败研究中所得已知演替模型的相同种类(以下称为基线区系,baseline fauna)进行比较。通过这一比较产生了 PMI 上下限,这些限值可能集中在同一天,也可能是在几天或更长的时间范围内,确定限值的分类单元可称为"决定性种类"(definitive taxa),明确了决定性种类后,就可用来估计死后间隔时间了。

表 18-2　假设的昆虫演替矩阵

	死　亡　时　间								
天数	1	2	3	4	5	6	7	8	9
A	1	1	1	1	0	0	0	0	0
B	0	1	1	1	1	1	1	0	0
C	0	1	1	1	1	1	0	0	0
D	1	1	1	1	1	0	0	0	0
E	0	0	0	0	0	0	1	1	1
F	0	0	0	0	1	1	1	1	1
G	1	1	1	1	1	1	1	1	0
H	0	0	1	1	1	1	1	1	1

分类单元(左侧竖列标注)

假设在现场采到了代表性尸体区系,并携回昆虫实验室。进一步假设在尸体区系中发现多个类群,其中 B,D,G,H 为基线种类(注意:不是所有尸体上的种类都属于基线区系)。PMI 估计的上、下限与 B,D,G,H 在该演替过程中一起出现的第 1 天和最后 1 天相一致,于是就可推算出 PMI。在本例中,上、下限分别是在第 3 天和第 5 天。种类 H 由于在第 3 天刚出现(在第 1 和第 2 天未出现)而成为下限决定性种类,同样,种类 D 因其最后出现是在第 5 天(第 6 和第 7 天等不再出现)而成为上限决定性种类。其余 2 种虽不具决定性,其中 B 出现于第 2~7 天,G 出现于第 1~8 天,与上述推断不矛盾。

从上述例子来看,估计 PMI 至少在理论上是相当直接明了的。然而,在有些犯罪现场调查中,许多尸体上的种类需要与更多的基线种类进行比较才能得出 PMI 估计值。此外,各种生物因素(如腐食性脊椎动物)和非生物因素(如恶劣天气)的影响都应加以考虑。因此,使用计算机程序的优点就很明显了。

Senoenly 的计算机死亡时间推断程序由于严重依赖于昆虫演替数据,而世界大部分地区尚无昆虫演替数据,故该程序应用的很少。

二、SmartInsects 法医昆虫学应用程序

在许多情况下,当在他杀、非自然死亡或者自杀案件中发现昆虫材料时,法医、验尸官、病理学家或者训练有素的法医学领域的人员会邀请昆虫学家到场。在昆虫专业人员无法出席现场的情况下,现场调查人员可能代表昆虫学家进行昆虫证据的采集工作。犯罪现场协议建议必须小心地收集昆虫学证据,且昆虫证据应该由有相关知识和经验的人员或者拥有资格认证的从业者进行收集。在许多国家只有很少一部分人员,包括病理学家和执法人员,接受过在犯罪现场昆虫材料收集和保存的正规训练。此外,只有很少一部分现场调查团队在他们的犯罪现场设备中拥有法医昆虫学信息表和工具。

目前为了解决现场调查人员对于昆虫了解很少,澳大利亚开发了可装载于智能手机中的指导现场法医昆虫学取样的软件"SmartInsects",该软件可装载于 android 和 iphone 两种系统中,目前有 4 个版本:英语、意大利语、汉语(普通话)和巴西-葡萄牙语。它在案发现场能够语音提示法医昆虫学样本

的提取操作。SmartInsects 是为了引导犯罪现场技术人员或代理收集和保存昆虫样本的人员，为了直接从尸体上或从尸体周围收集而设计的。SmartInsects 分为不同的模块，例如：犯罪现场（暴露尸体、埋葬、水中、停尸房），一般概念、昆虫图片，取样、保存和昆虫样本储存指南以及环境数据采集。

三、ForenSeek 死亡时间推断软件

法国已经开发出综合各种昆虫发育数据进行死亡时间推断的计算机程序，使用的前提是必须人工鉴定昆虫的种属，它只推断最短死亡时间或者昆虫最初在尸体上产卵的时间。

要介绍该软件，首先需要了解昆虫年龄推断的情况。幼虫的年龄可以通过不同的方法计算，如大小、重量、龄期或者发育历期。目前最广泛应用的方法是基于幼虫在一已知温度下发育至一个特定阶段所需要的时间。这种方法从最后一个观察状态开始（例如，在时间 t 时样本的生长发育阶段），通过时间表反向推断蝇类的产卵时间。昆虫的发育时间主要是由温度决定的。不幸的是，数据会由于个体之间的差异产生一种内在的变化。并且这种变化可能导致在利用这些数据推断死亡时间时的准确性降低。使问题更加复杂的是，在比较不同的研究数据源时，任何给定的物种显示出了实验间的可变性。换句话说，一个研究人员在实验室获得的数据与另一位研究员在另一个实验室得到的数据是不完全相同的。多种因素均可以造成这种变异，例如遗传背景，饲养条件，及测量的可靠性等等。因此，昆虫学家必须准备好解释这种变异产生的原因。为什么使用这个数据而不是另一个？一个数据源的选择可能取决于专家认为的相关标准。

另一个解决方案是合并几个发表的数据（几个数据源）来估计平均发育时间。一旦发育数据被选中时，就需要确定温度和发育时间之间的关系式。最简单的方法是假定一个线性关系，通过线性方程建模（例如，ADD）。然而，对于极端温度，这种线性假设不能成立，此时有必要引用更复杂的非线性模型（例如，S 形曲线）因此，考虑到大量的数据和数学模型，比较数据结果是很重要的。为了方便这些比较过程，开发了 ForenSeek 死亡时间推断软件。

ForenSeek 软件是与计算机专家合作开发的。它包含两个部分：一个是协作开发的发育时间数据库，另一个是专家工具。

1. 发育时间数据库　ForenSeek 的数据库包括了过去的 30 年中发表的重要法医学双翅目的数据。用户可以选择种类和龄期获取相应的发育数据。在选择不同的数据源时，用户可通过一个温度与发育速度的图来选择。这种展现方式可以使用户快速找出数据源的差异。一旦选择了相应的数据，这些数据可以用适当的模型模拟（例如，线性、非对称、或者曲线）。用户选择了应用的模型，结果便直接显示在图上。这个步骤要求用户强调数据的非线性，从而选择最合适的数学模型。

不仅仅是汇编了发表的数据，这个工具也是一个新发育数据共享的途径。事实上，每个用户均可以添加或存储实验数据在其工作空间上。默认情况下，这些数据是私有的，因此他人不是可用的。然而，也可以设置数据作为"公开"，从而对所有的用户可用。警报系统允许用户报告出现的错误数据。因此这是一个真正的相互协作和相互影响的工具，旨在促进发育数据的共享和传播。

2. 计算最短死亡时间　为了估计蝇类样品的年龄，第一步是描述他们的热历史（昆虫在死后期间所经历的真实的温度）。对于每一步（例如，幼虫的发育，样本采集、运输、储存、繁殖）用户可以定义恒温或变温，在后一种情况下，用户必须提供相应的气候文件（如气象站数据）。一旦热历史被完整的描述，可将其制作为可视化图形，并保存它。然后用户将样本数据输入屏幕，每个样本记录包括种类，阶段和观测日期（例如，丝光绿蝇，空蛹壳，5 月 5 日）。用户可以按照自己意愿自由添加尽可能多的昆虫样本，包括卵或空蛹壳的情况。对于每个样品，用户选择发育数据适合的方法。当所有样品被呈报并且相应的发育数据被选择时，计算启动。对于每个样品，该程序将根据用户选择的发育数据和装置，确定相应的产卵活动。如果样本观察值关系羽化，相应的产卵日期将是一个点。如果观察值是指发展阶段（如蛹期），ForenSeek 将报告所有使样本在时间 t 内达到这一发育阶段的产卵数据。换言之，能够生成一个时间区间。结果以文本和图形的形式提供。该图显示了计算出的产卵日期与选择模型

的时序表。此视图清楚地展示出第一次产卵的时间，并且是比较发育数据和装置的选择所产生的差异的有效方法。所有这些结果可以保存，导出，并整合成一份报告。

四、IFLY 现场记录软件

是一个适用于 iOS 应用程序进行数字记录犯罪现场信息的程序。通过将所有的数据收集在一个单一的应用程序中，IFLY 解决了纸质笔记相关的许多问题（例如：模糊，抄写错误，从其他项目文件中解除关联）并允许在犯罪现场拍摄音频，视频和照片等并一同写入数据记录。IFLY 使用 SQLite 数据库内部存储数据，并且允许将数据传送到桌面计算机。

五、ADH 监测器

ADH 为小时积温（accumulated degree hour）的缩写，是法医昆虫学进行死亡时间推断时反映昆虫热量历史的指标，主要协助法医昆虫学者计算命案现场昆虫所经历温度及研究中对模拟尸体热经历的检测。ADH 监测器能够适时追踪靠近调查现场的温度数据，当达到用户指定的 ADH 值后自动发送电子邮件通知。ADH 检测器可以潜在的获取源自互联网上的任何实时温度数据采集源的温度数据。目前，数据从美国气象站网收集，并记录在美国一些法医昆虫学研究机构的野外气象数据记录仪。当新的数据可用后，ADH 检测器会定期自动检查这些源数据并更新其 ADH 的运算。如果数据源不可用，该系统也会发送电子邮件警告。通过自动重复数据收集任务，ADH 监测器为调查者节省时间，并且能够同时为数百个实验提供 ADH 数值。此外，由于多个研究人员可以同时登录到系统中，ADH 检测器可以被看作是一个在线协作研究工具，它可以提供正在进行试验工作的地点最新的情报信息。

六、携带 APP 的法医昆虫学相机手机

该手机为智能手机，搭载了用于拍摄昆虫的微距镜头，并且搭载了包含 GPS，磁力仪，加速计，温度计，湿度传感器，语音记录器，以及气压传感器等内容的传感器，利用这些传感器，应用程序可以计算出使用者所处环境的海拔、GPS 的坐标位置，温度，湿度和气压。并且能够将结果发送至电脑或数据中心。

七、昆虫形态鉴定软件

由于嗜尸性昆虫鉴定的难度，目前已经出现了大量辅助昆虫形态鉴定的软件及网站，例如双翅目昆虫解剖地图软件、Diptera – info 双翅目信息网站、根据复眼距离鉴定绿蝇属昆虫种类的软件等。其中双翅目昆虫解剖地图软件由澳大利亚联邦科学与工业研究组织（CSIRO）资助研发，该地图软件主要用于双翅目昆虫的鉴别及教学。它以两种方式工作：使用者可以点击昆虫虫体的任何一个部位发现其名称，或者点击名称找到位置和形状。该地图软件依赖蝇类的高解析度图像，按三种放大倍率显示，允许使用者在电脑上变换放大倍数来观察精细的细节。该地图包含了双翅目四大类群的特征。使用者可以从前面、侧面、背面及腹面四个角度来观察蝇类的解剖特征。

八、法医昆虫学 DNA 分子鉴定软件

PAUP、PHYLIP、MEGA 这三种软件是目前在国内外应用最广泛的软件，在本章第四节已经有详细介绍。

九、法医昆虫学数据库中心

尽管多个学者提议建立法医昆虫学数据库中心（central repository of forensic entomology），但在世界范围尚无成形的数据库中心，目前只是小型的数据库。法医昆虫学数据库包含嗜尸性昆虫网上博物馆、嗜尸性昆虫形态库、嗜尸性昆虫发育数据库、嗜尸性昆虫演替数据库、死亡时间综合推断数据库

等部分。主要目的是为满足法医昆虫学的教学与培训、死亡时间推断等鉴定目标。

（王江峰）

思考题

1. 什么是法医昆虫学？
2. 常见与法医学检验相关的昆虫有哪些？
3. 怎样采集昆虫样本？
4. 怎样根据尸体上的昆虫推断死亡时间、分析死因和判断有无移尸？

第十九章　动植物物证

人类生活与动植物密切相关,在案件现场,有时存在动物和植物,它们对案件的真实情况往往有证明作用,正确认识和有效利用动植物物证,是该类案件侦查和诉讼的关键。

第一节　动　物　物　证

动物物证是指对案件的真实情况有证明作用的来源于动物的生物性物质,包括动物体、组织、毛发、羽毛、皮毛、鳞片、骨骼、残体、血液(血痕)、分泌物及其斑痕、排泄物等。在涉及动物的案件中,可有动物形成的非生物物证,如动物的足迹、咬痕等,对识别动物也有一定意义。本节主要对动物物证的作用,动物物证的发现、提取、保存和送检,动物物证的检验原理与技术进行介绍。

一、动物物证的作用

1. 为打击破坏野生动物违法犯罪提供证据　为保护野生动物,我国制定了一系列的法律,如《中华人民共和国野生动物保护法》、《陆生野生动物保护实施条例》等,2001年,《国家林业局、公安部关于印发森林和陆生野生动物刑事案件管辖及立案标准的通知》中界定陆生野生动物刑事案件包括非法猎捕、杀害国家重点保护珍贵、濒危陆生野生动物;非法收购、运输、出售珍贵、濒危陆生野生动物、珍贵、濒危陆生野生动物制品;非法狩猎;走私珍贵动物、珍贵动物制品;非法猎捕、杀害、收购、运输、出售、走私《濒危野生动植物种国际贸易公约》附录一、附录二所列陆生野生动物。为确定罪与非罪、重罪与轻罪,需对涉案动物进行种属鉴定,确定是否为受保护野生动物,作为定案的依据,根据案件需要,有时还需确定涉案动物的数量。

2. 为侦办走失、盗窃动物案件提供证据　对走失、盗窃动物的案件,为解决动物的归属问题,可以对动物进行个体识别,从该动物使用过的刷子、铺垫、玩具等上提取毛发、唾液斑等检材,然后与可疑走失、被盗动物的DNA进行比对,确定是否同一;也可进行动物亲权鉴定,以确定动物的身源,如某地一农民家丢失了一头小牛,久寻不见,一段时间后,该农民偶然在另一村民家看到了一张疑似自己家小牛的牛皮,怀疑是该村民偷宰了他家小牛,但该村民却坚持说是自家母牛所生小牛被宰杀后的皮,最后通过与各自的母牛进行亲子鉴定,确定小牛为该农民所有。

3. 为涉及由动物引起的民事赔偿提供依据　见于动物造成他人损害的情况,如动物攻击人或其他动物、动物引起事故和财产损失的案件,在这些案件中往往需要确定动物作案者,从而追究其所有人的责任。如狗咬人,可提取受害人咬痕处唾液斑,与嫌疑狗进行DNA比对,确定动物案犯。

4. 为确定刑事案件中嫌疑人与现场的关系提供依据　宠物与人接触非常密切,因此在刑事案件现场往往可以发现一些动物物证,这些物证常可将犯罪嫌疑人与犯罪现场联系起来。如养了宠物狗的家中往往有较多的狗毛,入室盗窃的案犯会无意间在衣服、鞋上粘上狗毛,如能及时发现和提取嫌疑人携带的毛发,可将嫌疑人与盗窃现场联系起来。在案件中动物物证可从受害人、现场转移到嫌疑人,也可从嫌疑人转移到受害人、犯罪现场。

5. 为打击制假贩假提供依据　在一些商业违法犯罪中,用廉价、低劣肉类伪造经济价值较高的肉类较为常见,如用鼠肉伪造成羊肉、用病死猪肉制成牛肉干等,对该类动物物证进行种属鉴定,即可为打击违法犯罪提供直接证据。

二、动物物证的发现、提取、保存和送检

动物物证的发现、提取、保存和送检与人源生物物证相似,要做到合法规范,防污染,防变质。

(一)动物物证的发现

动物物证的发现要根据案件实际情况,具体问题具体分析,动物物证可出现于任何部位,需在现场、嫌疑人、受害人等处仔细查找,涉及动物物证的案件,要注意发现以下几种形式的动物检材:

1. 血液及血痕　多分布于案件现场、运输工具、嫌疑人衣物或住所,可以是血液,也可呈干涸的血痕、血迹。

2. 分泌物及排泄物　动物的分泌物主要为唾液和精液,唾液斑主要出现在咬痕上;排泄物主要包括尿液(尿斑)和粪便。

3. 毛发、毛皮及其衍生物　刑事案件中现场、嫌疑人、受害人等处的动物毛发;野生动物案件中的动物毛皮、穿山甲的甲片、鹿角等。

4. 组织与器官　主要见于野生动物案件,常见的有软组织、熊掌、熊胆、麝香、虎鞭等。

5. 骨骼　一些大型动物的骨骼可用作中药和高档装饰品,如虎骨、象牙、野牛头骨等。

6. 动物体　指完整或基本完整仍可辨认的动物个体,包括猎杀的野生动物尸体,或被执法机关缴获的活蛇、穿山甲等。

(二)动物物证的提取

对提取的物证要先拍照、摄像,记录其原始状态,然后根据物证的种类和性状选择合适的提取方法。提取动物物证之前需戴好帽子、口罩、手套、脚套等,提取时必须持洁净器具(如刀、剪、镊子等)取材,禁止用手直接触摸检材。各物证应用洁净器具分别提取,防止交叉污染。物证提取应尽量维持原来性状,易携带物品整体提取;不易携带物品提取附着检材的部位,根据检材附着的载体不同,采用擦拭、刮取、剪取、锯凿、挖取等方法提取。检材提取宁多勿少,以供重复检验。

1. 血液及血痕的提取

(1)血液提取:新鲜动物尸体可取心血,用注射器吸取血液1~2ml装入洁净试管,同时提取适量血痕在纱布上制成血斑;现场尚未干涸的血迹,可用纱布或棉签蘸取少量血迹制成血斑;提取活体动物的对照血样可从耳部取血0.2ml,装入洁净试管内并加少量生理盐水,同时取0.2ml血液涂于干净纱布上制成血斑。

(2)血痕提取:小件物品上的血痕可以整件提取,如树叶、秸秆、刀、石块、衣物等上的血痕。大件不便整件提取物品上的血痕用擦拭方法,根据血量的多少,准备适当大小的纱布、棉签或纱线,用蒸馏水湿润(除去多余水分)后擦拭血痕,将血痕转移到纱布、棉签或纱线上,同时用同样方法擦拭血痕附近空白载体作空白对照。大量的干血痂可用刮取的方法,注意收集血迹周围基质作对照。泥土中血痕尽量挖取带血的泥土。雪地中的血迹提取带血的雪块,放在纱布上待其融化后制成血斑。

2. 唾液斑提取　咬痕上的唾液斑可用蒸馏水湿润的棉签擦拭提取。

3. 尿液(尿斑)的提取　树叶、秸秆、石块上的尿斑可整件提取;大件载体上的尿斑可采取擦拭法提取;泥土中的尿斑尽量挖取尿液浸透的泥土,装入干净瓶内;雪地中的尿斑提取带尿液的雪块,装入干净瓶中。

4. 粪便的提取　黏附在载体上的粪便可连同载体一起提取;地上的粪便约取50g左右,装入干净瓶中。

5. 毛发的提取　毛发应用镊子分别提取,然后将毛发用纸包裹,再放入纸袋中,做到独立包装,严禁混装。毛发对照样本应与检材毛发提取自同一部位,尽量保留毛囊,不少于5~10根。

6. 毛皮及其衍生物的提取 新鲜的毛皮可全部提取,在阴凉通风处风干,并喷洒消毒防腐剂;陈旧的毛皮需定期检查和晾晒,防止虫蛀或霉变。对于鳞甲、角等皮肤衍生物可同样处理。

7. 组织与器官的提取 组织与器官应整块提取,装入洁净的容器,冷冻保存。

8. 骨骼的提取 骨骼应全部提取,装入洁净的塑料袋或木箱内,喷洒消毒防腐剂。如有牙齿需全部提取送检。

值得注意的是,如果提取的检材需要做 DNA 检验,应避免使用消毒防腐剂。

(三)动物物证的保存

提取的物证应使用标准的物证袋独立包装,注明检材名称、提取地点及时间、数量、性状、案件名称、提取方法、提取人等信息,密封保存。

动物检材应注意防止霉变、腐败。组织、器官应干燥或置于 −20℃ 冷冻保存;提取的新鲜体液应保存于 4℃ 并尽快检验,其余部分制成纱布斑迹;提取的液体斑迹应于阴凉通风处自然晾干,严禁暴晒或加热烘干。

(四)动物物证的送检

动物检材易腐败变质,应尽快送检,潮湿检材应在冷冻环境下送检,送检过程应避免污染、损坏物证。

案件的送检应符合鉴定程序。送检人应详细了解案情、现场情况和物证采集情况,并递交鉴定委托书。检验单位受理案件时应了解案情,与送检人共同核对检材信息,明确鉴定要求,并填写受理登记表。

三、动物物证检验的原理与技术

动物物证类型多种多样,涉及不同种属的动物及多种形式的动物制品,动物物证检验技术涉及动物分类学、理化检验、免疫学、生物化学、分子生物学等诸多方面的理论和技术,在实际工作中,根据检材情况以及鉴定要求选择合适的检验方法。

(一)形态学检验

形态学检验是通过对动物的形态性状进行观察、测量,与已有的文献资料进行比较、核对、分析,得出结论的过程。形态学检验的基础是需要有较完备的动物形态性状数据资料,人类经过长期的知识积累和科学研究,目前已形成比较完备的动物图鉴、动物分类检索系统以及许多动物类群的研究资料。对较完整的动物体或具有较特殊性状的动物检材,可通过动物形态性状的观察和测量,根据动物分类检索表,为动物种属鉴定提供重要依据。

常用的动物形态性状如下:

各种可量可数性状,如:体长、翼展长、尾长、嘴峰长、跗跖长、趾长、爪长,初级飞羽、次级飞羽、尾上覆羽;体重、肩高、臀高、耳长、角长、颅基长、颅全长、听泡量度、眶间宽、鼻骨长、鼻骨宽、颚长、齿列长、各类牙齿的数量;头长、头宽、喙长、喙宽、躯干长、眼间距、眼径、尾高、尾宽、前肢长、后肢长、甲片或鳞片的数量等。

身体各部分的特征及颜色,如:面盘、肉垂/肉裾、羽冠、枕冠、肉冠,眉纹、贯眼纹、颊纹、披肩、鼻管、嘴须、翼的类型、尾的类型、足的类型、蹼的类型、跗跖的类型等;被毛的颜色、臀斑的颜色及大小、角的有无及类型、尾的类型、牙齿的形态;眼睑、声囊、吸盘、瘰粒、疣粒、角质刺,鳞片的类型、犁骨齿的类型、肩带与胸骨的结合类型、椎体类型等。

形态学检验是最基础和常用的鉴定方法,在动物物种鉴定中占有极其重要的位置,具有操作方便、快速,成本低廉等优点。但形态学检验对检验人员要求较高,需要检验人员具有完备的动物分类学知识体系和丰富的鉴定工作经验;形态学检验很难进行个体识别,因为即使是同一动物,其不同部位的毛发形态也是千差万别;常规的形态学检验对象往往是完整的动物躯体,对一些亲缘关系近的动物可通过细微的差别区分开来,而在法科学实践中,遇到的检材往往是动物的局部,如毛发、骨骼、组织、爪子、羽毛、皮肤等,有些甚至是动物制成品,如皮革、纤维等,给鉴定带来困难,一些只有局部特征或者形态特征被破坏的检材,如残肢碎片、肌肉、器官、血液等检材很难进行形态学检验。

(二) 显微镜镜检

显微镜镜检实际上属形态学检验的范畴,对动物物证微观性状的观察需要借助显微镜展现出来,动物物证的显微结构或亚显微形态是物种鉴定的重要依据。

毛发是显微镜检验的一类重要检材,毛发的微观结构存在种间差异,可以用于种属鉴别。毛发的显微镜检验主要观察毛发的鳞片和髓质的形态。在显微镜下,毛发由外向内分为鳞片层、皮质层、髓质层。鳞片层由透明的扁平角质化的鳞片细胞构成,呈冠状、覆瓦状或镶嵌形排列而成,不同动物的毛鳞片形态有差异(图19-1)。皮质层介于鳞片层与髓质之间,由几层多角形或梭形的细胞构成,皮质层含有色素颗粒,决定毛的色泽。毛干的中轴为髓质层,由一层或多层纵向排列的扁平或立方细胞构成,不同种属的动物在毛的髓质花纹上有区别,可对动物毛的髓质形态进行比较,作为种属鉴定的依据。

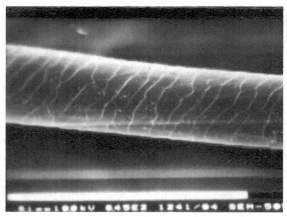

黑麂

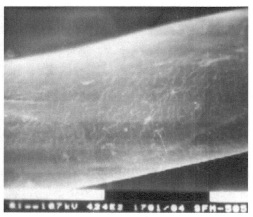

大灵猫

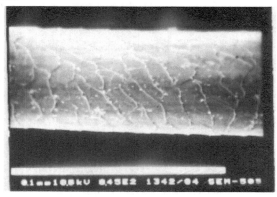

小灵猫

图 19-1 动物毛鳞片形态

通过检验动物多种组织的显微结构可鉴别动物种属,如通过对鹿角的主要显微结构特征进行比较,可区别新西兰鹿、坡鹿、爪哇鹿、白唇鹿、水鹿、豚鹿、貼鹿、驯鹿、驼鹿、麋鹿、狍、梅花鹿、马鹿、和小麂等来源动物;乌梢蛇、王锦蛇、灰鼠蛇、玉斑锦蛇、水赤链游蛇的鳞片形状、颜色、纹理在扫描电镜下的细微结构有显著差异,可作为鉴别真伪乌梢蛇的依据。显微镜检验还可应用于中药动物药材粉末的鉴定,目前已经形成了比较完备的鉴定理论和技术。

(三) 蛋白质水平检验

当动物的种类用形态学标准无法鉴别时,需要检测有种属特征性的细胞组分。蛋白质是动物的主要成分,是基因的表达形式,携带着生物演化和发育的遗传信息,不同的物种,其蛋白质的组成、结构和序列存在一定差异,对动物检材的蛋白质进行分析,根据蛋白质携带信息的异同可确定不同的物种。在蛋白质水平的检验常用方法有以下两类:

1. 免疫学方法　免疫技术的发明,用已知的种属特异性抗血清检测未知检材的种属来源,为动物物证的种属鉴定,特别是对动物血痕、组织碎屑等用形态学无法辨认的检材提供了有效的检测手段。免疫双向扩散技术因其简便易行而得到广泛应用。用免疫学方法检测的缺点是无法获得足够多种类动物的特异性抗血清,并且亲缘关系近的种属间常存在交叉反应。

2. 电泳法　传统的聚丙烯酰胺凝胶电泳(PAGE)可用于鉴别不同种类动物蛋白,如我国大蟾蜍有 3 个亚种,形态差异极微,形态学检验不易区分,但采用聚丙烯酰胺凝胶电泳对它们的血清蛋白和乳酸脱氢酶(LDH)同工酶进行分析,电泳图谱区别明显。

等电聚焦(IEF)电泳技术的出现,给动物种属鉴别提供了又一种方法。利用不同种属动物蛋白等电点的不同,将动物种属得以区分开来。在北美的动物法科学实验室,常用于鉴别动物种属的蛋白质型为血清蛋白型(ALB)、磷酸葡萄糖同工酶型(GPI)、过氧化物酶型(SOD)和红细胞酸性磷酸酶型(EAP),结合几种蛋白的等电聚焦分型结果,可区分白尾鹿、骡鹿、角鹿、驼鹿、山羊、美洲豹、马、北美驯鹿、黑熊、叉角羚、猪、牛、猫等动物。美国食品和药物管理局在互联网上提供了不同鱼类的肌浆蛋白等电聚焦图谱,用于物种鉴定的比对标准。

(四) DNA 检验

随着 DNA 检验技术的应用,动物物证检验发生了质的飞跃,由原来的只能确定动物种属到不仅可以确定动物种属,还可以对动物进行个体识别和亲缘鉴定。DNA 检验对形态不能识别的动物物证(如剥了皮的动物、组织碎片、肉制品等)更显优势。

首例以动物 DNA 证据破获的命案是 1994 年发生在加拿大爱德华王子岛的 Shirley Duguay 被杀案,她的前夫 Douglas Beamish 涉嫌谋杀,警察在现场发现一件皮夹克,上面有受害者的血迹,虽然嫌疑人的朋友承认嫌疑人有一件相似的衣服,但是没有充分的证据能够确认。除了血迹,调查人员还在皮夹克上找到两根白色的毛发,他们开始认为这应该是谋杀者的毛发,但后来证实不是人的毛发,而是猫毛。调查人员回忆起 Beamish 的父母有一只叫雪球的白猫,遂提取了猫的血样,将样本送到美国马里兰州的国家癌症研究所猫基因组进行检验,Menotti-Raymond 等用 STR 技术检测了猫的血样和其中一根猫毛的毛根 DNA,结果比对同一,结合其他证据,最终认定 Beamish 谋杀罪名成立。

与人 DNA 检测相比较,动物因种类多,检材种属来源不确定,相关基因研究资料少,而使得 DNA 检验相对较复杂。

1. 种属鉴定　线粒体 DNA 中的 12SrRNA 基因、细胞色素 b 基因(cytb)和 16SrRNA 基因为动物所共有,既含有保守序列,又含有可变序列,是研究动物进化的分子标记,可应用于动物的种属鉴定。将动物物证测序结果与 NCBI 数据库中收录的 DNA 序列资料进行比对,即可确定种属来源。

2. 个体识别　RFLP、RADP、SSCP 等技术曾应用于动物检材的检测,随着 STR 被发现广泛分布于脊椎动物基因组,并且由于其呈高度长度多态性、检测灵敏度高而逐渐取代前述方法。与人类 DNA 检验相似,用 STR 进行个体识别和亲缘鉴定需具备群体遗传学基础数据,一些学者致力于寻找适合动物个体识别的 STR 位点并调查了多种野生动物的群体结构,为野生动物案件的鉴定提供了遗传学基础数据。

对毛发检材,在毛发核 DNA 检验失败的情况下,线粒体 DNA 非编码高变区的测序可应用于动物毛发鉴定。但根据研究资料,狗和猫的线粒体序列多态性比人低,在案件中只能起到排除作用。如在一起交通事故中,一条狗被怀疑是交通事故的肇事者,在受损的车上发现 3 根狗毛,用线粒体 D 环区 377bp 片段测序,对现场狗毛、嫌疑狗、及其他 4 条无关狗进行检验,结果发现 4 条无关狗有两种序列,现场狗毛与其中一种序列相同,而嫌疑狗与另外一种序列相同,因此排除了这条狗引起交通事故的嫌疑。

第二节 植 物 物 证

植物是人类赖以生存的物质基础,在自然界分布广泛,因此容易与各类案件发生联系,成为案件侦审的重要物证,但目前在实际办案中,植物物证的提取和利用率较低。本节主要介绍植物物证的作用、提取保存要求以及植物物证检验的原理与技术。

一、植物物证的作用

1. 为林业犯罪案件提供证据 此类案件的侵害对象是植物,常为具有重要药用、观赏、用材等价值的物种。如盗伐林木,非法采伐、毁坏国家重点保护植物,走私珍稀植物、珍稀植物制品等。我国先后制定了一系列珍贵树木及野生植物保护的相关法律,如《中华人民共和国森林法》《中华人民共和国野生植物保护条例》《森林和陆生野生动物刑事案件管辖及立案标准》等,规定了《国家重点保护野生植物名录》,并加入了《濒危野生动植物种国际贸易公约》(CITES)。为打击犯罪,保护森林和野生植物,涉案植物的物证鉴定对案件的定性至关重要。

2. 为认定和排除嫌疑人提供证据 在一些刑事案件中,作案人、被害人、作案工具、犯罪现场之间可发生植物物质交换,现场的植物叶片、果实、斑汁、花粉等植物物质可被嫌疑人无意间带走,若能查明在嫌疑人处收集到的植物物证与现场的植物样本一致,对确定嫌疑人与犯罪现场的关系,认定嫌疑人起到关键作用。如一名妇女指控一男子在离他车子约7m远的小巷里强奸了她,而被指控男子称其离开车子未超过1m。提取小巷、车道、男子衣服上的泥土样本进行检验,发现3种样本中的几种花粉种类相同,但每种花粉所占的百分率不同。其中一种常绿灌木的花粉,在小巷泥土里占76%,在男子衣服上的泥土占80%,在车道上泥土仅中8%。据此否定了该男子的口供,认定强奸案发生于小巷。

3. 为死亡时间的推断提供依据 对死亡48小时内的死亡时间推断,一般根据尸体现象和其他一些方法,但对较长的死亡时间推断常缺乏有力的依据。各种植物的生长有其自身的规律,并与当地的季节、气候等紧密相关,因此,利用尸体周围植物的生长情况,有时可对死亡时间推断提供较大帮助。例如,在一片树林中发现一具人体白骨,一根股骨被野兽搬离压在一落叶树木的树叶上,当时正值仲夏,压迫部位的树叶已经完全生长成熟,但有脱色。根据该种植物生长规律,推测股骨停留在树叶上约2周;结合当地环境、气候、温度,估计尸体腐败至其骨头能被野兽搬离的最短时间,综合推断死者死亡时间大约在尸体被发现前6～10周。

4. 胃内容物中的植物成分为案件侦破提供线索 胃内容物的消化程度对推断死亡时间有辅助作用,而胃内容物成分的确定,有时可为案件的侦破提供重要线索。胃内容中的植物成分虽然大体结构因咀嚼、消化而破坏,但因植物细胞壁含纤维素,一般较难消化,其细胞形态特征往往保存较好,可通过细胞形态检验确定胃内容中的植物种类。如在野外发现的被害小女孩的胃内容物中发现有荔枝干成分,同时在嫌疑人家中发现吃剩的半包荔枝干,为案件的侦破提供了线索。

5. 为打击毒品犯罪提供证据 罂粟、大麻、古柯是当前被滥用的三种天然植物性毒品,植物检验鉴定对确定毒品原植物具有重要的作用。如在有些案件中,需对种植的植物是否为毒品原植物进行鉴定,以确定案件性质。曾有一男子被检举种植了大麻,当警察赶到时,他已将植株砍掉,仅留下植株根部,并正在焚烧,警察提取了一些残余根部,通过根部细胞形态结构检验,认定为大麻。

6. 为打击制假贩假活动提供证据 在商业活动中,不法商贩为了牟取暴利制假贩假、以次充好的现象时有发生,如用伪劣的粮食种子充当优良品种坑害农民;将萝卜冒充人参,将土豆冒充天麻坑害消费者利益。为打击该类违法犯罪活动需要应用植物检验技术,通过对送检样品的检验鉴定,确定其品种优劣以及真伪。

7. 为食品安全提供依据 目前转基因植物食品普遍存在,转基因食品的安全性是广大消费者关心的问题,消费者有权知晓所购食品是否为转基因食品并选择是否使用转基因食品。植物检验可为转基因植物食品的鉴别提供依据。

二、植物物证的提取、保存要求

植物物证的范围广泛,大多数植物物证肉眼可见,包括木材、树皮、锯末,植物的根、茎、叶、花、果等,有些植物物证肉眼不易发现,如孢粉。

(一)植物物证的提取

对提取的物证要先拍照、摄像,记录其原始状态,拍照时使用比例尺。许多植物性状只有在采集当时能够获得,如植物的汁液、气味、颜色等,应将这些特殊性状记录下来。提取植物物证要戴手套,使用镊子。

1. 常规植物物证提取

(1)现场采集物证要尽可能地采集枝、叶、花、果等较全面的物证,为鉴定提供更多的信息。

植物生长的叶序、花序等均为植物形态特征,如果单独提取一片叶子或一朵花,所含的植物形态特征信息不全,在一些近似种间可能无法达到具体种类的鉴定。

(2)标本采集应选择生长正常、无病虫害的植株,萌芽枝和嫩叶不宜作为采集样本。

(3)如果是雌雄异株或杂性异株,应分别采集各类植株;如果同一植株的枝条(叶)的外形有两种类型,如银杏有长短枝之分,两种类型应分别采集。

(4)对草本植物应采集全株,保持完整,如百合科植物的鳞茎也应挖出提取。如植株过大,应折成"N"字形。

(5)木本植物的枝条,标本不可以采集太大,一般控制在长40cm、宽25cm范围内。

(6)对蕨类植物,因大多数蕨类植物的叶片较大,采集时至少应有一个完整的叶片,并注意采集带有孢子囊的叶片。

(7)如果检材丰富,每个材种采集2~3份,以便日后进行比较、复查。

2. 微量植物物证提取　在刑事案件中,植物物证常为微量物证,如植物的残枝、碎片、叶片、种子等,其提取可参照常规生物物证提取方法,防污染。

3. 孢粉物证的提取

(1)新鲜孢粉的提取:植物的新鲜孢粉主要作为比对样品,以便与现场可能收集到的微量孢粉物证进行比较。采集时应选择即将开放的花朵,若花苞过小,可能里面的孢粉未发育完全,已完全开放的花中孢粉可能已经失散,或因风力、昆虫等混杂其他孢粉。具体方法是摘取整个花器或用镊子摘取其中的孢药,分别做好标记,保存在专用塑料袋中,带回实验室检验。也可以用双面胶带纸粘取孢粉,保存在专用样品盒内。如果对所采孢粉的植物种类有疑问,最好将植物标本也同时带回,以备核对或请植物分类学家作鉴定。

(2)衣物、鞋袜、行李等物体表面孢粉的提取:如果孢粉黏附在衣、裤、鞋、袜等物体上,肉眼可见或在放大镜下可见有一定颜色的孢粉,可用双面胶带纸直接粘取,保存在专用样品盒内;对分散或不易观察到的孢粉可用便携式微型吸尘器,在吸尘器的过滤网上包一层编织紧密的布(如尼龙布),将孢粉抽吸收集在该层布上,再用双面胶带纸粘取,或者将布上的孢粉连同其他杂质搜集在洁净的容器内。

(3)土壤中孢粉的提取:在犯罪现场的花草地表层泥土中也会存在大量植物孢粉,虽然不一定是植物开花季节,但孢粉在土壤中可以长时间留存而不腐烂,犯罪嫌疑人的鞋底常黏附现场泥土,因此比对检验泥土中的孢粉十分重要。提取时可直接取表层泥土5g,将收集的土样用洁净的容器包装。

(二)植物物证的保存

1. 常规植物物证的保存　采集后的枝叶样本应尽快整理压制,目的为尽快吸除标本内所含的水分,固定植物形态和颜色,避免叶片卷皱和幼嫩器官收缩。具体方法如下:将标本铺平展开,理顺枝叶,显出花、果、叶的性状和排列顺序,并将其放在厚的吸水纸之间;将植物标本连同吸水纸用标本夹夹紧,放置于通风、透光、温暖的地方;在压制的过程中,应每天换纸,当标本取出后能挺直不弯,表示已经压制成功。

　　为长期固定、保存标本,应对压制好的标本进行装订。将压制好的标本放置于台纸(或硬纸板)中央,用针线缝制固定住植物标本的主要部分。台纸左上角为采集记录标签,记录标本的来源、采集人,日期等信息;右下角为鉴定标签,可以记录初步鉴定结果(图19-2)。

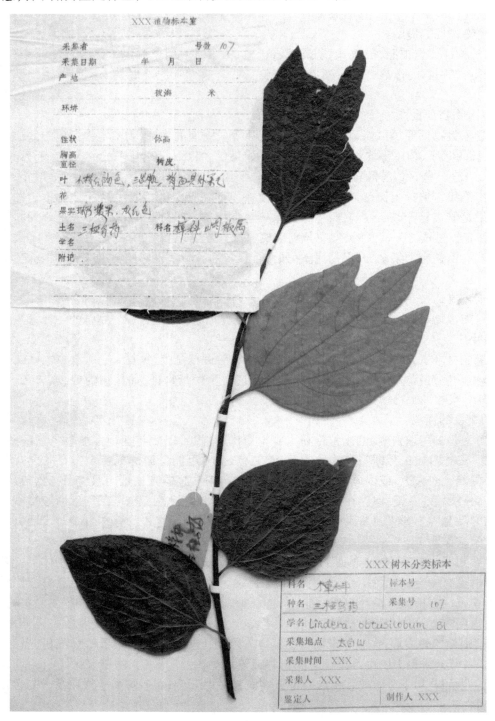

图19-2　标准植物枝叶标本

　　标本应保存在干燥环境,如需长期保存,应放置樟脑丸类的药品,以防止标本被虫蛀。取标本要求轻拿轻放,避免破坏标本。

2. 微量植物物证的保存 微量植物物证的保存可参照普通生物物证包装、保存要求,使用标准的物证袋独立包装,注明案件名称、检材名称、提取地点及时间、数量、性状、提取方法、提取人等信息,密封保存。防止污染和腐败。

3. 孢粉物证的保存 孢粉物证在送检前必须妥善保存,虽然孢粉有抗腐败和耐高温的特性,但仍需保存在干燥、低温的环境中。潮湿的孢粉应经过干燥处理,一般在通风处或烤箱内干燥。孢粉应在密闭容器中保存,以免污染。装孢粉的容器一般不用纤维袋和纸袋,因为这些容器容易黏附无关孢粉,造成污染。容器上贴标签注明案件名称、检材名称、提取地点及时间、数量、提取人以及周围的情况等信息。

三、植物物证检验的原理与技术

植物物证检验的主要目的是确定植物的种类、产地,鉴别植物物证是否来自同株。传统的植物物证检验方法是形态学检验,随着现代科技的发展,组织细胞学、物理化学、分子生物学等技术相继应用于植物检验,使鉴定更准确、灵敏、可靠,为司法实践提供有力的证据。目前植物物证检验常用方法包括形态学检验、解剖检验、理化检验、孢粉检验和 DNA 检验。

(一)形态学检验

现存地球上的植物大约有五十万种以上,种类繁多,由于遗传、变异等作用,不同种类的植物具有不同的形态特征,并且,同种植物由于生长环境不同,也可使形态发生变化。植物形态学检验是一种传统的检验方法,至今仍是植物物证鉴定的主要方法,一般通过对植物的根、茎、叶、花、果等器官的形态特征的认定,运用植物分类学方法查阅植物检索表等资料,确定植物的分类地位,从而识别植物物证。

植物由根、茎、叶、花、果等器官构成,其中根、茎、叶为营养器官,吸收、制造和输送植物需要的营养物质和水分;花、果实为繁殖器官,起着繁殖后代的作用。这些器官的形态和结构在不同的植物各具特征,是植物鉴定的重要依据。

1. 根 根是分布于地下的营养器官,具有吸收、输送、固着、储藏等功能。植物的根系分为两种类型:一种是直根系,由主根和各级分支侧根组成,裸子植物和大多数双子叶植物为直根系;另一种为须根系,主根不发育,根系主要由下部的茎节上生长出来的不定根组成,根的大小接近,各自分开,其中一部分继续分枝,许多单子叶植物为须根系。

植物根部的形态结构一般易于辨识。有些植物的根因适应不同的环境,其形态结构发生可遗传的变异,称为变态。常见的变态有:肉质直根(如萝卜)、块根(如番薯)、支持根(如玉米)、攀援根等。特殊的根的形态有助于植物形态学鉴定。

2. 茎 茎是植物物质运输的主要通道,根部吸收的营养、水分通过茎输送到植物上部,叶光合作用合成的有机物质通过茎输送到植物其他部位利用或储藏。植物的茎一般为圆柱形,有些植物的茎外形发生变化,如莎草科的茎为三棱形、薄荷草的茎为四棱形、芹菜的茎为多棱形。根据茎的性质植物分为木本植物和草本植物。对于木本植物,茎是产生木材的主要部位。植物的茎根据生长方式的不同分为直立茎(大多数植物为此类)、攀援茎(如葡萄)、缠绕茎(如牵牛)、匍匐茎(如甘薯)等类型。高等植物的茎包括主干和侧枝,着生叶和芽的茎为枝条,叶脱落后在枝条上留下的痕迹为叶痕。叶痕中的点状凸起是叶柄与枝条间的维管束断离后留下的痕迹,称为叶迹。在木本植物的枝条上还有一些圆形、菱形的皮孔,是茎内外气体交换的通道。

枝条上的叶痕、叶迹、皮孔等是识别树木的主要依据。一些植物的茎为适应不同的功能,在形态上发生一些可遗传的变异,称变态茎,常见的类型:①地上茎,主要有肉质茎(如仙人掌)、叶状茎(如假叶树)、茎刺(如山楂)、茎卷须(如葡萄);②地下茎,主要有根状茎(如莲藕)、块茎(如马铃薯)、鳞茎(如洋葱)、球茎(如荸荠)。特殊的茎的形态有助于植物形态学鉴定。

3. 叶 叶生长在茎和枝条上,主要功能是进行光合作用、蒸腾作用和气体交换。典型的叶由叶片、叶柄和叶托三部分组成。叶片是叶的最重要部分,叶片的形态通常从叶形、叶尖、叶基、叶缘、叶裂、叶脉、叶片质地等方面描述。不同植物的叶片形状变化多样,如针形、圆形、椭圆形、卵形、心形、扇形等。叶尖是指叶片尖端的形状,常见的有渐尖、锐尖、尾尖、钝尖、倒心型等。叶基是指叶片基部的形状,常见的有心形、耳垂形、箭形、楔形、戟形、圆形和偏形等。叶缘是指叶片边缘的形态,常见的有全缘、锯齿、重锯齿、牙齿、钝齿、波状锯齿等。叶裂是指有的叶片边缘有更深缺刻把植物的叶片分裂成若干裂片,该种叶子称为裂叶,分为羽状裂叶(如蒲公英)和掌状裂叶(如蓖麻)。叶脉是叶片中的微管束,位于叶片中央大而明显的脉为中脉,从中脉分出的为侧脉,叶脉在叶片上分布的样式称为脉序,分为叉状脉、网状脉和平行脉。叶片质地是指构成叶片的基本物质的性状,分为肉质叶(如马齿苋)、革质叶(如大叶桉)和纸质叶(如桑)。

另外,叶在枝条上的排列方式称为叶序,不同植物有特定的叶序,是叶形态的一个重要特征。常见的叶序类型有互生(如玉兰)、对生(如薄荷)、轮生(如夹竹桃)和簇生(如银杏)等。

叶的形态和结构比较复杂,是识别和鉴定植物的重要依据。一些植物的叶子在形态上发生一些可遗传的变异,称叶变态,常见的类型:叶刺(如刺槐)、叶卷须(如豌豆)、芽鳞(如竹子)、苞片(生长在花下面的叶状体)、鳞叶(植物茎节上的膜质鳞片)、叶状柄(如金合欢)、捕虫叶(如猪笼草)等。特殊的叶的形态有助于植物形态学鉴定。

4. 花　花是被子植物特有的繁殖器官,经传粉受精后结成果实和种子。低等植物、苔藓植物、蕨类植物未形成花,靠孢子进行繁殖。较高级的裸子植物虽已形成类似花的器官,但不是真正的花。

典型的花一般由花柄、花托、花萼、花冠、雄蕊和雌蕊组成。花柄起到支撑花朵的作用,是物质运输的通道,一般为细圆柱形。花托是花冠、花萼、花蕊的着生部位,位于花柄的顶端,有圆顶、平顶、杯状和包被在子房外面的肥大肉质化花托。花萼是花的保护结构,位于花冠的下面,由类似叶片的叶状体组成。花冠是一朵花花瓣的合称,花冠内含有胡萝卜素、叶黄素和花青素,因此呈现各种鲜艳色彩。根据花冠形状的变化,有蝶形花冠、十字形花冠、唇形花冠、舌形花冠、管状花冠、钟形花冠、漏斗形花冠和轮形花冠等。雄蕊是有花植物的雄性生殖器官,位于花冠的里面,由花丝和花药两部分组成。雄蕊根据花丝和花药的结合方式不同分为离生雄蕊和合生雄蕊。雌蕊是有花植物的雌性生殖器官,位于花的中央,雌蕊由变态的叶卷合而成,这种变态叶叫心皮,是雌蕊的结构单位。雌蕊由子房、花柱和柱头三部分组成。花柱顶端为柱头,下部膨大部分为子房。雌蕊着生在花托上,根据子房与花托的结合情况,雌蕊可以分为子房上位、子房中位、子房下位;根据组成雌蕊的心皮数目,雌蕊可以分为单雌蕊和复雌蕊。子房的位置、雌雄蕊类型和心皮的数目是植物形态鉴定的重要依据。

花单生于枝顶或叶腋叫单生花,如牡丹、茶花等。多数植物的花成丛成串地按一定规律排列在花轴上,这种着生方式称为花序。根据花的排列方式以及花轴的分枝和花的着生情况,可分为无限花序和有限花序。无限花序指开花顺序由基部开始,依次向上开放,花轴顶端可以保持一段时间的生长,并陆续开花。有限花序的特点是开花顺序由花轴顶端开始,自上而下或自中间向四周顺序开放。两种花序各自又可分为多种类型,并且有些植物在同一植株的同一花絮中,既有无限花序又有有限花序。因此,花序也是植物形态学上的重要特征。

5. 果　植物经开花、传粉、受精,雌蕊发生一系列变化,子房内的胚珠发育成种子,子房发育成果实。大部分被子植物的果实直接由子房发育而来,叫真果,如桃、大豆等;有些果实除子房外,还有花被或花托一起形成果实,叫假果,如苹果、梨、瓜类等。成熟的果实一般有内、中、外三层果皮,果皮内为种子。外果皮由子房壁的外表皮发育而成,一般较薄,具角质层和气孔,有些有蜡粉或毛等附着物。中果皮由子房壁内、外两层表皮之间的细胞发育而来,一般较厚,占果皮的大部分,各种植物在结构上差异很大,如桃、李为肉质;刺槐、黄檀为革质;丝瓜、花生成熟时为维管束网络。内果皮由子房壁的内表皮发育而成,不同植物往往分化成各种不同的构造,如桃、李的内果皮为果核;葡萄的内果皮为果肉;板栗的内果皮呈纤维状。

根据形成果实的心皮数目,心皮结合状况和果皮性质,果实可以分为单果、聚合果和聚花果三大类。单果是由一朵花中的单雌蕊或复雌蕊发育而成的果实,根据果皮的性质可分为肉质果和干果两类。肉质果成熟后肉质多汁,常见的有浆果(如葡萄、枸杞)、柑果(如橘、柚)、核果(如桃、李)、瓠果(如西瓜、黄瓜)、梨果(梨、苹果)等。干果成熟后果皮干燥,分为裂果和闭果两类。裂果是果实成熟后,果皮开裂,有荚果(如豆类、皂荚)、菁葵果(如玉兰、梧桐)、角果(如白菜、荠菜)、蒴果(如乌桕、虞美人)等类型。闭果是果实成熟后,果皮不开裂,有瘦果(如向日葵、蒲公英)、颖果(如小麦、玉米)、翅果(如榆树、槭树)、坚果(如板栗、鹅耳枥)、分果(如锦葵、蜀葵)等类型。聚合果是由一朵花中具有离生心皮雌蕊发育而成的果实,许多小果聚生在花托上,如莲蓬、草莓等。聚花果是由整个花序发育而成的果实,如桑葚、菠萝等。

鉴定一种植物,最佳的形态部分是花和果实,因为这两个器官的遗传性非常稳定,但是,多数情况下,这两个部分存在的时间是最短暂的,与花和果相比较,叶的生长期更长,一般在涉案现场获得的多数是枝叶,甚至是残缺的部分,鉴定结果多数依靠鉴定人的分类经验,如一些特殊的叶脉特征,一些芽的结构等。

植物形态学检验方法成本低,检验快速,但要求专业的植物分类学专家进行,并且需要较多、较完整的植物检材。植物形态学检验只能对植物样本进行分类,确定它所属的科、属、种,乃至亚种,不能认定植物同株。但若植物为分离体,如折断的树枝,可通过树枝断端的整体分离痕迹进行植株同一认定。如在一起幼儿被绑架杀害案中,发现作为作案工具的一架手工制作的木梯上的一根黄松木横档上的树木生长年轮和树节特征与嫌疑人家阁楼上一根黄松木恰好吻合,由此认定了嫌疑人,并作为证据提供法庭。

(二)解剖检验

不同的植物种类有各自固有的形态结构特征,不仅表现在肉眼可见的根、茎、叶、花、果的宏观形态,更表现在植物器官组织的显微结构上。不同种类的植物细胞其大小、形态、结构以及细胞的排列方式常具有种属特异性。如梨的石细胞,是一种厚壁组织细胞,由薄壁组织细胞在其初生壁上沉积了木质素等而形成次生壁,由于具有硬化的壁,所以称为石细胞。另外,不同植物的染色体也不一样,有助于细胞的鉴别。

植物解剖检验主要根据植物细胞形态进行识别鉴定,实际上属于形态检验范畴,只是形态检验是宏观的,而解剖检验是微观的。解剖检验一般应用于植物大体形态结构不足以确定其种类时。在刑事案件中,送检的植物检材经常为植物碎片,失去完整器官形态,但可利用各类显微技术对局部组织的微形态进行识别,作出植物种类的准确鉴定。

随着显微技术的发展,偏光显微镜、荧光显微镜、扫描电镜等在植物物证组织细胞检验方面得到迅速的应用。国内学者利用扫描电子显微镜对叶表皮微形态(表皮细胞、角质膜、气孔及毛状体等)进行观察识别,并成功应用于多例刑事案件的检验。

(三)理化检验

植物的理化检验就是利用不同植物所含物质组成不同,通过物理和化学的方法鉴别植物。有些特殊的成分可由植物的外观、色、嗅、味等作初步检查判断,如香樟有特殊的气味,其主要来源于所含的挥发性油脂。植物理化检验方法包括常规化学检验和各种仪器分析,常规化学检验一般作为筛选试验,要对植物特有成分进行定性和定量,则有赖于各类仪器分析。

1. 常规化学检验 植物中所含的成分因结构和功能的特性,常与某些特定试剂发生反应,产生不同的颜色或沉淀,如大麻的香草醛盐酸实验,出现紫色说明可能含有大麻类毒品。化学检验方法操作简便、快速,反应明确。是非常简易的定性和筛选的方法。

2. 色谱分析法 色谱分析法具有分离和分析鉴定植物中各种成分的双重作用,对检验成分复杂的植物有很大优势,目前已成为植物鉴定的常规方法。色谱分析法常用的有薄层色谱法、气相色谱法和高效液相色谱法。

薄层色谱法(TLC)是植物鉴定中最常用的一种色谱法。样品点样展开后,可通过斑点的荧光或显色反应直接鉴定比较,也可通过扫描进行定性、定量分析,该法几乎适用于所有植物的鉴定。

气相色谱法(GC)适合于挥发性成分或通过衍生化后能够气化的成分的定性、定量分析,具有灵敏度高、分离效率高等优点,对于富含挥发油类植物的鉴别,气相色谱—质谱—计算机联用技术已成为首选方法。

高效液相色谱法(HPLC)具有分离度好、速度快、灵敏度高、柱子利用率高等特点,与不同类型的检测器配合使用,可对多种植物成分进行分析。

(四) 孢粉检验

孢粉检验的对象为孢子和花粉,孢子是隐花植物单细胞配子体,花粉是显花植物的雄性配子体。不同种类的植物,其孢粉颗粒大小、形状以及表面纹饰等特征各有特点,光镜下可观察其大致形态,扫描电镜可将这些特征清晰显示出来(图 19-3)。

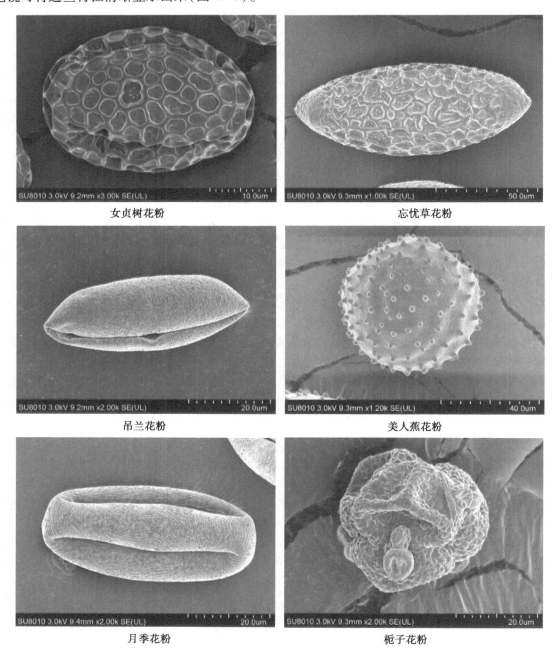

图 19-3　不同植物的花粉形态

孢粉检验一般从孢粉的形态特征、孢粉壁构造和外壁纹饰等几方面进行观察,然后通过检索"孢粉图鉴"确定植物属种。孢粉的形态特征主要通过孢粉的极性、对称性、形状、大小、萌发器官等多方面综合表征。孢粉壁构造包括孢粉壁的层次、孢粉壁的结构。外壁纹饰是鉴定孢粉的重要特征之一,常见的纹饰有:颗粒状、瘤状、疣状、脑纹状、条纹状、刺纹状、棒状、网状、穴状等。

孢粉外壁的主要成分是孢粉素,能耐高温、抗酸、抗碱和抗微生物的分解,因而可长期存留。孢粉主要通过风、昆虫进行传播,广泛分布于自然界,如泥土、灰尘、地面等处。不同区域分布的孢粉其成分往往不同,包括孢粉的种类和各种孢粉所占百分率,代表了周围植物生长的情况。人们与花或分布有孢粉的物品接触时,孢粉会黏附在身体和衣物上。孢粉是一种肉眼不容易发现的微量物证,根据嫌疑人携带的孢粉可确定与现场的关系或推断其行动轨迹;根据植物的花期,孢粉物证有时还可应用于死亡时间的推断。

(五) DNA 检验

与传统检验方法相比,DNA 检验不仅能够进行植物种属鉴定,而且能够提供更确切的植物遗传信息;检材要求微量,适合植物残片、植物斑汁等微量植物检材检验;不需要专业植物分类学专家,检验结果相对客观、准确。应用于植物物证检验的 DNA 检测技术主要有以下几种:

1. 随机引物扩增 DNA 多态性技术(random primer amplified polymorphic DNA,RAPD)　RAPD 技术是用序列随机的引物(一般为 10bp)对 DNA 进行 PCR 扩增,一对引物可扩增出几个甚至几十个大小不同的 DNA 片段,用多对引物扩增,即可得到特异性的 DNA 图谱。

首例将植物 DNA 应用于刑事案件侦破的案件运用的就是该项技术。1992 年美国亚利桑那州的一起凶杀案。一具女尸被发现在一棵假紫荆树下,警方调查找到一嫌疑人,但其否认到过现场,警察在该嫌疑人的卡车里发现 2 个假紫荆豆荚。为弄清这些豆荚是否来自尸体旁的假紫荆树,对其进行了 DNA 鉴定。检验人员运用 RAPD 技术随机抽样调查了当地的一些假紫荆树,发现每棵树的 DNA 分型谱带具有特异性。在此基础上,将卡车上发现的豆荚与尸体旁假紫荆树的豆荚进行 DNA 分型比对,两者的 DNA 分型谱带完全相同,从而为确定案犯提供了有说服力的证据。

RAPD 技术的优点在于无需知道靶 DNA 的序列,可对基因组中尚不了解的 DNA 多态性进行分析,但在检测稳定性和重复性上存在问题。

2. 扩增片段长度多态性技术(amplified fragment length polymorphism,AFLP)　AFLP 技术是对基因组 DNA 先进行双酶切,形成分子量大小不同的随机限制片段,再进行 PCR 扩增,根据扩增片段长度多态性的比较分析,鉴别植物种类。

AFLP 结合了 RFLP 和 RAPD 两种技术的优点,具有分辨率高、稳定性好、效率高的优点,其灵敏度和可重复性均优于 RAPD 技术,主要适用于有种特异性引物可利用的情况。

3. 简单序列重复区间 PCR(inter simple sequence repeat polymerase chain reaction,ISSR-PCR)技术　ISSR-PCR 的生物学基础是基因组中存在的 SSR,利用植物基因组中广泛存在的 SSR 设计引物,无需预先测序,引物通常为 16~18 个碱基序列,由 1~4 个碱基组成的串联重复和几个非重复的锚定碱基组成,对间隔不太大的重复序列间的基因组节段进行 PCR 扩增。SSR 在真核生物中的分布非常普遍,并且进化变异速度非常快,因而锚定引物的 ISSR-PCR 可以检测基因组许多位点的差异。ISSR 具有很好的稳定性和多态性,检测高效、快速、简便,在植物遗传学研究中得到广泛的应用。

4. DNA 条形码技术(DNA bar coding)　DNA 条形码技术是利用生物体 DNA 中一段保守片段对物种进行快速准确鉴定的新兴技术。2003 年,Herbert 研究发现利用线粒体细胞色素 C 氧化酶亚基 I(mitochondrial cytochrome coxidase subunit I,CO I)基因一段长度为 648bp 的片段,能够在 DNA 水平成功区分物种,这种方法逐步发展起来并被命名为 DNA 条形码技术。DNA 条形码技术的优点在于减少了鉴别的模糊性,利用碱基 ATCG 组成的序列使物种鉴别数字化,通过建立 DNA 条形码数据库,可快速鉴别物种。

(张幼芳)

思考题

1. 动物物证有何作用？
2. 如何发现、提取、保存动物物证？
3. 如何采集、保存常规植物物证？
4. 如何采集孢粉物证？
5. 怎样根据孢粉物证推断嫌疑人与现场的关系？

第二十章　火灾与爆炸现场的物证检验

故意放火或制造炸弹所导致的火灾以及爆炸是社会影响十分严重的案件类型。这两类案件通常会造成大量人员伤亡和财产损失，严重地危害了公众安全。因此，这两类案件必须要认真细致地进行现场勘验和物证检验工作，为案件的侦破提供证据和线索。

第一节　火灾现场的物证检验

火灾是指在时间和空间上失去控制的燃烧造成的灾害。燃烧是指可燃物与氧化剂发生的一种氧化放热反应，通常伴有光、烟或火焰。火灾客观上危害到公共安全，技术人员要通过现场勘验，根据现场中燃烧状态、燃烧痕迹和相关痕迹物证的检验做出科学、客观地认定以提供线索查明事实。

一、火灾的分类

放火(arson)是指故意焚烧公私财物，危害公共安全的行为。火灾事故是指疏于管理、产品缺陷或操作不当等原因造成的火灾，如：存放易燃物品的房间不合格、汽车自燃、不合理使用燃气灶等。此外，一些自然原因如于雷电、煤层也会引发意外火灾。不同类型的火灾，其对应的处置策略也有所不同。

(一)火灾的类型

按照《GB/T 4968-2008》根据可燃物的类型和燃烧特性将火灾定义为以下六个不同类别：①固体物质火灾：通常为有机物性质的固体所引发，一般在燃烧时能产生灼热的余烬；②液体或可熔化的固体物质引起的火灾；③可燃性气体引发的火灾；④金属火灾如钠、镁等所引起；⑤带电物体燃烧形成的火灾；⑥烹饪用的动、植物性食用油脂引发的火灾。

根据公安部下发的《关于调整火灾等级标准的通知》，新的火灾等级标准调整为特别重大火灾、重大火灾、较大火灾和一般火灾四个等级。

1. 一般火灾　造成3人以下死亡，或10人以下重伤，或者1000万以下直接财产损失的火灾为一般火灾。

2. 较大火灾　造成3人以上10以下死亡，或10人以上50人以下重伤，或者1000万以上5000万以下直接财产损失的火灾为较大火灾。

3. 重大火灾　造成10人以上30以下死亡，或50人以上100人以下重伤，或者5000万以上1亿以下直接财产损失的火灾为重大火灾。

4. 特别重大火灾　造成30人以上死亡，或100人以上重伤，或者1亿以上直接财产损失的火灾为特别重大火灾，是火灾的最严重级别。

(二)火灾痕迹物证分类

痕迹是物体与物体相互作用，在力的作用下留在物体对体位置上的印痕。痕迹依附于其客体而存在，无客体痕迹也不能存在，火灾现场提取时常需连其客体一并提取，所以通常合称为痕迹物证。

在火灾现场中(图20-1),痕迹指的是"V"形烟熏、倒塌形态、手印等;物证是指能够证火灾发生过程真实情况的物质实体,如电炉、短路熔珠、汽油、乙炔气体等。火灾痕迹物证是指能证明火灾过程真实情况的一切痕迹和物品。例如,地面上的液体燃烧痕迹,是依附地而存在,采取时或者照相固定;或者连同部分地面一并提取。

此外,火灾痕迹物证按其证明作用还分为:①证明火势蔓延方向的痕迹物证;②证明起火点痕迹物证;③证明起火原因和火灾责任的痕迹物证。

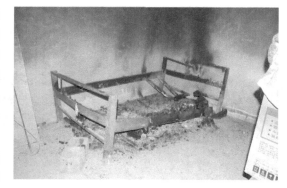

图20-1 室内火灾现场

二、火灾痕迹物证的提取及鉴定

(一)火灾痕迹物证的提取

根据火灾痕迹物证的物质状态不同,其提取方法也存在差异。

1. 固态物证提取 固态物证提取应按照先记录、拍照后提取的原则。提取时,应保持原样完整不能残缺,尽可能整体提取。若怀疑为放火工具或物品时,应戴手套提取;怀疑电气故障引起火灾时,应尽量将相关联的电器、开关、电源线路等一并采取。对于试样性样品,应提取双份,同时采取空白和比对样品,样品应包装严密,防止泄漏或挥发并在包装好的样品上贴上相应的标签。在标签上,应写明现场位置、名称、数量、采取人、采取时间等。

2. 液态物证提取 火灾现场的液态物证通常为易燃易爆物品如汽油、柴油、酒精等。在提取时,应使用注射器、移液管或玻璃物证瓶来保存。存放时需密封防止污染,并在标签上做好标注。容器内的液体用移液管吸取上、中、下三层,然后放在物证瓶中密封。疑似放火用的油瓶往往也需要提取。此外,浸到地面中的液体需连同客体一并提取,而流到水面上的易燃液体则可用注射器吸取。

3. 气态物证提取 在火灾现场中,可燃性气态物证需到达现场后尽快提取,以免证据损失。在提取时,需注意密封防止漏气,如使用注射器或气泡吸收管用抽气法抽取、用真空采气瓶、采气管抽取或用橡皮袋或塑料袋整体采集。

(二)火灾痕迹物证鉴定

1. 化学分析 现场中提取的各种物证需密封保存,送到实验室后应尽快进行化学分析,若不能立即送检的要放入冰箱冷冻保存,否则某些不稳定气体或液体等容易氧化或与其他物质发生化学反应而变质。火灾的物证化学分析需鉴定起火点处残留物的种类、组成、易燃性、自燃性,测定混合物物中各组分的含量以及物体自燃点、闪点、热稳定性等。此外,还要鉴定某些化工生产过程中是否会产生敏感性物质及其自燃条件。

2. 物理分析 在火灾现场的物证鉴定中,物理分析使用的仪器包括金相显微镜、电子显微镜、能谱仪、X线衍射仪、粒子射谱仪等仪器。物理分析的内容包括以下四个方面:①金相分析:分析金属熔痕的金相组织晶体结,以确定电故障引起火灾的可能性和金属在火场中受热温度等;②剩磁检验:检验火场中铁磁性物质的磁性大小,以判断火场附近是否有大电流通过,是否发生过线路短路和雷击;③力学性能测定:对材料包括焊缝的机械强度、硬度等方面的测定,以分析破坏原因、破坏力及火场温度;④断面及表面分析:对金属材料断面特征和材料内外腐蚀程度的检验,从而分析材料的破坏形式和破坏原因。

(三)烟熏痕迹分析

烟熏痕迹是物质燃烧过程中产生的游离碳附着在物体的表面或侵入物体孔隙中所形成的一种形态(图20-2),如墙体表面、天花板、玻璃的表面;插座的插孔、墙体的缝隙中以及死亡人员的鼻腔、口腔、呼吸道内都可以形成烟熏痕迹。

1. 烟熏痕迹的形成与组成　物质燃烧时产生的游离碳一般以 2.0m/s 向上的扩散,水平扩散速度一般为 0.5m/s,当环境温度下降时附着于物体表面。烟熏痕迹以碳微粒为主,还包括热分解产物、燃烧物的挥发组分、不燃固体氧化物和无机盐等。其中,后三项是判断燃烧物种类的重要依据。

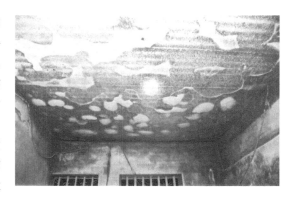

图 20-2　室内火灾烟熏痕迹

2. 烟熏痕迹的影响因素　烟熏痕迹的影响因素包括以下几类:①可燃物的种类:含碳量越大的物质,燃烧产生的烟量越大;②燃烧物的状态:粉末状的物质发生燃烧,产生浓密的烟痕;③可燃物数量:燃物的数量越多,烟熏程度越明显;④可燃物的湿度:湿度越大,产生的烟量越大,烟熏程度越明显;⑤燃烧时的通风条件:通风条件差,供氧量少,产生的烟越多,烟熏程度明显;⑥燃烧时温度:燃烧时温度越低,化学反应速率越慢,发烟量越少。

3. 烟熏痕迹的证明作用　火灾现场中的烟熏痕迹主要有以下几个作用:①证明起火点和起火部位的位置:"V"形痕迹底端一般为起火点。在房间内引燃起火初期能形成"V"痕迹,如果火烧到猛烈阶段,又可能会烧掉原来的"V"形烟熏痕迹,变成烧掉的"V"形痕迹。室内火灾如果天花板上部山墙上有很浓烟熏痕迹,证明起火部位在天花板以上。如果在墙面上以及天花板上下形成浑然一体烟熏痕迹,证明起火点就在墙根附近;②证明火势蔓延方向:明确起火点后,根据"V"形烟熏痕迹蔓延趋势可分析火势蔓延方向。根据建筑物烟气流动规律,水平或垂直方向上蔓延痕迹也可分析火势蔓延方向。根据玻璃碎片上的烟熏痕迹分析,如果玻璃一面正对着烟气流动的方向,那么玻璃正对烟气流动的那一面留下烟熏;③证明起火特征:起火特征按起火方式分为三种类型,分别是阴燃起火、明火起火以及爆炸起火。阴燃起火通常烟熏明显,密度较高,较牢固且不易擦去,起火点处炭化区比较大;明火起火一般烟熏比较轻,燃烧均匀,起火点处炭化区比较小;爆炸起火烟熏多比较轻,有明显的倒塌痕迹和人员伤亡。

4. 证明燃烧物种类　根据烟熏痕迹的化学成分,可以作为判断燃烧物或助燃物种类的依据。此外,根据烟痕表观性状也能在一定程度上辅助判断燃烧物种类,如石油产品燃烧产生的烟痕为黑色且有石油特有的气味。

5. 证明燃烧时间　一般情况下,燃烧时间越长,烟熏痕迹越重,而且附着非常牢固,不易擦去。

6. 证明开关状态　根据烟熏痕迹是否连续,可以辅助判断闸刀开关、插座的通断状态。如果闸刀动片上有连续分布的烟熏痕迹,证明其在火灾过程中处于断开状态;如果闸刀开关于火灾中闭合,动片烟熏不连续。

7. 证明玻璃破坏时间　在火灾现场中,火灾前打碎的玻璃碎片大多数紧贴地面,上面是杂物灰烬;火灾中打碎的玻璃碎片断面上往往有烟熏。如果找到贴在地面有烟熏的玻璃碎片,则证明玻璃是在火场中被损坏的。

(四)烟熏痕迹的固定和提取

现场中的烟熏痕迹应先拍照并做勘查记录,提取时可用竹片刮取或用擦取,放在玻璃瓶或塑料袋中保存用做化学分析鉴定。

三、各种物质的燃烧痕迹

(一)木材燃烧痕迹

不同的木材燃烧痕迹见表 20-1。

表 20-1　不同的木材燃烧痕迹

痕迹种类	热源种类	形成过程
明火燃烧痕迹	明火火焰	热分解气体燃烧及异相燃烧
辐射着火痕迹	热气流辐射	热点无焰燃烧扩大产生明火
受热自燃痕迹	热气流作用	热气流长时间作用引燃木材
低温燃烧痕迹	更低温度的热源	木材长时间接触低温热源,不易散热而产生的燃烧
干馏着火痕迹	高温的真空环境	高温干燥室内木材发生热分解和热裂解,遇氧产生烟火
电弧灼烧痕迹	电弧	强烈的电弧灼烧引燃木材
赤热体灼烧痕迹	炽热体	炽热体表面高温引燃木材

　　木材燃烧的炭化深度和界限可用于分析火势强弱,如炭化层薄,炭化区与非炭化区界限分明时,其火势强,蔓延快;炭化层厚,炭化区与非炭化区有明显的过渡区,这类火灾火势弱,蔓延慢。"V"形痕迹烧损缺口较小的蔓延快;烧损痕迹缺口较大的蔓延慢。一般情况下,沿火灾蔓延方向,木材的烧损情况逐渐减轻。烧成斜茬的木桩等,斜茬面为迎火面。木件立面烧损成大斜面,说明火势沿斜面从低向高发展。炭化层厚的一面先受火焰作用。木墙或木立柱若半腰烧损严重,说明面对强烈的辐射源或有强大火流迅速通过。较大面积的木板上的烧洞,边缘炭化重的一面距离热源较近。

　　观察木材的干燥情况,变黄、炭化程度,裂纹多少及长短进行相对比较,炭化程度越重,受热温度越高、时间越长。此外,木材裂纹越多、越短,其受到的温度越高、时间越长。

　　一般来说,起火点位于烧损或炭化最为严重的地方。顶棚上的木条余烬在火场废墟的最底部,说明起火点在吊顶内。大片锯末炭化的几何中心或炭化最深的地方是起火点。"V"字形或斜面的低点可能是起火点。木材的炭化坑及其附近的炽热体或电器残骸不仅可以证明起火点,还可能由木地板或桌子上的液体燃烧痕迹来推断起火点和起火原因。

（二）液体燃烧痕迹

　　液体燃烧与木材存在相当大的差异。水平面上的燃烧轮廓,留下的印痕都呈现液体自然向低处流淌面的轮廓,形成一种清晰而且连续的表面结炭燃烧图形。窗帘、衣服堆燃烧在地面也能形成类似的痕迹,但这种痕迹不连续、位置可在高处也可在低处,痕迹内有残片、扣子、金属环等残留物。

　　由于液体的流动性,往往在不易烧到的低位发生燃烧,例如地板的角落、边缘或下面等。此外,某些液体的还具有较强渗透性和纤维物质浸润性,如果易燃液体被倒在棉被、衣物、床铺、沙发上燃烧后,会烧成一个坑或一个洞。

（三）玻璃破坏痕迹

　　在火灾现场中,被火烧、火烤炸裂的玻璃,其裂纹少时呈树枝状,裂纹多时呈相互交联呈龟背纹状,落地碎块,边缘不齐,很少有锐角。机械力冲击破坏的玻璃,其裂纹一般呈放射状,以击点为中心,碎块尖角锋利,边缘整齐平直。烟熏火烤炸裂的玻璃,其碎片一般情况下散落在玻璃框架的两边,各边碎片数量相近;冲击破坏的玻璃碎片,往往向一面散落偏多,有些碎片落地距离较远。

第二节　爆炸现场的物证检验

　　爆炸是一种极为迅速的物理或化学的能量释放过程,在此过程中,内在势能转变为机械功及光和热的辐射等等。爆炸做功的根本原因在于原有高压气体或爆炸瞬间形成的高温高压气体或蒸汽的骤然膨胀。

一、爆炸的基本特性

　　按初始能量大小的不同,爆炸可分为:核爆炸、化学爆炸、电爆炸、物理爆炸、高速碰撞、激光 X 线或其他高能粒子束照射引起的爆炸。不同类型的爆炸,其基本特性存在着相当大的差异。

(一)各种爆炸现象

炸药爆炸的特性:

1. 放热　爆炸反应过程放出的热称为爆炸热。向外放热是爆炸做功能力的标志,通常爆炸力越强,其放热量越大。一般来说,常用炸药的爆炸热约在 900~1800cal/kg 左右。

2. 高速　由于炸药爆炸反应速度极快,一块炸药可在 10^{-6}~10^{-5} 秒内完成,因而实际上可以近似认为,爆炸反应所放出的能量全部聚集在炸药爆炸前所占据的体积内,从而造成了一般化学反应无法达到的能量密度。

3. 必须形成气体产物　爆炸造成周围介质破坏的根本原因之一就是爆炸瞬间有大量气体产物生成。需要指出的是:有一些物质虽然在其分解时形成正常条件下处于固态的产物,但是由于在爆炸反应温度下,物质气化同时使附近的空气层迅速灼热因而导致了爆炸。

(二)炸药分类

目前炸药物质种类繁多,其组成、物理化学性质及爆炸性质不相同。按照组成,一般分为单质炸药和混合炸药;按照应用,一般分为起爆药、猛炸药、发射药和火药、烟火剂。

单质炸药为一种成分的爆炸物质,多数内部含有有机化合物。这类炸药相对不稳定,在外界作用下能迅速分解,放出大量热,化学键断裂,重新组成新的稳定产物。混合炸药由两种以上独立的化学成分构成的爆炸物质,以改善炸药的爆炸性、安全性、机械力学性、成型性以及抗高低温性能等。起爆药主要作为激发高猛炸药爆轰的引爆药,具有感度高,爆轰成长期短的特点。猛炸药与起爆药相比要稳定得多,但会产生更高的爆速和更强烈的破坏威力。发射药和火药主要用于发射枪弹和炮弹以及火箭发动机的燃料。烟火剂主要用于照明弹、电光剂、信号剂等。

(三)爆炸装置

1. 爆炸装置的组成　爆炸装置通常由包装物、炸药、起爆系统三部分组成。根据包装物的材质不同,其可分为软包装物如布、革、纸张等,和硬包装物如金属、木材、陶瓷、玻璃、硬塑料等。在爆炸装置中,炸药是主要作用物,目前我国爆炸案多使用硝酸铵或黑火药作为炸药。

绝大多数的爆炸,都是在外界一定能量的作用下发生的。起爆系统就是用各种器材或元件组成,并为起爆药提供一定能量的装置系列。常见的起爆系统包括明火类、机械类、化学类和电气类控制系统,雷管、导火索火帽和拉火索等火工品以及连接系统。

2. 各种类型爆炸装置

(1)投掷类:投掷类爆炸物是一种手榴弹式的爆炸物,除制式手榴弹外,还有各种自制的玻璃瓶炸弹、铁皮罐头盒炸弹、水泥壳炸弹等。投掷类爆炸物主要用于近距离破坏,可用手直接将其投向预定目标。

(2)延时类:延时类爆炸装置是需要经过一定的时间自行发生爆炸的爆炸物,其中延期时间准确的称为定时爆炸装置。爆炸延时的主要方法有机械延时、光电延时、化学延时以及其他延时等。

(3)触发类:触发类爆炸装置只有在外力作用下才会引起爆炸,可分为压发式、拉发式、松发式自由触点式和震发式等。

(4)遥控类:遥控类爆炸装置可分为无线和有线两大类,其中有线类又分为两小类,一类是用长的电源线在远距离通电起爆,另一类是通过有线通信系统、照明线路或其他传导系统,控制爆炸装置起爆。

(5)其他类:以上介绍的几类属于比较典型的爆炸装置,另外还有一些未列入前述类别,如:气压式、温控式、离心式、光电类、声控式等。这些爆炸装置相对比较少见,但仍需要注意。

3. 爆炸装置的安全处置　爆炸装置的安全处置简称排爆,排爆的首要条件是查清爆炸装置的结构。常用排爆器材包括爆炸物处置器材、爆炸物储运器材和爆炸物防护器材。

爆炸物处置器材包括排爆机器人、爆炸物销毁器、炸弹切割器、导线切割器、导爆索切割器、霰弹枪、摧毁弹和液氮处置装置等。爆炸物储运器材包括防爆罐、防爆拖车、防爆球、防爆筐等。爆炸物防护器材包括防爆服、防护挡板、防爆盾牌和防爆毯等。

（四）爆炸残留物的分布及采集

在爆炸现场上，一般肉眼不易发现爆炸残留物，通常需在爆炸痕迹的部位收集，此外在无爆炸痕迹的部位或物体上也要注意收集。爆炸残留物不但在炸点处有，而且在炸点外围的地面、桌面或其他物品的表面上仍有残留物，并且混杂在现场的泥土或尘埃中，或附着在各种介质上。

（五）分析爆炸类型

分析确定爆炸类型就是根据现场爆炸痕迹、物证、爆炸现象等判明爆炸本身的性质，实践中，多为区别气体爆炸或是炸药爆炸，两者区别见表20-2。

表20-2　气体爆炸和炸药爆炸的区别

	气体爆炸	炸药爆炸
爆炸现象及爆炸作用范围	多为面积式、立体式爆炸，冲击效应广，破坏范围大	点爆炸，局部破坏重，范围小爆炸声大，烟雾小
炸点	无明显集中炸点	炸点明显
冲击波阵面	波阵面大，超压小，破坏轻	波阵面小，超压大，破坏重
抛射介质碎块	碎块大，数量小，抛射距离近	碎块小，数量多，抛射距离远
盛装物碎块	无	多为特制，有碎块，且碎片小，分布范围大
引爆遗留物碎片	无	有
燃烧和烟痕	多有燃烧、爆燃、烟痕范围大，火球直径大，持续时间长	少有燃烧、爆燃、烟痕少，火球直径小，持续时间短
残留物	很多，地面遗留面积大，多数能看到	很少，肉眼看不到，尘土中可检出炸药
容器变形	四周凹陷	朝向爆心一侧变形，并抛射很远
爆炸场所条件	只能在空气中爆炸。必须有火源、空气、浓度极限	可在任何物质爆炸

二、爆心位置和爆炸顺序推断

爆心是爆炸物装药的质量中心，爆炸后"质量中心"消失。但是，由于爆心与炸点、爆炸作用力、爆炸产物作用范围及抛射物分布等密切相关。爆心部位是爆炸现场破坏、呈现形态的中心位置。

（一）炸点推断

爆炸案的核心是寻找确定炸点及其类型，然后详细观察炸点内痕迹特征，确定起始作用痕迹、抛射作用区和松动区、震动区范围，并一一测量尺寸，找出破坏中心位置。

（二）爆炸作用力

在勘验爆炸案现场时，应将有弯曲痕、炸裂痕、卷边痕和高温作用痕迹的物体集中起来拼接复原，分析受爆炸作用力的方向角度，并找出缺损无法复原的部位，确定作用力中心位置。

（三）爆炸产物作用范围、方向和角度

根据被炸客体上的烟痕分布、温度作用梯度方向和纺织物网状穿孔痕迹范围，可以分析爆炸产物作用范围中心位置、范围、方向和角度。

三、分析炸药种类与当量

（一）现场快速检验

用PH试纸检验爆炸残留物的酸碱性，以区分黑火药、硝铵炸药和硝酸酯类炸药。黑火药或含铝

的烟火剂呈碱性,硝酸酯类炸药呈酸性,硝铵炸药呈中性。碘-氮试剂检验可检测黑火药爆炸后硫化物成分,在硫化物作用下,溶液产生气泡并颜色消退。萘氏试剂用于检测硝铵炸药中铵离子,铵离子与试剂反应生成黄色沉淀。亚硝酸钠可将氯酸根还原为氯离子,然后氯离子与银离子反应生成白色沉淀。

（二）爆炸残留物检验

由于爆炸残留物检测的复杂性和微量性,现多使用灵敏度高的仪器分析方法。气相色谱法灵敏度高,样品需求量少,特适用于爆炸残留物中微量有机炸药的检验。红外吸收光谱法对纯物质有很高的鉴别能力,对混合物质鉴别,可把混合物的红外光谱图与红外标准图谱对比,利用物质对外光谱的"指纹"进行分析鉴定。原子吸收光谱法是一种元素定量分析的方法,特效性强、准确度和灵敏度高,但需贮备不同浓度的标准样品液。

（三）估算炸药当量

炸药当量的判定是爆炸现场鉴定分析的主要任务之一。实践中的估算方法都是经验的积累,但经过前人在实践中经过不断探讨研究,具有相对准确性。经过破碎的作用盛装物进行鉴定、拼接、复原和测量后,可以计算出盛装炸药的容器体积,将该容器体积乘上估算判明的炸药密度,即得出炸药的爆炸能量,最后再换算成 TNT 炸药当量。

（万立华）

思考题

1. 简述火灾的类型。
2. 不同类型的火灾痕迹物证如何分别提取?
3. 简述烟熏痕迹的证明作用。
4. 请从痕迹学角度,分析说明如何鉴别生前烧死与事后焚尸。
5. 爆炸装置主要有哪些类型? 各种类型的爆炸装置有什么特点?
6. 如何在尸体检验中搜寻爆炸装置碎片?
7. 在现场中如何对爆炸残留物进行快速检验?

第二十一章 刑事科学技术的法律和伦理

刑事科学技术是现代科学技术与刑事侦查、起诉和审判程序高度结合的产物,在提高诉讼效率、有效打击犯罪和预防犯罪方面发挥着重要作用。从现代刑事诉讼制度发展的趋势看,刑事科学技术在打击犯罪的同时应兼顾人权的保护和伦理道德的维护问题。我国《宪法》、《刑事诉讼法》、《国家安全法》、《人民警察法》等相关法律法规对刑事科学技术工作的适用范围、适用原则和适用程序等进行了较为全面的规范。公民个人基础信息是构成刑事侦查线索的重要元素之一,同时也是公民人权的重要组成部分,尊重和保护公民人权,依法合理获取、使用公民个人信息是确立侦查技术手段合法、有效的重要环节。

第一节 刑事科学技术法律规范

刑事科学技术法律规范是指调整和规范刑事科学技术应用活动的一切法律规范的总和。其中既包括一切有关刑事现场勘验、物证收集、毒物分析、数据库应用和足迹、指纹、容貌等检验、鉴定步骤,也包括刑事科学技术鉴定内容的标准、司法解释和法规。它既可以是国家法律、法规和标准,也可以是行业标准和部门规章。本节主要讨论现场勘查和刑事科学数据库应用的法律规定。

一、概述

1. 刑事科学技术法律规范特征 刑事科学技术法律规范不但具备法律的一般特征,和其他法律规范相比,还具有科学性、技术性和标准性等特征。

刑事科学技术是公安、司法机关综合运用现代科学技术的成果,收集、检验和鉴定与犯罪活动有关的物证,为侦查、起诉、审判工作提供科学证据的专门技术。因此,调整和规范刑事科学技术应用活动的法律规范从内容和形式上必须反映科学技术的发展规律,科学引导、评价刑事科学技术的开发和应用,防范刑事侦查不当行为带来的消极后果。

技术规范是有关使用设备工序,执行工艺过程以及产品、劳动、服务质量要求等方面的准则和标准,当这些技术规范在法律上被确认后,就成为技术法规。刑事科学技术工作不但要运用现代科学技术手段,发现、提取和检验与犯罪有关的物证,同时还要不断研究和开发新技术,应对刑事侦查和司法中面临的复杂问题,因此,刑事物证检验步骤、检验方法与技术是刑事科学技术法律规范的重要组成部分。

法律是一种具有普遍约束力的社会规范,在一国主权管辖范围内具有普遍的约束力,不因地域、人员、机构的不同而有差异。刑事科学技术检验与鉴定工作应从形式到内容进行规范,制定国家或行业鉴定技术和质控标准,不因执法主体和执法对象的不同而有差异,实现司法公正。

2. 刑事科学技术法律的范围 宪法和现行基本法律中有关刑事科学技术内容的法律条文,是刑事科学技术法律的第一层次内容。它是刑事科学技术应用的基本依据,也是设立刑事科学技术鉴定部门和制定部门、行业规章(标准)的基础。其中包括《中华人民共和国宪法》《中华人民共和国刑事诉讼法》《中华人民共和国刑法》《中华人民共和国国家安全法》《中华人民共和国人民警察法》等。

我国刑事科学技术鉴定机构主要分布在各级公安、司法和安全部门，隶属于各级职能机关并由其管理。各级职能部门制定和颁布的部门及行业规章制度，是组建、管理本系统刑事科学技术机构，规范刑事侦查行为的基本依据。对于司法实践中涉及刑事科学技术鉴定和刑事证据的一些法律适用问题，司法解释机关作出相应司法解释。这些司法解释，对刑事科学技术活动具有当然的约束作用，因而也属于刑事科学技术法律规范。其中包括《人民检察院刑事诉讼规则》《公安机关办理刑事案件程序规定》《公安部刑事案件现场勘查规则》《最高人民法院关于执行〈中华人民共和国刑事诉讼法〉若干问题的解释》等。

《中华人民共和国标准化法》规定，对需要在全国范围内统一的技术要求，应当制定国家标准。对没有国家标准而又需要在全国某个行业范围内统一的技术要求，可以制定行业标准。1992 年我国成立了由公检法的刑事技术专家组成的"中国刑事技术标准化委员会"，负责对刑事技术范围内需要进行标准化的工作进行行业标准的起草，目前颁布实施的有《道路交通事故受伤人员伤残评定》（GB18667-2002）、《人体轻微伤的鉴定》（GA/T146-1996）、《最高人民法院、最高人民检察院、司法部、公安部人体重伤鉴定标准》《法医学物证检材的提取、保存与送检标准》等。

二、现场勘查的法律规定

现场勘查是侦查人员依据法律规定，对与犯罪有关的场所、物品、人身、尸体及犯罪遗留的痕迹、其他物证进行勘验或者检查，包括当场对事主、受害人、证人进行的调查工作。现场勘查是获取侦查线索的重要手段，是侦查破案的首要环节。

（一）勘验与检查

现场勘查人员必须严格遵守《中华人民共和国刑事诉讼法》第 126 条至第 132 条的规定，即：侦查人员对于与犯罪有关的场所、物品、人身、尸体应当进行勘验或者检查。在必要的时候，可以指派或者聘请具有专门知识的人，在侦查人员的主持下进行勘验、检查（第 126 条）；任何单位和个人，都有义务保护犯罪现场，并且立即通知公安机关派员勘验（第 127 条）；侦查人员执行勘验、检查，必须持有人民检察院或者公安机关的证明文件（第 128 条）；对于死因不明的尸体，公安机关有权决定解剖，并且通知死者家属到场（第 129 条）；为了确定被害人、犯罪嫌疑人的某些特征、伤害情况或者生理状态，可以对人身进行检查，可以提取指纹信息，采集血液、尿液等生物样本。犯罪嫌疑人如果拒绝检查，侦查人员认为必要的时候，可以强制检查。检查妇女的身体，应当由女工作人员或者医师进行（第 130 条）；勘验、检查的情况应当写成笔录，由参加勘验、检查的人和见证人签名或者盖章（第 131 条）；为了查明案情，在必要的时候，经公安机关负责人批准，可以进行侦查实验。侦查实验的情况应当写成笔录，由参加实验的人签名或者盖章。禁止一切足以造成危险、侮辱人格或者有伤风化的行为（第 133 条）。

现场勘查人员还必须严格遵守现场勘查纪律，即：①听从命令服从指挥，完成各自分担的任务；②不准破坏任何痕迹及其他物证，尽可能不留下现场勘查人员的手印、足迹；不准将任何物品如勘查工具、烟头、纸屑等留在现场；不得随意移动或带走现场的物品，如确系需要带走的，要办理有关手续；③尊重当地群众的风俗习惯；④严格保密，不乱发议论和泄露勘验、检查情况。

现场勘查人员对现场有关秘密情况，不得任意向无关人员泄露，把握好公布案情和保守秘密的尺度。无关人员不得进入现场，现场勘查人员不得向其他无关人员或在公共场所谈论现场情况，泄露现场秘密。

（二）物证收集的法律规定

物证是指能够以其存在形式、外部特征、内在属性证明案件真实情况或其他待证事实的物品或痕迹。物证的表现形式多种多样，从与案件关系的角度看，在刑事案件中，常见的有：犯罪使用的工具、凶器，实施犯罪遗留的痕迹，犯罪行为侵害的客体物，体现犯罪危害后果的物品，其他可供查明犯罪行为和犯罪人特征的物品和痕迹。从物证形成的条件和运用的特点看，物证又可分为痕迹、物品和微量物。

　　侦查阶段所搜集证据的质量如何,不仅关系案件侦查的质量,而且对法庭审理结果的走向具有直接的影响。一些关键证据会因为侦查人员自身行为不当,或采取了不合法的取证方法,而影响证据的证明力。

　　我国《宪法》第37条、第38条、第39条明文规定,公民的人身自由和人格尊严不受侵犯,公民的住宅不受侵犯,禁止非法搜查或非法入侵公民的住宅。非经检察院批准或法院决定,并由公安机关执行,任何公民不受逮捕。

　　《刑事诉讼法》第50条规定,审判人员、检察人员、侦查人员必须依照法定程序,收集能够证实犯罪嫌疑人、被告人有罪或者无罪、犯罪情节轻重的各种证据。严禁刑讯逼供和以威胁、引诱、欺骗以及其他非法的方法搜集证据。必须保证一切与案件有关或者了解案情的公民,有客观地充分地提供证据的条件,除特殊情况外,并且可以吸收他们协助调查。对于非法取证侵犯公民合法权益的,我国《刑法》第247条规定:"司法工作人员对犯罪嫌疑人、被告人实行刑讯逼供或者使用暴力逼取证人证言的,处三年以下有期徒刑或者拘役。""致人伤残、死亡的,依照本法第234条、第232条的规定从重处罚。"即非法取证造成他人伤残,以故意伤害罪从重处罚;造成他人死亡的,以故意杀人罪从重处罚。

　　刑事诉讼法第134条至第138条对搜查的具体程序做出了规定。按照这些规定,为了收集犯罪证据、查获犯罪人,侦查人员可以对犯罪嫌疑人以及可能隐藏罪犯或者犯罪证据的人的身体、物品、住处和其他有关的地方进行搜查。任何单位和个人,有义务按照人民检察院和公安机关的要求,交出可以证明犯罪嫌疑人有罪或者无罪的物证、书证、视听资料等证据。侦查人员进行搜查时,必须向被搜查人出示搜查证。在执行逮捕、拘留的时候,遇有紧急情况,不另用搜查证也可以进行搜查(第136条)。在搜查的时候,应当有被搜查人或者他的家属,邻居或者其他见证人在场。搜查妇女的身体,应当由女工作人员进行(第137条);搜查的情况应当写成笔录,由侦查人员和被搜查人或者他的家属,邻居或者其他见证人签名或者盖章。如果被搜查人或者他的家属在逃或者拒绝签名、盖章,应当在笔录上注明(第138条)。

　　刑事诉讼法第54条规定,采用刑讯逼供等非法方法收集的犯罪嫌疑人、被告人供述和采用暴力、威胁等非法方法收集的证人证言、被害人陈述,应当予以排除。收集物证、书证不符合法定程序,可能严重影响司法公正的,应当予以补正或者作出合理解释;不能补正或者作出合理解释的,对该证据应当予以排除。2013年1月1日起施行的《最高人民法院关于适用〈中华人民共和国刑事诉讼法〉的解释》第73条规定:在勘验、检查、搜查过程中提取、扣押的物证、书证,未附笔录或者清单,不能证明物证、书证来源的,不得作为定案的根据。

　　1. 证据合法性　　是指证据必须具有法律规定的形式和依照法定程序收集、运用。现场勘查作为取证的重要环节,必然要求其手段的科学性和合法性。只有从证据的形式和内容上保证其合法性,同时注重客观性、关联性,才能保证现场勘查阶段所收集的证据经得起法庭质证。对物证的质证主要是审查认定物证的来源是否合法,对物证的收集和保管是否依法进行。刑事诉讼法第51条、第53条、第54条对刑事证据的审查做了明确规定,证据必须经过查证属实,才能作为定案的根据;对一切案件的判处都要重证据,重调查研究,不轻信口供;人民法院、人民检察院和公安机关有权向有关单位和个人收集、调取证据。有关单位和个人应当如实提供证据。对于涉及国家秘密的证据,应当保密。凡是伪造证据、隐匿证据或者毁灭证据的,无论属于何方,必须受法律追究。在侦查、审查起诉、审判时发现有应当排除的证据的,应当依法予以排除,不得作为起诉意见、起诉决定和判决的依据(第54条)。人民检察院接到报案、控告、举报或者发现侦查人员以非法方法收集证据的,应当进行调查核实。对于确有以非法方法收集证据情形的,应当提出纠正意见;构成犯罪的,依法追究刑事责任(第55条)。法庭审理过程中,审判人员认为可能存在本法第五十四条规定的以非法方法收集证据情形的,应当对证据收集的合法性进行法庭调查(第56条)。

　　2. 犯罪现场物品的处理　　法律规定物证收集时,能够提取实物的,依据法律规定要征得事主同意,经过批准后予以提取。然而,现场上能够反映犯罪行为的事实和证据并非十分明确,或让人一目了然,这就需要刑事勘查人员根据客观环境结合案情和专业知识加以甄别和取舍。对勘验、搜查中发现的可用以证明犯罪嫌疑人有罪或者无罪的各种物品,我国刑事诉讼法第 139 条至 143 条做了专门规定,在侦查活动中发现的可用以证明犯罪嫌疑人有罪或者无罪的各种财物、文件,应当查封、扣押;与案件无关的财物、文件,不得查封、扣押。对查封、扣押的财物、文件,要妥善保管或者封存,不得使用、调换或者损毁(第 139 条)。对查封、扣押的财物、文件,应当会同在场见证人和被查封、扣押财物、文件持有人查点清楚,当场开列清单一式二份,由侦查人员、见证人和持有人签名或者盖章,一份交给持有人,另一份附卷备查(第 140 条)。侦查人员认为需要扣押犯罪嫌疑人的邮件、电报的时候,经公安机关或者人民检察院批准,即可通知邮电机关将有关的邮件、电报检交扣押。不需要继续扣押的时候,应即通知邮电机关(第 141 条)。人民检察院、公安机关根据侦查犯罪的需要,可以依照规定查询、冻结犯罪嫌疑人的存款、汇款、债券、股票、基金份额等财产。有关单位和个人应当配合。但是已被冻结的,不得重复冻结;经查明确实与案件无关的,应当在三日以内解除查封、扣押、冻结,予以退还(第 142 条、第 143 条)。

3. 见证人 是指与刑事案件无利害关系,被刑事侦查人员或检察人员邀请参加诉讼并对案件的侦查行为和内容进行证明的人员。根据刑事诉讼法规定,见证人参加诉讼活动的范围,主要涉及现场勘查、刑事搜查、物证扣押和刑事辨认等方面。在正式勘查现场之前,须邀请两名与案件无关的、为人正直的公民作为勘查现场的见证人,以证明现场勘查的客观性、合法性,对现场勘查人员的工作实行监督。刑事勘验、检查的情况应当写成笔录,由参加勘验、检查的人和见证人签名或者盖章;在搜查的时候,应当有被搜查人或者他的家属、邻居或者其他见证人在场;对于扣押的物品和文件,应当会同在场见证人和被扣押物品持有人查点清楚,由侦查人员、见证人和持有人签名或者盖章。《公安机关办理刑事案件程序规定》规定,为了查明案情,在必要的时候,侦查人员可以让被害人、证人或者犯罪嫌疑人对与犯罪有关的物品、文件、尸体、场所或者犯罪嫌疑人进行辨认(第 249 条)。对辨认经过和结果,应当制作辨认笔录,由侦查人员、辨认人、见证人签名。必要时,应当对辨认过程进行录音或者录像(第 249 条)。

(三)刑事侦查中的人权保护

对犯罪嫌疑人而言,不论是在被讯问的过程中,还是在搜查、扣押、人身检查、辨认过程中,都会涉及对其人身自由、尊严、隐私、财产权利的合法限制与非法侵犯,尤其是在通讯监听、秘密侦查、测谎、DNA 检测等现代技术侦查措施的运用过程中,出于打击犯罪和保护人权的双重考虑,在强调技术侦查正当性的同时应严格界定其适用范围。我国《刑事诉讼法》对犯罪嫌疑人合法权益的保护已作了专门规定:①对犯罪嫌疑人的讯问程序作了明确的规定,涉及讯问犯罪嫌疑人的人员、时间、地点、方法等诸多方面;②对于检查、搜查妇女的身体作了专门规定,体现了对妇女人格尊严的尊重;③对于未成年犯罪嫌疑人这个特殊群体,《人民检察院办理未成年人刑事案件的规定》中指出人民检察院办理未成年人刑事案件,应当依法保护涉案未成年人的名誉,尊重其人格尊严,不得公开或者传播涉案未成年人的姓名、住所、照片、图像及可能推断出该未成年人的资料。人民检察院办理刑事案件,应当依法保护未成年被害人、证人以及其他与案件有关的未成年人的合法权益等。

三、刑事科学数据库的法律问题

数据库(database)是指经系统或有序排列,可以通过电子手段或其他方法单独读取的作品、数据或其他独立材料的汇编。数据库的基本特点:数据库的内容是信息;数据库是一个系统;数据库的信息可在一定条件下被调取利用。

刑事科学数据库为众多数据库的一种表现形式,是将有关刑事案件的科学信息汇集到一起所组成的相关集合体。随着信息技术的发展,网络传递已不受时间、空间、国别限制,刑事科学数据库的信息资源的网络传递也同普通数据库一样,在网络环境下新的信息技术和传播手段常常会变得不易控制。在网络传递时也许会受到不法分子的攻击或盗取。

与刑事科学数据库相关的法律主要包括:《中华人民共和国宪法》《中华人民共和国刑法》《中华人民共和国治安管理处罚条例》《中华人民共和国刑事诉讼法》《全国人大常委会关于维护互联网安全的决定》等。这些基本法的规定,为我国建立和完善信息网络安全法律体系奠定了良好的基础。行政法规主要包括:《计算机软件保护条例》《中华人民共和国计算机信息系统安全保护条例》《中华人民共和国计算机信息网络国际联网管理暂行规定》《互联网信息服务管理办法》等。部门规章主要包括《计算机信息系统安全专用产品检测和销售许可证管理办法》《计算机病毒防治管理办法》《互联网电子公告服务管理规定》等。

数据库作为数据信息或其他材料的集合,由其制作者通过对作品、数据或其他材料进行选择、编排而成。这一过程与版权法上的汇编作品创作过程是相近的,因此利用版权法对数据库提供法律保护成为很多国家的首选方式。

近年来我国信息产业飞速发展,但在我国的立法和已参加的有关国际条约中,并没有明确规定数据库的法律保护问题。尽管如此,并不意味着在我国数据库不受知识产权的保护。2010年4月1日实施的《著作权法》第14条规定:"汇编若干作品、作品的片段或者不构成作品的数据或者其他材料,对其内容的选择或者编排体现独创性的作品,为汇编作品,其著作权由汇编人享有,但行使著作权时,不得侵犯原作品的著作权。""汇编作品"的概念,实际上隐含了数据库可以在一定程度上作为汇编作品享有版权的保护。

第二节　刑事科学技术的伦理规范

伦理(ethics)是指处理人们之间相互关系应当遵循的道德和规则,例如尊老爱幼、扶贫济困、仗义执言、主持公道、尊重他人、疾恶如仇、平等待人、诚实信用等。伦理学的使命是解决生活中摆在人们面前的那些最实际的德行问题,即解决人在社会中应当怎样行动,应当把什么看作善,把什么看作恶等的学问。

一、概述

司法伦理(judicatory ethics)是指与司法职业活动紧密联系,并具有自身职业特征的道德准则和规范。狭义的司法伦理是指体现法律的最基本精神要求的、内化于法官内心的,在审判活动中对法官的具体裁判行为具有指导和规范意义的、约束法官审判活动的行为准则。广义的司法伦理将研究对象定义为整个司法活动过程中的人,包括法官、检察官、律师、警察、法学研究者等等。

刑事科学技术伦理(criminal justice ethics)是指与刑事科学技术应用活动密切相关,内化于刑事科学技术工作者内心,调整和规范刑事科学技术活动中人们相互关系的道德准则和规范。

我国的司法伦理可以追溯到西周,周公开创了伦理与法律并重的先河,是中国古代司法伦理道德的奠基人。到了宋代,宋慈的工作体现出了重证据,重现场勘验,力戒刑讯逼供的思想。我国古代司法伦理道德观主要内容是正己、律己、清廉公正,关心民间疾苦、为民兴利除弊、不畏权势以及德礼为本、刑罚为用。

我国司法伦理建设中存在的问题主要有:

1. 司法伦理建设与其实践基础相脱节。司法伦理与司法人员职业化密不可分,司法伦理坚强的实践基础就是成熟完善的司法人员职业化。我国不成熟不完善的司法人员职业化一定程度上制约了司法伦理发展。

2. 司法伦理建设的目标定位过高。我国司法伦理教育的目标经常定位于改造司法人员,使之成为职业道德人。一旦如此,这种教育就蜕变为"你们应该或不得如何做"的样式,从而成为一种道德强制。当我们试图用道德理想教育改造司法人员时,道德理想与现实之间的悖逆会让司法人员产生道德困惑。

　　3. 重视司法伦理的工具性而轻视它的目的性。

二、刑事科学技术伦理的基本原则

　　刑事科学技术工作,尤其是一些特殊侦查技术手段的应用,与伦理道德规范关系紧密,刑侦技术人员应自觉遵守相关伦理规范和基本原则,维护当事人的合法权益,保证刑事诉讼程序的公正性、合理性。

　　1. 公正　作为司法伦理的价值基础,是法律的基本出发点,是司法实践追求的最高价值目标,也是司法伦理问题的精髓所在。司法伦理的基本原则是惩治罪恶,扶持正义。司法公正是这一基本原则在法治实践中的贯彻和实施。

　　司法公正涵盖整个司法行为和司法过程,其含义有三:①适用法律的平等;②诉讼程序上的规范;③判决结果上的公平。从理论上讲,司法公正的内在要求是:在法律活动中,处于法律关系中的主体无需通过任何非正当的手段便能依法受到司法机关及其人员的公正对待。

　　我国传统文化中的儒家宗法伦理从孝出发,由孝而悌,由悌而信,由里及表,通过血缘关系以己为中心扩展成一个有亲疏之分的伦理圈,亲、义、别、序、信便成为世俗社会行事的基本准则,它对民间百姓的慑制作用在许多时空层面上超过国家法。这种传统伦理文化中的人情交往强烈地涉入公共法律生活,许多工作人员往往千方百计通过私人人情关系希望购买法律上的豁免,希望人为的干预司法活动,逃避违法行为的制裁,所以,司法人员应正确的把握人情、权力、道德与法律之间的张力,始终坚持公正原则。

　　2. 廉洁　即公正不贪,清白无污。官吏的腐败、司法的腐败,是最大的腐败,是滋生和助长其他腐败的重要原因。执法人员本身有问题,何以治人? 然而在实践中,司法人员始终存在着被当事人贿赂的可能性,执法者的法律认知能力、法治信念、职业道德和执法勇气常常经受着严峻的考验,权力和金钱严重地影响了司法人员执法的公正性。

　　廉洁习惯的养成,应该从小事开始,从小节着眼。始终做到坚持操守、两袖清风并非易事,尤其要做到小节之处不失守更难。这就更需要执法人员防微杜渐,注重从点滴小事做起,以反面的典型警示自己,以肩负的责任鞭策自己,紧把"关口",坚守"底线"。

　　3. 诚信　即待人处事真诚、老实、讲信誉,言必行、行必果,一言九鼎,一诺千金。诚信的本义就是要诚实、诚恳、守信、有信,反对隐瞒欺诈,反对伪劣假冒,反对弄虚作假。诚信不仅是个人品德,也是对从事刑事科学和司法实践人员的基本伦理要求。诚信最重要的要求是实事求是。无论是案件调查描述、检验报告、现场勘查,还是在科研和教学中,司法人员一定要据实陈述,不可误导、欺骗当事人、同事和公众。案件描述、检验报告和司法鉴定结论应该是在参照相关标准下,对所获得的资料的客观合理分析和描述,坚决杜绝没有事实依据,凭主观猜想和妄自猜测下结论的现象。在鉴定报告中还应该指出该报告的可信度,例如,当参考的依据不是常用理论时,在报告中必须指出其局限性。不论是因为故意还是疏忽没有这样做,结果都是违反诚信的伦理要求。

　　4. 保密　司法工作者处理案件中,难免会接触到一些涉及国家秘密、商业秘密及个人隐私的案件。对于刑事案件,在宣判以前的各个环节,也有一定的保密范围,不能公之于众。作为了解案情的司法人员,一旦泄密,很可能会不同程度地造成国家、集体利益受损,个人精神受伤害,同时,也必将影响正常的办公秩序,甚至造成诉讼程序不必要的中断和中止。

　　5. 尊重人权、严禁刑讯逼供　《中华人民共和国宪法修正案》明确规定"国家尊重和保障人权",标志着人权保障在中国受到前所未有的重视。刑讯逼供的要害,在于它侵犯了人之为人的基本权利——人格尊严权,把人不当人,而以各种残忍手段虐待。

　　作为执法者必须认识到,即便是犯罪嫌疑人,或者是罪犯,也应享有基本的人权。如为了生存,他有吃饭、喝水和休息的权利;他的生命和人身自由可以经由法院依法判决而剥夺,但其人格尊严依然不容侵犯,不容羞辱;在法院没有判处没收财产或者剥夺政治权利时,其财产权和选举权仍受法律保护。

反对刑讯逼供不仅仅是伦理要求,在《中华人民共和国刑法》第247条规定:"司法工作人员对犯罪嫌疑人、被告人实行刑讯逼供或者使用暴力逼取证人证言的,处三年以下有期徒刑或者拘役。"这以法律形式禁止了刑讯逼供行为。

6. 回避 是指司法人员因与案件或案件当事人有某种特殊关系而不得办理该案件。目的是防止徇私舞弊或发生偏见,以有利于案件的公正审理。回避制度是诉讼程序与判决结果公正的有力保障。

作为特殊的一类诉讼活动,刑事科学技术鉴定工作除了遵守上述的伦理原则之外,还有自身特殊伦理要求。

法医解剖中的伦理规范 在尸体检验过程中,必须要有高度的责任心,崇尚法律,崇尚科学,尊重死者的遗体。把科学的、人道的、先进的、高尚的伦理道德观用于法医实践中,是当代法医工作者义不容辞的责任。对死者及其家属权利的尊重。解剖人员要尊重死者,对尸体的尊重,是对其人格尊严的维护。同时,死者家属经历了失去亲人的痛苦,我们更应该尊重其知情权。我国刑事诉讼法和刑事案件现场勘验检查规则规定,解剖尸体应当通知死者家属到场,并让死者家属在《解剖尸体通知书》上签名或者盖章,充分实现了死者家属的知情权。对于不同地域和民族的风俗习惯与案件办理不冲突,而且不影响尸检的正常进行时,应该尊重其风俗习惯,满足死者家属的合理要求。还应公平对待案件当事人。对案件当事人应该公平对待,不管是被害人(原告),还是加害人(或被告),也不论性别、年龄、肤色、种族、身体状况、经济状况或地位高低,决不能歧视。

法医临床检验相关的法律和伦理规范 临床法医学鉴定的对象是活体,对其人格尊严的尊重显得尤为重要。应当注意的是,在法医学鉴定中被检查者出于各自的动机,有可能夸大病情或伤情,也有可能隐匿病情或伤情,所以,要以客观检查为主,探讨各种症状,对被检查者的陈述和症状进行审查,才能保证鉴定的客观、公正。

知情同意在司法精神病中的应用具有特殊性,如偏执性精神障碍导致被鉴定人敌对和怀疑,严重疾病导致注意缺陷或思维逻辑障碍等。国外学者提出,在这种情况下鉴定人应向法院报告被鉴定人的能力缺乏和不合作状态,并等待法庭指令;同时应明确指出这种能力缺失不等同于被鉴定人其他法律能力缺失。

第三节 个人基本信息的采集、分享与保护

个人信息通常是指一切可以识别本人信息的总和,它包含一个自然人在生理、心理、智力、个体、社会、经济、文化、家庭等各方面的信息。在涉及个人信息保护问题时,我国学术界经常使用三个词汇,即"个人数据"(personal data)、"个人隐私"(privacy)、"个人信息"(personal information)。个人信息保护不仅保护敏感个人信息,而且保护一般个人信息。对不构成隐私的自然人通信地址、移动电话与固定电话号码等一般个人信息的侵犯,也会扰乱自然人私生活的平静与安宁。一般认为,自然人自愿公之于众的信息资料,基本上不存在侵犯个人隐私的问题。自然人公之于众的个人信息资料虽不构成隐私,但仍受个人信息保护法的保护,未经权利人的同意,任何单位和个人不得采集、使用、转让、存储、修改个人信息,否则即构成侵权行为。个人信息的泄露,除了让人不堪其扰之外,还为一些犯罪活动提供了土壤。

个人信息涉及范围非常广泛,通常包括自然人的姓名、性别、年龄、民族、婚姻、家庭、职业、住所、健康、病史等能够识别该自然人的任何资料,还包括个人的家庭背景、社会背景等,比如出生时间、教育程度、宗教信仰、婚恋史等等。

一、公民个人基本信息的采集

在搜集资料时首先应获得当事人的同意,即知情同意。通常,"知情同意"是尊重样本提供者权益

的基本要求。知情同意过程应计划周密,专人负责,并接受伦理委员会的监督。知情同意的原则即是信息、理解和自愿。这也就是说收集者必须:向提供者充分提供信息;确认提供者理解了所提供的信息;确保提供者是自愿同意参与研究的。

二、公民个人基本信息的分享与使用

1. 医疗保险、就业、社会安全中涉及的个人基本信息　公民基本信息已经广泛应用于社会活动,例如利用条码可以辨识个体,同时也可以将条码附加在个人名片、健身卡、身份证、门禁管理等。

公民基础信息数据库不同于上述应用,覆盖公安、税收、银行、保险等各个方面,其功能是在"多网并用"的基础上,对消费者个人进行全面的评估,除职业、教育程度等基本数据外,还包括收入、税收、保险、银行信用以及有无犯罪记录等多项指标。

随着社会信息化的发展,借助于计算机及其网络从事信息收集、处理、交换成为非常普通的事。个人数据的有序流动,有利于跨国公司业务拓展及提高公共健康医学研究的水平。

自从 1890 年,美国学者布兰戴斯和沃伦在《哈佛法学评论》上发表了著名的《隐私权》一文,文中指出法律应该保护个人保留其个人思想、情感、情绪以及私生活不对公众公开的权利。该思想在世界范围内被广泛采用。计算机的广泛应用使社会进入信息时代,这个时代的显著特征之一就是高度依赖各种个人信息,这从某种意义上改变了隐私权概念本身。而网络技术的迅猛发展,使数据(信息)的复制和传播变得非常简单、迅速和惊人,个人数据信息被多方主体,甚至包括政府非法收集、存储、使用和传播的现象层出不穷,强化对网络空间个人资料和隐私权的法律保护,保证社会安定、私生活安定,已成为当务之急。

2. 公民个人基本信息的使用对刑事侦查的意义　刑事科学技术资料在侦破案件中发挥着重要作用,在公安机关履行打击犯罪、保护人民、维护社会治安稳定和构建社会主义和谐社会职能中发挥越来越重要的作用。

犯罪嫌疑人在作案过程中,包括作案前的踩点准备过程和作案后的逃匿过程中,常常会或多或少地把自己的体貌特征、衣着举止、声音神态等特征暴露在受害人或有关人面前,留下了可利用和回忆的原始资料,构成了犯罪信息的重要方面。所以,展开认真细致的调查走访,就有可能直接获取罪犯的有关信息。或是一些间接、零散的线索,通过对这些线索的再加工和综合分析,也可以获取全面、具体、较为直接的犯罪信息,破获案件。

3. 个人数据库涉及的法律关系　与个人数据相关的法律关系中,存在着以下四个主体(图 21-1):A. 个人数据所有者;B. 所有者以外的个人数据提供者;C. 个人数据的采集者(他们通常也是数据库的所有者);D. 个人数据库的使用者。个人数据库四个主体的法律关系(图 21-1):

A(个人数据的所有者)与 B(A 以外的个人数据提供者)的关系是有限授权与有限使用的关系。即 A 不但将个人数据的部分内容与 B 分享,而且授予了 B 可以在一定条件下将该个人数据提供给第三人使用的权利。然而,对于 B 来说,这种权利无论是来自于 A 事先的授予还是事后的追认,对这种权利的行使必须限定在 A 的授权范围之内。

A(个人数据的所有者)与 C(个人数据采集者)系授权许可关系。一般而言,个人数据的提供者是由 A(个人数据所有者)与 B(所有者以外的个人数据提供者)共同组成。然而,针对 C(个人数据采集者)来说,无需区分该个人数据的提供者是 A 或是 B,只要其采集个人数据的手段合法,即可认为个人数据所有权人 A 让渡了其部分所有权,C 与 A 之间即产生授权许可关系。在这两者的关系之中,由于是数据所有者将部分个人数据的使用权授予采集者,因此两者关系的核心内容是:围绕着个人数据在所有者可控制的范围内的合理使用而产生的权利与义务关系。

A(个人数据的所有者)与 D(个人数据库的使用者)是尊重与被尊重个人隐私权的关系。D 虽然与 A 未发生过任何事实上的联系,在使用包含 A 的个人数据的信息服务时,也应当履行尊重 A 的隐私权的义务。

C(个人数据采集者)与 D(个人数据库的使用者)是有偿服务关系。即 C 将数据库中的数据加工后作为信息服务产品提供给 D,而 D 应该对 C 所提供的信息服务支付报酬,他们之间的权利义务可依双方意愿确立。数据库所有者(即数据采集者)与数据库使用者之间的关系"数据库所有者与数据库使用者之间的关系是一种产品服务关系,前者以其数据库产品为后者提供服务并获取报酬,后者则享受该服务并支付报酬。"

由此可见,个人数据所有者享有对个人数据无可争议的所有权,而其相对人只能享有受限制的使用权。

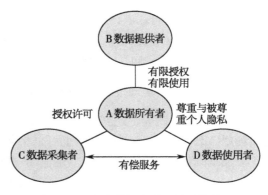

图 21-1 个人数据库涉及的法律关系

三、公民个人基本信息的保护

展示或共享个人信息前必须征得个人信息资料的所有者或合法提供者的同意,一般可以通过两种方式来实现:一种是在收集时已经声明,所收集具体资料会在什么样的环境下什么样的情况下进行展示;一种是收集资料后,在决定展示前征得个人信息资料的所有者或合法提供者的同意。展示分享资料时采用匿名的方式。比如在使用提供者所提供的信息进行案例教学时,可使用匿名的方式进行,这样,既保护了提供者的隐私,又达到了自己的目的。

1. 国外对个人信息的相关保护措施 近几年来,由于滥用甚至盗用个人信息给公民造成财产损失或精神损害的恶性案件时有发生,促使各国政府在推进信息化社会建设中加快了通过立法保护个人信息权的步伐,同时也加大了对侵犯个人信息行为的打击力度。据不完全统计,世界上制定个人信息保护法律的国家和地区近 60 多个。欧盟作为一个成熟的国际组织,发布各种指令,建立了数据保护法律体系。欧盟数据保护法是首先给隐私和个人数据提供全面保护的法律,它涵盖了所有部门和所有类型的数据处理。欧盟在 1995 年通过《欧盟个人数据保护指令》,协调各国国内法以确保个人信息在欧盟范围内自由流动。欧盟数据保护法的主要渊源有四部法规:欧盟议会和欧盟理事会 1995 年 10 月 24 日关于涉及个人数据处理的法律保护以及此类数据自由流动的指令、欧洲议会和欧盟理事会 2000 年 12 月 18 日关于与欧共体机构和组织的个人数据处理相关的个人保护以及关于此种数据自由流动的规章、欧洲议会和理事会 2002 年 7 月 12 日通过的 2002/58/EC 号关于电子通信领域个人数据处理和隐私保护的指令、有关个人数据自动化处理之个人保护公约。

德国为了贯彻执行欧洲议会和欧洲委员会个人数据保护指令,于 2003 年 1 月 1 日通过《德国联邦数据保护法》,详细规定了德国的个人数据保护制度。加拿大在 1983 年 1 月 1 日实施《隐私法》,该法不仅对加拿大 150 个联邦政府部门以及中介机构收集、利用、公布个人信息作出了限制,而且赋予了个人查阅以及更正本人信息的权利。

从各国和地区立法情况看,以刑事法律对违反个人信息保护法的行为予以制裁成为国际社会的普遍做法,如美国、葡萄牙、波兰、韩国、法国、德国、意大利、英国等国均具有相应的刑事法律规定。

2. 我国对个人信息的保护 基于社会观念、信息技术、立法规划等因素,目前我国还没有制定专门的个人信息保护方面的法律。但是,这并不意味着我国目前对个人信息不进行保护。现阶段,我国对个人信息的保护,主要体现在两大方面:一是在与个人信息保护有关的法律法规中设置个人信息保护条款对个人信息加以法律保护。个人信息的法律保护又可以表现为法律的直接保护和间接保护,所谓法律的直接保护即法律法规明确提出对"个人信息"进行保护;间接保护即法律法规通过提出对"人格尊严""个人隐私""个人秘密"等与个人信息相关的范畴进行保护进而引申出对个人信息的保护。如我国《宪法》第 33 条规定国家尊重和保障人权。任何公民享有宪法和法律规定的权利,同时必须履行宪法和法律规定的义务。中华人民共和国公民的通信自由和通信秘密受法律的保护。除因国家安全或者追查刑事犯罪的需要,由公安机关或者检察机关依照法律规定的程序对通信进行检查外,任何组织或者个人不得以任何理由侵犯公民的通信自由和通信秘密。我国民事法律主要通过规定保护人格尊严、个人隐私等条款保护公民的个人信息。《民法通则》第101条规定,公民、法人享有名誉权,公民的人格尊严受法律保护,禁止用侮辱、诽谤等方式损害公民、法人的名誉。《刑法》(1997年)在"侵犯公民人身权利、民主权利"的专章中,明确将"非法搜查他人身体、住宅,或者非法侵入他人住宅"、"侵犯公民通信自由"等行为列为犯罪行为。《刑法修正案(七)》第7条规定,国家机关或者金融、电信、交通、教育、医疗等单位的工作人员,违反国家规定,将本单位在履行职责或者提供服务过程中获得的公民个人信息,出售或者非法提供给他人,情节严重的,处三年以下有期徒刑或者拘役,并处或者单处罚金。二是通过信息控制人的单方承诺或特定行业的自律规范的承诺对个人信息加以自律性质的保护。个人信息在自律保护也表现为两方面,即企业通过单方承诺这种市场运作方式对个人信息加以保护,以及特定行业组织通过行业自律规范对个人信息确立行业保护标准进而进行保护。如互联网关于"隐私保护"政策;金融机构通过制定相关内部规定对客户个人信息进行保护等等。

3. 个人资料的保护原则

(1)限制收集原则:对个人资料的收集原则上应加以限制;资料的收集应有法律上的依据或当事人的同意。

(2)资料完整正确原则:收集、处理、保存和利用的个人资料应是关于个人的某一方面的完整的信息,资料的内容反映资料本人当前的而不是过去的实际状况。

(3)目的明确原则:收集个人资料应基于特定目的,目的应当是合法的;利用个人资料原则上应与收集时的目的相一致。

(4)利用限制原则:个人资料的利用除法律规定和经当事人同意外,不得为收集目的以外的利用。

(5)安全原则:收集、处理、保存和利用个人资料的主体,应当尽谨慎小心之义务,采取各种可能的措施保证个人资料不被非法收集、处理、删除、更改、利用,并免于其他潜在的危险。

(6)本人参与原则:指个人资料本人对其个人资料依法进行支配和控制的权利,与个人资料相关的其他主体负有不干预权利人实现其权利的义务。

(7)公开原则:指收集个人资料应当公开,不应秘密进行。收集方式、方法、程序、个人资料目录等内容应当公之于众。

(魏曙光)

思考题

1. 简述刑事科学技术相关法律规范有哪些特点?
2. 公民提供相关个人基础信息的权利和义务是什么?
3. 我国刑事诉讼法对刑事侦查人员查访案件相关人员有哪些规定?

参 考 文 献

1. 李生斌. 人类 DNA 遗传标记. 北京: 人民卫生出版社, 2000.

2. 李生斌, 李昌钰. 法科学——物证鉴识技术. 北京: 中国公安大学出版社, 2000.

3. 陈世贤, 万立华. 法医学. 第 2 版. 北京: 法律出版社, 2007.

4. 公安部物证鉴定中心. 工具痕迹检验. 物证鉴定技术培训资料 2011 版.

5. 公安部物证鉴定中心质量手册.

6. 中华人民共和国公安部. 法庭科学凹陷痕迹检验技术规范 (GA/T 954-2011).

7. 中华人民共和国公安部. 法庭科学线形痕迹的检验规范 (GA/T 928-2011). 北京: 中国标准出版社, 2011.

8. 赵向欣. 中国刑事科学技术大全·指纹技术. 北京: 中国人民公安大学出版社, 2003.

9. 吕云平. 刑事科学技术. 北京: 中国人民公安大学出版社, 2014.

10. 钟新文, 张忠良. 手印学. 北京: 中国人民公安大学出版社, 2014.

11. 王文江. 指纹自动识别与检验. 北京: 中国人民公安大学出版社, 2010.

12. 刘潞生. 指纹自动识别系统工作原理与系统建设. 北京: 群众出版社, 2008.

13. 李生斌, 万立华. 刑事科学技术. 第 3 版. 北京: 人民卫生出版社, 2009.

14. 高树辉, 王新淮. 现场鞋印档案管理及计算机辅助检索系统研究. 公安大学学报, 2003, (2): 69-74.

15. Fisher BA. Techniques of crime scene investigation. 7th ed. Boca Raton: CRC Press, 2004.

16. 史力民, 毕胜, 姜吉喆. 足迹信息的计算机管理与查询. 刑事技术, 2004, (5): 19-21.

17. 黄建同. 文件检验. 北京: 中国人民公安大学出版社, 2013.

18. 黄建同. 文件检验实验指导. 北京: 中国人民公安大学出版社, 2014.

19. 邹明理, 杨旭. 文书物证司法鉴定实务. 北京: 法律出版社, 2012.

20. 杨旭, 施少培, 徐彻文书司法鉴定技术规范及操作规程. 北京: 科学出版社, 2014.

21. 许爱东. 物证技术学. 北京: 法律出版社, 2012.

22. 许爱东. 文书司法鉴定理论与实务研究. 北京: 法律出版社, 2013.

23. 贾治辉. 文书检验. 北京: 法律出版社, 2010.

24. 崔岚. 印刷文件检验技术规范. 北京: 中国人民公安大学出版社, 2012.

25. 李志荣. 笔迹检验技术规范. 北京: 中国人民公安大学出版社, 2011.

26. 李彪. 污损文件与制成时间检验实用方法. 北京: 中国人民公安大学出版社, 2011.

27. 林焘, 王理嘉. 语音学教程. 北京: 北京大学出版社, 2006.

28. 岳俊发. 言语识别与鉴定. 北京: 中国人民公安大学出版社, 2007.

29. 王英利. 声纹检验技术. 北京: 中国人民公安大学出版社, 2013.

30. 王虹. 案件言语识别与鉴定技术规范. 北京: 中国人民公安大学出版社, 2012.

31. 王永全. 声像资料司法鉴定实务. 北京: 法律出版社, 2012.

32. 张翠玲. 法庭语音技术研究. 北京: 中国社会出版社, 2009.

33. 杨俊杰. 司法话者识别. 北京: 中国人民大学出版社, 2009.

34. 杜志淳, 宋远升. 司法鉴定证据制度的中国模式. 北京: 法律出版社, 2013.

35. 公安部物证鉴定中心. 语音同一认定方法 (IFSC 11-01-01-2010), 2010.

36. 中国人民共和国司法部司法鉴定管理局. 录音资料鉴定规范 (SF/Z JD0301001-2010), 2010.

37. 王英利,李敬阳,曹洪林.声纹鉴定技术综述.警察技术,2012(4):54-56.

38. 邱大任.侦查语言学.北京:中国人民公安大学出版社,1995.

39. 刘良.法医毒理学.第4版.北京:人民卫生出版社,2009.

40. 廖林川.法医毒物分析.第四版.北京:人民卫生出版社,2009.

41. 周学之等.中国刑事科学技术大全·理化物证检验学.北京:中国人民公安大学出版社,2002.

42. 汤艳君.电子物证检验与分析.北京:清华大学出版社,2014.

43. 马丁等.电子数据勘验取证与鉴定丛书.北京:中国人民公安大学出版社,2012.

44. 李中伟.面结构光三维测量技术.武汉:华中科技大学出版社,2012.

45. 郗继贵,王浩,任同群.便携式激光扫描三维形貌测量系统.机械工程学报,2005,41(2):166-169.

46. 臧伟,钱林,孙宝军.地面三维激光扫描技术在工程测量中的应用.北京测绘,2015,(3):130-135.

47. 马素文.三维激光扫描在测量中的应用现状.山西建筑,2011,37(9):207-208.

48. 杨博.数字摄影测量技术在交通事故现场勘测中的应用方法研究.上海交通大学,2010.

49. 鲁光泉,胡楠,李一兵.道路交通事故现场平面直线参数的摄影测量重建方法.交通运输工程学报,2010,10(3):118-121.

50. 宋诗超.基于Kinect的三维人体建模与测量的研究.东华大学,2013.

51. Zhang DH,Liang J,Tang ZZ. New measuring method of large size measurement based on close range photogrammetry and 3D optical measurement. China Mech. Eng. ,2009,20(7):817-822.

52. 刘文超,王岩,胡孟夏.一种新型的便携式交通事故现场快速勘查系统.测绘通报,2014(7):117-120.

53. 陈昭.虚拟现实技术在犯罪现场重建中的研究与应用.吉林大学,2014.

54. 刘文超,胡孟夏,王岩,等.基于双目立体视觉的车载式交通事故现场快速勘查系统.汽车安全与节能学报,2012,3(3):239-244.

55. 陈忆九,邹冬华,刘宁国.再现技术在道路交通事故鉴定中的应用.中国司法鉴定,2007,(3):23-27.

56. 丛斌,刘耀,侯一平.实用法医学.北京:科学技术出版社,2014.

57. Tomberlin JK, Benbow ME. 2015 International dimensions and frontiers in forensic entomology. Boca Raton:CRC Press,2015.

58. 胡萃.法医昆虫学.重庆:重庆出版社,2000.

59. 薛晓明,谢春平.森林植物鉴定.北京:中国人民公安大学出版社,2013.

60. 候森林,周用武.野生动物识别与鉴定.北京:中国人民公安大学出版社,2012.

61. 秦慧贞,赵武生.植物物证鉴定.南京:东南大学出版社,2007.

中英文名词对照索引

62检